W0257803

Handbuch der Urologie · Encyclopedia of Urology

Begründet von C. E. Alken, V. W. Dix, H. M. Weyrauch, E. Wildbolz
Herausgegeben von L. Andersson, R.F. Gittes, W.E. Goodwin
W. Lutzeyer, E. Zingg

Traumatologie des Urogenitaltraktes

Von

H. U. Braedel T. C. Bright S. Chlepas G. Durben
R. G. Kibbey W. Lutzeyer H. Melchior P. C. Peters
P. Rathert A. Sigel O. Trentz

Herausgegeben von

W. Lutzeyer

Mit 133 Abbildungen

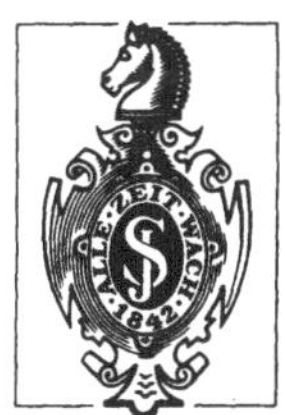

Springer-Verlag Berlin Heidelberg New York 1981

Handbuch der Urologie · Encyclopedia of Urology · Band XIV

ISBN-13:978-3-642-80574-5   e-ISBN-13:978-3-642-80573-8
DOI: 10.1007/978-3-642-80573-8

CIP-Kurztitelaufnahme der Deutschen Bibliothek

Handbuch der Urologie = Encyclopedia of urology / begr. von C.E. Alken ... Hrsg. von L. Andersson ...
– Berlin ; Heidelberg ; New York : Springer
NE: Alken, Carl-Erich [Begr.]; Andersson, Lennart [Hrsg.]; PT
Traumatologie des Urogenitaltraktes / von H.U. Braedel ... Hrsg. von W. Lutzeyer. –
Berlin ; Heidelberg ; New York : Springer, 1981 – (Handbuch der Urologie ; 14)
ISBN-13:978-3-642-80574-5

NE: Lutzeyer, Wolfgang [Hrsg.]; Braedel, Hans-Ulrich [Mitverf.]

Reproduktion der Abbildungen: Gustav Dreher GmbH, Stuttgart

2122/3130-543210

Mitarbeiterverzeichnis

Lutzeyer, W.: Lehrstuhl und Abteilung für Urologie, Medizinische Fakultät, Rhein.-Westf. Technische Hochschule Aachen, Goethestraße 27/29, D-5100 Aachen

Braedel, H.U.: Röntgenabteilung der Univ. Hals-Nasen-Ohren / und Urologischen Klinik, Universitätskliniken im Landeskrankenhaus Homburg, D-6650 Homburg (Saar)

Bright, T.C., III: Division of Urology, The University of Texas Southwestern Medical School, 5323 Harry Hines Boulevard, Dallas, Texas 75235, USA

Chlepas, S.: Urologische Universitäts-Klinik, Maximiliansplatz, D-8520 Erlangen

Durben, G.: Semerteichstraße 188, D-4600 Dortmund

Kibbey, R.G., III: Division of Urology, The University of Texas Southwestern Medical School, 5323 Harry Hines Boulevard, Dallas, Texas 75235, USA

Melchior, H.: Urologische Klinik, Städtische Kliniken Kassel, Mönchebergstraße 41–43, D-3500 Kassel

Peters, P.C.: Division of Urology, The University of Texas Southwestern Medical School, 5323 Harry Hines Boulevard, Dallas, Texas 75235, USA

Rathert, P.: Abteilung Urologie, Krankenanstalten Düren, Roonstraße 30, D-5160 Düren

Sigel, A.: Urologische Universitäts-Klinik, Maximiliansplatz, D-8520 Erlangen

Trentz, O.: Klinik für Unfall- und Wiederherstellungschirurgie, Krankenhaus Nordstadt, Haltenhoffstraße 41, D-3000 Hannover 1

Vorwort

Die Traumatologie des Urogenitaltraktes gewinnt im Blickpunkt der fortschreitenden Industrialisierung und Technisierung sowie der zunehmenden Verkehrsdichte eine praktische Bedeutung, die sich in sämtlichen Gebieten der diagnostischen und klinischen Medizin zunehmend bemerkbar macht.

Die Konzeption des Bandes berücksichtigt die aktuelle Entwicklung neuer medizinischer Disziplinen, z.B. die interdisziplinäre Stellung der Urologie zwischen Unfallchirurgie und großer Chirurgie, die Wandlung der Röntgendiagnostik von den konventionellen Methoden zur differenzierten Nukleardiagnostik und modernen Computerdiagnostik, das Herausarbeiten abgestimmter diagnostischer Stufenpläne sowie daraus folgender primärer oder sekundärer Versorgungspläne des Polytraumatisierten.

Damit wurde die zwar organisch faßbare und anatomisch nachvollziehbare Isolierung von Niere, Harnleiter und Blase aufgegeben und der gesamte Urogenitaltrakt einschließlich des äußeren Genitales in ein funktionell zusammenhängendes Netz eingebettet. Das bedeutet die Koppelung diagnostischer Prioritäten mit teilweise spezifischen Therapiekonsequenzen.

Die einzelnen Kapitel scheinen auf den ersten Blick nicht organisch aneinander gekoppelt zu sein. Der Polytraumatisierte bildet eine komplexe und doch differenzierte Betrachtung und ist deshalb an den Schluß gestellt. Das isolierte Nierentrauma beim Kind und beim Erwachsenen verlangt eine verfeinerte diagnostische Ausleuchtung; die früher invasiven Methoden wurden durch nicht invasive, aber sichere diagnostische Möglichkeiten ersetzt.

Die Traumatologie von Harnblase sowie vorderer und hinterer Harnröhre mit oder ohne Beckenfraktur ist breit und umfassend abgehandelt. Die Vormachtstellung dieses Kapitels gegenüber den anderen wird durch die detaillierte Ausarbeitung charakterisiert.

Der Verbund des äußeren Genitales mit dem der unteren Harnwege ist selbstverständlich. Die Verletzungen von Hoden und Nebenhoden mit dem Problem der Fertilität oder Impotenz spielen eine entscheidende praktische und auch psychologische Rolle. Neue versicherungsrechtliche Perspektiven tun sich auf.

So hängt die unterschiedliche umfangmäßige Gewichtung der Kapitel mit der unterschiedlichen Aktualität und damit mit der Intensität der Bearbeitung zusammen. Bewußt sind keine operativen Methoden aufgezeigt. Sie sind für den klinisch tätigen Urologen und den Unfallchirurgen selbstverständlich und im Detail modifizierbar. Ein Handbuch ist keine Operationslehre; es bringt den neuesten, bibliographisch gesicherten Wissensstand.

Daß ein solches Werk, immer wieder literaturmäßig überarbeitet, von mehreren Autoren geschrieben wurde, tut der Aktualität keinen Abbruch. Der Kern des Themas ist nach wie vor festgelegt, neue diagnostische Möglichkeiten verschieben die Indikation von der Dringlichkeit her oft entscheidend, Differenzierungen beim Polytraumatisierten müssen möglich sein. Damit ist die Organerhaltung sowohl durch indikationsgerechtes konservatives, aber auch frühzeitig operatives Vorgehen bis zur Explantationschirurgie insbesondere beim renalen Trauma möglich.

Aachen   W. Lutzeyer

Inhaltsverzeichnis

1. Verletzungen der Niere

W. Lutzeyer
unter Mitarbeit von G. Durben

Mit 25 Abbildungen

2. Spezielle radiologische Untersuchungsverfahren bei Nierenverletzungen

H.U. Braedel

Mit 16 Abbildungen

3. Stumpfe, nicht penetrierende Verletzungen des Harnleiters

H. Melchior

Mit 10 Abbildungen

4. Verletzungen der Harnröhre und der Harnblase

A. SIGEL und S. CHLEPAS

Mit 41 Abbildungen

5. Verletzungen der Genitalorgane

P. RATHERT

Mit 30 Abbildungen

6.1 Ureteral Injuries Secondary to Operative Procedures

P.C. PETERS, T.C. BRIGHT III, and R.G. KIBBEY III

6.2 Ureteral Trauma Due to Penetrating Missiles

P.C. PETERS, T.C. BRIGHT III, and R.G. KIBBEY III

With 9 Figures

7. Polytrauma unter besonderer Berücksichtigung des Urogenitaltraktes

O. TRENTZ

Mit 2 Abbildungen

1. Verletzungen der Niere

W. Lutzeyer
unter Mitarbeit von G. Durben

Mit 25 Abbildungen

A. Ätiologie

Steigerung des Verkehrsaufkommens, Beanspruchung durch berufliche Situationen, extreme Sportleistungen, vielmehr aber die Zunahme des Breitensportes haben zu einer Steigerung der Nierenverletzungen geführt. Die Statistiken sind jedoch so unterschiedlich und nach so verschiedenen Gesichtspunkten aufgeschlüsselt, daß vergleichbare Zahlen, gemessen an den herrschenden Lebensbedingungen in einem Land oder den Tätigkeitsmerkmalen der Bevölkerung, sich nur schwer gegenüberstellen lassen.

Generell gilt auch heute noch der Satz, daß nach verschiedenen Sammelstatistiken der Prozentsatz des Nierentraumas beim Unfallverletzten zwischen 0,9 und 2,5% liegt. Sicher gibt es eine Dunkelziffer beim Nierentrauma. So ist z.B. der Anteil der Nierentraumen beim Polytraumatisierten oder bei der Kombinationsverletzung schwierig zu entschlüsseln. Beim kindlichen Nierentrauma werden aus psychologischen Gründen (Furcht vor Strafe) gravierende Symptome oft verschwiegen.

Im *deutschsprachigen Raum* finden sich folgende *Häufigkeitszahlen* für das Nierentrauma zwischen 1950 und 1966: Auf 68 589 Unfallverletzte, die stationär behandelt wurden entfielen 362 Nierentraumen. Das entspricht einer Häufigkeit von 0,53%. Die Gesamtverletzungshäufigkeit des Urogenitaltraktes lag bei 2,1% (Torgman u. Badran 1967; Schmiedt 1963; Molnar 1965; Waterhouse u. Gross 1969). Eine Zunahme der Nierenverletzungen läßt sich ganz deutlich nachweisen, wenn man bedenkt, daß zwischen 1921 und 1940 auf 150 212 Unfallverletzte nur 53 Fälle von Nierentraumen, also nur 0,03%, beobachtet wurden (Graham 1968; Campbell 1941). Auch beim kindlichen Nierentrauma läßt sich deutlich eine Steigerung der Verletzungshäufigkeit nachweisen: Campbell beschrieb in den Jahren 1914–1929 *ein* Nierentrauma auf 2000 stationäre Aufnahmen. Zwischen 1946 und 1962 war eine Steigerung des Nierentraumas auf 20% zu verzeichnen. Es kam jetzt ein Nierentrauma auf 1600 stationäre Einweisungen. Eine andere amerikanische Statistik (Smith et al. 1966) beschreibt sogar in dem Zeitraum von 1955–1965 *ein* Nierentrauma auf 860 stationäre Einweisungen.

Wie bereits gesagt, bestimmen Lebensbedingungen, Tätigkeitsmerkmale und Umwelt die statistische Zusammensetzung des Nierentraumas. Einige Beispiele:

Sportunfälle 53,5%
Autounfälle 38,5%
Schußverletzungen 7,2%
Stichwunden 0,8%

Patientenkollektiv aus Cleveland, Ohio, im Verlaufe von 10 Jahren

Kommentar des Autors: "This may reflect the active nature of the Cleveland night-life" (Forsythe u. Persky 1959)

In Innsbruck (Österreich), einem ausgesprochenen Skigebiet, wurden in dem Zeitraum von 1964–1974 82 Nierenverletzungen beobachtet, wobei es sich ausschließlich um Wintersportverletzungen handelte, also Skiunfälle, Rodelunfälle und Stürze aus dem Skilift (Jakse u. Madersbacher 1976).

Verkehrsunfälle 64%
Stürze und Schlägereien 21%
Schuß- und Stichwunden 10%
Sportunfälle 5%

172 Patienten mit Nierentrauma, beobachtet im Zeitraum von 1959–1971 (Cass u. Ireland 1972)

Unfälle beim Footballspiel 31%
Verkehrsunfälle 28%
Häusliche Unfälle und Arbeitsunfälle . . 20%
Spielunfälle 21%

(Slade 1971)

Autounfälle 63%
Explosionsunglücke 23%
Stürze oder sonstige Unfälle 14%

260 Fälle mit stumpfem Nierentrauma, aufgeschlüsselt nach ihrer Ätiologie (Kaufman u. Brosman 1972)

Selbstverständlich zeigen Kriegsstatistiken wie aus dem Vietnamkrieg bei 61 Patienten (Beobachtungszeit von Juni 1968 bis April 1969) vorwiegend offene Kombinationsverletzungen durch Schußverletzung und Splitterwunden.
1974 wurden von Hessel u. Smith insgesamt 1 203 Fälle von Nierentraumen aus der Literatur zusammengestellt und exakt nach verschiedenen Kriterien

aufgelistet. In dieser Auflistung der Patienten sind Kriegsverletzungen *nicht* aufgeführt. Ebenso fehlen in dieser Aufstellung die iatrogenen Traumen der Niere, die sekundär durch Nadelbiopsie, chirurgische Eingriffe oder Instrumentation entstehen können.

Wie bereits eingangs des Kapitels beschrieben und wie auch aus den vorher beschriebenen Statistiken ersichtlich ist, liegt hier eine Zusammenfassung sehr unterschiedlicher Angaben vor. Dadurch ist aber die Aussage möglich, in welchen veränderlichen Prozentsätzen mit den einzelnen Häufigkeiten zu rechnen ist. Die Tabellen 1 bis 4 geben eine Zusammenfassung der Zahlen von HESSEL u. SMITH.

Tabelle 1. Häufigkeit geschlossener und offener Nierenverletzungen. (Nach: LYNCH 1948; SPENCE et al. 1954; FORSYTHE u. PERSKY 1959; CHOVNICK u. NEWMAN 1960; GLENN u. HARVARD 1960; NUNN 1962; PERSKY u. FORSYTHE 1962; DOWSE u. KIHN 1963; MERTZ et al. 1963; NATION u. MASSEY 1963; SCOTT et al. 1963, 1969; WATERHOUSE u. GROSS 1968; SALVATIERRA et al. 1969; MORROW u. MENDEZ 1970; MACPHERSON u. DECTER 1971; ROHNER 1971; SLADE 1971; CASS u. IRELAND 1972; DEL VILLAR et al. 1972; LUCEY et al. 1972)

	Erwachsene und Kinder (alle Patienten 1 203)	Kinder (alle Patienten 1975)
Geschlossene Verletzungen	1 040	172
Gesamtprozentzahl	86%	98%
Variationsbreite der Prozentzahlen nach Literaturangaben	64–99%	97–100%
Zahl der ausgewerteten Serien	11	3
Offene Verletzungen	163	3
Gesamtprozentzahl	14%	2%
Variationsbreite der Prozentzahlen nach Literaturangaben	1–36%	0–3%
Zahl der ausgewerteten Serien	11	3

Tabelle 2. Ursachen der offenen und geschlossenen Nierenverletzungen (Aus: Lynch 1948; Spence et al. 1954; Chovnick u. Newman 1960; Glenn u. Harvard 1960; Persky u. Forsythe 1962; Dowse u. Kihn 1963; Mertz et al. 1963; Nation u. Massey 1963; MacPherson u. Decter 1971; Call u. Ireland 1972; Linke et al. 1972)

	Autounfall	Sturz	Schlag-verletzung	Sport-verletzung	Arbeits-unfall	Schuß-verletzung	Stich-verletzung
Erwachsene und Kinder							
Gesamtzahl der Patienten mit Nierentrauma	813	516	722	635	89	604	604
Zahl der Patienten mit bekannter Ätiologie des Nierentraumas	391	109	110	64	11	57	19
Bekannte Ätiologie alle Patienten (%)	48%	21%	15%	10%	12%	9%	3%
Variationsbreite der Prozentzahlen nach Literaturangaben	30–64%	9–14%	7–33%	6–24%	6.30%	1–29%	0–6%
Ausgewertete Serien	8	5	6	6	2	7	7
Kinder							
Gesamtzahl der Patienten mit Nierentrauma	212	175	43	175	0	175	175
Zahl der Patienten mit bekannter Ätiologie des Nierentraumas	72	65	4	15	0	3	0
Bekannte Ätiologie alle Patienten (%)	34%	37%	10%	9%	0%	2%	0%
Variationsbreite der Prozentzahlen nach Literaturangaben	24–47%	34–40%	10%	4–11%	0%	0–3%	0%
Ausgewertete Serien	4	3	1	3	0	3	3

Die Gesamtprozentzahlen ergeben keine 100%, da die einzelnen Daten für die unterschiedlichen Reihen von unterschiedlichen Serien stammen.

Tabelle 3. Geschlechtsverteilung beim Nierentrauma. (MᴄCᴀɢᴜᴇ 1950; Fᴏʀsʏᴛʜᴇ u. Pᴇʀsᴋʏ 1959; Gʟᴇɴɴ u. Hᴀʀᴠᴀʀᴅ 1960; Pᴇʀsᴋʏ u. Fᴏʀsʏᴛʜᴇ 1962; Dᴏᴡsᴇ u. Kɪʜɴ 1963;, Mᴇʀᴛᴢ et al. 1963; Nᴀᴛɪᴏɴ u. Mᴀssᴇʏ 1963; MᴀᴄPʜᴇʀsᴏɴ u. Dᴇᴄᴛᴇʀ 1971; Lɪɴᴋᴇ 1972)

	männlich	weiblich
	Erwachsene und Kinder (insgesamt 664)	
Zahl der Patienten	491	173
Prozentzahlen	74%	26%
	Kinder (Gesamtzahl 178)	
Zahl der Patienten	127	51
Prozentzahlen	71%	29%

Tabelle 4. Altersverteilung kindlicher Nierentraumen. (MᴄCᴀɢᴜᴇ 1950; Sᴘᴇɴᴄᴇ et al. 1954; Fᴏʀsʏᴛʜᴇ u. Pᴇʀsᴋʏ 1959; Gʟᴇɴɴ u. Hᴀʀᴠᴀʀᴅ 1960; Pᴇʀsᴋʏ u. Fᴏʀsʏᴛʜᴇ 1962; Dᴏᴡsᴇ u. Kɪʜɴ 1963; Mᴇʀᴛᴢ et al. 1963; Kᴀᴢᴍɪɴ et al. 1969; MᴀᴄPʜᴇʀsᴏɴ u. Dᴇᴄᴛᴇʀ 1971; Lɪɴᴋᴇ et al. 1972)

	0–5 Jahre	6–10 Jahre	11–15 Jahre
Zahl der Verletzten jeder Altersgruppe/Gesamtzahl der kindlichen Nierentraumen	25/145	56/145	104/215
Prozentualer Anteil der Nierentraumen in jeder Altersgruppe	17%	37%	48%

Die Summe der Prozentzahlen ergibt 102%, da Daten von verschiedenen Serien ausgewertet wurden.

B. Entstehungsmechanismen der Nierentraumen

Wir unterscheiden die *geschlossene Nierenverletzung* durch direkte oder indirekte Gewalteinwirkung, die *offene Nierenverletzung,* die *Spontanruptur* und die *kombinierte Nierenverletzung* mit Beteiligung mehrerer Organe.

Zur Nomenklatur

Als Synonym für die *geschlossene Nierenverletzung* wird der Begriff der *stumpfen Nierenverletzung* oder der *subkutanen Nierenverletzung* durch direkte oder indirekte Gewalteinwirkung genannt.

Die *offene Nierenverletzung,* in der Regel durch Stich-, Schnitt- oder Schußverletzung oder auch bei schweren Unfällen mit perforierender Verletzung, nennt man *penetrierende Nierenverletzung.*

Spontanrupturen der Niere geschehen in der Regel auf *pathologischer Grundlage:* Zystennieren, Hydronephrosen, Nierentumoren oder Nierenmißbildungen sowie Transplantationsnieren bilden in gewissem Sinne die Basis der Vorschädigung.

Erwähnt werden sollen noch *artefizielle Nierenverletzungen* in Form der iatrogenen oder operativen Schädigung der Niere, z.B. durch retrograde Katheterisierung, Steinentfernung, Nierenbiopsie.

Verletzungen der Nieren oder der Nierengefäße durch große intraabdominelle Eingriffe kommen nicht vor, außer in den Fällen, in denen versehentlich bei Laparotomien eine vorher nicht diagnostizierte Hufeisenniere oder dystope Nieren (Nierenmißbildung) operativ angegangen wurden.

Beim *Entstehungsmechanismus* der stumpfen Nierenverletzung müssen berücksichtigt werden:

 I. Die topographische Anatomie der Niere
II. Art und Schwere des Unfallherganges

I. Topographische Anatomie der Niere

Die Nieren liegen relativ geschützt in der Nierenloge, praktisch im Schutze der unteren Thoraxapertur, und besitzen in ihrem Fettpolster, der Capsula adiposa, ein elastisches Widerlager. Sie sind jedoch nach allen Richtungen hin als *bewegliche Organe* zu bezeichnen, wobei die *elastische Achse vom Nierengefäßstiel* gebildet wird, deren Drehpunkt für die Arterie der Abgang aus der Aorta abdominalis, für die Vene die Einmündung in die Vena cava inferior bilden. Die Capsula adiposa wird dorsal begrenzt durch Wirbelsäule und Rückenstreckmuskulatur, nach ventral rechts durch den rechten Leberlappen, nach ventral links durch die Kolonflexur, nach kranial im allgemeinen durch den knöchernen Thorax. Der relativ elastische intrarenale, dicht verzweigte Gefäßbaum hält das zerreißliche Nierenparenchym zusammen, so daß z.B. bei multiplen Lazerationen Parenchym und auch teilweise Kelcheinheiten durchtrennt sind, der Gefäßbaum jedoch in den Hauptästen noch intakt ist. Die derbe Capsula fibrosa bildet einen weiteren Schutz für das Nierenparenchym. Das Nierentrauma trifft also die Fettkapsel der Niere, die Capsula fibrosa, das Parenchym mit Gefäßversorgung und intrarenalem Kelchsystem sowie den Hauptgefäßstiel mit Nierenbecken und Nierenbecken-Harnleiterabgang entweder isoliert oder in verschiedenen, in der Regel nicht voraussehbaren Komplikationstypen.

Wachstumsbedingte Gegebenheiten des Kindes sind Gründe für *Besonderheiten des kindlichen Nierentraumas* gegenüber dem Erwachsenen. Stellt man Gesamtkörpergewicht, Gesamtkörperfettmasse und Nierengewicht in Relation zum Alter, so zeigt sich dieses Verhältnis vor allem im Kleinkindesalter zugunsten des Nierengewichtes verändert (Abb. 1) (Durben u. Hild 1977; Burmeister u. Romahn 1974; Kunze u. Murken 1974). Betrachtet man das direkte oder indirekte Nierentrauma als ein Massenproblem, so ist im Kindesalter die Masse der Nieren relativ groß im Verhältnis zur Gesamtkörpermasse, und der Stoßdämpfer der Niere, das perirenale Fett, nur ungenügend ausgebildet. Hieraus ist verständlich:

1. Die Häufigkeit des kindlichen Nierentraumas nach stumpfer Bauchverletzung liegt bei 50%, beim Erwachsenen dagegen bei nur 30% (Tabelle 5). (Krumhaar et al. 1969).

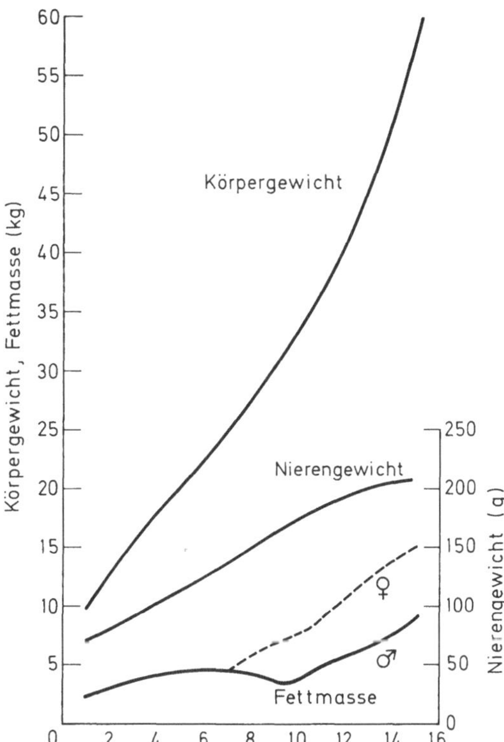

Abb. 1. Relation Körpergewicht, Nierengewicht, Fettmasse zum Alter (DURBEN u. HILD 1977)

Tabelle 5. Organverletzungen bei stumpfem Bauchtrauma im Kindesalter

	n = 221	
	Nach KRUMHAAR et al. (1969)	Andere Literaturangaben
Niere	53,4%	50%
Milz	18,6%	20–40%
Leber	7,2%	10–30%
Sonstige Organverletzungen	20,8%	20%

2. Mißgebildete Nieren, die meist eine besondere Größe aufweisen, sind besonders gefährdet (Einzelniere, funktionelle Einzelniere, Hydronephrose, Nierenzysten, Zystennieren, Nierentumor).
3. Bereits Bagatelltraumen ohne Zeichen äußerer Verletzung können zu kindlichen Nierentraumen führen.

II. Art und Schwere des Unfallherganges

1. Direkte stumpfe Gewalteinwirkung

Hier wird die Niere gegen die Muskulatur, die Wirbelsäule oder den knöchernen Thorax gedrückt, so daß es zur Kompression oder zur Berstungsruptur der Niere kommen kann. Der Nierengefäßstiel kann in zweiter Linie mitbeteiligt sein. So sind der direkte Schlag oder der Druck gegen die Nierengegend von vorn, seitlich oder hinten oder von mehreren Seiten bei Autounfall, Hufschlag, Pufferquetschung, Boxhieb hauptsächlich verantwortlich für diesen Traumatyp. Bei Kindern mit noch beweglicherer Wirbelsäule kommt es vorwiegend durch direkte, aber auch indirekte Gewalteinwirkung zu einer brüsken Adduktionsbewegung der 11. und 12. Rippe gegen die Lendenwirbelsäule. Die Rippe verletzt dann nach Art eines *Amputations- oder Säbelmechanismus* in der Regel den oberen Nierenpol. Rippenfrakturen sind dabei nicht die Regel.

a) Explosionstrauma

Eine weitere direkte stumpfe Gewalteinwirkung beinhaltet das sog. Explosionstrauma oder Kontusions-, Blastsyndrom, auch Erschütterungs- oder Luftdrucksyndrom genannt, hervorgerufen durch in der Nähe stattfindende Explosionen mit Einwirkung der Luftdruckwelle auf den Organismus. Wenn die Luftdruckwelle auf den Organismus gerichtet wirkt, kann die in ihrer Lage relativ fixierte Niere durch den plötzlich veränderten Außendruck empfindlich getroffen werden. Ein ähnlicher Mechanismus liegt der Nierenverletzung zugrunde durch plötzliches Anspannen der Bauchmuskulatur oder der Bauchpresse, wie bei abruptem Heben eines schweren Gegenstandes. Das gilt insbesondere für vorgeschädigte Nieren (Hydronephrosen, Zystennieren usw.).

2. Indirekte Gewalteinwirkung

Bei negativer oder positiver Beschleunigung (plötzliche Dezeleration) trifft die Schleuderbewegung die Niere indirekt, d.h. das am Gefäßstiel fixierte Organ Niere führt Pendel- oder Schleuderbewegungen mit Überdehnung des Nierenstiels durch. Unter Umständen kommt es zu einem contre-coup-Effekt am Nierenparenchym. Somit trifft die indirekte Gewalteinwirkung in erster Linie den Nierenstiel und hier die Nierenarterie und in zweiter Linie das Nierenparenchym. Die Ursachen für die indirekte Gewalteinwirkung sind vor allem der Fall aus großer Höhe, ein abruptes Abbremsen eines Fahrzeuges oder der typische Auffahrunfall.

3. Kombinierte direkte und indirekte Gewalteinwirkung

Bei der sog. zweiphasigen Verletzung wird der sich in einer Richtung bewegende Körper durch Anprall frontal oder seitlich abrupt abgebremst, wobei es einmal zu einem Dezelerationstrauma kommt, zum anderen zusätzlich zu einer direkten stumpfen Gewalteinwirkung durch Quetschung, z.B. durch einen Sicherheitsgurt. Tatsächlich ist *dieser Unfallmechanismus, der zu einem Kombinationstrauma von Nierenstiel und Nierenparenchym führen kann, der Modelltyp des heutigen schweren Verkehrsunfalls.* In letzter Zeit mehren sich Hinweise dafür, daß es zu Traumen durch das Anlegen eines Sicherheitsgurtes im Auto kommen kann (Margreiter et al. 1976; Hartung u. Egger 1976). Hierbei kommt es beim Zweipunkt- wie auch beim Dreipunktgurt zu einem direkten Nierentrauma mit einer Quetschung des Organs zwischen Wirbelsäule und Si-

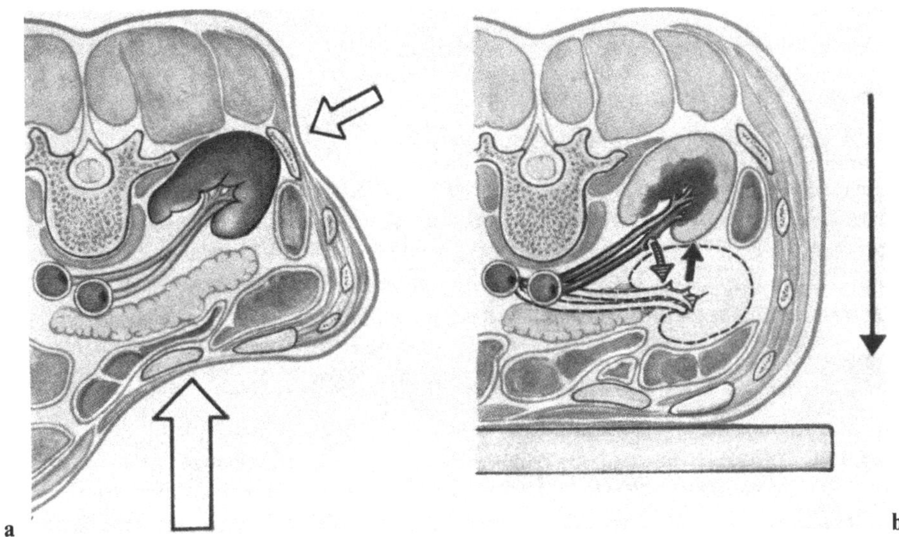

Abb. 2a, b. Mechanismus der Nierenverletzungen. a Direkte Gewalteinwirkung mit vorwiegender Parenchymläsion. b Indirekte Gewalteinwirkung mit Zerrung und Verletzung der Nierenstielgefäße (LUTZEYER 1973)

cherheitsgurt bzw. dessen Metallverschluß oder zu einer Quetschung der Niere zwischen Sicherheitsgurt und unterer Rippe. Das trifft insbesondere beim Dreipunktgurt zu.

Besonders gefährlich für Nierenverletzungen sind Fahrzeugzusammenstöße vorne links, da dann die maximale Kraft auf die Achse Wirbelsäule – Niere und Sitzgurt einwirkt. Durch plötzliche Rechtsdrehung des Oberkörpers des Unfallverletzten und eine Schleuderbewegung nach vorn kann der Diagonalgurt wie ein scharfer Kantenschlag subkostal wirken, wobei das Dezelerationstrauma der Niere einen zusätzlichen Schaden zufügen kann. So ist eine Nierenverletzung durch Diagonalgurt zu erklären, ohne daß die 12. Rippe verletzt zu sein braucht.

4. Sportunfall (Sportlerniere)

Als Sondertyp sollte man den Sportunfall, die sog. Sportlerniere, herausstellen. Direkte und indirekte Gewalteinwirkung bei physiologisch veränderten Durchblutungsverhältnissen der Niere liegen dem Entstehungsmechanismus hier zugrunde. Ein direktes Nierentrauma kommt vor beim Boxen, Ringen, Rugby-Spiel, gleichzeitig verstärkt durch abrupte häufige Änderung des intraabdominellen Druckes, wodurch es dann auch hier zu einem Kombinationstrauma kommen kann.

Indirekte Gewalteinwirkung tritt auf durch Sturz, wobei hier die Nieren besonders gefährdet sind durch die verminderte Durchblutung auf Kosten der Muskeldurchblutung bei maximaler Anstrengung, oder auch durch Änderung des Nierenblutdurchflusses durch Gefäßkompression beim Bücken. Weiterhin wird eine Minderung der Kapillarresistenz durch bisher unbekannte Substanzen, z.B. Verlängerung der Prothrombinzeit, diskutiert.

5. Starkstromverletzung

Eine Sonderform der Nierenverletzung ist die Starkstromverletzung: Bei hohen Voltzahlen ruft der elektrische Strom Veränderungen an den großen Gefäßen hervor. Der Stromfluß durch die Nierengefäße führt zu Intimaeinrissen mit punktuellen Blutungen in die Media und in die Elastika, wodurch es zu Nierenarterienthrombosen kommen kann. Meist handelt es sich bei diesem Verletzungstyp aber um eine Kombinationsverletzung.

6. Spontanruptur der Niere

Als Synonyme werden hier gebraucht: Pathologische Ruptur der Niere, Spontanruptur der Niere. Neben dem Typ der intraperitonealen Spontanruptur bei z.B. pyonephrotisch veränderter Niere oder pyonephrotischer Steinniere unterscheiden wir den Typ der extraperitonealen Ruptur, z.B. bei tuberkulöser Abszeßniere. Ein Trauma ist bei der spontanen Ruptur der Niere meist nicht nachweisbar.

Weiterhin unterscheiden wir:

a) Die akute Spontanruptur

Hier gibt es kein Verletzungsereignis. Kennzeichen sind ein akuter Beginn, Blut- und Urinaustritt ins perirenale Gewebe durch Ruptur des Nierenbeckens oder des Nierenparenchyms oder von beiden Anteilen.

b) Die chronische Spontanruptur

Hier handelt es sich dem pathologischen Vorgang nach um eine langsame Perforation der Niere bei Konkrementen oder sonstigen entzündlichen Veränderungen. Der perirenale Abszeß mit Fistelbildung ist hier der Endzustand.

c) Das spontane perirenale Hämatom

Ohne nachweisbares Trauma oder Ruptur der Niere kommt es z.B. bei Nephritis, Blutgefäßerkrankungen oder Dyskrasie, wie z.B. Hämophilie, zu einem perirenalen Hämatom.

d) Spontanruptur renaler Tumoren

Ohne nachweisbares Trauma bricht der Tumor in die Umgebung durch und führt durch Arrosion der Gefäße zum perirenalen Hämatom und durch Einbruch in das Nierenbecken möglicherweise zu einem Urinextravasat.

Pathologisch-anatomische Voraussetzungen für die Spontanruptur der Niere ohne nachweisbares traumatisches Ereignis sind entzündliche Veränderungen, vaskuläre Erkrankungen, neoplastische Ursachen und mechanisch bedingte Erkrankungen.

Bereits 1856 wurde das spontane, nicht traumatisch bedingte perirenale Hämatom beschrieben. Dieses perirenale Hämatom, das spontan auftritt und nicht traumatisch bedingt ist, findet sich in 20% subkapsulär und in 80% extrarenal. Pathologische Veränderungen der Niere wie z.B. Nephritis, Tumoren, Hydronephrose, Infektion, Tuberkulose, Steinerkrankungen oder Zystennieren sowie Erkrankungen der Blutgefäße können auf einen erhöhten intrarenalen Druck in Form dieses spontanen perirenalen Hämatoms reagieren.

Die spontane Nierenruptur bei Nierentumoren kann bei allen Arten gut- und bösartiger Nierentumoren vorkommen.

Interessant ist der Fall einer endorenalen Spontanruptur einer Nierenrindenzyste in die obere Kelchgruppe. Die Ausheilung hier erfolgt als Kelchdivertikel (REISS 1967), so daß die Differentialdiagnose des Kelchdivertikels Zystenruptur oder Hydrocalix sein kann.

Über *intrarenale Spontanrupturen der Niere bei Schwangerschaft* wird in der Literatur vereinzelt berichtet. Hier handelt es sich ebenfalls um vorgeschädigte Nieren, wobei Vorerkrankungen der Niere wie Harnstauungsniere mit Striktur am pyeloureteralen Übergang, das Ovarian-Vein-Syndrom mit Hydronephrose und Hydroureter oder eine kongenitale Nierenmißbildung, wie z.B. eine Hufeisenniere, prädisponierend zugrunde liegen.

Ganz allgemein sind als prädisponierend für das Entstehen einer Spontanruptur oder auch einer pathologischen Ruptur die hydronephrotische Niere, das Steinleiden bei Hufeisenniere, das Adenokarzinom und das Nephroblastom anzusehen (DE BEER u. HESSE 1966; WARD-McQUAID 1969; BRIDGES u. ROE 1969; SPENCE et al. 1954; COHEN u. PEARLMAN 1968; REISS 1967; GLENN u. HARVARD 1960; SCHÄRLI u. BETTEX 1967; GILBERT 1960; COLLARD u. HOUART 1966).

Folgende Autoren berichten von intraperitonealer Spontanruptur von Hydronephrose bei Schwangerschaft, massivem retroperitonealem Hämatom bei Spontanruptur eines Hamartoms, Spontanruptur eines Angiolipoms in der

Tabelle 6. Ursachen der Spontanruptur der Niere

1. *Entzündliche Veränderungen*
   Nephritis
   Tuberkulose
   Pyelonephritis
   Septische Niere

2. *Vaskuläre Erkrankungen*
   Kongenitale Mißbildungen
   Arteriosklerose
   Blutzysten
   Dyskrasie wie Hämophilie
   Periarteriitis nodosa

3. *Neoplastische Ursachen*
   Gutartige Tumoren: Hämangiom, Lipom usw.
   Bösartige Tumoren: Hypernephrom, Sarkom usw.

4. *Mechanische Ursachen*
   Konkremente
   Hydronephrose

Schwangerschaft, Spontanruptur bei Hydronephrose infolge Ovarian-Vein-Syndrom bei Schwangerschaft: Cohen u. Pearlman 1968; Grablowsky et al. 1970. Tabelle 6 gibt eine Zusammenfassung der Ursachen für die Spontanruptur der Niere.

7. Die offene Nierenverletzung

Synonyme für den Begriff offene Nierenverletzung sind: Perforierende oder penetrierende Nierenverletzung. Die offene Nierenverletzung ist vor allem bedingt durch Stich- und Schußverletzungen, wobei es meist auch zur Verletzung anderer Organe kommt. Bei Rippenfrakturen oder Fraktur der Wirbelsäule können offene Nierenverletzungen infolge Durchspießung durch Knochenfragmente auftreten.

Eine Sonderform der offenen Nierenverletzung ist das *iatrogene Nierentrauma*: Bei Leberblindpunktionen kann es zur Verletzung des Nierenparenchyms, des Nierenhilus oder des Nierengefäßstiels kommen. Auch bei der Nierenblindpunktion, geführt durch Ultraschall oder durch Röntgen, können Niere und Gefäßstiel verletzt werden. Weiterhin werden Verletzungen bei paravertebralen Injektionen, die technisch nicht richtig durchgeführt wurden, beschrieben. Harnleiterverletzungen sind ebenfalls möglich.

Die bisher beschriebenen unterschiedlichen Entstehungsmechanismen, direkt, indirekt, kombiniert oder offen, lassen nicht auf das Ausmaß der Nierenverletzung schließen. Die Stärke des Traumas steht nicht immer in einem direkt proportionalen Verhältnis zum Ausmaß der Nierenverletzung. Oft sind minimale Traumen die Ursachen schwerer Nierenverletzungen auch ohne Vorschädigung der Nieren. Oft sind mißgebildete Nieren besonders gefährdet durch relativ geringe direkte Traumen der Nierenregion (Capek u. Fojtik 1963; Mertz et al. 1963; Mayer 1965; Irmisch 1960; Rohner 1971; Evans u. Mogg 1971; Schmiedt 1971; Teichmann 1965; Marberger 1968; Heinrichs 1966; Molnar 1965; Mickenzie 1970; Brinkmann 1962; Attard 1971; Kleiman 1960; Meyer-Fürst u. Wirth 1966; Adler u. Weisse 1968).

8. Die kombinierte Nierenverletzung mit Beteiligung mehrerer Organe (Polytrauma)

Bei jedem polytraumatisierten Patienten muß an eine Mitbeteiligung der Nieren gedacht werden, auch wenn Verletzungen anderer innerer Organe, Schädelverletzungen, Schädel-Hirn-Trauma oder Thoraxverletzungen im Vordergrund stehen. Bei 985 Verkehrstoten, die im Zeitraum von 10 Jahren in Frankfurt beobachtet wurden, war lediglich in 9 Fällen die Nierenverletzung die alleinige Todesursache. In 85 Fällen war die Nierenverletzung kombiniert mit anderen Verletzungen: 75mal mit abdominellen Verletzungen, 11mal mit Rippenbrüchen, 8mal mit Wirbelsäulenverletzungen und 5mal mit Beckenfrakturen. In ungefähr 30% der Abdominalverletzungen waren auch Nieren und Harnleiter mitbeteiligt (Molnar 1965).

Lutzeyer (1968) und Heinrichs (1966) fanden in 287 nicht ausgewählten Unfallsektionen 30% Nierenverletzungen. Sie reichten von der Kontusion des

Parenchyms über multiple Parenchymeinrisse bis zum Harnleiterabriß und zur Nierenarterienverletzung.

Bei Nierenverletzungen sind in 30% andere Organe mitverletzt. In 63% der Fälle mit Nierenverletzung liegen Knochenfrakturen vor. Beim Kind liegen diese Zahlen höher (SCHÄRLI u. BETTEX 1967). In über 50% aller Nierenverletzungen finden wir hier Kombinationsverletzungen mit Beteiligung von Milz, Leber und Darm sowie Becken- und Rippenbrüche. RICHTER (1967) beschreibt bei 70 Fällen kindlicher Nierentraumen 40% Polytraumatisierte, also fast die Hälfte. Bei 310 beobachteten Thoraxverletzungen waren Nierenkontusionen und Nierenrupturen gleich häufig zu beobachten wie Leberrupturen, Milzkontusionen und Milzrupturen.

Die Nierenarterienthrombose als nicht erkannte Spätkomplikation einer Nierenstielverletzung beim Polytraumatisierten wird primär oft übersehen und erst durch Ausfall der Nierenfunktion, meist unilateral, oder durch unilaterale Hochdruckentstehung manifest.

80% aller penetrierenden Nierenverletzungen sind kombiniert mit intraabdominellen Verletzungen. Sie machen selbstverständlich eine operative Intervention erforderlich (SCOTT u. CARLTON 1968). In der Regel sind mitverletzt: Leber, Pankreas, Milz, Kolon und Duodenum. Die höchste Mortalität findet sich bei Kombinationsverletzungen, in die das Pankreas mit einbezogen ist. Die Symptomatik beim Polytraumatisierten wird dominierend bestimmt durch die Verletzung der Abdominalorgane bzw. der Thoraxorgane und weniger durch die Nierenverletzung selbst (SCOTT et al. 1968; SCHMIEDT 1971; PRINCE u. PEARLMAN 1969; RICHTER 1967; MERTZ et al. 1963; TORGMAN u. BADRAN 1967; SCHÄRLI u. BETTEX 1967; NOURSE 1959; SALVATIERRA et al. 1969; MICKENZIE 1970; FORSYTHE u. PERSKY, 1959; PRINCE u. PEARLMAN 1969; GUERRIERO et al. 1971; GLENN u. HARVARD 1960; MEYER-FÜRST u. WIRTH 1966; NATION u. MASSEY 1963; BRINKMANN 1962; MORSE et al. 1967).

9. Nierenstielverletzungen

Unter 287 nicht ausgewählten Unfallsektionen wurden von LUTZEYER (1968) und HEINRICHS (1966) ca. 30% Nierenverletzungen, darunter 46 isolierte Nierenarterienverletzungen gefunden und genau untersucht.

Der Wandaufbau der Nierenarterie ist spiralig (BENNINGHOFF-GOERTTLER 1977). Deshalb kommt es bei der Nierenverletzung, speziell beim Schleudertrauma, zu Querrissen unterschiedlichen Ausmaßes, von einfachen oberflächlichen Intimaläsionen bis zu tiefreichenden Mediawandeinrissen, ja bis zur Verletzung der Adventitia. Das Endprodukt ist der totale Nierenarterienabriß. Gefäßquerrisse treten nicht allein an der Abgangsstelle der Nierenarterie auf, sie betreffen den gesamten Verlauf der Nierenarterie bis zum Nierenhilus. Oft sind sie multipel. Spätfolgen dieser Gefäßverletzungen sind Arterienthrombosen, Gefäßwandaneurysmen, degenerative Wandveränderungen, AV-Fisteln und Gefäßstenosen. Schlüsselt man die thrombotisch oder embolisch entstandenen Nierenarterienverschlüsse auf, die in der Regel arteriosklerotisch, chirurgisch, artefiziell oder polyzytämisch bedingt sind, so findet man in 4% dieser Fälle Arterienthrombosen als traumabedingt (CORNELL u. CULP, 1968).

Der traumatisch bedingte Spasmus der Nierenarterie führt zur gleichen Symptomatik wie die Nierenarterienthrombose (Jevtich u. Montero, 1969). Nur bei sofortiger Erkennung der Nierenstielverletzung durch selektive Angiographie sind rekonstruktive Maßnahmen gefäßchirurgischer Art berechtigt und effektiv.

Spätfolgen des Nierentraumas durch schrumpfendes Nierengewebe im Bereich des Nierenhilus können zu Gefäßstenosen führen, jedoch ist diese Art der von außen kommenden Kompression extrem selten.

10. Die Nierenvenenverletzung

Der Abriß der Nierenvene, oft klinisch unerkannt verlaufend, ist – im Gegensatz zum Arterieneinriß mit dem Mechanismus des Selbstverschlusses – mit einer höheren Mortalität belastet (Guerriero et al. 1971). Bei 43 Nierengefäßverletzungen war 19mal die Vene betroffen; 11mal war bei diesen Patienten die Aorta und die Vena cava mitbeteiligt. Die Mortalität von 47% wird sicher durch die Verletzung der großen Gefäße mitbestimmt. Eine gleichzeitige Beteiligung von Vene und Arterie wurde nicht berichtet. 5mal wurde eine isolierte Verletzung der Nierenvene gefunden.

Scott et al. (1968) berichten über 181 Patienten mit offener Nierenverletzung, wobei 29 Nierenstielverletzungen gefunden wurden. Arterie und Vene gemeinsam waren in 10 Fällen betroffen, die Arterie isoliert in 6, die Vene isoliert in 13 Fällen.

11. Die traumatisch bedingte arteriovenöse Fistel der Niere

Sowohl intrarenal als auch im Bereich des Nierenstiels kommen traumatische arteriovenöse Fisteln vor. Von 69 beobachteten arteriovenösen Fisteln waren 6 traumatischer Genese (Collard u. Houart 1966). Die übrigen Ursachen waren das iatrogene Trauma: die Nierenbiopsie, die Nephrolithotomie, die partielle Nephrektomie oder die fehlerhafte Leberblindpunktion. Andere Ursachen sind: Infarkt oder Nierentumor. In der Regel ist die traumatische arteriovenöse Fistel ähnlich wie bei der iatrogenen Verletzung durch ein offenes Trauma bedingt, in den meisten Fällen durch einen Messerstich (Collard u. Houart 1966). Die Symptomatik der arteriovenösen Fisteln sind wechselnde Hämaturie und Anämie. Bei der Flankenauskultation hört man ein Maschinengeräusch über der Niere und findet bei der Blutdruckmessung eine Veränderung des diastolischen Druckes.

Die Diagnose wird aber allein durch die gezielte Renovasographie gestellt und nur daher kann die einzuschlagende Therapie bestimmt werden.

C. Pathologie des Nierentraumas

Man unterscheidet:

1. Primär traumatisch bedingte Veränderungen wie traumatische Gewebszerreißungen, kleine und größere anämische Infarkte sowie mehr oder weniger ausgedehnte Blutungen.

2. Sekundär traumatische Nierenschäden. Hierunter versteht man narbig abge-
heilte primär traumatische Läsionen der Nieren, weiterhin frischere, vollständige oder unvollständige anämische Infarkte durch das Übergreifen von
Vernarbungen auf kleine Arterien.

3. Reversible Schäden im nicht unmittelbar traumatisch veränderten Nierengewebe, z.B. Veränderungen durch Schock, Zirkulationsstörungen oder arterielle Spasmen.

61–95% der Nierenverletzungen sind leichte Verletzungen. Es handelt sich
pathologisch-anatomisch um eine Commotio renis bzw. Contusio renis.

Die *Commotio renis* ist die einfachste Form der Nierenverletzung. Durch die
traumatische Erschütterung kommt es zur Hyperämie des Organs mit Zirkulationsstörungen. Histologisch sieht man Erythrozytenaustritte aus den Kapillaren
der Glomeruli, die Bowmansche Kapsel kann verdickt sein, einzelne Tubuli
degenerieren. Die Veränderungen sind voll reversibel.

Bei der *Contusio renis* kommt es für kurze Zeit zu faßbaren morphologischen
Veränderungen. Vor allem bringen die zellulären Veränderungen im tubulären
Bereich eine vorübergehende Funktionseinschränkung. Die unspezifische Reaktion mit trüber Schwellung, vakuoliger Degeneration und hyalintropfiger Entmi-
schung sowie einzelne Nekrosen des tubulären Systems sind typische Befunde.
Innerhalb von 4–5 Tagen nach der Kontusion erkennt man eine Abflachung
der Epithelien der Hauptstücke, 2 Wochen später kommt es zur vollständigen
Rückbildung der eben beschriebenen Veränderungen. Bleibende Schäden zeigen
sich nur an den Stellen, an denen größere Parenchymgebilde durch Zerreißung
kleinerer Nierengefäße zerstört sind. Diese Gefäßrupturen führen im Bereich
des Nierengewebes selbst, der Kapsel oder auch subkapsulär zu Hämatomen.

Parallel mit diesen pathologisch-anatomischen feingeweblichen Veränderungen lassen sich funktionelle Ausfallserscheinungen nachweisen. Sie sind bedingt
durch den unmittelbaren Parenchymschaden, aber auch durch eine Vasokon-
striktion, die traumatisch verursacht ist. Arterielle Spasmen führen zu Anoxie.
Inwieweit die Ischämie bei einem renorenalen Reflex, auf das kontralaterale
Organ übergreifend, hypothetisch ist oder nicht, steht hier nicht zur Diskussion.
Die funktionellen Ausfallerscheinungen der geschädigten Organe betragen direkt
nach dem Trauma für die exogene Kreatinin- und PAH-Clearance 60 bzw.
70% der Norm. Am 3. und 5. posttraumatischen Tag zeigt die Nierenleistung
85% der prätraumatischen Verhältnisse. Zwischen dem 8. und 42. Tag normalisiert sich die Nierenfunktion stufenweise.

Die *Heilungstendenz* der Nierenverletzung ist in der Regel gut. Bereits nach
12 Tagen sieht man kräftige reparative Veränderungen. Sie gehen aus von faser-
haltigem jungem Narbengewebe im Bereich der primären Nierenverletzung. Die
schwielige Abheilung schwerer primärer Nierenverletzungen ist nach 4–5 Wochen abgeschlossen. Es können sich aber immer noch anämische Niereninfarkte
durch das Übergreifen der zur Reparation erforderlichen Narben auf kleine
Gefäße bilden. Dieser verzögerte Ablauf sollte klinisch in Rechnung gezogen
werden, denn mit der Abheilung der primär traumatischen Nierenverletzung
ist die endgültige Schädigung der betroffenen Niere noch nicht definitiv.

D. Klassifikation der Nierenverletzungen

Die Verletzungen der Niere lassen sich nach folgenden Gesichtspunkten einteilen:
1. Nach ihrem Entstehungsmechanismus
2. Nach pathologisch-anatomischen Gesichtspunkten
3. Nach klinischen Gesichtspunkten
Nach dem Entstehungsmechanismus unterscheiden wir:
   a) Die geschlossene Nierenverletzung durch direkte oder indirekte Gewalteinwirkung
   b) Die offene oder perkutane Nierenverletzung
   c) Die Spontanruptur
Die Klassifizierung nach dem Entstehungsmechanismus ist für den klinischen Gebrauch nicht sehr sinnvoll, und ist im Hinblick auf die einzuschlagende Therapie keine Entscheidungshilfe.

Die pathologisch-anatomische Klassifikation der Nierenverletzung beschreibt die morphologisch faßbaren Veränderungen ohne Bezug auf Symptomatik und Schwere des klinischen Krankheitsbildes.

Klassifikation nach KÜSTER

1. Oberflächliche Nierenkontusionsherde mit Zerreißung der Nierenkapsel ohne Beteiligung des Parenchyms
2. Zerreißung des Parenchyms ohne Eröffnung des Hohlsystems
3. Tiefe Einrisse des Parenchyms mit Eröffnung des Endkelchsystems
4. Völlige Zertrümmerung der Niere mit Abriß von Nierengefäßen und Ureter

Klassifikation nach LUTZEYER

1. Nierenkontusion
2. Nierenruptur
   a) Ausschließlich Parenchymruptur
   b) Parenchymruptur mit Beteiligung des Hohlsystems
3. Nierenzerreißung
   a) Totale Nierenzerreißung
   b) Nierenpolabriß
4. Nierenstielverletzung
   a) Totale Nierenstielverletzung
   b) Isolierte Arterienverletzung
   c) Isolierte Venenverletzung
5. Totaler Nierenabriß
6. Ureterverletzung
   a) Uretereinriß
   b) Ureterabriß mit oder ohne Nierentrauma
(SCHÄRLI u. BETTEX 1967; LUTZEYER 1968).

Vereinfachend kann man die Nierenverletzungen pathologisch-anatomisch klassifizieren in:

1. Die extrarenalen Verletzungen, die die Nierenstielgefäße betreffen.
2. Die intrarenalen Verletzungen, die die Kontusion beinhalten mit oder ohne Kapselruptur und Nierenbeteiligung.
3. Die perirenale Verletzung mit subkapsulärem Hämatom

Klassifikation nach ADAMS und OLSSON

1. Nierenkontusion mit oder ohne subkapsulärem Hämatom
2. Die partielle oder totale Nierenruptur
3. Abriß von Nierengefäßen und/oder Ureter.

Die offenen Nierenverletzungen lassen sich pathologisch-anatomisch einteilen in:
1. Die Hilusverletzung: Hierbei handelt es sich um einen Schaden an den Blutgefäßen und dem Nierenbecken.
2. Die Parenchymverletzungen: Hierbei handelt es sich um Verletzungen, die von der Minimalperforation der Niere bis zur kompletten Destruktion der Niere reichen.
3. Die kombinierte Verletzung zwischen Hilusverletzungen und Parenchymverletzungen.

Alle pathologisch-anatomischen Klassifikationen haben das Ziel, die einzelnen isolierten Verletzungen der Nierenkapsel, des Nierenparenchyms, des Nierenbeckens, der Nierengefäße, des Gefäßstiels und des Nierenbecken-Harnleiterabgangs einzeln oder in ihrer Kombination übersichtlich zu gliedern. Hierbei muß es sich aber immer um einen hypothetischen Versuch handeln, der erst retrospektiv durch entsprechende feindiagnostische Maßnahmen oder den operativen Akt der Intervention seine Klassifikationsbestätigung erfahren kann (STEINER 1966; HARPRECHT 1962; SCHÄRLI u. BETTEX 1967; LUTZEYER 1968; SCHMIEDT 1963; HODSON 1968).

Die *klinische Klassifikation* des Nierentraumas richtet sich vor allem nach Gesichtspunkten, die es erlauben, Rückschlüsse auf die jeweils einzuschlagende Therapie des Verletzten zu ziehen. Im einzelnen richtet sich die klinische Klassifikation:
1. nach dem Ausmaß der akuten Gefährdung des Verletzten,
2. nach dem pathologisch-anatomischen Befund,
3. nach der klinischen Symptomatik,
4. nach den Befunden des Ausscheidungsurogramms.

Eine Reihe verschiedener Einteilungsformen für den klinischen Bereich findet sich in der Literatur.

Klassifikation nach HODGES

Gruppe I: Leichte Verletzung: Unauffälliges Urogramm, vorübergehende Hämaturie.

Gruppe II: Schwere Verletzung: Ruptur der Nierenkapsel, Parenchymeinriß bis zum Hohlraumsystem, Verletzung des Hohlraumsystems, perirenales Hämatom, Urinphlegmone, erhebliche Veränderungen im Urogramm.

Gruppe III: Kritische Verletzung: Partielle oder totale Organzertrümmerung mit Gefäß- oder Nierenstielabriß. Im Urogramm röntgenologisch stumme Niere, erhebliche Blutung.

Klassifikation nach Sargent und Marquardt

Gruppe I: Kontusion der Niere mit oder ohne Parenchymeinriß geringen Ausmaßes.
Klinik: Schmerzen unterschiedlicher Intensität mit kurzzeitiger Makrohämaturie.
Ausscheidungsurogramm normal.

Gruppe II: Parenchymeinrisse größeren Ausmaßes mit Kapselrissen der Niere, Extravasation von Blut und Urin in das perirenale Gewebe.
Klinik: Erheblicher Lokalschmerz, Makrohämaturie von unterschiedlicher Dauer, Flankentumor.
Im Ausscheidungsurogramm erhebliche abweichende Veränderungen.

Gruppe III: Zertrümmerung der Niere.
Klinik: Schwere Schocksymptomatik im Vordergrund aufgrund des Blutverlustes.
Ausscheidungsurogramm: Keine normale Nierenkontur, keine Funktion.

Klassifikation nach Glenn

Bei der Klassifikation nach Glenn stehen die radiologischen Befunde des Ausscheidungsurogramms im Vordergrund. Die übliche Klassifikation wie Kontusion, Lazeration oder Fraktur sowie Nierenzertrümmerung wird hier vermieden.

Grad I: Radiologisch keine Zeichen einer Nierenverletzung, deshalb zu vernachlässigen.

Grad II: Radiographisch Zeichen einer minimalen Dislokalisation des Kelchsystems. Aussparung aufgrund von Blutkoageln im Nierenbecken. Ausscheidungs- und Abflußverzögerung. Minimale Verletzung, intrarenale Ruptur der Niere.

Grad III: Radiographisch Unschärfe des Psoasschattens oder des Nierenschattens, nicht funktionierende Niere oder Nachweis von subkapsulärem Hämatom. Mäßige Nierenverletzung mit schwerer anatomischer Schädigung.

Grad IV: Radiologisch Zeichen des retroperitonealen Hämatoms, Extravasation, Verdrängung des Psoas- und des Nierenschattens, starke Deformierung des Hohlraumsystems. Stumme Niere, evtl. retrograde Pyelographie. Form der schweren Nierenverletzung.

Kritik: Die Ausscheidungsurographie allein sagt nichts aus über den wirklichen Schweregrad der Nierenverletzung und ihrer Folgeerscheinungen. Art und Zeitpunkt der einzuleitenden Therapiemaßnahmen können nicht beurteilt werden.

Tabelle 7. Klassifikation nach HODGES/LUTZEYER. (CARLTON 1976; OSIAS et al. 1976; WILLIAMS 1976; HAI et al. 1977; PETERSON u. STABLES 1977; VEROUX et al. 1977; PEREZ-RODRIGUES et al. 1978)

	Klinik	pathologisch-anatomischer Befund	Urogramm	Verletzungsart
Grad I Leichte Verletzung	Mikrohämaturie bis max. 72 h post Trauma	oberflächliche Parenchymrisse, kleine Gefäßverschlüsse, intakte Kapsel, unverletztes Nierenbecken, unverletzte Nierenkelche		direktes, indirektes Trauma, offene Verletzung mit peripherer renaler Parenchymläsion ohne ausgedehntes Hämatom
Grad II Schwere Verletzung	Schock, beherrschbar mit Transfusionen, unterschiedliche Grade der Hämaturie, Muskelkontraktur, Schmerzen, perirenales Hämatom	Parenchymverletzung, Kapselruptur mit Verletzung des Hohlraumsystems	Extravasation: Grad I: Intraparenchymale Extravasation von der Nierenkapsel begrenzt Grad II: Extravasation außerhalb der Nierenkapsel, aber begrenzt von der Gerota-Faszie Grad III: Extravasation in den retroperitonealen Raum mit Verletzung der Gerota-Faszie	direktes, indirektes Trauma durch offene Verletzungen, z.B. Gewehrschüsse mit hoher Geschwindigkeit
Grad III Kritische Verletzung	Schock, nicht beherrschbar mit Transfusionen (Massive Blutung), schwere ausgedehnte Schmerzen, Muskelkontraktur, schwache oder gar keine Hämaturie, Peritonismus	Nierenzerreißung mit Gefäßstielzerreißung	nur zur Beurteilung der Gegenseite	direktes, indirektes Trauma, offene penetrierende Verletzungen

In der nationalen und internationalen Literatur ist die Klassifikation des Nierentraumas nach Hodges am meisten anerkannt. Die Gründe hierfür sind einmal die eindeutigen Kriterien, nach denen das Nierentrauma klassifiziert werden kann und zum anderen die Praktikabilität dieser Klassifikation im Hinblick auf die Therapie.

Tabelle 7 zeigt noch einmal eine Zusammenfassung der Klassifikation des Nierentraumas nach Hodges, Lutzeyer.

E. Symptomatologie

Die Symptomatologie des Nierentraumas läßt sich klassisch gliedern in:

1. Allgemeinsymptome

z.B. Schock, Schmerz, Übelkeit, Erbrechen.

2. Lokalsymptome

z.B. Prellmarken, Flankentumor, Peritonismus mit Abwehrspannung.

3. Spezielle Symptome

z.B. Hämaturie, Oligoanurie, Harnverhaltung oder Proteinurie.

Je nach Unfallmechanismus und Schwere des Traumas, wie z.B. bei einem isolierten Nierentrauma oder beim Polytraumatisierten, können die Symptome einzeln oder in Kombination auftreten. Eine zeitliche Beziehung des Auftretens von Symptomen ist möglich, desgleichen Maskierung durch eine nicht renale Symptomatik.

Das klassische Bild des isolierten direkten oder indirekten stumpfen Nierentraumas ist charakterisiert durch die Trias Hämaturie, lokalisierter Schmerz, Flankentumor.

1. Allgemeinsymptomatik

Der Schock ist in der Regel ein hypovolämischer Schock, bedingt durch eine massive Blutung (Nierenstielverletzung bei Nierenruptur). Ein schwerer Schockzustand braucht aber bei einem isolierten stumpfen Nierentrauma nicht regelmäßig aufzutreten. Die Nierenblutung kann von selbst durch eine Art von Tamponadeeffekt zum Stehen kommen, besonders dann, wenn es sich um eine intrakapsuläre Blutung handelt oder die Gerotasche Faszie noch intakt ist. Ein neurogener Schock ist bei nicht erkanntem Hirntrauma möglich, ebenso ein spinaler Schock, ferner eine Verletzung retroperitonealer Ganglien. Die Schocksymptomatik mit Übelkeit, Erbrechen, Blässe, fadenförmigem Puls, Tachykardie und geringer Blutdruckamplitude kann aufgrund des renalen Schmerzes verstärkt werden.

Bei isolierten Nierenstielverletzungen wird eine ausgeprägte Schocksymptomatik in 60% der Fälle beobachtet. In der Regel geht aber das Ausmaß des

Schocks mit der Schwere der Nierenverletzung oder mit dem Muster der Kombinationsverletzungen wie Leber- oder Milzruptur, Lungenkontusion, Darmverletzung parallel. Der schwere, kaum beeinflußbare Schock ist aber beim isolierten Nierentrauma selten.

Schmerz, Übelkeit, Erbrechen

Der Flankenschmerz wird vom nicht Bewußtseinsgestörten oder polytraumatisierten Patienten meist eindeutig lokalisiert. Greift die Schmerzsymptomatik dagegen auf den Abdominalraum über und tritt eine Abwehrspannung ein, so denke man an eine kombinierte extrarenale und intraperitoneale Verletzung. In 10–15% der Fälle kommt es bei Nierenverletzungen zu einer abdominellen Schmerzsymptomatik, die später in einen eindeutigen Flankenschmerz übergeht. Reflektorisch können Übelkeit und Erbrechen auftreten. Kommt zu dem rechtsseitig oder linksseitig auftretenden Nierenschmerz ein Schulterschmerz hinzu, so ist diese peritoneale Reizsymptomatik mit Projektion in das Diaphragma verdächtig auf Leber- und Milzruptur (MERTZ et al. 1963; STEINER 1966; SCHMIEDT 1971; MARANTA u. SCHAUDER 1964; TORGMAN u. BADRAN 1967; ATTARD 1971; LUTZEYER 1968).

2. Lokalsymptome

Der Flankentumor ist Folge der Blutung und Urinextravasation in das perirenale Gewebe und in die Nierenloge. Auf Prell- oder Aufschlagmarken im Bereich der Nierengegend, der Wirbelsäule oder der unteren Thoraxapertur soll geachtet werden, da sie Hinweis auf den Verletzungsmechanismus geben können.

Der Flankentumor ist oft nur unter Anästhesiebedingungen tastbar, da die abdominelle Symptomatik wie Bauchdeckenabwehrspannung und Verspannung der Lendenmuskulatur den Flankentumor zeitweise maskieren können.

Die Größe des Flankentumors ist nicht immer ein Gradmesser für Ausmaß und Schwere der Blutung oder der Extravasation. Handelt es sich z.B. um eine intraperitoneale Nierenverletzung, so kann das Hämatom sich in den intraperitonealen Raum verteilen. *Der tastbare Flankentumor* entwickelt sich kurz nach der Verletzung aufgrund des extrarenalen Hämatoms und der Urinextravasation und *erreicht sein Maximum zwischen 24–48 h.* In der Regel bleibt er dann stationär bzw. zeigt rückläufige Tendenz. Bei schwerer andauernder Blutung „wandert" der Flankentumor kaudalwärts. Er kann dann auch rektal im Bereich des Douglasschen Raumes getastet werden. Das Hämatom kann sich aber auch zur Leistengegend hin verteilen oder suprasymphysär getastet werden (BRINKMANN 1962; HODGES et al. 1951; SPENCE et al. 1954; TEICHMANN 1965; SCHÄRLI u. BETTEX 1967; MARANTA u. SCHNAUDER 1964).

Die abdominelle Symptomatik beim Nierentrauma reicht von der geringen Abwehrspannung des Abdomens bis zur voll ausgebildeten Defense musculaire, vom reflektorischen Subileus bis zum kompletten Ileus. Während die Darmmotilitätsstörungen mit Subileus, Ileus und Meteorismus reflektorisch durch das retroperitoneale Hämatom und Extravasat ausgelöst sein können, kann ein Hämatom in das Mesokolon ebenfalls zur Ileussymptomatik führen. *Der Peritonismus bei Nierenverletzung ist ein peritonealer reflektorischer Reiz.* Je mehr die allgemeinen Symptome wie Schock, Kollaps, Bewußtseinsstörung, peritonealer

Reiz, ja Nierenfunktionsstörung den lokalen Befund überdecken, desto schwerer ist der Verletzungszustand.

Intraabdominelle Verletzungen wie Milzruptur, Leberruptur, Darmverletzungen oder Darmwurzelein- und -abrisse führen zur Peritonitis mit massiver Abwehrspannung. Diese „echte" Peritonitis zeigt stets eine zunehmende bedrohliche Tendenz. Im Gegensatz dazu ist der reflektorische Ileus aufgrund einer retroperitonealen Verletzung durch eine rückläufige Symptomatik gekennzeichnet (Lutzeyer 1970; Hammann u. Spohn 1971). Rippen- und Wirbelbrüche, Zwerchfellhämatom, Brustwandverletzungen und Hämatothorax können sich ebenfalls abdominell projizieren (Neff 1959; Mertz et al. 1963; Guerriero et al. 1971; Brinkmann 1962; Hodges et al. 1951; Spence et al. 1954; Teichmann 1965; Schärli u. Bettex 1967; Geisthövel u. Zimmermann 1960).

Es sei darauf hingewiesen, daß bei einer Zwerchfellruptur mit Verletzung und Dislokalisation der Niere in den Thorax neben einer abdominellen Symptomatik Husten, Dyspnoe, Übelkeit und Erbrechen auftreten können (Ribet et al. 1974; Heeb et al. 1971).

3. Spezielle Symptome

In 60–80% tritt bei der Nierenverletzung eine Mikro- oder Makrohämaturie auf. Die Mikro- oder Makrohämaturie nach einem Trauma ist das Signal für eine Verletzung des Harntraktes, ganz gleich, wo man auch immer die Lokalisation suchen muß. Danach richtet sich die abgestufte Diagnostik. *Die Stärke der Hämaturie ist kein Gradmesser für das Ausmaß der Verletzung.*

Die initiale massive Hämaturie ist kein entscheidendes Symptom für eine sofortige Operationsindikation, falls keine schweren Schockzeichen bestehen und das urographische Bild eine funktionierende Niere mit geringer Kontrastmittelextravasation zeigt.

Die Hämaturie beim Nierentrauma kann fehlen, wenn

1. ein totaler Nierenstielabriß oder eine Kompression des Nierenstiels von außen vorliegen,

2. die Harnleiterpassage durch Harnleiterabriß oder Obstruktion des Harnleiters von außen oder innen unterbrochen ist,

3. eine Parenchymblutung ohne Eröffnung des Kelchsystems in den perirenalen oder auch abdominellen Bereich stattgefunden hat.

Durchschnittlich ist eine Makrohämaturie beim Nierentrauma 5–10 Tage nach dem Unfalltermin nachweisbar. Die sog. verzögerte Hämaturie kann zwischen dem 7. und 21. Tag posttraumatisch in Erscheinung treten. Sie ist bedingt durch sekundär entzündliche Prozesse, Blutkoagel im Nierenbecken oder durch sich ausbildende arteriovenöse Fisteln.

Erwähnenswert ist die sog. Sportlerniere. Eine amerikanische Statistik, in der ein Kollektiv von Sportlern direkt nach Wettkämpfen klinisch untersucht wurde, zeigte, daß bei 900 Boxern nach dem Kampf in 17%, bei 68 Basketball-Spielern in 25%, bei 140 Ringern in 9% und bei 30 Hockey-Spielern in 7% eine Hämaturie gefunden werden konnte (Fein et al. 1970; Payer et al. 1969; Chovnick u. Newman 1960; Kleiman 1960; Mabley 1969; Nation u. Massey 1963; Brinkamnn 1962; Rodeck u. Knappe 1959; Hodges et al. 1951; Morrow

u. MENDEZ 1970; PRINCE u. PEARLMAN 1969; MERTZ et al. 1963; SCHMIEDT 1971; BOEMINGHAUS 1949; LUTZEYER 1968; COLLARD u. HOUART 1966; EGGERS et al. 1976; HARTUNG u. EGGERS 1976; MORSE 1975; LENZ u. MERIDIES 1971; HECKER 1971; EMANUEL et al. 1977; PETRITSCH et al. 1976; KOSKELA et al. 1977; EKWUEME u. ADIBE 1976; EVANS u. SMITH 1976; TOCCI et al. 1975).

Bei Unvermögen, Wasser lassen zu können, kann es sich handeln um:
1. einen Harnverhalt aufgrund einer Blasentamponade bei massiver Hämaturie,
2. eine Oligoanurie aufgrund einer direkten Traumatisierung beider Nieren oder bei Trauma einer Rest- oder Einzelniere,
3. einen protrahierten Volumenmangelschock bei nicht beeinflußbarer Hämaturie, einer sog. Schockniere (LUTZEYER, 1968).

Die Proteinurie kann Hinweiszeichen sein auf eine traumatische Nierenvenenthrombose (PRINCE u. PEARLMAN 1969). Sie kann aber auch Ausdruck einer Nierenschädigung durch Commotio oder Contusio renis verschiedenen Grades sein.

F. Allgemeindiagnostik

Art und Reihenfolge des diagnostischen Weges sollen in Zusammenarbeit mit dem Traumatologen, dem Anästhesisten und dem Radiologen entschieden werden. Beim schweren Verkehrsunfall handelt es sich in der Regel um einen polytraumatisierten Patienten. Deshalb ist eine klare diagnostische Linie erforderlich. *Wenn die akute vitale Gefährdung des Patienten behoben ist,* sieht der Ablauf der diagnostischen Maßnahmen in bezug auf ein Nierentrauma folgendermaßen aus:
I. Anamnese
II. Harnuntersuchung
III. Inspektion und Palpation des Nierenlagers
IV. Allgemeine Labordiagnostik
V. Verlaufsdiagnostik
VI. Spezifische Diagnostik,
wie z.B. Röntgendiagnostik, Ultraschalluntersuchung und nuklearmedizinische Untersuchungstechniken.
(S. auch Kap. 2, dieser Band: „Spezielle radiologische Untersuchungsverfahren bei Nierenverletzungen")

I. Anamnese

Nach Erheben der genauen Anamnese, in der Unfallhergang und Art und Schwere des Traumas genau erfaßt werden sollten, erfolgt die exakte ganzkörperliche Untersuchung des Patienten. Bei bewußtlosen Patienten sollte auf eine Fremdanamnese, z.B. durch Zeugenaussagen, nicht verzichtet werden. Bei jedem polytraumatisierten Patienten, vor allem auch bei Patienten mit Schädel-Hirn-Trauma und Bewußtseinstrübung, bei denen oft intraabdominelle Verletzungen und Frakturen vorliegen, sollte primär stets an eine Nierenverletzung gedacht werden. Sämtliche Maßnahmen zum Ausschluß einer Nierenverletzung sollen vorgenommen werden, damit der durch andere Organe festgelegte vordergründige Behandlungsplan nicht durch eine interkurrent auftretende renale Symptomatik durchkreuzt wird.

Läßt sich nach *Einschätzung und Beherrschung des Schockzustandes* durch *Sofort- und Intensivmaßnahmen* die Allgemeinsituation des Patienten verbessern, und weisen Symptome und Anamnese auf eine renale Beteiligung hin, dann folgt als zweitwichtigste Maßnahme:

II. Die Harnuntersuchung

Sie ergibt in bis zu 90% der Fälle eine Mikro- oder Makrohämaturie. Begleitverletzungen des Urogenitaltraktes (bei Beckenfrakturen) wie Blasenruptur oder Harnröhrenein- oder -abriß müssen mit ausgeschlossen werden.

III. Die Inspektion und Palpation des Nierenlagers

Diese zeigen u.U. Prellmarken oder Schürfwunden oder sogar offene Wunden im Bereich der Flanke, des Hypochondriums, der unteren Thoraxapertur oder der Wirbelsäulengegend. Sie sollten immer als ein Hinweiszeichen auf eine mögliche Nierenverletzung betrachtet werden. Ein palpabler schmerzhafter Flankentumor spricht für ein Hämatom im perirenalen Bereich. Untersuchungen des Unterbauches, der suprasymphysären Region, der Skrotalgegend beim Mann, ja die rektale Untersuchung des Douglasschen Raumes sind selbstverständlich, um das Ausmaß des Hämatoms bzw. der Extravasation abgrenzen zu können.

IV. Allgemeine Labordiagnostik

Spezielle Laboruntersuchungen zur Diagnostik eines Nierentraumas gibt es nicht. Die allgemeine Labordiagnostik stellt das Ausmaß der Blutung fest und kontrolliert den Fortgang des Blutverlustes nach innen und nach außen. Kontrolle des roten Blutbildes mit Hämatokrit, Erythrozytenzahl und Hämoglobingehalt ist je nach Schwere des Traumas in zeitlich kürzeren oder längeren Intervallen nötig.

Eine weitere wichtige Labormaßnahme ist bei Verdacht auf Nierentrauma die Bestimmung der Nierenfunktionswerte und der Serum-Elektrolyte. Nur unmittelbar nach dem Trauma läßt sich die approximative Nierenleistung bis zum Ereignis des Nierentraumas bestimmen. Weitere Kontrollen der Nierenfunktionswerte lassen dann erkennen, inwieweit die Niere durch das Trauma geschädigt wurde (Serum-Kreatinin, Harnstoff).

V. Verlaufsdiagnostik

Weitere Maßnahmen der allgemeinen Diagnostik sind: Messung des Bauchumfanges, Messung der stündlichen Urinausscheidung (beim Bewußtlosen Dauerkatheter), evtl. Durchführung einer Laparozenthese, um bei Verdacht einer zusätzlichen intraabdominellen Kombinationsverletzung (Milz-, Leber-, Darm-verletzung) die Übernahme auf eine Intensivstation durchzuführen und evtl. eine Laparotomie zu veranlassen. Als wichtiger Grundsatz muß gelten: In erster Linie ist zu klären, ob intraabdominelle Verletzungen vorliegen, denn die Vitalge-fährdung des Patienten bei Ruptur von Bauchorganen ist größer als bei alleiniger Nierenverletzung (TEICHMANN 1965; JEVTICH u. MONTERO 1969; PRINCE u. PEARLMAN 1969; ROSS et al. 1970; PAYER et al. 1969; COHEN u. PEARLMAN 1968; HIENZSCH u. GESSNER 1958; NOURSE 1959; BLUMENSAAT 1957; MERTZ et al. 1963; SCOTT et al. 1968; PRIESTLEY 1939; ATTARD 1971; NATION u. MASSEY 1963).

VI. Spezielle Diagnostik

Die *Basisuntersuchung der Röntgendiagnostik* beim Traumatisierten mit Ver-dacht auf Nierentrauma ist und bleibt die *intravenöse Ausscheidungsurographie.* 40–87% der Nierenverletzungen können durch Urogramm abgeklärt werden (MORROW u. MENDEZ 1970; FUNSTON 1974). Diese unterschiedlichen Prozent-zahlen in der diagnostischen Wertigkeit des Ausscheidungsurogramms bei Nie-renverletzungen sind durch die Anwendung verschiedener Techniken bedingt.

Grundsätzlich sollte das Infusionsurogramm oder noch besser die intravenöse vaskuläre Nephrotomographie bzw. high-dosage intravenöse Ausscheidungsuro-graphie angewandt werden. Auch das Infusionsurogramm sollte immer mit einer Tomographie bzw. Sonographie verbunden werden. Menge und Konzentration des ausgeschiedenen Kontrastmittels sind abhängig von der vorliegenden Diu-rese, dem Blutdruck und der Menge des zugeführten Kontrastmittels. Da man beim unfallverletzten Patienten oder beim Polytraumatisierten aus Gründen der depressiven Kreislauflage oder aus Unkenntnis der Hydratation des Patienten die Diurese nicht a priori abschätzen kann, ist ein *hohes Angebot von Kontrastmit-tel in jedem Falle sinnvoll.*

Die Tomographie und die Sonographie der Niere bieten eine weitere Hilfe zur Lokalisation von Nierenverletzungen. Es ist zu beachten, daß Verletzungen der Niere, die im rechten Winkel zum Strahlengang liegen, weniger deutlich sichtbar sind als Verletzungen, die der direkte Strahlengang trifft. Deshalb sind Bilder in verschiedenen Ebenen aussagekräftiger (ISWARIAH et al. 1966).

Ein *Kompressionsurogramm* sollte bei Verdacht auf Nierenverletzung *nicht durchgeführt* werden. Zwar erreicht man eine gute Kontrastmittelanreicherung in der Niere, jedoch können Extravasate entstehen, d.h. die durch das Trauma vorgeschädigte Niere kann durch den Vorgang der Kompression provokativ rupturieren!

Die intravenöse Nephrotomographie der Gefäße ist durch die geringe Toxizi-tät der Kontrastmittel ungefährlicher geworden. Es ist daher möglich, durch Schnellinjektion von 50 ml Kontrastmittel in 5–7 s das Kontrastmittel bolusartig in das venöse System einzubringen; 12–15 s nach der Injektion werden die Nieren zur Darstellung der arteriellen Phase geschichtet. In dieser Phase lassen sich vaskuläre Schäden differenzieren; 25–30 s nach der Injektion liegt ein vasku-läres Nephrogramm vor, welches parenchymatöse Schäden diagnostizieren läßt. In 80% kann man mit dieser Methode gute, ausreichende Ergebnisse erzielen (WATERHOUSE u. GROSS 1969).

Zeitliche Stellung des Urogramms: Jeder Verdacht auf Trauma im Bereich des Urogenitaltraktes erfordert als erste röntgenologische Maßnahme das intravenöse Ausscheidungsurogramm. Wenn auch nur der Verdacht einer Verletzung des unteren Harntraktes vorliegt, so ist die primäre Durchführung des Urogramms selbstverständlich. Vor Anfertigung eines Urogramms sollten der Kreislauf stabil und eine ausreichende Nierenfunktion (Laborwerte!) vorhanden sein.

Folgende entscheidende Fragen sichern beim intravenösen Ausscheidungsurogramm den primären Stellenwert:
– Sind die Nieren bilateral angelegt?
– Sind Fehlbildungen der Nieren oder der ableitenden Harnwege vorhanden?
– Bei einseitiger Traumatisierung: Ist das kontralaterale Organ funktionsfähig?
– Welcher Verletzungstyp liegt vor? Muß eine Angiographie angeschlossen oder müssen andere dringliche Maßnahmen ergriffen werden?

Wesentlich sind die Beurteilungskriterien des Ausscheidungsurogramms (mit präliminarer Abdomenübersicht) bei Verdacht auf ein Nierentrauma:

1. Abdomenübersichtsaufnahme

Beurteilt werden das Skelett, der Psoasrandschatten, der Nierenschatten, die Zwerchfellbegrenzung, evtl. vorliegende Fremdkörperschatten; weiterhin sollte auf freie Luft im Abdomen geachtet werden.

a) Beurteilung der Skelettabschnitte

Das Skelettsystem sollte nach Verletzungen untersucht werden, wie z.B. Rippenfrakturen, Lendenwirbelfrakturen, abgerissene Querfortsätze, Beckenfrakturen sowie nach Haltungsdeformitäten der Lendenwirbelsäule. Eine konkave Haltungsskoliose dient als Hinweis für die Seitenlokalisation der Verletzung, da die Patienten meist eine Schonhaltung einnehmen oder ein Spasmus des hämatombetroffenen M. psoas zu einer Skoliose der Lendenwirbelsäule führen kann.

b) Beurteilung des Psoasrandschattens

Bei perirenalem Hämatom kann der Psoasschatten unscharf oder verbreitert sein. Er zeichnet sich nicht klar ab bei Hämatomen des Retroperitoneums anderer Ursache wie Querfortsatzfraktur, Rippenfraktur oder Zerreißung der Rükkenmuskulatur. Ein konstantes Zeichen bei Nierenruptur ist der verwaschene Psoasschatten aber nicht.

Bei einer gesamten Homogenisierung der medialen perirenalen Region mit der Unmöglichkeit der Differenzierung des Psoasschattens erkennt man auf der Abdomenübersichtsaufnahme ein Milchglasaussehen.

c) Beurteilung des Nierenschattens

Verlagerung des Nierenschattens, einseitig vergrößerte oder unscharf begrenzte Nierenschatten kommen bei intra- oder perirenalem Hämatom vor. Sie bedeuten immer ein sicheres Hinweiszeichen auf das Vorliegen einer Nierenverletzung.

Wenn ipsilateral (Verletzungsseite) ein Nierenschatten zu erkennen ist, ist damit eine Nierenagenesie unwahrscheinlich. Durch Darmüberlagerungen oder durch retroperitoneale Blutungen kann es jedoch schwer sein, einen Nierenschatten zu lokalisieren. Es ist daher wichtig, die kontralateralen Nierenkonturen zu beurteilen: Eine Vergrößerung des Nierenschattens kann auf eine kompensatorische Hypertrophie hinweisen, entweder aufgrund einer lange präexistierenden Veränderung der kontralateralen Niere oder einer Agenesie; sie kann aber auch Hinweiszeichen sein für einen Nierentumor, eine Hydronephrose oder eine Zystenniere.

Erkennt man auf der nichtverletzten Seite keinen Nierenschatten, ist damit zu rechnen, daß die verletzte Niere für die Aufrechterhaltung der Nierenfunktion verantwortlich ist.

d) Beurteilung der Zwerchfellbegrenzung

Ist das Zwerchfell auf einer Seite nicht eindeutig abgrenzbar, muß an eine Zwerchfellruptur gedacht werden. Bei einseitigem Zwerchfellhochstand kann ein subdiaphragmal gelegenes Hämatom vorhanden sein (SCHÄRLI u. BETTEX 1967; SCHMIEDT 1971; COHEN u. PEARLMAN 1968; MARANTA u. SCHNAUDER 1964).

e) Fremdkörperschatten

Liegt eine offene Nierenverletzung vor, dann können sich in Projektion auf die Niere und ableitenden Harnwege röntgenpositive Fremdkörper darstellen. Es sollte auch auf konkrementverdächtige Schatten in Projektion auf die Niere geachtet werden, weil das als ein Hinweiszeichen auf ein vorgeschädigtes Organ gedeutet werden muß.

f) Freie Luft im Abdomen

Wird die Abdomenübersichtsaufnahme im Stehen oder Liegen, hier vor allem im seitlichen Strahlengang durchgeführt, deutet freie Luft auf eine intestinale Verletzung hin.

2. Röntgensymptome des Ausscheidungsurogramms bei Vorliegen einer Nierenverletzung

Bei typischer Anamnese und klarer Traumasymptomatologie sowie bei einem positiven Untersuchungsbefund kann das Ausscheidungsurogramm Hinweiszeichen auf die Verletzung einer oder auch beider Nieren geben. *Das exakte Ausmaß der Nierenverletzung selbst kann jedoch aufgrund des Ausscheidungsurogramms nicht festgelegt werden.* Folgende Röntgensymptome verstärken den Verdacht eines Traumas:

a) Keine, geringe oder *verzögerte Kontrastmittelausscheidung beider Nieren* bei normalem morphologischem Bild der Nieren und der ableitenden Harnwege:

Es handelt sich entweder um beidseitig röntgenologisch stumme Nieren oder um beidseitig in ihrer Funktion stark eingeschränkte Nieren. In Verbindung mit einer Verletzung können diese Befunde bei normalem morphologischem Bild der Nieren und ableitenden Harnwege bedingt sein durch:

1. eine Schockniere,
2. ein einseitiges Nierentrauma bei funktionslosem kontralateralem Organ,
3. ein einseitiges Nierentrauma bei Nierenaplasie des kontralateralen Organs,
4. Vorliegen eines beidseitigen Nierentraumas.

Eine röntgenologisch stumme Niere (einseitig oder beidseitig) bedeutet bei Vorliegen eines Nierentraumas aber nicht zwangsläufig Ruptur oder Zerstörung des Organs bzw. massive Gefäßverletzung. Selbst bei einer Nierenkontusion oder Comotio renis kann es über die Schwellung des Parenchyms und über eine passagere Schädigung des tubulären Systems zu einer Funktionsstörung in Form einer röntgenologischen Ausscheidungsstörung der Niere kommen (Morse et al. 1967; Hodges et al. 1951; Potempa 1967; Glenn u. Harvard 1960; Nation u. Massey 1963; Mabley 1969; Schärli u. Bettex 1967; Lucey et al. 1971; Jevtich u. Montero 1969; Mickenzie 1970; Boeminghaus 1949; Waterhouse u. Gross 1969).

b) Keine, geringe oder verzögerte *Kontrastmittelausscheidung nur einer Niere* bei unauffälligem kontralateralem Organ: Bei Vorliegen eines Nierentraumas bedeutet ein solcher Befund, daß ein funktionsfähiges, normales kontralaterales Organ vorhanden ist.

Die einseitig röntgenologisch stumme Niere kann durch ein Nierenparenchymtrauma oder eine Gefäßverletzung (Zerreißung, Thrombose, Spasmus) bedingt sein, es kann sich aber auch um eine Nierenaplasie handeln oder um eine bereits prätraumatisch funktionslose Niere bzw. eine in der Funktion gestörte Niere.

Hinweis: Man findet in 20% einseitig röntgenologisch stumme Nieren bei nur leichten Nierenverletzungen, wie bei Nierenkontusion oder bei Commotio renis.

Gründe für eine einseitig verzögerte Kontrastmittelausscheidung bei nachgewiesenem Nierentrauma können neben der bereits besprochenen Gefäßverletzung oder Nierenparenchymverletzung durch Kontusion oder Commotio renis die Kompression der Niere durch ein perirenales Hämatom oder die obstruktive Uropathie durch Blutkoagel sein.

c) Pathologische Ausscheidungs- und Abflußverhältnisse und verändertes morphologisches Bild nur einer Niere bei gesundem kontralateralem Organ.

d) Pathologische Ausscheidungs- und Abflußverhältnisse und verändertes morphologisches Bild beider Nieren.

In den Punkten c) und d) sind diejenigen Möglichkeiten zusammengefaßt, bei denen aufgrund der Beurteilung des Ausscheidungsurogramms auf eine Nierenparenchymverletzung bzw. Verletzung des Nierenbeckenkelchsystems geschlossen werden kann. Die Beurteilung des Urogramms erlaubt hier eine Aussage in folgender Richtung:

Verlagerung der Niere

Dabei sollte vor allem darauf geachtet werden, ob die Niere die orthotope Lage verlassen hat, z.B. Änderung der Nierenlängsachse oder Tiefstand des Organs.

Abgrenzung des Nierenschattens in der parenchymatösen Phase

Läßt sich der Nierenschatten nicht eindeutig abgrenzen, oder erkennt man eine Parenchymunterbrechung, so ist das bei Vorliegen eines Traumas immer ein direktes Hinweiszeichen.

Deformierung des Nierenhohlsystems

Hierbei kann es sich um Verdrängung des Nierenhohlsystems durch intrarenale Blutungen handeln, ferner um umschriebene Engstellungen im Bereich der Nierenkelche und des Nierenbeckens durch ein perirenales Hämatom.

Füllungsdefekte

Diese Füllungsdefekte sind Hinweiszeichen auf eine intrapelvine Blutkoagelbildung bei massiver Hämaturie.

Kontrastmittelextravasation

Bei der Kontrastmittelextravasation unterscheiden wir verschiedene Formen, die aber nicht alle traumatisch bedingt sein müssen. So können bei der akuten Obstruktion Nierenbeckenkelchextravasationen spontan auftreten, die als pyelosinöser, pyelotubulärer, pyelolymphatischer oder pyelovenöser Reflux beschrieben werden. Bei chronischer Obstruktion, z.B. bei chronischem Steinleiden und lange bestehender Kalipyelureterektasie, kann es bei einer plötzlichen Diuresesteigerung ebenfalls zu einer Nierenbeckenkelchextravasation (intraparenchymal, extrakapsulär) kommen.

Bei der posttraumatischen Extravasation unterscheiden wir 3 Grade:

Grad I: Hier ist die Extravasation streng intraparenchymal, wobei kein Kontrastmittel außerhalb der Nierenkapsel erscheint.

Grad II: Die Extravasation ist extrakapsulär, aber beschränkt auf die Gerotasche Faszie.

Grad III: Die Extravasation ist retroperitoneal, wobei eine Verletzung der Gerotaschen Faszie vorhanden sein muß. Das Kontrastmittel findet sich also außerhalb der Gerotaschen Faszie.

(LOPEZ 1971; PETERSON u. STABLES 1977).

Selbstverständlich umfaßt die Beurteilung des Urogramms den Status der unverletzten Niere (Steine, Hydronephrose, Hypoplasien, Tumorverdacht).

a) Klassifizierung des Nierentraumas nach der Ausscheidungsurographie

Es ist immer wieder versucht worden, eine solche Klassifikation durchzuführen, die sich wie folgt darstellt:

1. *Leichte Nierenverletzung*
1.1 Normaler Nierenschatten
1.2 Normaler Psoasschatten
1.3 Normal erscheinendes Ausscheidungsurogramm möglich
1.4 Verzögerte Kontrastmittelausscheidung

1.5 Schwache nephrographische Phase
1.6 Verringerte Kontrastmittelkonzentration
1.7 Füllungsdefekte (Blutkoagel)
1.8 Mäßige Kelchverdrängung (Hämatom, Ödem)
1.9 Kontrastmittelextravasation Grad I

2. *Schwere Nierenverletzung*
2.1 Extravasation von Kontrastmittel (Grad I–Grad II)
2.2 Perirenales Hämatom, verwaschener Psoasrandschatten
2.3 Niere nicht sicher abgrenzbar

3. *Kritische Nierenverletzung*
3.1 Massives perirenales Hämatom
3.2 Verlust der Nierenbeckenarchitektur
3.3 Kontrastmittelextravasation Grad III
3.4 Keine Kontrastmittelausscheidung

Die theoretisch erscheinende Klassifizierung des Nierentraumas aufgrund des Ausscheidungsurogramms hat ihre Aussagegrenze darin, daß immer wieder *falschnegative* Befunde beschrieben werden.

So werden von 121 Urogrammen bei offenem Nierentrauma 41 als leichte Verletzung beschrieben, von denen in Wirklichkeit aber 15 schwere Nierenverletzungen aufwiesen (Scott et al. 1968); 9 normal beurteilte Ausscheidungsurogramme bei 32 nierenverletzten Patienten waren tatsächlich nur in 4 Fällen normal, während 5 eine Nierenruptur aufwiesen und damit einer kritischen Nierenverletzung entsprachen (Orkin 1950). Es werden sogar Nierenstielverletzungen mit normalem Ausscheidungsurogramm mitgeteilt (Lange et al. 1963).

Dagegen sind *falschpositive* Befunde der Ausscheidungsurographie bei Nierentraumen nicht beschrieben worden. Das heißt mit anderen Worten: Ein Ausscheidungsurogramm ist nur dann als aussagekräftig für den Zustand der Verletzung zu bewerten, wenn eine Extravasation von Kontrastmittel vorliegt und eine Deformierung des Kelchsystems sowie ein perirenales Hämatom aufgrund eines verwaschenen Psoasrandschattens nachgewiesen werden konnten. Ausscheidungsverzögerung, röntgenologisch stumme Niere sowie unauffälliges Urogramm sind keine ausreichenden Beurteilungskriterien für die Schwere des Nierentraumas (Orkin 1950; Spence et al. 1954; Houston et al. 1968; Scott et al. 1968; Guerriero et al. 1971; Schmiedt 1963, 1971; Schärli u. Bettex 1967; Evans u. Mogg 1971; Prince u. Pearlman 1969; Mahoney u. Persky 1968; Elkin et al. 1966; Halpern 1968; Rothfeld u. Stein 1972; Vermillion et al. 1971; Eggers et al. 1976; Hartung u. Eggers 1976; Koehler u. Kyaw 1975; Lenz u. Meridies 1971; Otto u. Brechmer 1977; Molnar 1965).

Die Zahl von 34% falschnegativer Einschätzung des Ausscheidungsurogramms bei Nierenverletzungen spricht gegen den kritischen Aussagewert der intravenösen Ausscheidungsurographie.

Eine relativ einfache, richtungsweisende Beurteilung der Ausscheidungsurographie beim Nierentrauma ist in folgender Form möglich:

1. Traumatische Nierenveränderungen mit erhaltender Ausscheidungsfunktion:

1.1 Mit normalem Nierenbeckenkelchsystem:
Bei dringender Wahrscheinlichkeit des Vorliegens eines Nierentraumas aufgrund von Anamnese, Symptomatik und klinischem Befund. Ausmaß der Nierenverletzung nicht abschätzbar.
1.2 Mit pathologisch verändertem Nierenbeckenkelchsystem:
Ausmaß der Nierenverletzung abschätzbar.

2. Fehlende Ausscheidungsfunktion des verletzten Organs im Ausscheidungsurogramm:
Ausmaß der Nierenverletzung nicht abschätzbar.

(PRINCE u. PEARLMAN 1969; EVANS u. MOGG 1971; SCHMIEDT 1971; SCHÄRLI u. BETTEX 1967; SCOTT et al. 1968; TEICHMANN 1965; MOLNAR 1965; HEINRICHS 1966; GUERRIERO et al. 1971; SCHMIEDT 1963; VOGLER u. BERGMAN 1963; HALPERN 1968; ISWARIAH et al. 1966; MANHONEA u. PERSKY 1968; ORKIN 1950; SPENCE et al. 1954).

3. Nierenangiographie bei Verdacht auf Nierentrauma

Im Gegensatz zur intravenösen Ausscheidungsurographie bietet die Angiographie der Nieren, in der Regel als transfemorale Katheterangiographie (SELDINGER) durchgeführt, die einzige Möglichkeit, die Gefäßverhältnisse und die Parenchymstruktur mit Sicherheit darzustellen. Die genaue Lokalisation sowie die Ausdehnung der Verletzung unter Einschluß der Gefäßsituation sind durch die Angiographie möglich. Weiterhin können zusätzliche renale Erkrankungen ausgeschlossen werden.

Die *Nierenangiographie* ist beim traumatisierten Patienten, sofern er kreislaufstabil ist, *relativ gefahrlos*. Sie dauert in geübter Hand 30–45 min. Die Mortalitätsrate liegt bei 0,06%. Schwere Komplikationen wie arterielle Thrombose, Embolisation durch abgebrochene Katheter, Gefäßperforationen, renale Nekrosen oder auch Darmnekrosen werden in 0,7% beschrieben. Geringe Komplikationen, wie z.B. arterielle Spasmen, intramurale Kontrastmittelinjektion und lokales Hämatom, liegen bei 3%. Die histologischen Veränderungen, die nach Nierenangiographie gefunden werden können, hängen von der Art, der Menge, der Konzentration und der wiederholten Anwendung des Kontrastmittels ab. Reversible Schäden wie hyperämische Gefäße mit Transsudation und geringen Rundzelleninfiltraten, Arterienspasmus der sondierten Nierenarterie sowie irreversible Schäden wie tubuläre Nekrosen, Infarkte mit konsekutiver Narbenbildung sind möglich.

Im Hinblick auf die gebotene Aussagekraft der Angiographie bei der Diagnostik des Nierentraumas sind die möglichen Komplikationen relativ gering (REDMAN u. REUTER 1969; KAZMIN et al. 1967; POKORNY u. LELEK 1967; RAO u. SHARPE 1977).

Die Anzahl der intraarteriellen Injektionen und die Menge des zu injizierenden Kontrastmittels zu Diagnostikzwecken sollten auf ein Minimum reduziert bleiben, da bei wiederholten Kontrastmittelinjektionen in großen Mengen bei schlechter Durchblutung der Niere, z.B. im Schock, mit einem akuten Nierenversagen gerechnet werden muß (GUERRIERO 1977).

Die Frage, ob zuerst eine Übersichtsangiographie oder eine selektive Angiographie durchgeführt werden muß, spielt aus den gerade genannten Erwägungen heraus eine große Rolle. Allgemein wird heute in der Literatur angegeben, daß mit der Übersichtsangiographie, sogar kombiniert mit der viszeralen Angiographie, die Röntgendiagnostik begonnen werden soll. Um möglichst viele Gefäße darzustellen und in einem Arbeitsgang beim Polytraumatisierten auch abdominelle Organverletzungen auszuschließen, wird empfohlen, über einen bis C 12 vorgeschobenen transfemoralen Seldinger-Katheter die Angiographie durchzuführen.

Sollte die Information der Übersichtsangiographie nicht ausreichen, so läßt sich dann die selektive Angiographie insbesondere bei speziellen Fragestellungen anschließen. Damit besitzt die Angiographie eine Schlüsselposition in der Diagnostik des stumpfen Oberbauchtraumas im Hinblick auf die einzuschlagende konservative oder operative Therapie (Redman u. Reuter 1969; Fu 1970; Vogler u. Bergman 1963; Maranta u. Schnauder 1964; Hodson 1968; Stables 1976; Morse 1975; Otto u. Brechmer 1977).

Die Indikation zur Nierenangiographie bei Verdacht auf Trauma wird sowohl beim Erwachsenen als auch beim Kind gestellt. Die Indikation umfaßt folgende Punkte:

1. Persistierende Hämaturie über 48 h
2. Nichtdarstellung der Niere im Urogramm:
   Hier sollte die Angiographie sofort durchgeführt werden, damit die Möglichkeit der operativen Gefäßrekonstruktion noch besteht.
3. Anzeichen von Verletzung der Nieren in Kombination mit Verletzung intraperitonealer Organe.
4. Operationsplanung und Operationstechnik erfordern die Angiographie.
5. Unklare Nierenveränderungen im Ausscheidungsurogramm sollten durch Angiographie abgeklärt werden.
6. Zur Begutachtung und Abschätzung von Spätfolgen wie Hypertonie, Abnahme der Nierenfunktion, persistierende Hämaturie bei stummer Niere oder bei Ausfall von Nierenanteilen im Ausscheidungsurogramm sollte eine Spätangiographie durchgeführt werden.

(Baert et al. 1977; Lang 1976; Moss u. Freeman 1977; Hecker 1971; Aho u. Rastima 1971; Rohner 1971; Petritsch et al. 1976; Emanuel et al. 1977; Smith u. O'Flynn 1977; Chiari u. Wiltschke 1972; Pryor u. Williams 1975; Vermillion et al. 1971).

Man unterscheidet beim Nierentrauma *akute* Veränderungen und *chronische* Veränderungen. Bei eindeutiger Anamnese und Symptomatik sowie bei typischem klinischem Befund liegen die angiographischen Kriterien für den *akuten* Zustand in folgenden Befunden:

a) Kontrastmittelabbrüche der Arteriae interlobares, arcuatae und kleinerer Gefäße (Gefäßabrisse und Thrombosen)
b) Abriß von Nierenarterienhauptästen
c) Gefäßspasmen mit verzögerter venöser Phase
d) Kontrastmitteldefekte in der Parenchymphase (Kontinuitätsdurchtrennung im Nephrogramm)

e) Umschriebene Aufzweigungen, Unschärfen und Unregelmäßigkeiten der Nierenkonturen (intra- und extrarenales Hämatom, Nierenkapseleinrisse)
f) Kleine Kontrastmittelextravasate als Ausdruck von Blutungsherden im Kapselbereich der Nierenrinde
g) Kombination der Befunde von a–f.

Liegt eine schwere Nierenverletzung vor, dann finden sich die vorher genannten Veränderungen wesentlich ausgeprägter mit Ausfall von Segmentarterien, Übergreifen des retroperitonealen Hämatoms auf die Gegenseite, Verdrängung der Bauchaorta und der Nachbarorgane, tiefen Einrissen und Zertrümmerung der Nierensubstanz sowie Eröffnung des Endkelchsystems von der Rinde her. Weiterhin finden sich Risse, die bis in die Hauptkelche und das freie Nierenbekken reichen, Zertrümmerung der Niere in mehrere Bruchstücke (Lazeration), Quetschung, Zermalmung, perirenales Hämatom, Abriß und Einriß der Nierengefäße.

Die Angiographie ist die einzige diagnostische Möglichkeit, die traumatisch bedingte Nierenarterienthrombose nach Sitz und Ausmaß zu verifizieren.

Es ist aber darauf zu achten, daß ein arterieller Spasmus mit inkompletter Läsion angiographisch ebenfalls als totaler Verschluß imponiert.

Es sollte bei jeder – auch angiographischer – Untersuchung immer auf prätraumatische Nierenerkrankungen geachtet werden (z.B. Tumor, Zyste, Mißbildung) (LANG et al. 1971a; TSCHAEPPELER u. FUCHS 1977; OTTO u. BRECHMER 1977).

Die *Spätangiographie* kann folgende Veränderungen erfassen: arteriovenöse Fisteln, traumatische Aneurysmen und Stenosen und vor allem Parenchymveränderungen in Form von Parenchymdefekten und Parenchymnarben (PRYOR u. WILLIAMS 1975; MARANTA u. SCHNAUDER 1964).

Die Nierenangiographie hat also entscheidende Bedeutung in der Diagnostik des genauen Ausmaßes des Nierentraumas und dient vor allem als Entscheidungshilfe für die Frage: konservatives oder operatives Vorgehen. Operationsplanung und Operationstaktik werden durch eine vorliegende Nierenangiographie erleichtert. Damit dient sie:

1. Zur operationstaktischen Planung
2. Zur Verbesserung der primären Behandlungsresultate
3. Zu einer Minderung der Spätfolgen bei Nierentrauma
(VAHLENSIECK 1971; STEINER 1966; BRAEDEL u. HERAVI 1970; SCOTT et al. 1968; SCHMIEDT 1971; OLSSON u. LUNDERQUIST 1963; ELKIN et al. 1966; MORROW u. MENDEZ 1970; WATERHOUSE u. GROSS 1969; JEVTICH u. MONTERO 1969; LUTZEYER 1968; STAHN 1970).

G. Spezielle urologische Diagnostik

Unter der speziellen urologischen Diagnostik versteht man:

1. Die Urethrozystoskopie
2. Die Chromozystoskopie

3. Die retrograde Uretero- bzw. Pyelographie
4. Die diagnostische Katheterung
5. Die Probelaparotomie bzw. Probefreilegung der Niere

1. Die Urethrozystoskopie

Mit ihr können Harnröhrenein- oder -abrisse sowie bisher nicht erkannte Mißbildungen (Stenose, Striktur, Urethralklappe) diagnostiziert werden. Die Beurteilung von Blasenhals und Blasencavum ist möglich. Bei Anurie kann eine traumatisch bedingte Harnabflußstörung im Blasen-Harnröhren-Bereich ausgeschlossen werden.

2. Die Chromozystoskopie

Sie ist eine orientierende Untersuchung zur Prüfung der Nierenfunktion und des Harnabflusses zur Blase. Bei fehlender Blauausscheidung, ein- oder beidseitig, sollte an eine Nierenverletzung oder Harnleiterverletzung gedacht werden sowie an eine Nierenaplasie.

3. Die retrograde Uretero- bzw. Pyelographie

Die instrumentelle retrograde Uretero-Pyelographie besitzt in der Diagnostik des Nierentraumas einen ganz engen Aussagewert und damit ein kleines Anwendungsgebiet. Sie ist in der Regel durch das high-dosage-Urogramm bzw. Infusionsurogramm, die Nierenangiographie sowie zusätzliche Untersuchungen durch Sonographie, Szintigraphie und Computertomographie ersetzt worden. Die wesentliche Darstellung des Nierenparenchyms kann durch Darstellung des Nierenbeckens allein nicht erreicht werden.

Ältere Arbeiten aus einer Zeit, in der die Angiographie bzw. das Infusionsurogramm routinemäßig nicht durchgeführt wurden, belegen eindeutig die Diskrepanz zwischen dem Aussagewert der retrograden Pyelographie und dem tatsächlichen Verletzungsausmaß.

Indikationen zur *retrograden Pyelographie* werden aber heute noch unter folgenden Bedingungen gesehen:

a) Können infolge einer Notfallsituation durch örtliche Gegebenheiten das Ausscheidungsurogramm oder die Angiographie nicht durchgeführt werden, sind die Zystoskopie, evtl. Chromozystoskopie und die retrograde Ureteropyelographie angezeigt.

b) Die Hauptindikation der retrograden instrumentellen Darstellung der Harnwege sind der Nachweis oder Ausschluß eines Harnleiterein- bzw. -abrisses.

c) Stellt sich im Urogramm und auch in der Angiographie keine Niere dar, so ist das normale retrograde Pyelogramm ein Hinweiszeichen für eine Gefäßkomplikation, wie kompletter Gefäßstielabriß, traumatische Nierenarterienthrombose, Kompression des Gefäßstiels von außen oder Venenthrombose. Stellt sich dabei keine Niere dar, so muß mit einer Nierenaplasie gerechnet werden.

Kontraindikationen für die routinemäßige Durchführung des retrograden Uretero-Pyelogramms als Hilfsmittel bei der Diagnostik des Nierentraumas werden gesehen

a) in der Infektionsgefahr,
b) in der Provokation oder Verstärkung von Blutungen,
c) in der schlechten Lagerungsmöglichkeit des polytraumatisierten Patienten,
d) in der geringen oder sogar negativen Aussagekraft über die Art der Nierenverletzung.

(ORKIN 1950; PAYER et al. 1969; RODECK u. KNAPPE 1959; MILLER u. CORDONNIER 1949; WATERHOUSE u. GROSS 1969; MOLNAR 1965; BOEMINGHAUS 1949; SCHÄRLI u. BETTEX 1967; POKORNY u. LELEK 1967; VAHLENSIECK 1971; PRINCE u. PEARLMAN 1969; SCHMIEDT 1971; MANHONEA u. PERSKY 1968; VOGLER u. BERGMAN 1963; OTTO u. BRECHMER 1977; GUENTHER et al. 1977; STABLES 1976; PERELMAN u. STEPANOV 1974).

4. Die diagnostische Katheterung

Der polytraumatisierte Patient mit Verdacht auf Nierentrauma ist der Modellfall für die diagnostische Katheterung und das Anlegen eines Dauerkatheters. Sie dienen der Überwachung der Nierenfunktion. Selbst beim einfachen Nierentrauma und bei Unmöglichkeit der Harnentleerung muß eine diagnostische Katheterung vorgenommen werden.

5. Die Probelaparotomie bzw. Probefreilegung der Niere

Der polytraumatisierte Patient in schlechtem Zustand mit positiver Peritoneallavage stellt die Hauptindikation der sofortigen Probelaparotomie dar. Nach Klärung des abdominellen Befundes wird von intraabdominal der retroperitoneale Raum mit untersucht. Da ein Großteil der Todesfälle mit stumpfem Bauchtrauma durch unerkanntes oder zu spät erkanntes Verbluten verursacht wird, ist die frühzeitige Indikationsstellung zur Laparotomie für den Unfallverletzten von vitaler Bedeutung (nach NAGEL et al. 1977).

Sind intraabdominelle Verletzungen nicht vorhanden, liegt lediglich der Verdacht auf ein Nierentrauma vor, so kann eine verzögerte Diagnostik nach präliminarer Schockbekämpfung vorgenommen werden. Sie besteht in der Durchführung der Ausscheidungsurographie, der Angiographie, der Szintigraphie, der Sonographie und der Computertomographie. Die Röntgenmaßnahmen Ausscheidungsurographie und Angiographie sollten, wenn möglich, auf einem speziell für Röntgenuntersuchungen eingerichteten Operationstisch durchgeführt werden.

H. Therapie des Nierentraumas

Jedes Ziel der Behandlung eines Nierentraumas ist es, den Patienten aus der akuten Gefährdung herauszubringen und auf lange Sicht für den Patienten möglichst viel Nierengewebe zu erhalten.

Die alles entscheidende Frage, ob eine konservativ-abwartende Behandlung oder eine aktive chirurgisch-operative Therapie durchgeführt werden muß, ist bisher in der Literatur *unterschiedlich* beantwortet worden.

So sah Brinkmann (1962) an einem Krankengut von 3500 Nierenverletzungen 10–20% Spätkomplikationen, wobei die Art der Komplikation in der Regel Folge einer extrem konservativ-abwartenden Therapie war. Bei primär chirurgischem Eingriff wird die primäre Nephrektomierate sehr hoch eingeschätzt, nämlich zwischen 30 und 40% (Vermillion et al. 1971; Schmid 1970). Andere Autoren sagen, daß die Nephrektomierate bei primär chirugischem Eingriff 3mal höher sei als bei konservativer Behandlung (Smith u. O'Flynn 1977). Bei abwartender konservativer Behandlung sei die tatsächliche Nephrektomierate nur 4–16% (Thompson 1977).

Andere Autoren geben an, daß aufgrund der hohen Nephrektomierate bei frühem chirurgischem Vorgehen immer eine Gefahr für den Patienten besteht insofern, als der Nachweis einer kontralateralen, gut funktionierenden Niere oft schwierig sein kann (Schramm 1971). Weiterhin gebe es keinen Beweis dafür, daß eine zu rettende Niere mit einer abwartenden Behandlung verlorenginge (Schoenberg u. Gregory 1975). Es wird die Ansicht vertreten, daß bei initial konservativer Therapie nicht weniger Nieren gerettet werden, da Patienten, die erst nach konservativer Behandlung operiert wurden, nicht weniger funktionsfähiges Nierengewebe gehabt hätten als jene, die sofort operiert werden mußten (Fazekas et al. 1972; Selokowitz 1977).

Manche Autoren schlagen selbst bei der kritischen Nierenverletzung eine abwartende Behandlung ein, wobei hier aber mit späteren Eingriffen zu rechnen ist. Von 72 Patienten mußten z.B. 2 nephrektomiert werden, und in 3% traten Komplikationen während der abwartenden Behandlung auf (Thompson et al. 1977).

Einhelligkeit in der Literatur besteht darüber, daß Patienten mit schwerem hämorrhagischem Schock und unstillbarer Blutung meist bei penetrierenden Verletzungen und Nierenstielverletzungen sofort operiert werden sollten, ebenfalls Patienten mit schweren intraabdominellen Verletzungen (Wagenknecht 1977; Ekwueme u. Adibe 1976; Lenz u. Meridies 1971; Röhl 1971; Guerriero 1977; Moss u. Freeman 1977).

Bei penetrierenden Verletzungen führt eine direkte chirurgisch aktive Behandlung nur in 5% zu Komplikationen, während bei der konservativen Behandlung in 17% Komplikationen auftreten (Lucey et al. 1971; Peterson u. Stables 1974; Whitney u. Peterson 1976). Keine Zweifel bestehen darüber, daß bei Schußverletzungen ebenfalls eine offene sofortige Operation angestrebt werden soll (Selokowitz 1977).

Hodges empfiehlt bei der schweren und kritischen Nierenverletzung ein sofortiges operatives Vorgehen, das zwar häufiger zur Nephrektomie (in 39%), bei den Nichtoperierten aber in 85% zu Spätfolgen führt (Potempa 1967; Hodges et al. 1951).

Bei extrem konservativ behandelten Fällen von schweren Nierentraumen mußten zu einem späteren Zeitpunkt etwa 25% nephrektomiert werden (Potempa 1967; Molnar 1965; Salvatierra et al. 1969).

Andere Autoren geben wiederum an, daß bei primär chirurgischer Behandlung die Nephrektomierate lediglich bei 5% liegt, bei abwartender Behandlung jedoch bei 20% (BUCHSTEINER u. BARTSCH 1976).

Bei kombinierten Verletzungen, insbesondere bei Nierenstielverletzung und intraabdominellen Verletzungen, liegt die Mortalitätsrate bei 46%. Hierbei empfehlen manche Autoren die primäre Nephrektomie.

Im allgemeinen kann mit folgender Verteilung konservativer und chirurgischer Therapie gerechnet werden: 60–70% der Nierentraumen können konservativ behandelt werden, 30–40% werden operativ behandelt, wobei in 20% mit einer Nephrektomie und in 20% mit einer organerhaltenden Therapie zu rechnen ist (MENDEZ 1977).

Diese Kontroverse zwischen konservativer und operativ-chirurgischer Therapie läßt sich dadurch erklären, daß immer wieder intraoperativ überraschende Befunde gesehen wurden, da eine exakte präoperative Diagnose nicht vorlag. Insofern sind viele Arbeiten nicht miteinander vergleichbar.

Seitdem in der Literatur immer wieder die Forderung erhoben wird, beim schweren Nierentrauma den transperitonealen Nierenzugang zu wählen, um primär vor Eröffnung der Gerotaschen Faszie den Nierengefäßstiel abzuklemmen (SCOTT et al. 1969), ist die primäre Nephrektomierate bei chirurgischem Vorgehen zurückgegangen, da man die Blutungen sofort unter Kontrolle hat.

Zur optimalen Behandlung eines Nierentraumas müssen heute unbedingt 3 Faktoren berücksichtigt werden:

1. Der klinische Allgemeinzustand des Patienten
2. Das Ausmaß der zusätzlichen Verletzungen
3. Eine exakte Diagnose über das Ausmaß der Nierenverletzung.

Die Mortalitätsrate bei Patienten mit Nierentrauma ist vor allem abhängig von den zusätzlichen Verletzungen neben dem Nierentrauma. Bei den penetrierenden Verletzungen liegt die Rate der zusätzlichen Verletzungen bei 80% (SCOTT et al. 1969).

Hierbei stehen vor allem Verletzungen der Leber und anderer viszeraler Organe wie Dünndarm- und Dickdarmverletzungen im Vordergrund. Verletzungen der großen Gefäße werden in 4–5% der Fälle beschrieben.

Beim *stumpfen Bauchtrauma* stehen Knochenverletzungen und zentralnervöse Verletzungen im Vordergrund. Aber auch hier ist immer an *Leber- und Milzverletzungen* zu denken (CASS u. IRELAND 1973). Der Typ der zusätzlichen Verletzungen und deren Behandlung ist von größter Wichtigkeit für die Überlebensrate des Patienten und auch für die Behandlung der Nierenverletzung. Die zusätzlichen Verletzungen werden diagnostiziert durch die Kenntnis des Unfallhergangs und den klinischen Befund. 15–30% aller nierenverletzten Patienten zeigen eine Schocksymptomatik (MENDEZ 1977). Bedingt ist dieser Schock durch die zusätzlichen Verletzungen. Im allgemeinen werden die zusätzlichen Verletzungen durch die Unfallchirurgen behandelt, so daß auch die primäre Entscheidung für eine Laparotomie meist vom Chirurgen gestellt wird. In vielen Fällen wird dann der Urologe hinzugerufen, um das Retroperitoneum zu explorieren und seine Meinung über die Behandlung des Nierentraumas abzugeben. In diesen

Fällen ist oft eine präoperative exakte Diagnose über das Ausmaß der Nierenverletzung nicht möglich. Der Urologe sollte bei Verdacht auf Nierenverletzung immer darauf achten, daß eine *möglichst exakte präoperative Diagnose* gestellt wird. Denn für die *therapeutische Konsequenz* ist die Einteilung der Nierentraumen in *leichte Verletzung, schwere Verletzung, kritische Verletzung und Nierenstielverletzung* von entscheidender Bedeutung.

Die Frage der konservativen bzw. chirurgisch-operativen Therapie kann man für die leichte Verletzung, die kritische Verletzung und die Nierenstielverletzung eindeutig beantworten. Bei der schweren Nierenverletzung existieren unterschiedliche Meinungen über den Behandlungsmodus (Mendez 1977; Scholl u. Nation 1970; Carlton 1978; Peterson u. Stables 1974).

I. Therapie der leichten Nierenverletzung

Aus der Literatur geht hervor, daß zwei Drittel der Fälle von Nierentraumen konservativ behandelt werden können. Die konservative Therapie umfaßt folgende wesentliche Punkte:

1. Schockbekämpfung
2. Strenge Bettruhe
3. Antibiotikagabe
4. Überwachung von Puls, Blutdruck und Temperatur
5. Abdominalpalpation, Messung des Bauchumfanges
6. Messung der Urinausscheidung
7. Serienkontrollen von Hämoglobin, Hämatokrit und Erythrozytenzahl
8. Bei Subileus Magensonde und parenterale Gabe von Antibiotika und Flüssigkeit mit laufender Elektrolytkontrolle, Anregung der Peristaltik
9. Gabe von Analgetika

Untersuchungen über die Heilung von Nierenwunden bei Tieren haben gezeigt, daß bei leichter Nierenverletzung die Niere in 4–6 Wochen soweit ausgeheilt ist, daß die Patienten danach wieder ihrem gewohnten Lebensrhythmus und auch sportlicher Tätigkeit nachgehen können.

II. Therapie der schweren Nierenverletzung

Hierunter fallen sämtliche Nierenverletzungen mit Parenchymläsionen und Extravasation Grad I, Grad II und Grad III. Bei Verletzungen dieser Art ist die Meinung über die optimale Therapie immer noch kontrovers. Viele Autoren betrachten eine Urinextravasation als eine Indikation für einen operativen Eingriff (Cockett et al. 1975; Carlton 1978).

Andere Autoren wiederum meinen, daß die nicht infizierte Extravasation, die auf die Nierenkapsel beschränkt ist, nicht operiert werden muß. Aber fast alle Autoren vertreten die Meinung, eine extrakapsuläre Extravasation sei zu explorieren und zu drainieren (Lucey et al. 1971; Elkin et al. 1966).

Peterson (1977) zeigt an mehreren Fällen auf:

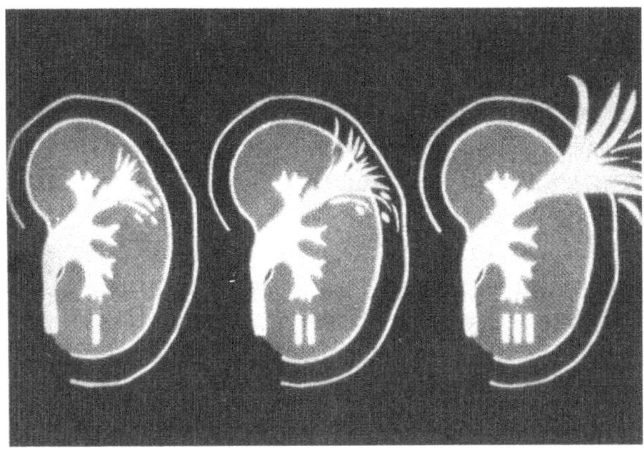

Abb. 3. Gradeinteilung der Urinextravasation. Grad I: intraparenchymal, Grad II: extrakapsulär, Grad III: retroperitoneal. (PETERSON u. STABLES 1977)

1. Die Extravasation sollte in 3 Grade eingeteilt werden:
   Grad I: Extravasation intraparenchymal
   Grad II: Extravasation außerhalb der Nierenkapsel, aber innerhalb der Gerotaschen Faszie
   Grad III: Extravasation im Bereich des Retroperitoneums außerhalb der Gerotaschen Faszie.
2. Extravasationen Grad I und Grad II heilen spontan aus, wenn Ureterobstruktionen nicht vorhanden sind und ein Infekt ausbleibt. Um eine Ureterobstruktion auszuschließen, fordert er die prompte urographische Darstellung des distalen Harnleiters mit einem normalen Kaliber. Eine Extravasation Grad III ist meist Ausdruck einer schweren Verletzung und bedarf in der Regel der operativen Intervention (Abb. 3).

Infizierter Urin und Extravasation bei Obstruktion, wie z.B. bei Harnleiterabgangsstenose, Harnleiterstriktur oder Stein oder bei Verletzung des proximalen Ureters oder des Nierenbeckens, heilen in der Regel nicht spontan aus, so daß hier mit Infektionen oder schwerer Narbenbildung zu rechnen ist (PETERSON 1977).

PETERSON (1977) beschreibt insgesamt 20 schwere Nierenverletzungen mit Extravasation und Parenchymeinrissen, von denen 11 Fälle konservativ behandelt wurden, mit einer guten Nierenfunktion und einem fast normalen Bild im Ausscheidungsurogramm, wohingegen bei den operierten Fällen möglicherweise eine unnötige Nephrektomie durchgeführt wurde.

Die *schwere Nierenverletzung* mit Nierenparenchymeinrissen, mit oder ohne Beteiligung des Hohlsystems, ist auch heute noch ein therapeutisches Problem, da die Literatur keinen sicheren Aufschluß darüber zuläßt, ob nun in diesen Fällen eine operative oder eine konservative Therapie besser ist. In dieser Gruppe von Patienten, die etwa 10% des stumpfen Nierentraumas ausmachen, treten die meisten Komplikationen bei der sog. abwartenden Behandlung auf, nämlich in fast 90% (CARLTON 1978).

Die Tatsache dieser hohen Komplikationsrate veranlaßte viele Urologen zu einer aggressiveren chirurgischen Behandlung bei dieser Art von Nierentrauma (CASS u. IRELAND 1972, 1973).

Gründe für diese Kontroverse liegen möglicherweise darin, daß die bisherige chirurgische Behandlung beim schweren Nierentrauma von einem Flankenschnitt aus durchgeführt wurde. Bei dieser Operationstechnik wird die Gerotasche Faszie früh eröffnet und die Selbsttamponade innerhalb der Gerotaschen Faszie bei Nierenparenchymeinrissen frühzeitig aufgehoben. Dabei kommt es wegen massiver Blutungen, die kaum kontrolliert werden können, zu einer hohen Nephrektomierate. Bei einem primären transperitonealen Zugang, wobei die Nierengefäße primär unter Kontrolle gebracht werden, ist es möglich, die vom Flankenschnitt aus unstillbaren Blutungen primär zu kontrollieren und damit bei früher Operation die Nephrektomierate der schweren Nierenverletzung zu senken (Schoenberg u. Gregory 1975; Scott et al. 1969; Scott 1974).

III. Therapie der kritischen Nierenverletzung und der Nierenstielverletzung

Bei *schwerem Nierentrauma und Polytrauma* mit Verdacht auf intraabdominelle Verletzungen ist der *transperitoneale Zugang* von entscheidender Bedeutung. Wenn man dann ein großes retroperitoneales Hämatom sieht, bestehen über das weitere Vorgehen zwei Meinungen:

1. Grundsätzlich Eröffnung der Gerotaschen Faszie und Exploration. Das sollte in jedem Fall bei einem sich vergrößernden Hämatom durchgeführt werden sowie bei pulsierendem Hämatom und einem großen ausgedehnten Hämatom, das nicht mehr nur auf die Faszie beschränkt ist, da dadurch der Selbsttamponadeeffekt nicht gewährleistet ist.

Nach Scott (1974) sollte man bei retroperitonealem Hämatom die Gerotasche Faszie nach vorheriger Kontrolle des Nierengefäßstiels grundsätzlich eröffnen (Lucey et al. 1971; Guerriero 1977).

2. Carlton (1978) und Scott et al. (1969) bevorzugen in der unmittelbaren posttraumatischen Phase der schweren Nierenverletzung einen transperitonealen Zugang. Das Dünndarmkonvolut wird aus der Bauchhöhle luxiert und das hintere parietale Peritoneum über der Aorta inzidiert. Nach Mobilisation der linken Nierenvene, die nach kranial luxiert wird, können die Nierenarterien dargestellt und, wenn nötig, Gefäßklemmen angelegt werden. Das Kolon kann dann nach medial verlagert werden, um den Retroperitonealraum breit zu eröffnen. Das Hämatom auf der Seite der verletzten Niere kann dann evakuiert werden. Die Niere wird mobilisiert und die Nierenverletzung kann dann frei von frischen renalen Blutungen genau inspiziert werden.

Bei diesem operativen Vorgehen kann intraoperativ entschieden werden, ob eine Nephrektomie durchzuführen ist oder ob eine organerhaltende Operation möglich ist. Die Nephrektomie ist ein chirurgischer Eingriff, der in der Regel Spätkomplikationen und Nachoperationen nicht erwarten läßt. Die Indikation hierzu sind ausgedehnte Zerstörung des Nierengewebes, multiple tiefe Parenchymverletzungen, Nierenstielabriß mit der Unmöglichkeit einer Autotransplantation oder einer Gefäßrekonstruktion, irreparable Schäden des Nierenbeckens oder des Harnleiters, Nierenverletzungen bei Harnstauungsniere oder anderen bereits bestehenden Nierenerkrankungen. Die Organerhaltung sollte bei Ruptur einer Zystenniere wegen der Möglichkeit des zystischen Befalls des Schwesterorgans aber angestrebt werden.

1. Transperitonealer Zugang beim Nierentrauma

Bei der organerhaltenden Operation läßt bereits die präoperativ durchgeführte Nierenangiographie entscheidende Schlüsse zu, ob eine Nephrektomie vorgenommen werden muß oder ob organerhaltend verfahren werden kann. Bereits vor Eröffnung der Gerotaschen Faszie kann durch die primäre Nierenstielabklemmung die Beherrschung der Blutung möglich sein (ROHNER 1971; WATERHOUSE u. GROSS 1969; BRINKAMANN 1962; GEISTHÖVEL u. ZIMMERMANN 1960; MARBERGER 1968; SALVATIERRA et al. 1969; WATERHOUSE u. GROSS 1969; GUERRIERO et al. 1971; SCOTT et al. 1968).

Beim Polytraumatisierten bietet der transperitoneale Zugang die Möglichkeit, intraperitoneale Verletzungen zu erkennen und gegebenenfalls zu behandeln.

Der *organerhaltende Eingriff* kennt folgende Ziele:

1. Kontrolle der Blutung
2. Entfernung devitalisierten Gewebes
3. Entfernung von obstruktiven Blutgerinnseln, Beseitigung kongenitaler Obstruktion, Verschluß von Urinlecks, Adaptation von erhaltenem, gut durchblutetem Nierengewebe, extraperitoneale Drainage von Extravasationen, primäre wasserdichte Naht des eröffneten Hohlsystems, Harnleiterreanastomosierung bei abgerissenem Harnleiter, Drainage des pararenalen Raumes.

Spezielle Anmerkungen zum operativen Vorgehen bei transperitonealer Nierenfreilegung infolge Nierentrauma

Primäres Aufsuchen der Nierenarterie nach Inspektion von Aorta, Vena cava, Milz und Leber ist die Regel. Direkter transperitonealer aortaler oder laterokolischer Zugang. Die Mobilisation des Duodenums nach KOCHER rechts erleichtert die Darstellung der rechten Nierenarterie. Persistiert die Blutung nach Abklemmen der Nierenarterie, so ist mit einer Nierenvenenverletzung zu rechnen. Die Vene sollte ebenfalls abgeklemmt werden. Liegt eine ausgedehnte Lazeration der Niere vor, die einer längeren rekonstruktiven Prozedur bedarf, so muß eine Unterkühlung der Niere angestrebt werden: Softeis-Methode oder Perfusionsmethode zur Organhypothermie sind alternierende Verfahren (MARBERGER). Die traumatisierte Niere ist besonders ischämiegefährdet; sie sollte keine 25 min ohne Unterkühlung aus der Blutzufuhr ausgeschaltet werden, um Dauerschäden zu vermeiden.

Detailmaßnahmen

a) Parenchymeinrisse

Naht mit 4- bis 3×0 Chromcatgut, Knoten über Nierenfett oder Muskelgewebe.

b) Subkapsuläres oder perirenales Hämatom

Drainage des Hämatoms, Kapselverschluß, Hämostase.

c) Eröffnung des Hohlsystems

Sorgfältige Naht des Hohlsystems mit atraumatischem Chromcatgut 4×0 oder Vicrylnähten 4×0. Nephrostomie nur bei Blutung, sonst primärer wasserdichter Hohlsystemverschluß.

d) Harnleiterabriß

Versuch einer Pyeloplastik oder Uretero-Ureteroanastomose mit Einlegen eines Harnleitersplints und/oder Anlegen einer Nephrostomie. Devitalisiertes Harnleitergewebe muß entfernt werden. Ist eine primäre Harnleiterversorgung durch die vorgenannte Maßnahme nicht möglich, dann sollte man den Harnleiterstumpf oder das Nierenbecken verschließen, den Nierenhohlraum durch Nephrostomie ableiten und eine spätere rekonstruktive Maßnahme des Harnleiters durch Überbrückung (z.B. Dünndarm, Ureter, Autotransplantation der Niere, hoher Blasenlappen) versuchen.

e) Untere und obere Polruptur

Untere und obere Polamputation unter Erhaltung der Nierenkapsel, wenn möglich, zur Deckung der Amputationsfläche.

f) Hohe, nicht überbrückbare Harnleiterverletzung mit Substanzverlust

Versuch der Nierenautotransplantation.

g) Arterien-Verletzung (Arteria renalis)

End-zu-End-Anastomose der Arterie (Vena cava oder Vena saphena), Transposition der Arterie, Autotransplantation der Niere.

h) Venenverletzung (Vena renalis)

Ligatur der Hauptvene bei Vorhandensein mehrerer Venen, da intrarenal multiple venöse Anastomosen vorhanden sind, Interposition eines autologen Venentransplantates.

Bei Vorliegen mehrerer Nierenarterien und Verletzung einer Arterie Ligatur der verletzten Arterie und Nierenteilresektion. Die Ligatur nur einer Nierenarterie oder die Ligatur einer polführenden Nierenarterie bei Vorhandensein mehrerer Arterien ist wegen der Spätkomplikation der Hypertonie (wenn mehr als 5% des Nierenparenchyms ausfallen) zu vermeiden.

Während Verletzungen der Hauptarterie u.U. gut beherrscht werden können, sind Verletzungen der sekundären Nierenarterien schwer auffindbar und auch schwer rekonstruierbar. Hier bietet sich aus Gründen des raschen Vorgehens die Ligatur mit partieller Nephrektomie des betroffenen Abschnittes an.

Bereits bestehende Nierenerkrankungen, entweder intraoperativ entdeckt oder vor dem Unfall oder dem Trauma durch Diagnostik verifiziert, werden nach den Grundsätzen der Basiserkrankung behandelt und nicht im Hinblick auf das Nierentrauma. Das heißt: z.B. bei Stein Pyelolithotomie, bei Harnstauungsniere Pyeloplastik.

Die *operationstaktischen Ziele* sind summarisch:

1. Entfernung des Hämatoms und Hämostase
2. Plastische Rekonstruktion des Nierenhohlsystems und wasserdichter Verschluß.
3. Plastische Rekonstruktion des Gefäßgebietes
4. Naht der möglichen Extravasationsgebiete
5. Ausreichende Drainage der Niere und des Wundgebietes
6. Verhütung einer postoperativen möglichen Harnleiterobstruktion durch Nephropexie oder durch Interposition von Fettgewebe zwischen Harnleiter und unterem Nierenpol.

Ohne Frage bedarf die kritische Nierenverletzung des sofortigen chirurgischen Eingriffs. Darunter versteht man die Nierenstielverletzungen, die schweren Verletzungen des Nierenbeckens und die Verletzung des pyeloureteralen Übergangs. Wegen der Häufigkeit zusätzlicher Verletzungen bedürfen die penetrierenden offenen Nierenverletzungen ebenso der sofortigen chirurgischen Therapie.

Ziel sämtlicher operativer Eingriffe ist, möglichst viel Nierengewebe zu erhalten, so daß hier wie bei den schweren Nierenverletzungen die Grundsätze der operativen Technik beachtet werden müssen.

Etwa 5% der stumpfen Nierenverletzungen sind infolge totaler Zerstörung des Nierenparenchyms irreparabel. Steht eine solche Diagnose durch differenzierte Untersuchungstechnik fest, ist in diesen Fällen die primäre Nephrektomie ein lebensrettender Eingriff.

2. Nierenarterienthrombose nach Nierenarterienverletzung

Bei allen Nierenarterienverletzungen ist vor allem an die Nierenarterienthrombose zu denken, die durch ein Dezelerationstrauma entstehen kann (Zug am Gefäßstiel). Es ist wichtig, bei Sturzverletzungen oder wenn Fußgänger vom Auto angefahren werden, an diese Verletzungsart zu denken. Die Symptomatik kann hier oft stumm sein. Die Diagnose wird nur dann gestellt, wenn der Arzt an die Möglichkeit einer Nierenarterienthrombose denkt.

Die bilaterale Nierenarterienthrombose ist selten, sie wurde von CARLTON (1978) beschrieben. In diesen Fällen einer traumatisch bedingten bilateralen Nierenarterienthrombose sollte in jedem Fall eine Revaskularisationsoperation angestrebt werden.

Die Möglichkeiten der Behandlung sind die Thrombektomie, die Exzision des verletzten Arteriensegmentes mit End-zu-End-Anastomose oder auch eine Bypass-Operation.

Es ist immer wieder darauf hinzuweisen, daß die Nierenarterientraumen relativ spät diagnostiziert werden, im Durchschnitt 24 h nach dem Trauma, wobei das Zeitintervall zwischen Trauma und Diagnose von 1 h bis zu 21 Tagen betragen kann.

Von insgesamt 13 Patienten mit traumatisch bedingter bilateraler renaler Arterienthrombose starben 43%, wobei 2 Patienten kombinierte Verletzungen aufwiesen. Von den Verstorbenen waren 4 Patienten unbehandelt, 1 Patient war operiert. Insgesamt wurden 3 Patienten erfolgreich behandelt und 6 erfolglos operiert. Von den insgesamt 8 Überlebenden hatten 3 eine ausreichende Nierenfunktion ohne Dialyse. Bei 3 Patienten wurde eine Nierentransplantation durchgeführt, 1 Patient wird dialysiert und erwartet die Transplantation, 1 Patient konnte in seinem Verlauf nicht weiter verfolgt werden.

Bei Unmöglichkeit der Rekonstruktion der Nierenarterie wird von anderen Autoren ein Milz-Nieren-Shunt empfohlen (Röhl 1971).

IV. Die abwartende Behandlung des Nierentraumas

Hat man sich einmal gegen einen unmittelbar posttraumatisch durchzuführenden chirurgischen Eingriff entschieden, so wird das Nierentrauma abwartend konservativ behandelt. Der Begriff abwartende konservative Behandlung wird in der Literatur verwandt, da viele Patienten noch zu einem späteren Zeitpunkt operiert werden (Torgman u. Badran 1967).

Die abwartende Behandlung des Nierentraumas umfaßt folgende Gesichtspunkte:

1. Absolute Bettruhe
2. Allgemeine Schockbehandlung nach den allgemein üblichen Prinzipien
3. Wenn erforderlich, Transfusionen
4. Stimulation der Diurese
5. Prophylaktische Antibiotika-Gabe in hoher Dosierung mit einem Breitspektrum-Antibiotikum
6. Wenn erforderlich, parenterale Ernährung
7. Eine den Magen-Darm-Trakt nicht belastende Diät
8. Bei Entwicklung einer Anurie Feststellung, ob es sich um eine Okklusionsanurie handelt oder ob eine renale Ursache vorliegt. Möglicherweise extrakorporale Dialyse zur Überbrückung der anurischen Phase.

Die *Verlaufskontrolle* eines Nierentraumatisierten, besonders aus gutachterlichen Gründen, macht bei jeder Entlassung die Festsetzung des Entlassungsbefundes notwendig. Er umfaßt den Urinstatus, die intravenöse Ausscheidungsurographie mit Spätaufnahmen und Nephrotomogramm, laborchemische Untersuchungen und Dokumentation des Blutdruckes unter Standardbedingungen.

Folgende Kontrolluntersuchungen sollten bei der konservativ-abwartenden Behandlung des Nierentraumatisierten durchgeführt werden:

a) Genaue Kontrolle der Flüssigkeitsbilanz durch Messung der Urinmenge und Flüssigkeitszufuhr
b) Kontrolle der Hämaturie
c) Monitoring von Puls, Blutdruck, und Temperatur
d) Regelmäßiger Blutstatus mit Bestimmung von Hämoglobin, Erythrozytenzahl, Leukozytenzahl und Hämatokrit
e) Bestimmung der renalen Funktion durch Messung von Harnstoff und Serum-Kreatinin, Messung der Serum-Elektrolyte
f) Kontrolle der Darmperistaltik

g) Messung des Bauchumfanges
h) Beobachtung der allgemeinen Symptomatik: Kaltschweißigkeit, blasse Gesichtsfarbe, allgemeine Unruhe usw.

Die *verzögerte Operation* kennt klinische und radiologische Kriterien, die sich folgendermaßen zusammenfassen lassen:
Radiologische Kontrolluntersuchungen, die zunehmende Zeichen der Extravasation, eine Zunahme des Hämatoms oder eine röntgenologisch stumme Niere zeigen, machen einen operativen Eingriff erforderlich. Persistierende oder immer wiederkehrende Makrohämaturie mit Abfall des Hämatokrits, Entwicklung eines perinephritischen Abszesses, beginnende Urosepsis, sich vergrößernder Flankentumor oder persistierende Extravasation Grad II oder Grad III und progressiver Verlust der Nierenfunktion bedingen einen chirurgischen Eingriff.

V. Die superselektive transkatheterale Embolisierung bei traumatischer Nierenblutung

Die arterielle Katheterembolisation als therapeutische Maßnahme wird seit 1973 angewandt, zunächst im zerebralen Bereich (GJINDJIAN 1973). Seitdem sind Blutungen unterschiedlicher Genese, wie z.B. Blutungen im Gastrointestinaltrakt, Blutungen bei Beckenfrakturen, sekundäre Blutungen nach perkutaner Nierenbiopsie mit der arteriellen transkatheteralen Embolisation behandelt worden (KALISH et al. 1974; GUENTHER et al. 1977). Weiterhin können Gefäßmißbildungen, arteriovenöse Fisteln im Bereich der Nieren, Aneurysmen sowie Nierentumoren so behandelt werden (GUENTHER et al. 1977).
Auch beim Nierentrauma ist die superselektive transkatheterale embolische Behandlung möglich (RICHMAN et al. 1977): Bei der selektiven Arteriographie wurden eine extensive Kontrastmittelextravasation ins Nierenparenchym und ins Retroperitoneum sowie ein großer Defekt im lateralen Umfang der linken Niere diagnostiziert. Es wurde ein Katheter in die blutende Segmentarterie vorgeschoben und resorbierbare Gelantine (Gel foam) injiziert. Durch wiederholte Kontrastmittelinjektion konnte nachgewiesen werden, daß es zum Verschluß der blutenden Interlobararterie kam sowie zum sofortigen Sistieren der Blutung. Die Hämaturie sistierte innerhalb von 48 h. Der Patient konnte 2 Wochen später entlassen werden. Nach 3 Monaten war keine Hypertonie entwickelt. Das Ausscheidungsurogramm zeigte einen normalen Befund.
Mit der Embolisation ist die Möglichkeit gegeben, möglichst viel Nierengewebe zu erhalten. Es kommt jedoch zu einer fokalen Infarzierung, obwohl eine prompte Lyse des injizierten Materials besonders mit autologem Blutgerinnsel, diese Gefahr abschwächt. Über Fälle, in denen eine Hypertonie auftrat, ist bisher nicht berichtet worden (KALISH et al. 1974; BAERT et al. 1977; REUTER u. CHUANG 1974;)
Als Embolisationsmaterial können verwandt werden: autologe Blutkoagel, Gel foam, Fibrospum, Thrombin bei Ballonokklusion, subkutanes Fettgewebe, Ferrosilicon, Polyvinyl-Alkohol, Polysacharidmakromoleküle, Muskelfragmente, Plastik- oder Metallfäden, weiterhin Gewebekleber wie Butyl-2-Cyanoacrylat, Histoacryl (GUENTHER et al. 1977; BISCHOFF u. GOERTTLER 1977).

Bisher sind schwerwiegende Komplikationen bei der arteriellen Katheterembolisation nicht beschrieben worden. Es ist aber bei Embolisation auf einen Reflux in die Lumbalarterie zu achten, ferner auf Komplikationen, die durch eine Infektion auftreten können. Mit der Nebenwirkung einer renalen Hypertonie muß gerechnet werden.

J. Das kindliche Nierentrauma

Die Besonderheiten der kindlichen Niere bis zum 12. Lebensjahr gegenüber der Erwachsenenniere fallen bei der Entstehung des kindlichen Nierentraumas sicher ins Gewicht. In der Pädiatrie haben die kindlichen Traumen eine besondere Bedeutung, da Unfälle und Verletzungen die führende Todesursache bei Kindern im Alter von 1–14 Jahren sind (MENDEZ 1977). Wegen der besonderen anatomischen Verhältnisse ist die Niere besonders bei stumpfen Bauchtraumen gefährdet, was bereits vorher beschrieben wurde.

Kongenitale Anomalien

MILLER et al. (1966) geben eine Zusammenstellung aller Kinder zwischen 0 und 14 Jahren mit der spezifischen Diagnose wie Wilms-Tumor, Teratom, Hydronephrose, beobachtet über 12 Jahre, und schlüsseln auf, wie hoch der prozentuale Anteil der aufgrund eines Traumas diagnostizierten Fehlbildungen ist. Sie geben zwei Klassifikationen an:

1. Kinder mit Nierenfehlbildungen, die ein Trauma erlitten
2. Kinder, bei denen aufgrund des Traumas eine angeborene Nierenfehlbildung diagnostiziert wurde.

Sie fanden insgesamt 17% Hydronephrosen, 27% Wilms-Tumoren und 25% Lebertumoren, die aufgrund eines Nierentraumas diagnostiziert wurden. Die Hälfte aller hydronephrotischen Nieren zeigte infolge des Traumas eine Verschlechterung, während nur ein Drittel der Tumoren durch ein Nierentrauma verletzt und zwei Drittel zufälligerweise bei einem stumpfen Bauchtrauma gefunden wurden.

Die Häufigkeit der kongenitalen Anomalien der Nieren beim kindlichen Nierentrauma wird unterschiedlich zwischen 2,5 und knapp 10% angegeben.

Von unseren 9 in den letzten 3 Jahren beobachteten kindlichen Nierentraumen lagen in 4 Fällen Bagatelltraumen vor wie Fall vom Stuhl, Fahrradsturz bei geringer Geschwindigkeit oder Schulrauferei. Diese Bagatelltraumen werden von den Kindern *häufig aus Furcht vor der Strafe verschwiegen*, was zu einer erheblichen Verzögerung der Diagnosestellung führen kann.

Wegen der Häufigkeit kindlicher Nierenverletzungen bei stumpfem Bauchtrauma, Spielunfällen und auch Bagatellunfällen sollte bei dem geringsten Verdacht auf Beteiligung der Niere eine genaue Abklärung erfolgen, um ein Nierentrauma nicht zu übersehen und Komplikationen zu vermeiden.

Fallbeschreibungen

T.L., 5 Jahre: Autounfall am 23. 2. 1977. Stationäre Aufnahme wegen Oberschenkelfraktur links. Wegen Verdacht auf Nierentrauma wurde ein Ausscheidungsurogramm angefertigt. Es zeigten sich unauffällige Ausscheidungs- und Abflußverhältnisse beidseits mit Kontrastmittelextravasat links Grad II (Abb. 4). 9 Tage nach dem Unfall traten septische Temperaturen auf, die aber nach antibiotischer Behandlung zurückgingen. 9 Tage nach dem Unfall Kontrolle des Ausscheidungsurogramms: Jetzt großes Extravasat, partielle Hydronephrose links. Harnleiter links nicht mehr dargestellt (Abb. 5). 15 Tage nach dem Unfall Verlegung in unsere Klinik zur Nierenfreilegung. Wegen schwerster entzündlicher Veränderungen und eines großen, in Organisation befindlichen Hämatoms konnte nur noch die Nephrektomie links durchgeführt werden.

R.D., 11 Jahre: Am 28.9.1976 Sturz vom Fahrrad. Anschließend Makrohämaturie. Das Ausscheidungsurogramm (Abb. 6) zeigte eine große rechte Niere mit unklarer Abgrenzung der unteren und mittleren Kelchgruppe bei unklarer Nierenkontur links. Die Nierenangiographie (Abb. 7) zeigte eine Nierenaplasie links sowie ein unauffälliges Gefäßbild der rechten Niere. Konservative Therapie.

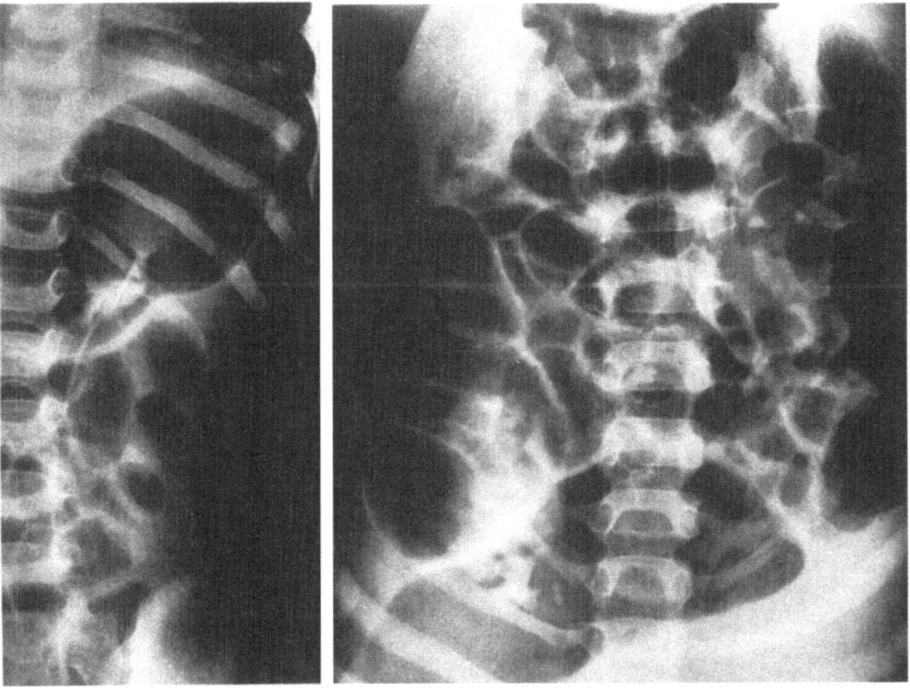

Abb. 4   **Abb. 5**

Bei kindlichen Unfällen und Bagatelltraumen müssen die geringsten Anzeichen für ein Nierentrauma wie Prellmarke in der Flanke, Flankenschmerz, Flankentumor, abdominelle Symptomatik, Mikro- oder Makrohämaturie zu einer intensiven Abklärung führen. Die Nierenangiographie hat sich neben dem Infusionsurogramm zur Festlegung des genauen Ausmaßes des Nierentraumas auch beim Kind als Indikationshilfe zur Operation bewährt.

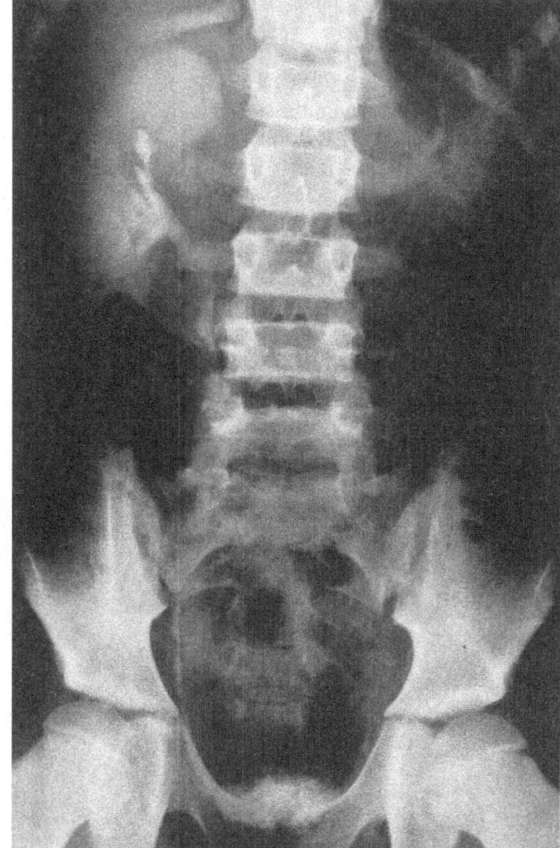

Abb. 6

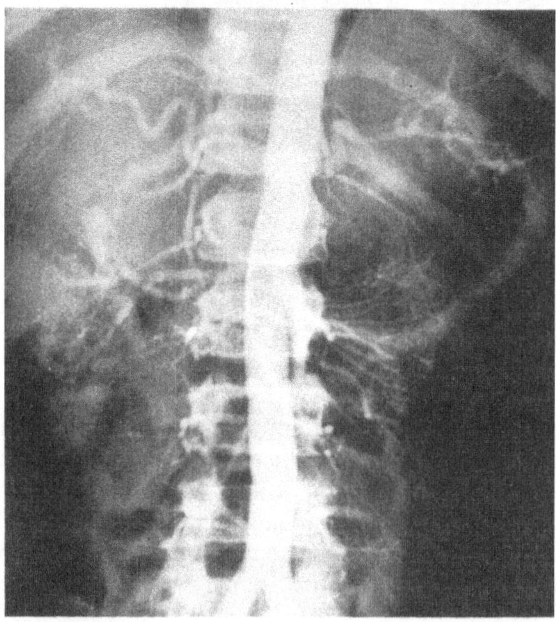

Abb. 7

In der Behandlung der kindlichen Nierentraumen besteht die Tendenz zur mehr konservativen Therapie. Die Gründe hierfür sind einmal die größere Lebenserwartung der Kinder und zum anderen die Möglichkeit, weitere Verletzungen zu erleiden, wie z.B. Sporttraumen.

Die Grundregel in der Behandlung des kindlichen Nierentraumas ist die maximale Erhaltung von Nierengewebe. Ansonsten gelten die gleichen Regeln wie beim Nierentrauma des Erwachsenen.

K. Posttraumatische und postoperative Komplikationen beim Nierentrauma

Nach primärer operativer Versorgung des Nierentraumas oder nach dem ersten Erfolg einer konservativ-abwartenden Behandlung stehen nicht nur der verletzten Niere eine Reihe von potentiellen Gefahren bevor, sondern auch von der verletzten Niere ausgehend Rückwirkungen auf das Allgemeinbefinden des traumatisierten Patienten.

Wir unterscheiden die unmittelbaren oder Frühkomplikationen von den Spätfolgen oder Spätkomplikationen.

Die *Frühkomplikationen,* die meist postoperativ auftreten, bedeuten für den Patienten eine vitale Bedrohung. Die Frühkomplikation ist von der postoperativen Komplikation meist nicht zu trennen, da sie primär eine posttraumatische Folge und nicht primär eine postoperative Folge ist:

1. Schwere Blutung mit Schock
2. Oligo-Anurie
3. Sepsis
4. Perinephritischer Abszeß
5. Urinextravasation
6. Traumatische Zerreißung des Retroperitoneums und Unmöglichkeit der Selbsttamponade.

Bei *massiver Blutung,* sei sie postoperativ, oder sei es eine massive Blutung aufgrund der traumatischen Zerreißung des Retroperitoneums, ist die Therapie der Wahl unter Sofort-Transfusion, u.U. arteriell, die sofortige Operation mit Nephrektomie.

Die *Oligo-Anurie* unter den Frühkomplikationen kann ein Symptom sein, bei dem mehrere pathologische Mechanismen vorliegen:

a) Traumatisierte Einzelniere (funktionelle Einzelniere)
b) Bilaterales Nierentrauma
c) Schocknieren
d) Crush-Nieren
e) Subpelvine Harntransportstörungen

Diagnose und Therapie dieser Veränderungen s. Kap. F, G und H.

Bei traumatischer Zerreißung des Retroperitoneums mit der Unmöglichkeit der Selbsttamponade können differentialdiagnostische Schwierigkeiten auftreten.

Der intraperitoneale Blutnachweis kann fehlen, die Selbsttamponade der Niere und der Nierenloge bzw. des Nierenstiels kommt nicht zustande: Eine schwerwiegende Frühkomplikation beim Nierentrauma! Die Frühoperation ist hier absolut indiziert.

Urinextravasation, Fistelbildung, perinephritischer Abszeß und Sepsis sind Frühkomplikationen, die in ihrem pathophysiologischen Ablauf eine Einheit bilden, da es durch aszendierende Infektion zu den genannten Veränderungen kommt. Aus diesem Grunde ist verständlicherweise eine prophylaktische antibiotische Therapie beim Nierentrauma indiziert.

Die *Spätkomplikationen* werden auch in größeren Statistiken in ihrem Prozentsatz sehr unterschiedlich angegeben. In der Statistik von Carlton (1974) und Scott (1974) werden z.B. 5 bzw. 17% Spätfolgen bei sofortiger operativer Behandlung angegeben. Andere Autoren (Härtel et al. 1972) geben eine Spätkomplikationsrate zwischen 10 und 30% an, wobei die typische posttraumatische Nierenveränderung die narbige Schädigung des Organs ist. Nach Brinkmann (1962) liegen die Spätkomplikationen beim Nierentrauma zwischen 10 und 20%.

Die *objektive Beurteilung* der nach Nierenverletzungen auftretenden Spätkomplikationen ist sehr schwierig. Die große Variante der Nierenverletzungen, die Ausgangslage des Organs, die unmittelbar posttraumatisch oder postoperativ aufgetretenen, oft nicht erkannten Komplikationen, die unterschiedlichen Behandlungsformen und nicht zuletzt die Regenerationsfähigkeit der Niere selbst sind mitentscheidend in der Beurteilung der Spätkomplikationen. Von Bedeutung ist ferner, ob bereits primär eine Schädigung des verletzten Organs vorlag oder nicht.

Unter den posttraumatischen Spätkomplikationen verstehen wir die Veränderungen im Bereich der Niere, des perirenalen Raumes, der Nierengefäße und der dadurch bedingten Funktionsminderung mit ihrer Wirkung auf den Gesamtorganismus ohne unmittelbare vitale Gefährdung. Spätkomplikationen treten in der Regel etwa 2–3 Monate nach dem Nierentrauma auf.

Spätkomplikationen können in zusammengehörende pathomorphologische Gruppen zusammengefaßt werden, obschon teilweise Synonyme oder begriffliche Überschneidungen bestehen:

1. Organisiertes perirenales Hämatom
2. Sklerosierende Periureteritis
3. Concretio renis
4. Posttraumatische Hydronephrose
5. Zystenbildung
6. Harnsteinbildung
7. Pyelonephritis
8. Pararenaler Abszeß
9. Pararenale Zystenbildung
10. Pyonephrose
11. Pseudohydronephrose
12. Urinphlegmone
13. Urinfistelbildung
14. Nekrose ischämischer Nierenpartien
15. Arteriovenöse Fisteln

16. Extra- und intrarenale Aneurysmen
17. Arterienthrombose durch Intimaläsion der Arteria renalis
18. Traumatische und posttraumatische partielle Niereninfarkte
19. Totale Niereninfarzierung
20. Kolliquationsnekrose der Nieren
21. Schrumpfnierenbildung
22. Nierenfunktionsverlust
23. Renale Hypertonie
24. Pyelo-duodenale Fistel
25. Niereninsuffizienz

(HIENZSCH u. GESSNER 1958; BANOWSKY et al. 1970; SCHMIEDT 1971; TEICHMANN 1965; GUERRIERO et al. 1971; WATERHOUSE u. GROSS 1969; BANDHAUER 1967; SCHÄRLI u. BETTEX 1967; ADLER u. WEISSE 1968; HEINRICHS 1966; COHEN u. PEARLMAN 1968; SCORTICATTI u. SOLDANO 1966; SALVATIERRA et al. 1969; RODECK u. KNAPPE 1959; HODGES et al. 1951; BRINKMANN 1962; HIERHOLZER u. REHN 1964; MORROW u. MENDEZ 1970; KÖNN u. MEISER 1968).

Zahlreiche Komplikationen sind bereits abgehandelt worden. Es ist jedoch wichtig, auf einige Komplikationen bzw. posttraumatische renale Veränderungen näher einzugehen.

1. Urographische und angiographische Veränderungen nach Nierentrauma

Auf der Abdomenübersichtsaufnahme ist auf perirenale und intrarenale Verkalkungen zu achten, die einseitig oder beidseitig auftreten können. Diese Verkalkungen können durch perinephritische Prozesse, organisierte perirenale Hämatome, pararenale Zysten und fibrosklerotische Perinephritis bedingt sein. Hämorrhagische Zysten, pyelogene Zysten und Nierenrindennekrosen können ebenfalls Verkalkungen aufweisen und auf früher durchgemachte Nierentraumen hinweisen.

Differentialdiagnostisch sollte man Nierentuberkulose, Nierentumoren, Echinokokkuszysten und Dermoidzysten erwägen.

In der Literatur ist ein Fall von einseitiger totaler Nierenverkalkung rechts beschrieben, die 17 Jahre nach einem Nierentrauma diagnostiziert wurde. Differentialdiagnostisch wurde eine Nierentuberkulose ausgeschlossen (SCHRÖTER et al. 1964).

Die Urolithiasis als Spätkomplikation nach Nierentrauma wird vereinzelt beschrieben. Ein sicherer pathogenetischer Zusammenhang zwischen Nierentrauma und Urolithiasis ist nicht schlüssig bewiesen. Denkbar ist dieser Zusammenhang aufgrund chronischer endzündlicher Veränderungen der Niere oder Harntransportstörungen nach Trauma und nach Operation. Abgestoßene intrarenale Gewebssequester oder Nahtmaterial können als Kristallisationszentren in Frage kommen. Ist bereits vor dem Nierentrauma eine Urolithiasis bekannt, so ist es eher wahrscheinlich, daß aufgrund der Anlage zur Steinbildung eine erneute Urolithiasis auftritt.

Von 57 nachuntersuchten Patienten mit leichten und schweren Nierenverletzungen fielen bei 14 Patienten mit schweren Nierenverletzungen Jahre nach dem Nierentrauma urographische Veränderungen auf. Patienten, die ursprünglich ein leichtes Nierentrauma aufwiesen, zeigten in der Kontrolle keinen pathologisch-urographischen Befund. Häufige urographische Befunde nach schwerer Nierenverletzung waren: Hydronephrose, chronisch-entzündliche Veränderungen oder eine schlechte Ausscheidungsfunktion der betroffenen Niere (Suermondt u. Ijdens 1953).

Bei 14 nachuntersuchten Kindern zeigte sich nach eineinhalb Jahren in 2 Fällen ein deformiertes Kelchsystem durch Atrophie des umliegenden renalen Gewebes. Eine klinische Symptomatik bestand hier jedoch nicht. Eine Hypertonie ist bei diesen Fällen nicht beschrieben.

In einer sorgfältigen Studie, in der 19 Patienten nach Nierentrauma angiographisch nachuntersucht wurden, stellte man folgende *3 posttraumatische* Veränderungen fest:

a) Eine pokalartig veränderte Nierenkontur, die durch weiche Ränder gekennzeichnet ist, mit Einbiegung der Nierenrinde und Ausdehnung der Calices bis zum Rand des Defektes.
b) Verschluß einer extra- oder intrarenalen Arterie, verbunden mit einer distal avaskulären Zone durch Infarkt.
c) Ein weitgehendes heterogenes Nephrogramm, charakterisiert durch verstreute Inseln von Nierengewebe, das durch breite oder schmale avaskuläre Narben getrennt ist.

(Naidich et al. 1977)

Posttraumatische Gefäßveränderungen nach Ausheilung zeigen sich vor allem in Kaliberunregelmäßigkeiten der Gefäße mit Gefäßbüschelung und progressiver Kaliberreduktion der Nierenhauptarterie im Rahmen der Schrumpfung des Organs. Eine irreparable Schädigung der Niere wird jedoch erst bei einer Lumenreduktion von 50% angenommen (Härtel et al. 1972).

Ferner können durch die Angiographie arteriovenöse Fisteln und Arterienaneurysmen (extra- oder intrarenal) dargestellt werden.

Zur Klinik der AV-Fisteln

Renale arteriovenöse Fisteln können kongenital, idiopathisch oder erworben sein. Bei den erworbenen AV-Fisteln unterscheiden wir iatrogene Fisteln und Fisteln, die tumor- oder posttraumatisch bedingt sind. Etwa 40% aller AV-Fisteln sind iatrogener Natur: Ursache sind Nadelbiopsie oder operative Eingriffe an der Niere wie Heminephrektomie oder Nephrolithotomie (O'Brian u. Parrott 1974). Der Rest der Fisteln kann durch Tumor oder Trauma hervorgerufen sein. Für die Klinik sind Hämaturie, Hypertonie und Spontanrupturen von AV-Fisteln mit konsekutiver Blutung, Flankentumor, Anämie und Schocksymptomatik bedeutungsvoll. Die Diagnose kann nur durch Angiographie gestellt werden.

Die Hypertonie bei AV-Fistel läßt sich durch die ipsilaterale Erhöhung und kontralaterale Erniedrigung von Renin erklären. Dieser Befund ist wegen des Verdünnungseffektes des arteriellen Blutes, das in die Vene shuntet, selten. In der Literatur wird dieser Fall mit posttraumatischer AV-Fistel und diastolischer

Hypertonie beschrieben. Dieser Fall belegt den vermuteten Mechanismus einer Reninerhöhung bei AV-Fistel. Das Renin ist infolge der Minderdurchblutung distal des Shuntes erhöht (JAHNKE et al. 1976; OETTINGER u. CLARK 1975; JAHNKE et al. 1976; MERRITT u. MIDDLETON 1972; FLAMM u. HAHN 1977).

Die Therapie der AV-Fistel ist zunächst zuwartend, da Spontanverschlüsse beschrieben wurden (ANGORN 1974; HALPERN 1969). Nur bei persistierenden Beschwerden, Hämaturie, Hypertension und kardialer Symptomatik sollte eine operative Versorgung erfolgen. Die Unterbindung der ernährenden Arterie zur Obliteration der Fistel sollte angestrebt werden, bei Fehlschlag Nephrektomie. Eine neuere Therapieform ist die gezielte transkatheterale Embolisation der AV-Fistel (E. LANG et al. 1971a; MERRITT u. MIDDLETON 1972).

Nierenarterienaneurysmen können bedingt sein durch eine Wandschwäche, durch Arteriosklerose, durch Traumen oder durch eine poststenotische Dilatation (MERRITT u. MIDDLETON 1972). Zwischen 5 und 6% der Aneurysmen der Nierenarterie sind traumatisch bedingt und Pseudoaneurysmen, wobei die Wand der Aneurysmen durch perivaskuläres Gewebe und Hämatom gebildet wird. Diese Aneurysmen entstehen entweder aus einer spontanen Ruptur eines präexistenten Aneurysmas oder sekundär durch eine traumatische Ruptur einer normalen oder geschädigten Nierenarterie (HALL et al. 1972).

Von 191 analysierten Fällen von Nierenarterienaneurysmen kam es in 24 Fällen zur Ruptur der Arteria renalis. Die Faktoren, die zur Ruptur führten, waren entweder Hypertonie, Schwangerschaft oder ein Trauma; 15 dieser Patienten überlebten. Bei diesen Patienten wurde bei Aneurysma der Nierenstammarterie eine Nephrektomie durchgeführt oder bei Aneurysma eines Astes der Arteria renalis eine Nierenteilresektion nach supraselektiver Embolisation mit gleichzeitiger Ausräumung und Drainage des großen retroperitonealen Hämatoms (WAGENKNECHT 1977).

Bei rechtzeitiger Diagnose des Arterienaneurysmas ist es möglich, das Aneurysma unter Erhaltung der Niere zu resezieren (MERRITT u. MIDDLETON 1972; JEVTICH u. MONTERO 1969; GRABLOWSKY et al. 1970; PRINCE u. PEARLMAN 1969; MORROW u. MENDEZ 1970; MERKEL u. SAKO 1970; EVANS u. MOGG 1971)

2. Renale Hypertonie nach Nierentrauma

Die renale Hypertonie als Folge eines Nierentraumas wird in der Literatur mit einer Häufigkeit von ungefähr 1% angegeben (SOHLHEIM et al. 1972; SMITH u. O'FLYNN 1977).

Die Frage der Entstehung des posttraumatischen Hochdrucks nach Nierenverletzung ist schwer zu beantworten, oft schwer kausal abzuklären, und muß stets im Einzelfall untersucht werden. Bei längeren Intervallen zwischen Nierentrauma und Auftreten des Hochdrucks sowie bei Fehlen von posttraumatischen Verlaufskontrollen sollte man die Diagnose eines posttraumatischen Hochdrucks mit Zurückhaltung und Vorsicht stellen. Die Unfallbegutachtung muß deshalb kritisch vorgenommen werden, eine posttraumatische Hypertonie muß in der Regel bis zu einem Jahr nach dem Unfall auftreten.

Eine renale Hypertonie nach Nierentrauma kann die Folge verschiedener pathogenetischer Ursachen sein wie einmal der Goldblatt-Mechanismus, zum anderen der Page-Mechanismus. So läßt sich die renale Hypertonie grob einteilen in die renovaskuläre Hypertonie und die nierenparenchymbedingte Hypertonie.

Die einfache Erklärung für die renale arterielle Hypertonie ist die verminderte Durchblutung von Nierengewebe, bedingt durch eine Stenose eines Haupt- oder Seitenastes der Nierenarterie, wodurch das Renin-Angiotensin-System aktiviert wird. Der parenchymalbedingte Hochdruck ist durch die verminderte Durchblutung von Nierengewebe, bedingt durch entzündliche oder auch fibrotische Veränderungen, erklärbar.

Der renovaskuläre und der nierenparenchymbedingte Hypertonus sind kausalgenetisch voneinander zu trennen. Entscheidendes Kriterium bildet die in der Regel konstante periphere Plasmarenin-Aktivität bei Nierenparenchymerkrankungen im Gegensatz zum renovaskulären Hochdruck (Jagger u. Braunwald 1977).

In der Literatur wird die Hypertonierate nach Nierentrauma unterschiedlich angegeben. Braasch und Strom (1972) berichten, daß bei 3 von 50 Patienten (=6%) mit Nierentrauma sich ein Bluthochdruck entwickelte, der durch eine Nephrektomie ausreichend behandelt werden konnte. Glenn und Harvard (1960) beschreiben bei 5 von 84 Patienten mit einem dokumentierten Nierentrauma einen posttraumatischen Bluthochdruck, Grant et al. (1971) 33 Fälle von Nierentraumen, wobei in 13 Fällen in der Folgezeit eine Hypertonie auftrat.

Die Erklärung für derartig unterschiedliche Prozentzahlen in der Häufigkeit einer Hypertonie nach Nierentrauma liegt:

1. in der schlechten Dokumentation der Primärbefunde,
2. in der unterschiedlichen Behandlungsweise bei gleichartig gelagerter Verletzung,
3. in der unterschiedlichen Beobachtungszeit nach der Nierenverletzung,
4. in der unterschiedlichen Beurteilung der Kriterien, ob es sich tatsächlich um eine renale Hypertonie handelt oder nicht.

So zeigen Grant et al. (1971) tatsächlich in 13 Fällen eine posttraumatische Hypertonie in einem Beobachtungszeitraum zwischen 5 Monaten und 12 Jahren nach dem Trauma auf. Bei 7 Patienten waren die Befunde posttraumatisch nicht dokumentiert und nur aus der Anamnese rekonstruierbar. Nur bei 7 Patienten war ein normaler Blutdruck vor dem Unfall bekannt.

Ein weiterer Fall ist angeführt, bei dem eine Nierenvenenthrombose nach Entfernung eines Phäochromozytoms auftrat.

11 der 13 Patienten wurden anläßlich der Hypertonie operiert. Von diesen 11 Patienten wurden 7 nach der Operation normotensiv. Dabei wurde in 6 Fällen eine Nephrektomie durchgeführt. Die histologischen Diagnosen waren: subkapsuläres Hämatom, Thrombose eines Nierenarterienastes, kalzifiziertes Nierenarterienaneurysma, kortikomedulläre Narbe, Nierenarterienthrombose, kalzifiziertes subkapsuläres Hämatom, subkapsuläres Hämatom, perirenales Hämatom.

Eine posttraumatische renale Hypertonie kann dann gesichert werden, wenn neben den beschriebenen urographischen und angiographischen Veränderungen der betreffenden Niere durch gezielte seitengetrennte venöse Reninbestimmung signifikant erhöhte Werte nachgewiesen werden (SPARK u. BERG 1976; PETRITSCH et al. 1976; SCOTT et al. 1976; ROTHFELD u. STEIN 1972).

3. Posttraumatische Pseudohydronephrose

Synonyma für die Pseudohydronephrose sind: Pseudozyste, perirenale Zyste, Hydrocele renalis. Die Pseudohydronephrose wird beschrieben:

a) Nach Traumen
b) Nach operativen Eingriffen
c) Nach Spontanperforation z.B. eines Konkrementes oder nach Spontanruptur eines Nierenkelches bei Harntransportstörung.

Die 3 pathologischen Bedingungen zur Ausbildung einer Pseudozyste sind also die Verletzung des Hohlsystems innerhalb der Nierenfettkapsel, eine Harntransportstörung und dadurch Offenbleiben der Rupturstelle. Durch den austretenden Urin kommt es zu einer Fettnekrose mit einer darauffolgenden fibroplastischen Reaktion, so daß die Urinansammlung umschlossen wird und nicht resorbiert werden kann. Dieses fibröse Gewebe ist nicht epithelisiert und muß deshalb histologisch von normalen Zysten unterschieden werden. Die fibröse Wand der Pseudozysten bildet sich in der Regel in 12–14 Tagen nach dem Urinextravasat aus. Das hauptsächliche, führende klinische Symptom ist neben Schmerzen in der Flanke eine tastbare Resistenz.

Im Ausscheidungsurogramm sehen wir entweder eine funktionslose Niere oder eine Hydronephrose mit verminderter Funktion. Auffallend ist die Dislokation der Niere, die entweder nach kranial oder lateral verdrängt erscheint. In manchen Fällen sieht man auch eine Kalzifikation der Zystenwand. Durch Ultraschalluntersuchung läßt sich eine solche Zyste leicht nachweisen. Bei Vergrößerung der Zyste, Kompression und Obstruktion des Ureters mit progressiver Hydronephrose ist eine operative Intervention angezeigt (PETEREIT 1972; KOELMEYER et al. 1977).

4. Pyelo-duodenale Fistel

Als eine seltene Komplikation beim Nierentrauma wird die pyelo-duodenale Fistel beschrieben, bis 1972 insgesamt 31 Fälle in der Weltliteratur. Von diesen 31 Fällen waren 8 traumatisch bedingt. So unterscheiden wir bei den pyelo-duodenalen Fisteln die spontanen Fisteln aufgrund von Tuberkulose, Abszessen, Nierensteinen, und die traumatisch bedingten pyelo-duodenalen Fisteln. Diese traumatischen pyelo-duodenalen Fisteln waren meist durch offene Nierenverletzungen bedingt, ferner durch Ureterenkatheterismus. Einmal kam es zur Perforation einer Haarklammer durch das Duodenum in das Nierenhohlsystem. Durch Fremdkörper kann es zur Perinephritis kommen, zur Erosion und dann zur Fistelbildung. Da in fast allen Fällen der Urin ins Duodenum fließt, ist bei den Fisteln keine Amylase nachweisbar. Es kommt jedoch zur Pyurie, zur Hämaturie, zum Flankentumor, zu einer tastbaren Oberbauchresistenz und zu Fieber. In einem Fall entstand eine hyperchlorämische Azidose. Die Diagnose kann nicht durch eine Magen-Darm-Passage oder durch das Ausscheidungsurogramm gestellt werden, sondern nur durch eine retrograde Abklärung.

Kommt es bei einer Harnableitung durch einen Ureterkatheter nicht zur spontanen Ausheilung der Fistel, muß eine Operation mit Nephrektomie angestrebt werden (McDougal u. Persky 1972).

1978 beschrieben Perez-Rodrigues et al. eine duodeno-renale Perforation bei einem Neugeborenen durch einen Silikonschlauch bei transpylorischer Ernährung.

Bei der Kombinationsverletzung Pankreas – Niere kann es zur kombinierten Pankreas- und Harntrakt-Fistel kommen. Die Behandlung sieht hier getrennte Drainagen vor sowie eine wasserdichte Naht des Hohlsystems. Es sollte eine Gewebeinterposition zwischen Pankreas und Niere angestrebt werden (Guerriero 1977).

Fallbeschreibungen

Fall 1. R. W., 14 Jahre alt: *Unfallhergang:* Sturz vom Pferd auf die linke Flanke.
Klinischer Erstbefund: Massive Makrohämaturie, Flankentumor, Flankenschmerz.
Diagnostik: Infusionsurogramm, Übersichtsaufnahme: keine Besonderheiten (Abb. 8). Schichtaufnahme (Abb. 9). Rechte Niere unauffällig, linke Niere Extravasation im Bereich der unteren Kelchgruppe, unterer Nierenpol nicht abgrenzbar.
Diagnose: Stumpfes Nierentrauma links mit Extravasation Grad II links und Verdacht auf Verletzung des unteren Nierenpols links.
Therapie: Konservativ
Verlauf: Rezidivierende Makrohämaturie, schlechter werdender Allgemeinzustand, zunehmende Anämie des Patienten. Deshalb Entschluß zur Wiederholung des Infusionsurogramms 6 Tage nach dem Unfall.
Übersichtsaufnahme (Abb. 10). Psoasrand links nicht mehr darstellbar, große Verschattung im linken Oberbauch.
Abb. 11. Unauffällige Ausscheidungs- und Abflußverhältnisse rechts, links dringender Verdacht auf Pseudohydronephrose, Harnleiter und Nierenkelche nicht mehr dargestellt.
Die Übersichtsaortographie mit selektiver Renovasographie links zeigt komplette Gefäßabbrüche der zur unteren Nierenhälfte ziehenden Segment- und Subsegmentarterien links (Abb. 12) bei normaler Darstellung der Arteria renalis und regelrechter Verzweigung der Arteria renalis im kranialen Bereich der linken Niere. Im Bereich einer kleinen, nach kaudal ziehenden Subsegmentarterie kommt es zur Kontrastmittelextravasation. Fehlende Gefäßdarstellung und fehlende Parenchymanfärbung im kaudalen Bereich der linken Niere.
Da bei der Übersichtsaortographie lediglich singuläre Nierenarterien beidseits nachgewiesen wurden, handelt es sich bei diesem 7 Tage alten abdominellen stumpfen Bauchtrauma um eine traumatische Teilamputation des linken unteren Nierenpols mit Bildung einer Pseudohydronephrose.
Am Tag nach der Nierenangiographie wird die Freilegung der linken Niere durchgeführt. Dabei zeigt sich eine massive Pseudohydronephrose mit Abriß des gesamten unteren Nierenpols links und einem kleinen, relativ gut durchbluteten Rest im Bereich des oberen Nierenpols links. Es wird die Nephrektomie links durchgeführt.
Die histologische Untersuchung der Niere ergab eine Schockniere mit anämischem Infarkt und hämorrhagischen Nekrosen.

Fall 2. K. W., 44 Jahre: Bei der Arbeit stürzte der Patient von einem Gerüst 4 m in die Tiefe.
Klinischer Erstbefund: Schocksymptomatik mit Tachykardie, Blutdruck 100/60 mmHg. Sichtbarer Flankentumor links, Makrohämaturie, Prellmarken im Bereich der gesamten linken Flanke.
Infusionsurographie (Abb. 13). Unauffällige Ausscheidungs- und Abflußverhältnisse rechts. Links: Psoasrand nicht dargestellt, diffuse Verschattung, zahlreiche Extravasationen, Harnleiter nicht dargestellt. In der Schichtaufnahme deutliche Extravasation im Bereich der linken Niere, kein Hohlsystem abgrenzbar (Abb. 14).

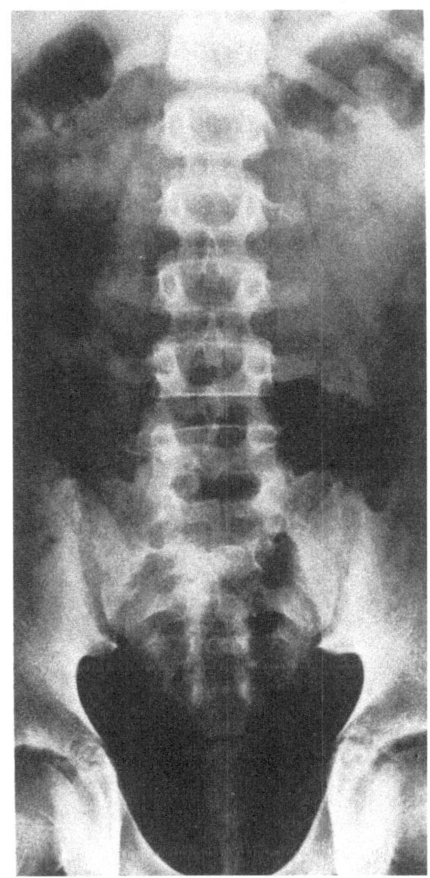

Abb. 8

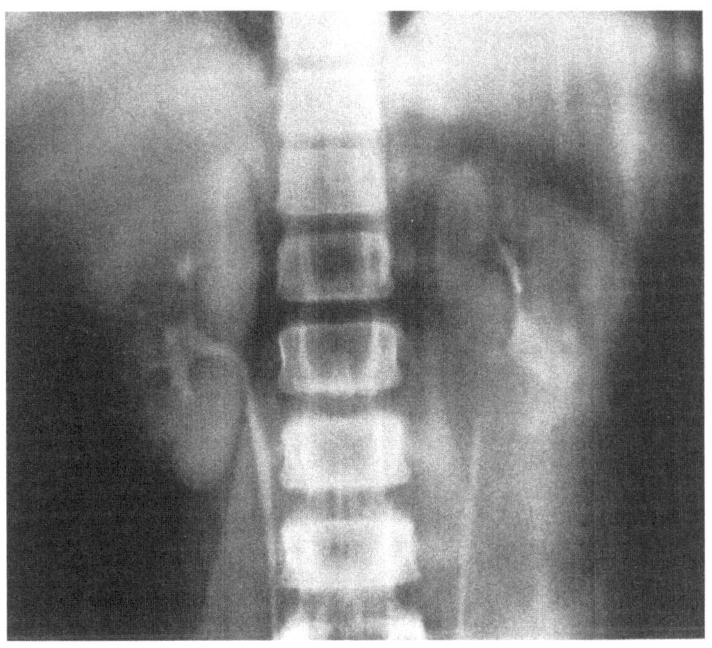

Abb. 9

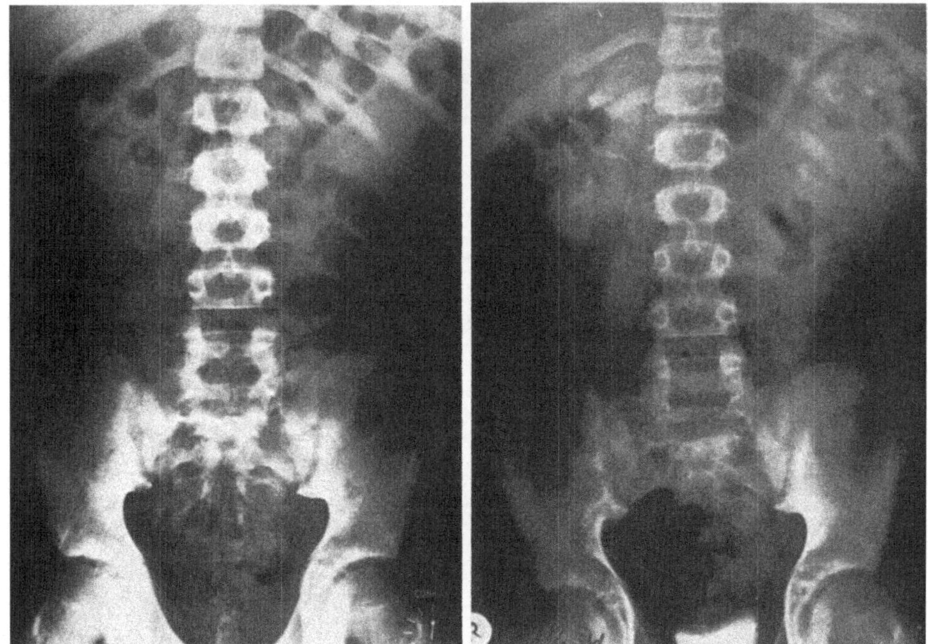

Abb. 10   Abb. 11

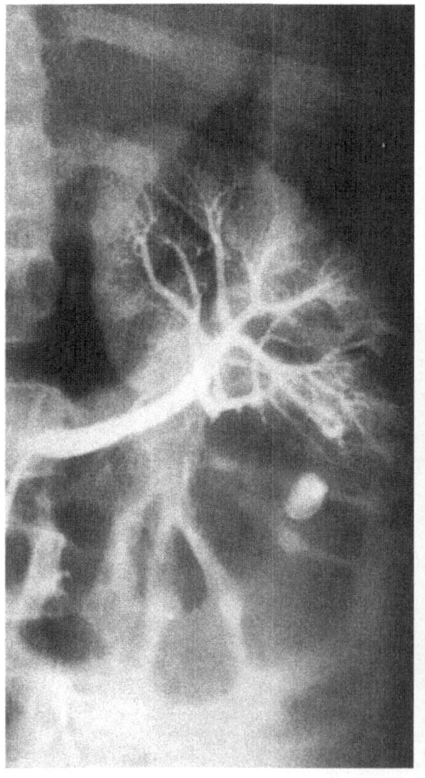

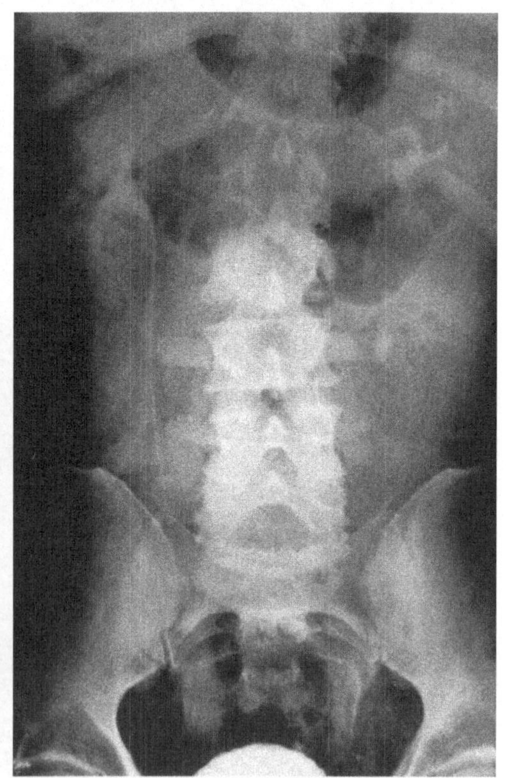

Abb. 12   Abb. 13

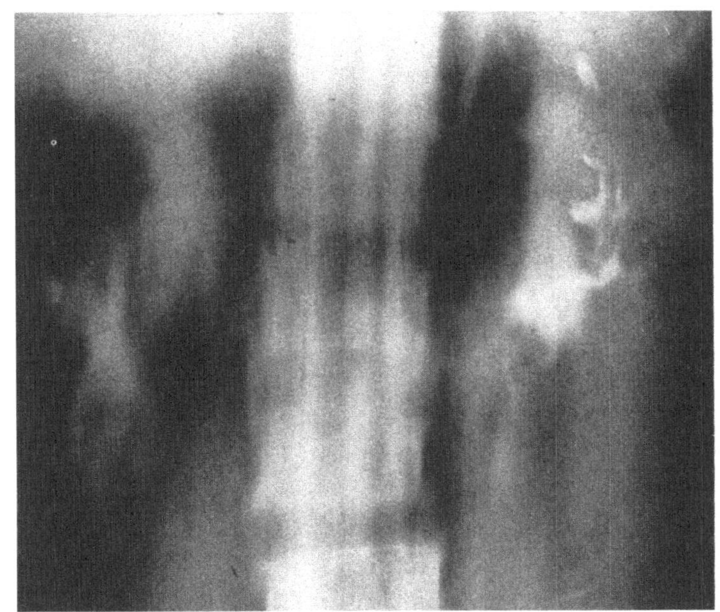

Abb. 14

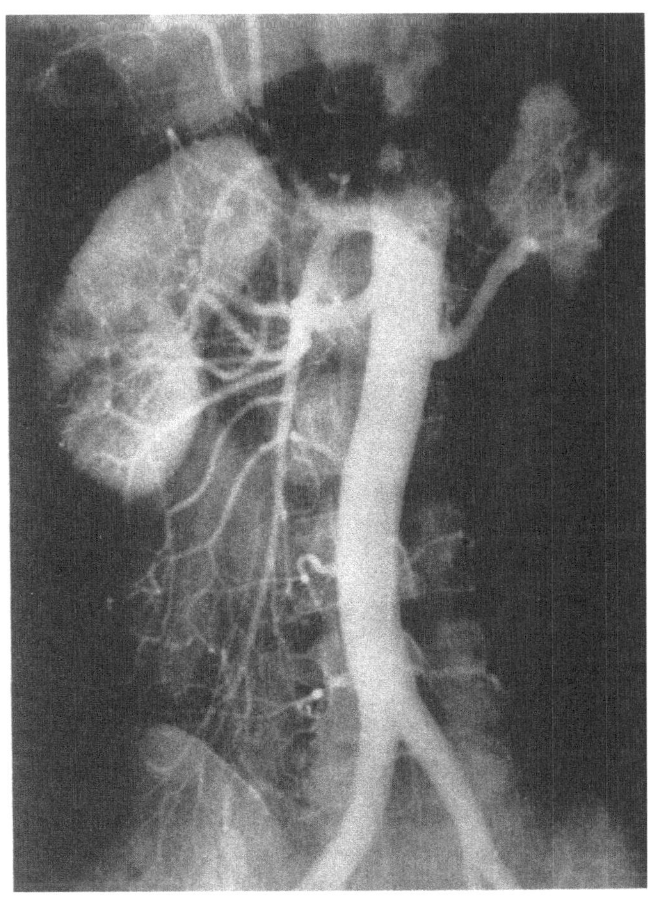

Abb. 15

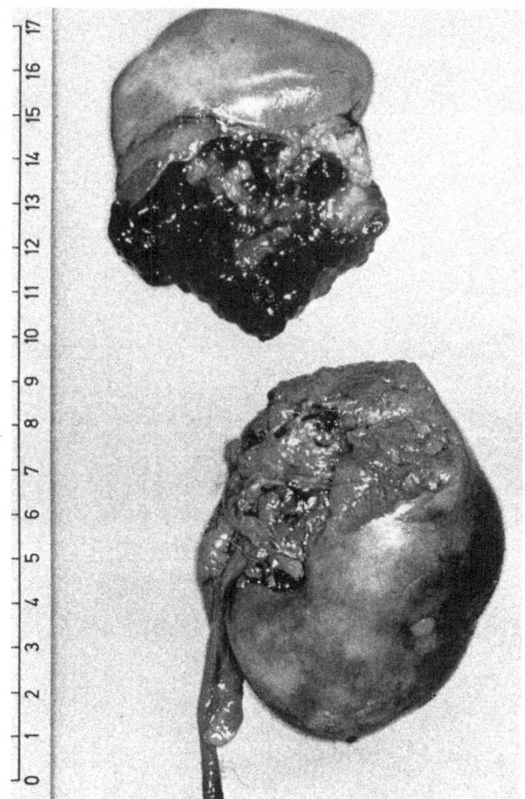

Abb. 16

Die sofort durchgeführte Serienangiographie zeigt einen Abbruch der linken Nierenarterie etwa 1,5 cm distal der Aufteilung in die Segmentarterien, wobei lediglich die zum oberen Pol führende Arterie eine erhaltene Kontinuität aufweist (Abb. 15).

Therapie: Wegen zunehmend schlechter werdendem Allgemeinzustand und zunehmender Schocksymptomatik trotz Transfusionen sofortige Operation und Nephrektomie.

Diagnose: Kritische Verletzung der linken Niere mit kompletter Nierenzerreißung und schwerer Nierenstielverletzung bei komplettem Venenabriß und inkomplettem Arterienabriß (Abb. 16).

Fall 3. K. M., 33 Jahre: *Unfallhergang:* Beim Duschen mit der linken Körperseite auf den Wannenrand aufgeschlagen.

Klinischer Erstbefund: Bis auf Prellmarken im Bereich der linken Flanke unauffällig.

Wegen Mikrohämaturie Durchführung eines Infusionsurogramms, dabei rechts unauffällige Ausscheidungs- und Abflußverhältnisse, links Extravasation im Bereich des unteren Kelches mit einem Längsdurchmesser von etwa 2,5 cm. Unauffällige Ausscheidungs- und Abflußverhältnisse auch links bei unauffällig dargestelltem Harnleiter (Abb. 17).

Diagnose: Traumatisch bedingte Extravasation Grad I links

Therapie: Konservativ

Kontrolle des Urogramms nach 10 Tagen Bettruhe: Unauffällige Ausscheidungs- und Abflußverhältnisse beidseits. Eine Extravasation ist nicht mehr darstellbar. Zarte untere Kelchgruppe links (Abb. 18).

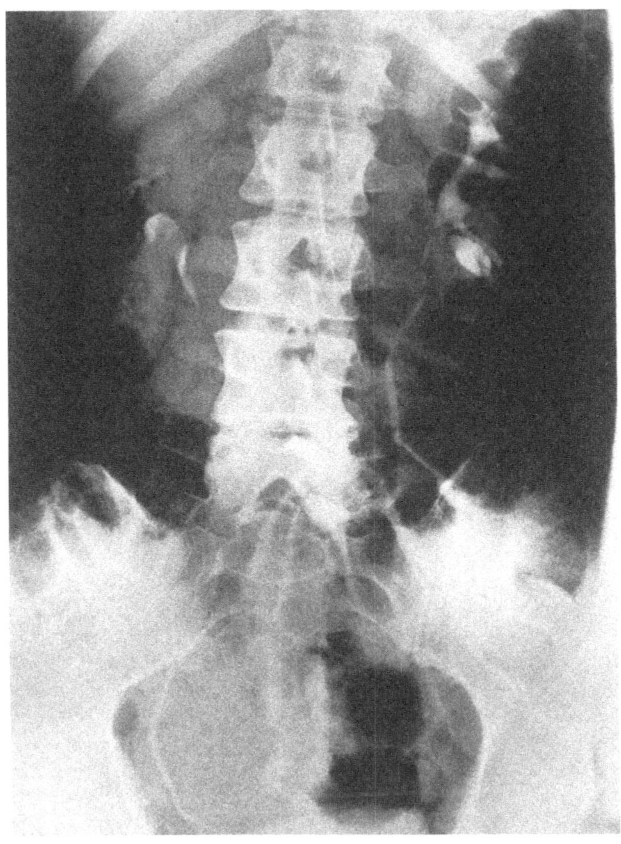

Abb. 17

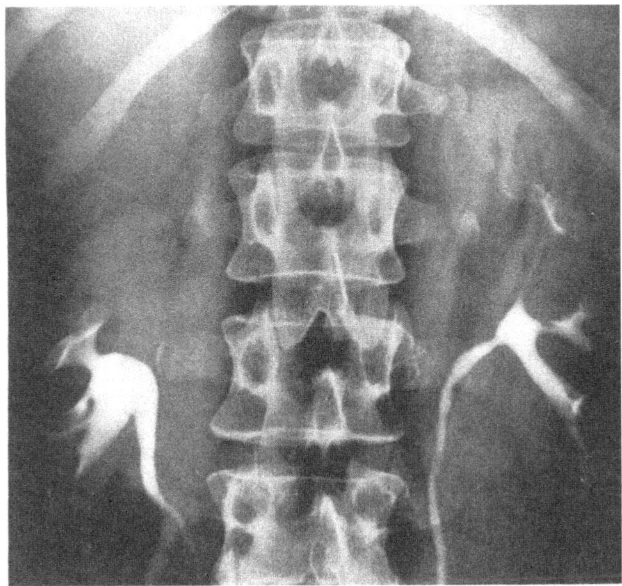

Abb. 18

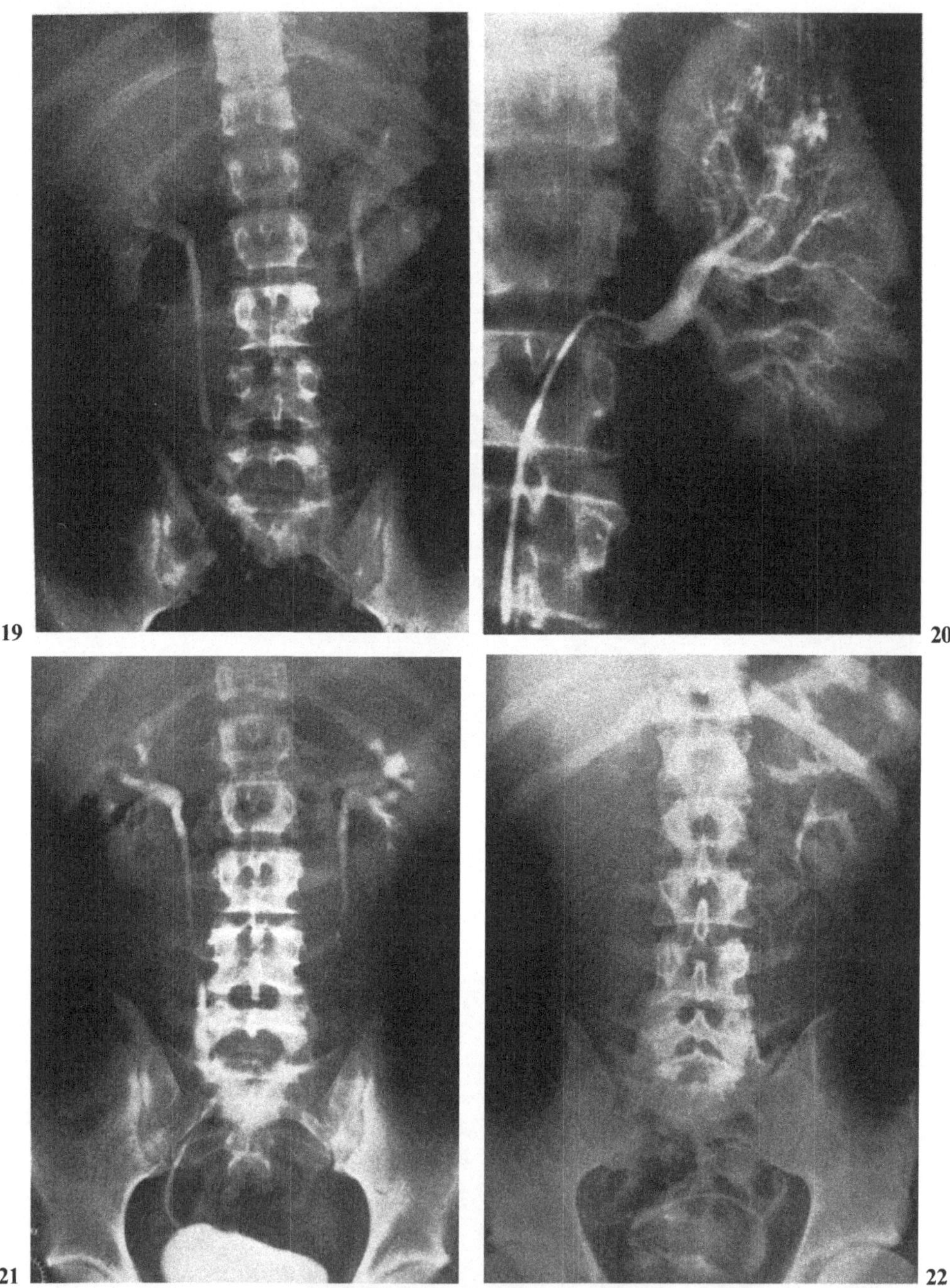

Abb. 19–22

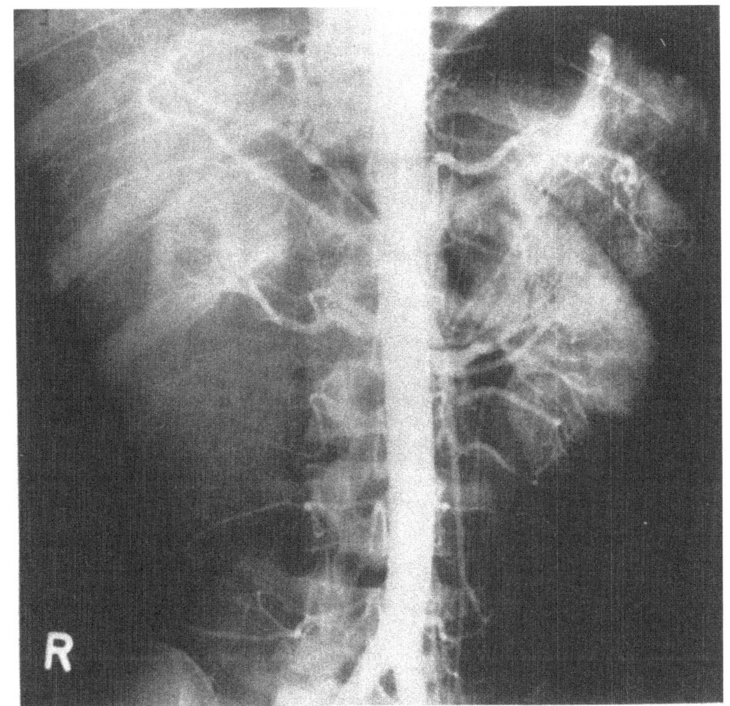

Abb. 23

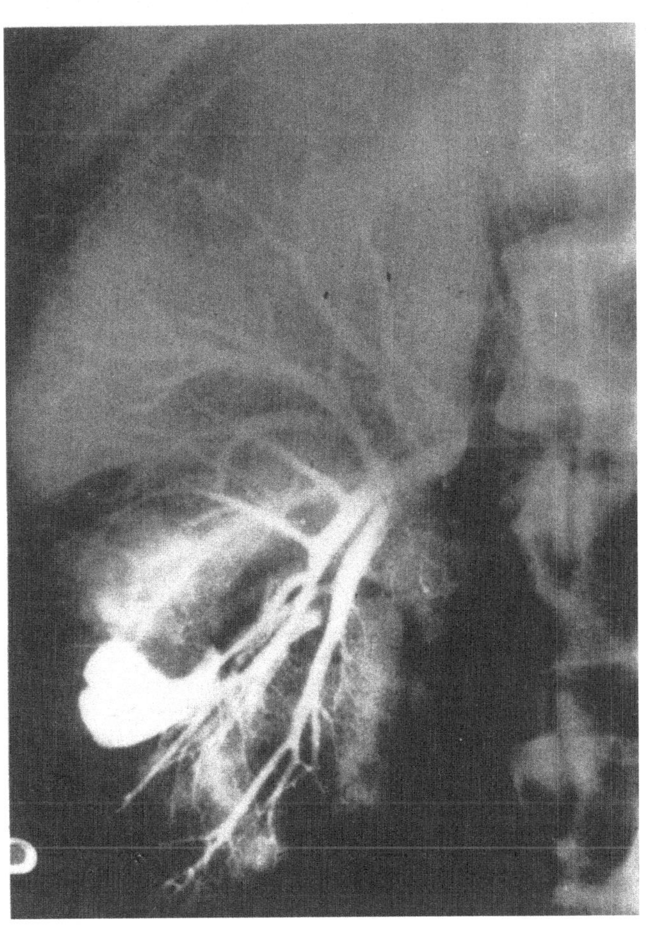

Abb. 24

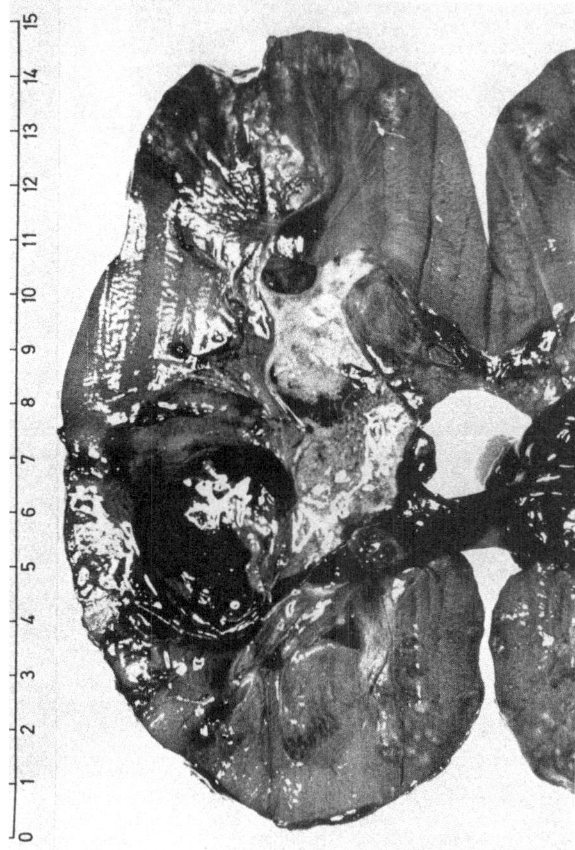

Abb. 25

Fall 4. T. E., 22 Jahre: Der Patient wurde von einem Propeller eines abstürzenden Modellflugzeuges in der linken Flanke getroffen. Dabei kam es zu einem Spontanpneumothorax, der auswärts versorgt wurde. Wegen massiver Makrohämaturie Überweisung zu uns.

Infusionsurogramm (Abb. 19). Verdacht auf Nierenverletzung im Bereich des oberen Nierenpols links, Fraktur der 11. Rippe, Fremdkörperschatten oberhalb der 11. Rippe links.

Nierenangiographie links (Abb. 20). Nachweis eines Einrisses im Bereich des oberen linken Nierenpols mit Nachweis eines keilförmigen Parenchymdefektes und Austritt von Kontrastmittel.

Intraoperativ erkennt man eine intrakapsuläre Amputation des linken oberen Nierenpols, der primär durch Parenchymnähte versorgt wird.

Unauffälliger postoperativer Verlauf. (Abb. 21. Urogramm 6 Wochen postoperativ.)

Fall 5. W. R., 25 Jahre: Beim Fußballspiel erhielt der Patient als Torwart einen Tritt in die rechte Flanke. In einem auswärtigen Krankenhaus ambulante Behandlung wegen einer Flankenprellung. Eine Stunde nach Entlassung aus dem Krankenhaus Makrohämaturie und Schocksymptomatik. Sofortige Einweisung durch den Notarzt in unsere Klinik.

Klinischer Erstbefund: Flankenprellung, Flankentumor, Makrohämaturie, Schockzustand.

Nach Kreislaufstabilisierung Infusionsurogramm (Abb. 22). Unauffällige Ausscheidungs- und Abflußverhältnisse links. Verschattung des Retroperitoneums rechts ohne Darstellung der Niere.

Nierenangiographie (Abb. 23). Lediglich Darstellung des oberen Pols der rechten Niere, diffuse Verschattung des Retroperitoneums rechts.

Sofortige Operation: Nephrektomie rechts wegen kompletter Nierenruptur und Nierenvenenabriß.

Abb. 24. Selektive Nierenangiographie rechts bei Zustand nach konservativ-chirurgischer Behandlung einer inkompletten Nierenruptur rechts vor 10 Tagen. Wegen immer wieder auftretender Makrohämaturie Kontrolle der Angiographie. Dabei Feststellung einer Extravasation im Bereich des Übergangs vom mittleren zum unteren Nierendrittel.

Die Abb. 25 zeigt das Operationspräparat mit der Blutungsursache

Literatur

Adebahr G (1970) Über traumatische Nebennierenblutungen. Hefte Unfallheilkd 107:90–93

Adler H, Weisse G (1968) Stumpfe Nierenverletzungen und ihre Spätfolgen. Chirurg 39:554–555

Ahmed S (1976) Ureterocalycostomy in the management of renal and ureteric trauma: Report of a case. Aust NZ J Surg 46:381–382

Aho AJ, Rastima RO (1971) Closed abdominal injury. Acta Chir Scand 137:429–435

Albert DJ, Persky L (1970) Renal adaption to injury. Invest Urol 8:44–47

Albert DJ, Banks DE, Persky L (1970) Civilian ureteral gunshot injuries. Ohio State Med J 66:479–484

Angorn I (1974) Traumatic intrarenal arteriovenous fistula treated by conservative surgery. S Afr Med J 48:1118–1120

Angorn I (1977a) Segmental dearterialisation in penetrating renal trauma. Br J Surg 64:59–65 (1977a)

Angorn I (1977b) A conservative approach to traumatic intrarenal arteriovenous fistulae: Experience with 13 cases. Injury 8:290–297

Attard J (1971) Upper retroperitoneal injuries. Br J Surg 58:55–60

Baert A, Fonteyne A, Marchal G, Lateur L, D'Haenens P, Coenen Y, Ponette E (1977) Current status of renal angiography. J Belge Radiol 60:295–306

Banchkeri FR, Guadagnin B, Morra C (1975) Survie d'un cas de lésion de la veine cave avec section du pédicule vasculaire du rein droit dans un traumatisme fermé de l'abdomen. J Urol Nephrol (Paris) 81:609–611

Bandhauer K (1967) Die organerhaltende Frühoperation bei Nierenverletzungen. Urologe 6:337–340

Banowsky LH, Wolfell DA, Lackner H (1970) Considerations in diagnosis and management of renal trauma. J Trauma 10:587–597

Barnes DR (1973) The diagnosis and management of acute renal injuries. S Afr J Surg 11:233–237

Bates T (1973) Abdominal trauma: a report of 129 cases. Postgrad Med J 49:285–292

Beeckman P, Damme W van, Rayal WS (1974) Intravenous, vascular, arterial nephrozonography. J Belge Radiol 57:81–87

Beer L de, Hesse VE (1966) Hydronephrosis and renal trauma. Br J Surg 53:532–534

Belgerden S, Aygci M, Acsci A (1974) Stumpfes Bauchtrauma im Kindesalter. Zentralbl Chir 99:657–661

Beligaswatte AML, Sritharan S, Vijayaragaven A (1975) Urinary tract injuries. Ceylon Med J 20:93–99

Benninghoff-Goerttler (1977) Lehrbuch der Anatomie des Menschen. Urban & Schwarzenberg, München Wien Baltimore, S 432–437

Bergmann M, Brücke P (1977) Ureterabriß und zweizeitige Coecumruptur – Ein Beispiel interdisziplinärer Zusammenarbeit. Verh-Ber 8. Tag Österr Ges Chirurgie. Buch- u. Offsetdruck Dorrong, Graz, S 171–173

Bergmann M, Reckenzaun G (1959) Über die Behandlung der frischen Nierenverletzung. Wien Med Wochenschr 48:934–939

Betti R, Palumbo R, Santis M de, Senin U, Biasini E (1966) Use of mercury-203 scintiscan in experimental renal trauma. J Urol 96:278–282

Biringer A (1970) Verletzung der Niere bei einer Kuldoskopie. Zentralbl Gynaekol 92, 1:97–99

Bischoff W, Goerttler U (1977) Aktuelle Aspekte der renalen Gefäßembolisation. Dtsch Med Wochenschr 102:901–906

Blain Ch (1969) Nephrectomy following liver biopsy. Am J Dig Dis New Series 14:745–747

Blanch JJ (1961) Liquefaction necrosis of a kidney following trauma. J Urol 86:382–384

Blumensaat C (1957) Die Erwerbsminderung beim traumatischen Nierenverlust. Monatsschr Unfallheilkd 60:33–44

Boeminghaus H (1949) Verletzungen der Harnorgane. Georg Thieme, Leipzig

Bogash M, Pollack H, Cates J (1974) Renal injuries caused by external blunt trauma. Moderated approach to serious injuries. Urology 4:509–513

Borja AR, Ransdell H (1971) Treatment of thoracoabdominal gunshot wounds in civilian practice. Am J Surg 121:580–582

Boston VE, Smith BT (1975) Bilateral pelvic-ureteric avulsion following closed trauma. Br J Urol 47:149–151

Braasch WF, Strom GW (1972) Renal trauma and its relation to hypertension. J Urol 50:543–549

Braedel H-U, Heravi PB (1970) Erweiterte radiologische Diagnostik des Nierentraumas mit der Szintigraphie. Urologe [A] 9:341–343

Braune R, Harta G (1972) Zur Urolithogenese bei Querschnittsgelähmten. Zentralbl Chir 97:242–250

Bridge RAC, Roe CW (1969) Spontaneous rupture of the kidney secondary to ovarian vein obstruction. Am Surg 35:67–69

Brinkmann WH (1962) Diagnostik und Therapie der Nierenverletzungen. Urologe 1:305–313

Bruehl P, Weissbach L, Brackmann H (1975) Die Therapie der Haemophilie A mit Faktor-VIII-Konzentrat bei urologischen Operationen und Harnwegsverletzungen. Munch Med Wochenschr 117:401–407

Buchsteiner R, Bartsch G (1976) Harntraktsverletzungen bei Rodelunfällen. Mit besonderer Berücksichtigung der Blasenruptur und der weiblichen Straddle-Verletzung. ZFA (Stuttgart) 52:1433–1436

Burmeister W, Romahn A (1974) Über die Entwicklung des Depotfetts u. der Körperzellmasse vom Neugeborenen bis zum Ende des Wachstums. Monatsschr Kinderheilkd 122(7):558–559

Bussmann JF (1970) Stumpfes Bauchtrauma und Dickdarmperforation. Langenbecks Arch Chir 326:323–336

Campbell MF (1941) Injuries of the kidney. Surg Clin North Am 21:443–453

Capek V, Fojtik F (1963) The significance of selective renal angiography in injuries of the kidney in childhood. Departments of Radiology and Pediatric Surgery, Hospital Bulovka, Prag, 90:75–80

Carlton CE (1974) Surgery in renal trauma. Urology 3:671

Carlton CE (1976) Genitourinary trauma. Tex St J Med 72:35–48

Carlton CE (1978) Injuries of the kidney and ureter. In: Campbell MF, Harrison JH (eds) Urology, 4th edn, vol 1, chap 23. W B Saunders Co, Philadelphia, pp 881–905

Carlton CE, Scott R, Goldmann M (1968) The management of penetrating injuries of the kidney. J Trauma 8:1071–1083

Carlton CE, Scott R, Guthrie AG (1971) The initial management of ureteral injuries: a report of 78 cases. J Urol 105:335–340

Caron J, Rognon LM, Guntz M, Soret Y, Caron-Poitreau C (1970) L'angiographie dans les contusions rénales. J Radiol Electrol 51:794–801

Cass AS (1975a) Renal trauma during laparotomy for intra-abdominal injury. Arch Surg 110:950–953

Cass AS (1975b) Renal trauma in the multiple injured patient. J Urol 114:495–597

Cass AS, Ireland GW (1972) Management of renal injuries in the severely injured patient. J Trauma 12:516–522

Cass AS, Ireland GW (1973) Comparison of the conservative and surgical management of the more severe degrees of renal trauma in multiple injured patients. J Urol 109:8–10

Cass AS, Ireland GW (1974) Renal injuries in children. J Trauma 14:719–722

Castel C, Massaer J (1971) Apport de l'artériographie sélective dans les traumatismes associés du rein gauche et de la rate. Acta Chir Belg 70:84–90

Cement JP, Assadourian R, Dufour M, Juin P, Debaene A, Legre J (1970) L'angiographie sélective rénale dans le bilan des lésions traumatiques du rein. J Radiol Electrol 51:353–359

Charrois R, Lapointe A, Mercier A (1970) L'apport de l'angiographie dans l'évaluation du traumatisme rénal. Union Med Can 99:1428–1434

Chiari R, Wiltschke H (1972) Renovasographie bei Folgezuständen stumpfer Nierentraumen. Monatsschr Unfallheilk 75:61–65

Chovnick StD, Newman HR (1960) Management of renal injuries. J Urol 83:330–336

Clegg BV (1969) Renal diseases revealed during investigation of renal trauma. Can Med Assoc J 101:164–168

Cockett ATK, Frank IN, Davis RS, Linke CA (1975) Recent advances in the diagnosis and management of blunt renal trauma. J Urol 113:750–754

Cohen SG, Pearlman CK (1968) Spontaneous rupture of the kidney in pregnancy. J Urol 100:365–369

Cojocaru N, Charrois R (1967) Les traumatismes du rein. Laval Med 40:532–541

Collard M, Houart E (1966) Description d'une fistule artérioveineuse du rein d'origine traumatique. Ann Radiol (Paris) 9:837–844

Conolly JG, Demelker J, Promislow C (1969) Experimental Surgery: Compensatory renal hyperplasia. Can J Surg 12:236–240

Conrad MR, Freedman M, Weiner C, Freeman C, Sanders RC (1976) Sonography of the page kidney. J Urol 116:293–296

Cornell SH, Culp DA (1968) Acute occlusion of the renal artery demonstrated by angiography. J Urol 100:2–5

Cornell SH, Rcasa DA, Culp DA (1972) Occlusion of the renal artery secondary to acute or remote trauma. JAMA 13:1754–1755

Daves JA, Tomskey GC (1960) Shell fragment injuries of kidney. J Urol 86:525–538

Del Villar RG, Ireland GW, Cass AS (1972) Management of renal injury in conjunction with the immediate surgical treatment of the acute severe trauma patients. J Urol 107:208

Devens K, Singer H, Neuhäuser G (1962) About the treatment of renal injuries in children and its late results. Acta Urol Belg 30:

DeWeerd JH (1960) Management of renal injuries. J Int Coll Surg 36:567–572

Ditscherlich G, Guddat E (1971) Ergiebigkeit und Folgen der Nierenpunktion bei der Ratte. Z Urol 64:721–727

Doremieux J (1971) Les contusions du rein. France Méd 5:5–10

Dowse JLA, Kihn RB (1963) Renal injuries: diagnosis, management and sequelae in 67 cases. Br J Surg 50:351

Dufour B (1974) Un accident habituel de l'extraction endoscopique d'un calcul pelvien: la ruptur pyélique. Société Francaise d'Urologie. Séance du 18 Mai 1974, 76–78

Durben G, Hild F (1977) Das Nierentrauma im Kindesalter. Kongreßber 19. Tag Nord Ges Urol Hanseatisches Verlagskontor, Lübeck, S 29–30

Eggers H, Menzel U, Ziegler M (1976) Nierenverletzungen. Monatsschr Unfallheilk 79:359–364

Ekwueme O, Adibe S (1976) Intraperitoneal rupture of hydronephrotic kidney. Br J Surg 63:637–638

Eliahou HE, Boichis H, Eden E (1963) Traumatic renal infarction in a solitary kidney. J Urol 90:16–21

Elkin M (1971) Renal vascular shunts. Clin Radiol 22:156–170

Elkin M, Meng C-H, Paredes RG de (1966) Correlation of intravenous urography and renal angiography in the kidney injury. Radiology 86:496

Emanuel B, Weiss H, Gollin P (1977) Renal trauma in children. J Trauma 17:275–278

Eppich F (1977) Komplikationen bei der Ureterextraktion. Verh-Ber 18. Tag der Österr Ges für Chirurgie, 19.–21.5.1977 in Graz

Esch W, Nürnberger N (1977) Behandlungsergebnisse nach Ureterverletzungen. Verh-Ber 18. Tag Österr Ges für Chirurgie. Buch- u. Offsetdruck Dorring, Graz, S 185–187

Evans A, Mogg RA (1970) Renal artery thrombosis due to closed trauma. Trans Am Assoc Genitourin Surg 62:40–46

Evans A, Mogg RA (1971) Renal artery thrombosis due to closed trauma. J Urol 105:330–334

Evans R, Smith M (1976) Violent injuries to the upper ureter. J Trauma 16:558–561

Fazehas G, Kosa F, Jobba F, Mészáros E (1971) Experimentelle Untersuchungen über die Druckfestigkeit der menschlichen Niere. Zacchia (Roma), 294–301

Fein RL, Matsumoto T, Soloway B (1970) Renal injury: Suture versus n-butyl cyanoacrylate tissue adhesive spray repair. Invest Urol 8:12–20

Figdor PP (1968) Der Einfluß der Nierenteilresektion auf die Hypoxieresistenz der Rattenniere. Urol Int 23:388–410

Filoso A, Cho S (1976) Analysis of 75 discarded cadaver kidneys. Arch Surg 111:1129–1130

Flamm J, Hahn M (1977) Traumatischer arterio-venöser Shunt im Bereich der Hauptäste einer Niere. Monatsschr Unfallheilkd 80:375–379

Forsythe WE, Persky L (1959) Comparison of ureteral and renal injuries. Am J Surg 97:558–562

Franken E, Smith J (1975) Roentgenographic evaluation of infant and childhood trauma. Pediatr Clin North Am 22:301–315

Freeark RJ (1969) Role of angiography in the management of multiple injuries. Surg Gynecol Obstet 128(2):761–771

Friedmann G (1974) Zur Angiographie der retroperitonealen Organe im Kindesalter. Monatsschr Kinderheilkd 122:160–163

Fryjordet A Jr (1968) Nyre-og urinveisskader. N Norske Lageforen 88:535–539

Fu W-R (1970) Arteriography of renal trauma. South Med J 63:816–818

Funston MR (1974) The radiology of renal trauma. A local survey. S Afr Med J 15:981–985

Gaffney C (1974) Rupture of horseshoe kidney in a child, secondary to blunt abdominal trauma. Urology 4:446–447

Geisthövel W, Zimmermann R (1960) Die stumpfen Bauchverletzungen. Hefte Unfallheilkd 64:1–43

Geley L, Hartl H (1969) Massive Parenchymblutungen beim Neugeborenen. Munch Med Wochenschr 43:2206–2210

Georgi M, Marberger M, Guenther R, Orestano F, Halbsguth A (1975) Retrograde Nierenphlebographie bei Ballonverschluß der Nierenarterie. Fortschr Roentgenstr 123:341–347

Gilbert JT (1960) Spontaneous rupture of hypernephroma simulating the acute surgical abdomen. Am Surg 26:136–140

Giordanengo G (1963) Traumatismi renali. Minerva Med 54:3509–3512

Gjindjian R (1973) Embolization by superselective arteriography from femoral route in neuroradiography. Review of 60 cases. I.: Techniques, indication, complications. Neuroradiology 6:20

Glenn JF, Harvard JF (1960) The injuried kidney. JAMA 173:1189–1195

Godde S (1974) Zur Indikation und Technik der Nierenteilresektion. Z Urol 67:449–455

Goldman HS, Freeman LM (1971) Radiographic and radioisotopic methods of evaluation of the kidney and urinary tract. Pediatr Clin North Am 18:409–434

Gottesman J, Orecklin J (1975) Post-traumatic haemoglobinurie. Br J Urol 47:362

Grablowsky OM (1970) Renal artery thrombosis following blunt trauma: report of four cases. Surgery 67:895–900

Grablowsky OM, Weichert RF, Schlegel JU, Goff JB (1970) Renal artery thrombosis following blunt trauma report of four cases. Surgery 67:895–900

Graham WH (1968) Injuries to the urogenital tract. Section of Urology 61:477–483

Grant RP, Gifford RW, Jun, Pudva WR, Meaney TF, Straffon RA, McCormack LJ (1971) Renal trauma and hypertension. Am J Cardiol 27:173–174

Grim CE, Mullins MF, Nilson JP, Ross G (1975) Unilateral "page kidney". Hypertension in a man. JAMA 281:42–45

Grimes O (1974) Traumatic injuries of the diaphragmatic hernia. Am J Surg 128:175–181

Guenther R, Jonas U, Jacobi G (1977) Nierenläsion bei translumbaler Aortographie und Therapie durch selektive Katheterembolisierung. Fortschr Roentgenstr 126:426–429

Guerrier K, Albert DJ, Mahoney SA, Izant RJ, Persky L (1969) Delayed nephrectomy after trauma. J Trauma 9:465–479

Guerriero W (1977) Penetrating renal injuries and the management of renal pedicle injury. Urol Clin N Am 4:3–12

Guerriero W, Carlton E, Scott R, Beall AC (1971) Renal pedicle injuries. J Trauma 11:53–62

Guerriero WG, Scott R, Joyce L (1972) Development of extracorporal renal perfusion as an adunction for bench renal surgery. J Urol 107:4–8

Gypser G, Pirker E (1972) Seltene Komplikationen bei abdominellen Angiographien nach Seldinger. Roentgenblaetter 25:133–139

Hackl A, Reinhofer E (1977) Trauma bei Nierenmißbildungen (Traumatische Läsion einer unilateralen asymmetrischen Verschmelzungsniere). Fortschr Roentgenstr 126:488–489

Härtel M, Fuchs WA, Wicky B (1972) Röntgendiagnostik des Nierentraumas. Fortschr Roentgenstr 116(1):109–119

Hai M, Pontes J, Pierce J (1977) Surgical management of major renal trauma: a review of 102 cases treated by conservative management. J Urol 118:7–9

Hall JW, Factor SM, Cerney JC (1972) Traumatic renal artery aneurysm in a solitary kidney. J Urol 107:17–20

Halpern M (1968) Angiography in renal trauma. Surg Clin N Am 48:1221–1233

Halpern M (1969) Spontaneous closure of traumatic renal arteriovenous fistulas. Am J Roentgenol 107:730

Hammann J, Spohn K (1971) Peritonitis nach stumpfen Verletzungen des Bauches. Chirurg 42:437–444

Harper A, Yune H, Franken E (1977) Spectrum of angiographically demonstrable renal pathology in young hypertensive patients. Radiology 123:141–146

Harpprecht K (1962) Nierenverletzungen. Zentralbl Chir 87(2):1418–1424

Hartung R, Eggers B (1976) Schwere isolierte Nierenruptur durch Sitzgurttrauma. Monatsschr Unfallheilkd 79:117–119

Hecker WC (1971) Intraabdominelle Organverletzungen bei stumpfen Bauchtraumen im Kindesalter. Münch Med Wochenschr 15:562–567

Heeb MA, Dupont J-R, Critchlow WC (1971) Complete avulsion of kidney into chest complicated by hypofibrinogenemia. Surgery 69:932–935

Heidler H, Hoeltl G (1975) Zur Frage der Organerhaltung bei dringlichen Operationen kongenital gestauter Nieren. Z Urol 68:117–120

Heinrichs H (1975) Posttraumatische Nierenveränderungen nach fakultativer konservativer Behandlung. Z Urol 68:833–840

Heinrichs L (1966) Verletzungen der Nierengefäße. Dtsch Z Ges Gerichtl Med 58:28–31

Heisterkamp CA, Simmons RL, Vernick J, Matsumoto T (1970) Solid organ injuries in Vietnam. Emergency hemostasis with n-butyl cyanoacrylate adhesive. Arch Surg 100:109–112

Helpap B, Breining H, Minderjahn A, Lymberopoulos S (1974) Die Wundheilung nach Kryonekrose an der Niere. Autoradiographische Untersuchungen mit 3H-Thymidin an der Ratte. Virchows Arch [Pathol Anat] 363:123–133

Hemmer R (1961) Stumpfe Nierenverletzung und Hirnödem. Monatsschr Unfallheilkd 64:264–269

Herschmann A, Klein M, Blumberg A (1971) Spontaneous disappearance of iatrogenic renal arterio-venous fistula: report of a case. J Urol 105:4–6

Hessel SJ, Smith EH (1974) A comprehensive review and radiologic assessment. CRC Crit Rev Clin Radiol Nucl Med 5:251–293

Hicks C, Lewis E (1977) Traumatic rupture of horseshoe kidney. J Trauma 17:158 160

Hienzsch E, Gessner J (1958) Über die Behandlung frischer Nierenverletzungen. Zentralbl Chir 2:94–100

Hierholzer G, Rehn J (1964) Perirenale Nierenzyste nach stumpfem Nierentrauma. Monatsschr Unfallheilkd 67:272

Hoch W (1974) Supravesical urinary fistulas after transplantation. Surg Gynecol Obstet 139:82–86

Hodges V, Gilbert DR, Scott WW (1951) Renal trauma: a study of 71 cases. J Urol 66:627–637

Hodson CJ (1968) Obstructive atrophy of the kidney. Proc R Soc Med 61:32–34

Hoeltl G, Wiltschke H (1976) Diagnose und Therapie der Nierentraumen im Kindesalter. Paediatr Paedol 11:605–612

Hoffmann R, Stieper K, Johnson R, Belzer F (1974) Renal ischemic tolerance. Arch Surg 109:550–551

Holcroft JW, Trunkey DD, Minagi H, Korobkin MT, Lim RC (1975) Renal trauma and retroperitoneal hematomas – indication or exploration. J Trauma 15:1045–1052

Hopkins T, Klein L (1975) Disruption of the renal pelvis by blunt trauma. J Trauma 15:250–254

Horvath F, Kakosy T, Toht J (1974) Reversible Ektasie des Nierenhohlsystems traumatischer Ätiologie. Fortschr. Roentgenstr 120:754–756

Houston HE, Gilbaugh JH, Wallace RB (1968) Traumatic transection of a horseshoe kidney. Mayo Clin Proc 43:444–448

Hubmer G, Pirker E (1966) Krankhaft veränderte Nieren. Chirurg 37:370–372

Hübner W (1970) Typische Komplikationen und therapeutisches Vorgehen beim posttraumatischen akuten Nierenversagen. Med Welt 21:1873–1875

Hutter K (1940) Sport- und Nierenverletzungen. Vortrag gehalten in der Wien Med Gesellschaft am 26.1.1940

Hvezdoslav S (1971) Closed renal injury in children. Sb Ved Pr Lek Fak Karlovy Univ (Sppl) 14:437–443

Irmisch GW (1960) Conservative management of renal injuries. J Int Coll Surg 33:300–305

Iswariah JD, Kittredge RD, Draper JW (1966) Aortography as an adjunct in diagnosis and treatment of renal trauma: experimental observations. J Urol 95:146–153

Jaffe JW, Persky L, Downs TD (1968) Parenteral therapy in the management of mechanical renal trauma. J Urol 100:133–139

Jagger PI, Braunwald E (1977) Hypertensive vascular disease. In: Harrison's Principles of Internal Medicine, 8th edn. McGraw-Hill Kogakusha, Tokyo, pp 1307–1318

Jahnke RW, Messing EM, Spellman MC (1976) Hypertension and post-traumatic renal arteriovenous fistula: demonstration of unilaterally elevated renin secretion. J Urol 116:646–647

Jakse G, Madersbacher H (1976) Das Nierentrauma. Eine häufige Wintersportverletzung. ZFA (Stuttgart) 52:1427–1429

Jakse G, Madersbacher H (1977) Wintersportverletzungen des Urogenitaltraktes. Urologe [A] 16:315–319

Jakse G, Marberger M, Hohenfellner R (1978) Iatrogene Harnleiterverletzungen nach Operationen im kleinen Becken – therapeutische Richtlinien. Urologe [A] 17:286–291

Jellinghaus W, Schröder F (1974) Ureterabriß nach stumpfem Bauchtrauma. Urologe [A] 13:138–140

Jenkins CK (1968) Renal trauma. JAMA 203:1060–1061

Jenkins D, Gupta K (1976) Complete avulsion of the renal pedicle due to blunt injury to abdomen. Br J Urol 48:12

Jevtich MJ, Montero G (1969) Injuries to renal vessels by blunt trauma in children. J Urol 102:493–496

Johnson EW, Nguyen VV (1970) Internal injuries associated with fractures. Minn Med (St Paul) 53:981–986

Joost J, Decristoforo A, Marberger H (1977) Iatrogene und nicht iatrogene Harnleiterverletzungen in 12 Jahren. Verh-Ber 18. Tag Österr Ges Chirurg. Buch- u. Offsetdruck Dorrong, Graz, S 181–184

Jung HP, Roth H (1972) Verletzungen der Nieren und der ableitenden Harnwege. Helv Chir Acta 39:113–120

Kahlstorf J, Timm K, Haacke W (1973) Infusionsurographie mit Extravasatbildung bei Abflußhindernissen. Roentgenblaetter 26:228–233

Kalish M, Greenbaum L, Silver S, Goldstein H (1974) Traumatic renal hemorrhage treatment by arterial embolization. J Urol 112:138–141

Kaufman JJ, Brosman SA (1972) Blunt injuries of the genito-urinary tract. Surg Clin N Am 52:747–749

Kazmin MH, Brosman SA, Cockett ATK (1969) Diagnosis and early management of renal trauma: a study of 120 patients. J Urol 101:783–785

Kazmin MH, Swanson LE, Cockett ATK (1967) Renal scan: the test of choice in renal trauma. J Urol 97:189–195

Keller H, Will C (1974) Arteriovenöse Nierenfistel nach perkutaner Nierenbiopsie. Fortschr Roentgenstr 121:525–527

Kiracofe H, Peterson N (1975) Massive postpartum right renal hemorrhage. J Urol 133:747–749

Kleiman AH (1960) Athlete's kidney. J Urol 83:321–329

Kleinknecht D, Jungers P, Chanard J, Barbanel C, Ganeval D (1972) Uremic and nonuremic complications in acute renal failure: evaluation of early and frequent dialysis on prognosis. Kidney Int 1:190–196

Koehler P, Kyaw M (1975) Haematuria. Med Clin North Am 59:201–232

Koelmeyer T, Ferguson R, Nicholls S (1977) Pararenal pseudocyst. J Trauma 17:151–154

Koenigsberger M, Blaufox MD, Freeman LM (1974) Traumatic injuries of the renal vasculature and parenchyme. Semin Nucl Med 4:117–132

Könn G, Meiser S (1968) Zur morphologischen Pathologie traumatischer Nierenverletzungen und ihrer Spätfolgen. Beitr Pathol Anat 137:350–372

Körner D (1970) Aussprache über Spätfolgen nach stumpfen Nierenverletzungen. Hefte Unfallheilkd 107:108–115

Koskela E, Kairalouoma M, Ala-Ketola L, Koskela B, Konturri M, Larmi T (1977) Immediate surgical treatment of major renal trauma. Ann Chir Gynaecol 66:144–149

Krumhaar D, Sievers H, Hecker WD (1969) Organverletzungen bei stumpfem Bauchtrauma im Kindesalter. Monatsschr Unfallheilkd 72:234

Kuffer F, Fuchs WA, Bettex M (1970) Die Nierenangiographie im Kindesalter. Helv Paediatr Acta 3:224–233

Kunze D, Murhen JD (1974) Somatogramm für Knaben und Mädchen. Kinderpoliklinik der Universität München

Lahoda F (1971) Untersuchungen zur Ultraschalltomographie stumpfer Bauchverletzungen. Biomed Tech (Berlin) 16:220–222

Lamarque JL, Ginestie JF, Jaspart W, Senac JP, Grasset D (1971) Apport de l'arteriographie sélective au diagnostic des traumatismes du rein. Ann Radiol 14:27–36

Lamesch A (1968) Der Hochdruck als Spätkomplikation stumpfer Nierenverletzungen im Kindesalter. Bull Soc Sci Med Grand Duche Luxemb 105:882–883

Lang E (1975) Arteriography in the assessment of renal trauma. The impact of arteriographic diagnosis on preservation of renal function and parenchyma. J Trauma 15:553–566

Lang E (1976) The role of arteriography in trauma. Radiol Clin North Am 14:353–370

Lang EK, Trichel BE, Turner RW, Fontenot RA, Johnson B, Martin ECS (1971) Arteriographic assessment of injury resulting from renal trauma. An analysis of 74 patients. J Urol 106:1–8

Lang EK, Trichel BE, Turner RW, Fontenot RA, Johnson B, Martin ECS (1971b) Renal arteriography in the assessment of renal trauma. Radiology 98:103–112

Lange J, Etcheverry M, Ducros E, Lange D (1963) Un cas d'anévrysme artérioso-veineux intra-rénal après contusion du rein. J Urol Nephrol (Paris) 69:293–298

Laungani G, Beyer M, Friedman E (1975) Epsilon-aminocaproic acid in traumatic renal hematuria in the rabbit. Invest Urol 12:458–460

Leandoer JL, Tremann JA, Oishi RH, Marchioro TL (1972) Bilateral renal artery thrombosis following blunt trauma: report of two cases. J Trauma 12:166–169

Lenz P, Meridies R (1971) Unfallbedingte, einseitige Nierenthrombose mit akuter Hypertonie. Monatsschr Unfallheilkd 74:338–341

Lichtenheld FR, Franlin SS, Serenati QJ (1961) Renal infarction due to trauma. J Urol 85:710–713

Lick RF, Brückner W, Beck O (1966) Histomorphologische Untersuchungen zur Heilung von geklebten Wunden im Tierexperiment. Langenbecks Arch Klin Chir 315:163–172

Lilly J, Pfister R, Putnam C, Kosloske A, Starzl T (1975) Bench surgery and renal autotransplantation in the pediatric patient. J Pediatr Surg 10:623–630

Lim RC, Glickman MG, Hunt TH (1972) Angiography in patients with blunt trauma to the chest and abdomen. Surg Clin North Am 52:551–565

Lim R, Trunkey D, Blaisdell F (1974) Acute abdominal aortic injury: an analysis of operative and postoperative management. Arch Surg 109:706–711

Linke CA, Frank IN, Young LW, Lockett ATK (1972) Renal trauma in children. NY State J Med 72:2414

Lipsky H, Petritsch P (1977) Die Verletzung des Harnleiters durch äußeres Trauma. Verh-Ber 18. Tag Österr Ges Chirurg. Buch- u. Offsetdruck Dorrong, Graz, S 174–177

Lison A, Baackmann G, Losse H (1975) Blutdruckverhalten nach experimentellem Nierentrauma beim Kaninchen. Med Welt 26:1648–1650

Lison A, Henning S, Losse H (1976) Langzeitstudie der Nierenfunktion bei Kaninchen nach einseitigen Nierentraumata. Med Welt 27:1336–1338

Løkkegaard H, Fredens M (1968) Complete avulsion of the renal pedicle due to nonpenetrating trauma. Acta Chir Scand 134:89–81

Longstreth PL, Korobkin M (1976) Intrarenal arterial aneurysms. CRC Crit Rev Clin Radiol Nucl Med 8:129–151

Longstreth PL, Korobkin M, Palubinskas AJ (1974) Renal microaneurysms in a patient with systemic lupus erythematosus. Radiology 111:65–66

Lopez F (1971) Pelvicalyceal extravasations. Am J Roentgenol 112:593–599

Lucey DT, Smith MJV, Koontz WW (1971) A plea for the conservative treatment of renal injuries. J Trauma 11:306–316

Lucey DT, Smith MJV, Koontz WW (1972) Modern trends in the management of urologic trauma. J Urol 107:641–646

Ludgate C, Watson G (1976) Unilateral renal hypertension following major trauma. Br J Urol 48:362

Lutzeyer W (1968) Traumatologie der Niere und oberen Harnwege. Akt Chir 3:19–30

Lutzeyer W (1970) Diagnose und Behandlung der stumpfen Nierenverletzungen. Hefte Unfallheilkd 107:83–87

Lutzeyer W (1973) Verletzungen. In: Alken CE, Staehler W (Hrsg) Klinische Urologie. Thieme, Stuttgart, S 460

Lynch KM (1948) Management of the injured kidney: preliminary report. J Urol 61:371

Mabley JE (1969) Renal trauma. J Arkansas Med Soc 65:442–443

MacPherson RI, Decter A (1971) Pediatric renal trauma. J Can Assoc Radiol 22:10–21

Mäder H (1958) Kombinierte Milz-Nierenverletzungen. Wien Med Wochenschr 45/46:984–990

Mahoney SA, Persky L (1968) Intravenous drip nephrotomography as an adjunct in the evaluation of renal injury. J Urol 99:513–516

Maling TJ, Little PJ, Maling TM, Gunesekera M, Bailey RR (1976) Renal trauma and persistent hypertension. Nephron 16:173–180

Malter IJ, Stanley RJ (1972) The intrathoracic kidney: with a reviev of the literature. J Urol 107:538–541

Maranta E, Schnauder A (1964) Angiographie und Nierentrauma. Schweiz Med Wochenschr 94:1484–1490

Marberger H (1968) Verletzungen des Harntraktes. Chirurg 39:548–553

Marberger H (1976) Trauma to the urinary tract. Br J Urol 48:145

Margreiter R, Weissteiner G, Reisegger W (1976) Über ein schweres Nierentrauma durch Sicherheitsgurt. Zentralbl Chir. 101:998–1000

Marshall F, Hendren W, Nason H (1977) Severe blunt trauma of upper urinary and intestinal tracts in a child. J Urol 118:315–318

Marshall WH, Castellino RA (1971) Hypertension produced by constricting renal lesions. Diagnostic Rad 101:561–565

Massobrio E, Migliardi L, Banchieri FR, Boglione G Trattamento chirurgico conservativo di una rare lesione traumatica del giunto pielo-ureterale. Minerva Urol 21:217–221

Massumi RA, Andrade A, Kramer N (1969) Arterial hypertension in traumatic subcapsular perirenal hematoma (Page kindey). Am J Med 46:635–639

Matsaniotis N, Bastis-Maounis B, Balas P (1966) Traumatic renal hypertension corrected by nephrectomy in a child. Helv Paediatr Acta 5:483–485

Maurer P, Mutzenbacher P (1969) Behandlung schwerer Nierenverletzungen. Münch Med Wochenschr 42:2179–2183

May F (1960) Die Nierenverletzungen. Acta Urol Belg 28:103–105

May P, Braedel H-U, König K, Oberhausen E (1971) Nuklearmedizinische Verlaufskontrolle nach Nierentraumen. Urologe [A]10:276–279

Mayer P (1965) Nierenverletzungen durch Therapie. Ein Beitrag zur Differentialdiagnose von Nierentumoren. Med Welt 19:1038

McCagne EJ, (1950) Renal trauma: conservative management. J Urol 63:773

McDougal WS, Persky L (1972) Traumatic and spontaneous pyeloduodenal fistula. J Trauma 12:665–670

McEwen DA, Alfidi RJ, Stewart BH (1971) Traumatic renal sequestration with segmental hydronephrosis: report of a case. J Urol 106:475–477

Mebel M, Braun E, Schoenberger B (1975) Notfallsituationen in der Urologie. Z Aerztl Fortbild (Jena) 69:431–436

Mendez R (1977) Renal trauma. J Urol 118:698–703

Meridies R, Lenz P (1975) Traumatisch bedingte Nierenläsionen. Diagnostik 8:363–366

Merkel FK, Sako Y (1970) Surgical treatment for traumatic renal arteriovenous fistulas. Arch Surg 101:438–441

Merritt BA, Middleton RG (1972) Repair of a huge renal arteriovenous aneurysm with preservation of the kidney. J Urol 107:521–523

Mertz JHO, Wishard WN, Nourse MH, Mertz HO (1963) Injury to the kidney in children. JAMA 183:730

Meyer-Fürst P, Wirth W (1966) Zur Diagnose des Ausmaßes einer stumpfen Nierenverletzung. Schweiz Med Wochenschr 96:568–569

Mickenzie DJ (1970) Injury to the kidney and urinary bladder in blunt abdominal trauma. JAMA (Georgia) 59:290–291

Miller JA, Cordonnier JJ (1949) Spontaneous perirenal hematoma associated with hypertension. J Urol 62:13–17

Miller RC, Sterioff S, Drucker WR, Persky L, Wright HK, Davis JH (1966) The incidental discovery of occult abdominal tumors in children following blunt abdominal trauma. J Trauma 6:99

Mitchell JP (1971) Trauma to the urinary tract. Br Med J 5:567–573

Molnar S (1965) Nieren- und Harnleiterverletzungen bei Straßenverkehrsunfällen. Chir Prax 9:621–632

Monoley GE (1970) Avulsion of the renal pelvis treated by uretero-calycostoma. Br J Urol 42:519–521

Morse T (1975) Renal injuries. Pediatr Clin North Am 22:379–391

Morse T, Smith JP, Howard WHR, Rowe MI (1967) Kidney injuries in children. J Urol 98:539–548

Morrow JW, Mendez R (1970) Renal trauma. J Urol 104:649–653

Moser H (1953) Ein Beitrag zur Frage der Indikationsstellung bei frischen Nierenverletzungen. Wien Klin Wochenschr 65:125–128

Moss D, Freeman R (1977) Renal arteriography and the management of severe closed renal trauma. Aust NZ J Med 47:462–470

Moss M, Meng C, Elkin M (1976) Epinephrine in the angiographic evaluation of experimental kidney trauma. Acta Radiol (Stockh) 17:805–812

Moulonguet A, Dufour B (1970) Fistules artério-veineuses rénales traumatiques. J Urol Nephrol (Paris) 76:221–229

Murphy JJ, Glantz W, Schoenberg HW (1961) The healing of renal wounds. III: A comparison of electrocoagulation and suture ligation for hemostasis in partial nephrectomy. J Urol 85:882–883

Nagel M, Junghanns K, Encke A (1977) Das stumpfe und penetrierende Bauchtrauma.

In: Chirurgie der Gegenwart, 31. Lieferung (zu Bd 4a und 5). Urban & Schwarzenberg, München Wien Baltimore, S 1–87

Naidich J, Naidich T, Publowski R, Waldbaum R, Hyman R, Stein H (1977) Angiographic patterns of posttraumatic renal scarring. Am J Roentgenol 128:729–732

Nation EF, Massey BD (1963) Renal trauma: experience with 258 cases. J Urol 89:775–778

Neff G (1959) Kombinierte Milz-Nieren-Ruptur. Helv Chir Acta 3:230–237

Nelson R, Sullivan M, Richter J, Russo M (1976) Complete avulsion of the renal pedicle with survival: case reports and literature review. J Trauma 16:157–162

Nordquist R, Bell R, Sinclair R, Keyl M (1947) The distribution and ultrastructure of renal lymphatic vessels. Lymphology 7:32–36

Nothway JD (1971) Hematuria in children. J Pediatr 78:381–396

Nourse MH (1959) Treatment of kidney trauma. West J Surg Obstet Gynec, Sept–Oct 1959, 283–284

Nunn I (1962) The management of closed renal injury. Aust NZ J Surg 31:263

O'Brien DP, Parrott TS (1974) Renal arteriovenous fistulas. Surg Gynecol Obstet 139:739–743

Oettinger C, Clark R (1975) Transient obstructive uropathy complicating percoutaneous renal biosy. Arch Intern Med 135:1607–1609

Olsson O, Lunderquist A (1963) Angiography in renal trauma. Acta Radiol 1:1–20

Orkin LA (1950) Evaluation of the merits of cystoscopy and retrograde pyelography in the management of renal trauma. J Urol 63:9–24

Ormrod D, Miller T, Stewart E (1977) Detection of renal infection by gallium 67 localization: an experimental evaluation. Kidney Int 12:157–163

Osborne CA, Low DG (1971) Iatrogenic lesions in serial renal biosy samples. J Urol 106:805–809

Osias M, Hale S, Lytton B (1976) The management of renal injuries. J Trauma 16:954–957

Otto H, Brechmer B (1977) Röntgenologische Befunde schwerer Nierenverletzungen im Kindesalter. Fortschr Roentgenstr 127:442–447

Pagliere H, Scorticatti CH, Soldano EO (1966) Litiasis renal posttraumarica en un adolescente. Rev Argent Urol 35:203–205

Payer J, Stojikovic J, Rudolf V (1969) Die geburtstraumatische Nierenruptur beim Neugeborenen. Urol Int 24:58–65

Perez-Rodrigues J, Quero J, Frias E, Ome'Naca F, Martinez A (1978) Duodenal perforation in a neonate by a tube of silicone rubber during transpyloric feeding. J Pediatr 92:113–114

Perelman V, Stepanov V (1974) Multizystische Niere (Mitteilung über 4 Beobachtungen bei Erwachsenen). Radiol Diagn (Berl) 15:755–765

Persky L (1976) How they handle renal injuries at case western reserve. Med Times East Stroudsburg 104:65–69

Persky L, Forsythe WE (1962) Renal trauma in childhood. JAMA 182:129–132

Petereit MF (1972) Radiologic case presentation Nr. 9 South Dakota. J Med 25:32–33

Peters P, Bright T (1976) Management of trauma to the urinary tract. Adv Surg 10:197–244

Peterson NE (1977) Intermediate degree blunt renal trauma. J Trauma 17:424–435

Peterson NE, Kirakofe LH (1974) Renal trauma. When to operate. Urology 3:537–543

Peterson NE, Stables DP (1974) Angiography and penetrating renal trauma. Urology 3:528–529

Peterson NE, Stables DP (1977) Blunt renal injuries of intermediate degree. Urology 9:11–16

Petkovic S (1951) Der physiologisch indifferente maligne Nebennierentumor. J Urol Fr 57:H 10, 630

Petritsch P, Lipsky H, Hoellerl G, Maehring M (1976) Das stumpfe Nierentrauma: Diagnostik, Therapie und mögliche Komplikationen. Chirurg 47:83–87

Petry JL (1974) Traumatic avulsion of the renal pelvis: Repair with capsular flap. J Urol 112:308–312

Pierre-Louis C (1977) Case profile: angiographic view of delayed subcapsular hematoma after renal trauma. Urology 9:579

Pillet J, Rognon L, Albaret P, Rouleau P (1974) Avulsion bilatérale des pédicules rénaux-par traumatisme fermé. Chirurgie 100:441–446

Pinet DA, Archimbaud J-P, Leriche A, Ejaz M (1976) Diagnostic des hematuries chirurgicales d'origine haute chez l'adulte. Rev Brat 26:1081–1094

Pokorny L, Lelek I (1967) Renal injury after experimental aortography. Acta Chir Acad Sci Hung 8:11–15

Potempa J (1967) Die organerhaltende chirurgische Therapie der Nierenquerruptur. Urologe 6:331–337

Potempa J (1968) Die operative Technik bei der organerhaltenden chirurgischen Therapie der Nierenquerruptur. Chirurg 39:562–565

Potempa J, Wenz W (1968) Die Indikationsstellung zur konservativen und operativen Behandlung geschlossener Nierenverletzungen. Langenbecks Arch Klin Chir 321:149–170

Priestley JT (1939) Renal trauma. Mayo Clin Proc 24:1033–1039

Prince JC, Pearlman CK (1969) Thrombosis to the renal artery secondary to trauma. J Urol 102:670–674

Pryor J, Williams J (1975) A study of 137 cases of renal trauma. Br J Urol 47:45–49

Pueschel R (1975) Therapeutische Probleme beim Verschüttungstrauma (Fallbericht). Prakt Anaesth 10:149–151

Rao K, Sharpe V (1977) Significance of unilateral diminished activity in renal scanning. Can J Surg 20:245–248

Ravich L (1961) Rupture of the kidney in the newborn infant. NY State J Med 15:2822–2824

Reckling W, Hermreck AS (1972) Abdominal trauma with hematuria. J Kans Med Soc 73:20–23

Redman HC, Reuter SR, Bookstein JJ (1969) Angiography in abdominal trauma. Ann Surg 169:57–66

Redman JF (1977) Traumatic renal injuries in pregnancy. J Urol 118:845–846

Reisegger W, Stampfel G (1976) Angiographische Untersuchungen nach stumpfem Bauchtrauma beim Wintersport. ZFA (Stuttgart) 52:1424–1426

Reiss MD (1967) Traumatic rupture of renal cortical cyst into the calyceal system. The department of rad. Sinai Hospital, Baltimore, Maryland, Nov. 1967, S 696–699

Reuter S, Chuang V (1974) Control of abdominal bleeding with autogenous embolized material. Radiologe 14:86 91

Revol M (1975) Rupture traumatique de l'uretère sous-pyélique chez l'enfant. J Urol Nephrol (Paris) 81:579–581

Ribet M, Voisin C, Lekieffre J, Remy J, Callefe R, Tonnel A (1974) Hernie diaphragmatique traumatique du rein gauche avec hypertension artérielle. Chirurgie 100:237–242

Richman S, Green W, Kroll R, Casarella W (1977) Superselective transcatheter embolization of traumatic renal hemorrhage. Am J Roentgenol 128:843–844

Richter W (1967) Thoraximpression und begleitende Organverletzungen. Munch Med Wochenschr 47:2480–2489

Rigby MR, MacEwan DW (1976) Urography during pregnancy. J Can Assoc Radiol 27:227–231

Rodeck G, Knappe J (1959) Zur Behandlung stumpfer Nierenverletzungen und ihrer Folgezustände. Dtsch Med Wochenschr 84:603–612

Röhl L (1971) Vascular surgery in urology. Proc R Soc Med 64:589–594

Rohner TJ Jr (1971) Experience with renal injuries from penetrating trauma in vietnam. J Trauma 11:118–121

Ross R, Ackermann E, Pierce JM (1970) Traumatic subintimal hemorrhage of the renal artery. J Urol 104:11–15

Rothfeld S, Stein H (1972) Renal trauma in children: Angiography as an aid to treatment. Angiology 23:415–426

Rothwell D (1976) Proceedings: The surgical implications of vascular anastomoses in the kindey. Br J Urol 48:154

Rous SN (1972) The value of serial selective renal angiography in the delayed management of renal trauma. J Urol 107:345–347

Rousseau J, Dupuy JP, Comte B, Olivier JP (1971) Intérêt de la radiologie dans les traumatismes du rein. J Radiol Electrol 52:624–626

Roy A (1974) Abdominal injuries. Brit Med J 4:335–336

Rubin S, Lambie R, Herman E, Waldman N, Leonidas J (1974) Radiologic problem case. Mo Med 71:272–275

Rutishauser G (1975) Das akute Abdomen aus urologischer Sicht. Wien Med Wochenschr 125:112–116

Salvatierra O Jr, Rigdon WO, Norris DM, Brady TW (1969) Vietnam experience with 252 urological war injuries. J Urol 101:615–620

Samuels LD, Smith JP (1968) Kidney scanning in pediatric renal trauma. J Trauma 8:583–593

Schärli A, Bettex M (1967) Verletzungen der Niere im Kindesalter. Paediat Prax 6:65–74

Schiff M, McGuire E, Webster J (1975) Successful management of caliceal fistulas following renal transplantation. Arch Surg 110:1129–1132

Schiller M, Harris BH, Samuels LD, Clatworthy BW, Morse T (1972) Diagnosis of experimental renal trauma. J Pediatr Surg 7:187–193

Schmid L (1970) Kidney lesions in boxing. J Sport Med 21:265–268

Schmiedt E (1963) Unfallverletzungen der Harnorgane. Med Klin 8:315–319

Schmiedt E (1967) Beurteilung und Behandlung von Unfallverletzungen der Harnorgane. Langenbecks Arch Klin Chir 322:300–308

Schmiedt E (1971) Verletzungen der Harnwege nach stumpfem Bauchtrauma. Chirurg 42:452–457

Schoenberg H, Gregory J (1975) Delayed flank approach to isolated trauma in children. J Pediatr Surg 10:525–530

Schönenberger R, Brien G (1975) Verletzungen der Niere und des Harnleiters. Z Urol 68:289–292

Scholl A, Nation E (1970) Injuries of the kidney. In: Campbell MF, Harrison JH (eds) Urology, 3rd edn, vol 1, chap 20. WB Saunders Co, Philadelphia, p 885

Schramm W (1971) Über die Indikation zur Nephrektomie nach stumpfen Nierentraumen. Hefte Unfallheilkd 107:107–108

Schröter R, Precht K, Böck G (1964) Totale einseitige Nierenverkalkung nach Trauma. Z Inn Med 19:605–607

Schwartz SI, Adams UT, Cockett ATK, Morton JH (1971) Blunt trauma to the upper abdomen. Surg Annu 3:273–303

Scorticatti C, Soldano E (1966) Ureteronephrectomia total extraperitoneal par incision unica anterior. Rev Argent Urol 34:489–494

Scott R (1974) Transperitoneal approach to renal pedicle. Urology 4:223

Scott R, Carlton CE, Ashmore AJ, Duke HH (1963) Initial management of non-penetrating renal injuries. Clinical review of 111 cases. J Urol 90:535

Scott R, Carlton E, Goldmann M (1968) Penetrating injuries to the kidney: an analysis of 181 patients. Trans Am Assoc Genitourin Surg 60:168–177

Scott R, Carlton CE, Goldman M (1969) Penetrating injuries of the kidney: an analysis of 181 patients. J Urol 101:247–253

Scott R, Yune H, Weinberger M (1976) Page kidney: an unusual cause of hypertension. Radiology 119:547–548

Selokowitz S (1977) Penetrating high-velocity genitourinary injuries. Part I. Statistics mecanisms and renal wounds. Urology 9:371–376

Silber S (1975) Proceedings: Treatment of renal trauma by angiographic injection of autologous clot. Br J Urol 47:232

Silber S (1976) Treatment of hemorrhage from renal trauma by angiographic injection of clot. J Urol 116:15–19

Sinclair MC, Moore TC (1974) Major surgery for abdominal and thoracic trauma in childhood and adolescence. J Pediatr Surg 9:155–162

Slade N (1971) Management of closed renal injuries. Br J Urol 43:639–645

Smalley RH, Banowsky LHW (1971) Evaluation of renal trauma by infusion urography. J Urol 105:620–622

Smith J, O'Flynn J (1977) Closed renal trauma. Br J Surg 64:753–755

Smith MJV, Seidel RF, Bonacarti AF (1966) Accident trauma to the kidneys in children. J Urol 96:845–847

Sohlheim K, Resch F, Kordt KF (1972) Closed renal injuries. Injury 3:185–195

Spark R, Berg S (1976) Renal trauma and hypertension: the role of renin. Arch Intern Med 136:1097–1100

Spence HM, Baird SS, Ware EW (1954) Management of kidney injuries. JAMA 154:198–202

Stables D (1976) Unilateral absence of excretion at urography after abdominal trauma. Radiology 121:609–615

Stahn V (1970) Beitrag zur Diagnostik der traumatischen Nierenschäden. Roentgenblaetter 23:340–345

Stange H-H, Krüger W (19) Ein Beitrag zur Nierenverletzung mit ausgedehnter Hämatovesika am Ende der Schwangerschaft. Geburtshilfe u. Gynäkologie 156:224–227

Steg A (1967) Les contusions du rein chez les polytraumatisés. Ann Chir 21:615–619

Steiner G (1966) Die Nierenruptur unter besonderer Berücksichtigung abdomineller Begleitverletzungen. Zentralbl Chir 91:1835–1839

Stellamor K, Struhal G, Erben W (1977) Harnfluß aus dem Nierenbecken in den sinösen und peripelvinen Raum. Fortschr Roentgenstr 126:592–593

Stern L, Langford C, Grossman BJ (1970) Extravasation of urine. Am J Dis Child 119:88–90

Stevenson H, Wilson W (1975) Surgery of violence. VII. Gunshot wounds of the trunk. Br Med J 1:728–830

Strimer R, Richardson J (1975) Adenocarcinoma of kidney in a child. Tumor rupture following trauma. Urology 5:649–651

Suermondt W, Ijdens J (1953) Renal injuries. Arch Chir Neerl 5:52–58

Tavendran A, Vijayaragavan A, Rasaretnam R (1975) Selective surgery for abdominal stab wounds. Br J Surg 62:750–752

Teichmann HH (1965) Verletzungen der Niere. In: Böttger G (Hrsg) Traumatologie in der chirurgischen Praxis, Bd VIII. Springer, Berlin Heidelberg New York, S 358–362

Tenser T, Ross L (1975) Traumatic veno-caliceal fistula in a solitary kidney. J Urol 113:856–859

Thiel KH, Siemensen H, Rathert P, Wiese J, Saager HJ (1966) Acrylatklebstoffe in der Nierentraumatologie. Langenbecks Arch Chir 314:62–77

Thompson I (1977) Expectant management of blunt renal trauma. Urol Clin North Am 4:29–32

Thompson I, Latourette H, Montie J, Ross G (1977) Results of operative management of blunt renal trauma. J Urol 118:522–524

Tocci P, Lankford R, Lynne C (1975) Spontaneous rupture of the kidney secondary to polyarteriitis nodosa. J Urol 113:860–863

Tongio J, Masson JC, Bollack C, Warter P (1971) L'arteriographie des traumatismes du rein: données morphologiques et déductions thérapeutiques. J Radiol Electrol 52:981–788

Torgman YE, Badran I (1967) Closed renal injuries. J Egypt Med Assoc 50:221–224

Truss F (1973) Experimental investigation of the relationship between operative technique and renal parenchymal injuries. Urol Res 1:127–130

Tschaeppeler H, Fuchs W (1977) Angiografische Diagnostik bei Abdominaltraumen im Kindesalter. Roentgenblaetter 30:302–308

Vahlensieck W (1971) Urologische Diagnostik und Therapie bei Unfallverletzten. Aktuel Traumatologie 1:33–41

Valentin F, Gillet JM, Lhoumeau D, Broussin J (1975) Analyse critique de l'angiographie en traumatologie rénale. J Radiol Electrol 56:887–890

Varga B (1969) Über traumatisch bedingte Nekrotisierung der Niere. Z Urol 62:249–254

Vermillion C, McLaughlin A, Pfister R (1971) Management of blunt renal trauma. J Urol 106:478–484

Veroux G, Rasa G, Nicotra P, Acquavia A, Cannizzaro M, Petralia V, Amodeo C (1977) Closed renal trauma. Int Surg 62:155–160

Vogler E, Bergman M (1963) Angiographie bei stumpfen Nierentraumen. Roentgenfortschritte 96:675–685

Wagenknecht L (1977) Urologische Aspekte bei retroperitonealem Hämatom. Urologe [A]16:9–14

Ward-McQuaid JN (1969) Massive trunk injuries. Proc R Soc Med 62:250–253

Waterhouse K, Gross M (1968) Trauma to the genitourinary tract: a 5-year experience with 251 cases. Trans Am Assoc Genitourin Surg 60:168–177

Waterhouse K, Gross M (1969) Trauma to the genitourinary tract: a 5 year experience with 251 cases. J Urol 101:242–246

Watkins JP, Hirsh JS, Armour TD (1967) Traumatic severance of renal pedicle without death. J Urol 98:167–168

Wein A (1977) Controversial aspects of blunt renal trauma. J Trauma 17:662–666

Weissbach L, Tuemmers H, Buecheler E (1975) Klinische und röntgenologische Maskierung maligner Nierentumoren. Z Urol 68:99–106

Whitney RF, Peterson NE (1976) Penetrating renal injuries. Urology 7:7–11

Wille-Baumkauff H (1950) Zur Röntgenuntersuchung bei Nierenverletzungen. Monatsschr Unfallheilkd 53:289–300

Williams J (1976) Radiology now. Renal trauma: the place of arteriography. Br J Radiol 49:743–744

Wolf-Buer F (1960) Klinik und Behandlung von Nierenverletzungen. Langebecks Arch Klin Chir 295:542–552

Woodruff JH Jr, Cockett ATK, Cannon R, Swanson LE (1967) Radiologic aspects of renal trauma with the emphasis on arteriography and renal isotope scanning. J Urol 97:184–188

Zalaudek G, Kronberger L, Steindorfer P (1977) Die Verletzungsmöglichkeiten des Ureters bei abdominellen Eingriffen. Verh-Ber 18. Tag Österr Ges Chir 19.–21.5.1977 in Graz

Zimmermann SJ, Radding RS (1961) Hypertension due to trauma of the kidney. N Engl J Med 264:238–240

2. Spezielle radiologische Untersuchungsverfahren bei Nierenverletzungen*

H.U. Braedel

Mit 16 Abbildungen

A. Einleitung

Die *radiologisch-urologische Basisuntersuchung,* das *Urogramm* einschließlich Abdomenleeraufnahme, gegebenenfalls mit seinen Modifikationen Infusions-, Veratmungsurogramm und Tomographie, gibt bei Nierentraumen gröbere Parenchymdefekte u.a. durch Kontrastmittelaustritte (Abb. 2b, 11e) sowie gleichzeitige Verletzungen des Nierenbeckenkelchsystems oder Einblutungen in dieses an entsprechenden Ausfällen zu erkennen. Lageänderungen der Niere und Randunschärfen weisen auf größere Hämatome, fehlende Parenchymanfärbung des Gesamtorgans und ausbleibende Kontrastmittelausscheidung auf Verletzungen am Nierenstiel hin. In letzterem Falle (Schweregrad III = critical injuries gemäß der Einteilung nach Hodges (1951) sowie meist bei Schweregrad II (major injuries) ist zusätzlich zum Urogramm die Niere*angiographie* oft aus Diagnostik und Therapieplanung nicht mehr fortzudenken (Olsson u. Lunderquist 1963; Vogler u. Bergmann 1963). Vermutete Verletzungen oder Thrombosierungen der Nierenvenen können Anlaß zur *Phlebographie* sein (Braedel u. Moeller 1974).

Leichtere Parenchymläsionen (Schweregrad I = minor injuries) führen in der Mehrzahl urographisch kaum zu Veränderungen oder lediglich zu einer flaueren Nierenbeckenkelchkontrastierung. Wenn Koagel Teile des Nierenbeckenkelchsystems verstopfen, kann ein größeres Nierentrauma vorgetäuscht werden, der klinische Befund wird in diesen Fällen jedoch meist eine Fehleinschätzung verhindern, die Durchführung einer Angiographie erübrigt sich. Zur weiteren Diagnostik bieten sich *nuklearmedizinische Methoden, Ultraschall* und gegebenenfalls *Computertomographie* an.

B. Nuklearmedizinische Verfahren

Nierenscan und seitengetrennte Isotopen-Clearance gestatten eine morphologische und funktionelle Beurteilung des Nierenparenchyms. Entsprechende apparative Ausrüstung vorausgesetzt, sind diese Verfahren schnell durchführbar und belasten den Patienten kaum.

---

* Herrn Geh. San.-Rat Prof. Dr. med. Dr. med. h.c. mult. C.E. Alken zum 70. Geburtstage gewidmet.

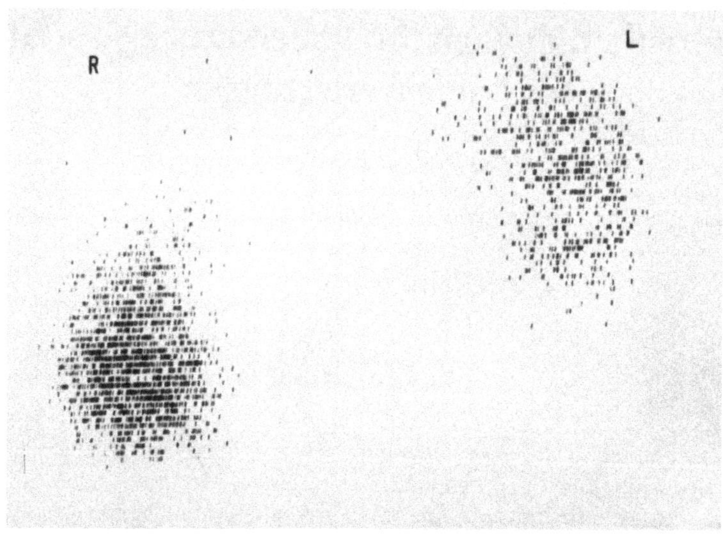

Abb. 1. Szintigramm 24 h nach Verkehrsunfall mit 100 µCi. ^{203}Hg Chlormerodrin, Aktivitätsminderung der gesamten linken Niere. – (Urographisch flaue Füllung des linken Nierenbeckenkelchsystems). (Fortschr. Röntgenstr. *107*, 1967)

Die Aufzeichnung der Szintigramme kann durch Geräte mit wanderndem Strahlungsdetektor (konventioneller Scanner, Multidetektorscanner oder Schnellscanner) oder durch Gammakameras mit stehendem Detektor (Angerkamera) erfolgen. Letztere erlauben durch eine rasche Folge kurzzeitig exponierter Szintigramme die Durchführung einer sog. Sequenz- oder Phasenszintigraphie.

Die *Phasenszintigraphie* gestattet eine funktionell-morphologische Diagnostik. Neben der Angerkamera wird für die Untersuchung ein frei programmierbarer Rechner benötigt, welcher über Plattenspeicher und entsprechende Datensichtgeräte verfügt. Bilder werden im 20-sec-Intervall gespeichert, wobei die Untersuchungsdauer in der Regel 20–30 min beträgt. Am Untersuchungsende werden mehrere Einzelbilder zu einem Summenbild aufaddiert und unter Sicht auf einem Bildschirm regions-of-interest (R.O.I.) ausgewählt.

Aus R.O.I. über beiden Nieren können Nephrogramme zusätzlich erstellt werden. Die Berechnung der relativen tubulären Sekretionsleistung erfolgt durch Subtraktion der Untergrundaktivität (Verfahren nach Oberhausen 1968). Diese Untersuchungsanordnung gestattet zusätzlich zur morphologischen Beurteilung der im Rechner gespeicherten Szintigramme eine Berechnung der relativen Nierenleistung einer Gesamtniere oder von Teilarealen bzw. – bei Kenntnis der Gesamtfunktion – von Absolutangaben zur Funktionsfähigkeit von Teilarealen.

Pathologische Prozesse, auch am Nierengefäßsystem, sind an der verminderten oder fehlenden Radiohippursäureanreicherung des Gesamtorgans oder einzelner Bereiche oder durch verzögerten Transport ins Nierenbecken gekennzeichnet (Abb. 4b, c, 10b, c).

Die zunächst für die Nierenszintigraphie angewandten Radiopharmaka ^{203}Hg Chlormerodrin und ^{197}Hg Chlormerodrin, werden aus Strahlenschutzgründen heute nicht mehr angewandt. ^{131}Jod- bzw. ^{123}J-Hippursäure und ^{99m}Tc-Verbindungen (^{99m}Tc-DTPA, -DMSA) sind gegenwärtig die Mittel der Wahl.

Zur Strahlenbelastung, welche durch das biologische Verhalten und die physikalische Halbwertszeit der Radionuklide bestimmt wird, ergeben sich nach Oeser et al. (1969) für ^{131}J-o-Jodhippursäure: Niere unter 0,6 mrad/µCi., Gesamtkörper unter 0,002 mrad/µCi. und nach Wolf u. Schmidt (1970) für 1 000 µCi. ^{99m}Tc-Fe-Komplex, eine damals häufig angewandte Verbindung, eine Gesamtbelastung der Niere mit 0,6 rad und eine totale Gesamtkörperbelastung in diesem Falle von 6,6 mrad.

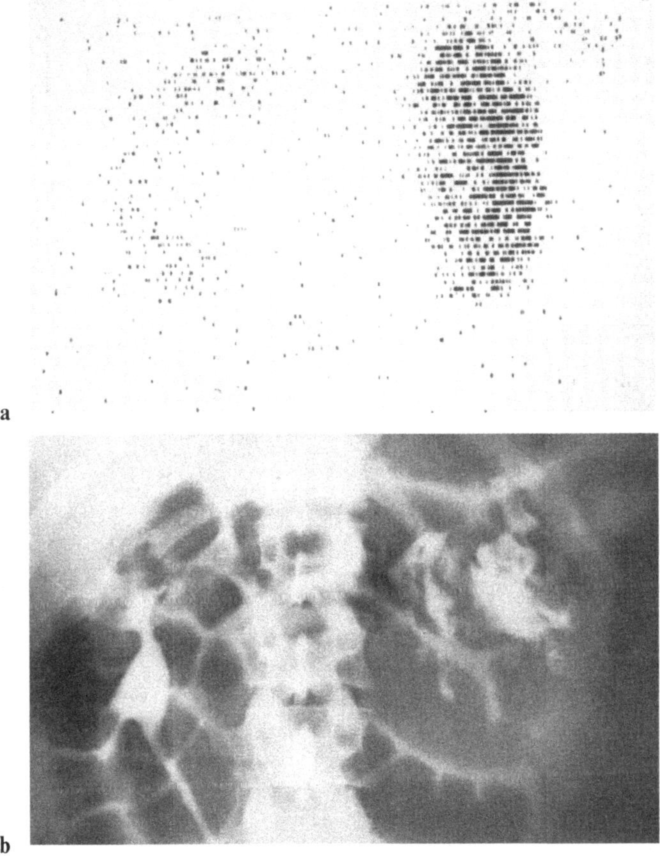

Abb. 2a. Nierenszintigramm mit 80 μCi. ^{203}Hg Chlormerodrin, 2 Tage nach Verkehrsunfall, nur geringe Aktivitätsbelegung am oberen und unteren Pol links bei aktivitätsfreiem Raum im mittleren Anteil. **b.** Infusionsurogramm: Erhebliche Kontrastmittelaustritte im Bereich der linken Niere bei flauer Darstellung der oberen Kelchgruppe. (Annales Universitatis Saraviensis *XX*, 1973)

Veröffentlichungen über szintigraphische Untersuchungen bei Nierenverletzungen liegen vor von SIMMONS u. JONES (1963), BRAEDEL u. BACHER (1966), FREEMAN et al. (1966), BRAEDEL u. BREUER (1967), MAURER (1967), WOODRUFF et al. (1967), FEINE u. zum WINKEL (1969), KAZMIN et al. (1969), BRAEDEL u. HERAVI (1970), BERG (1976) und SCHLEGEL (1977).

Die Untersuchungen erfolgten entweder unmittelbar und bis zu 2 Wochen nach dem Trauma sowie als Kontrolle 4 Monate bis $1^1/_2$ Jahre nach dem Unfallereignis. Die szintigraphischen Befunde werden praktischerweise dem Einteilungsprinzip von HODGES zugeordnet.

Bei Verletzungen des Grades I finden sich mittelstark bis mäßig herabgesetzte Aktivitätskonzentrationen entweder der ganzen Niere (Abb. 1) oder in einem umschriebenen Bezirk (FREEMAN et al. 1966, BRAEDEL u. BREUER 1967). Teilweise oder vollständige Rückkehr der Aktivitätskonzentration zur Norm bei Kontrol-

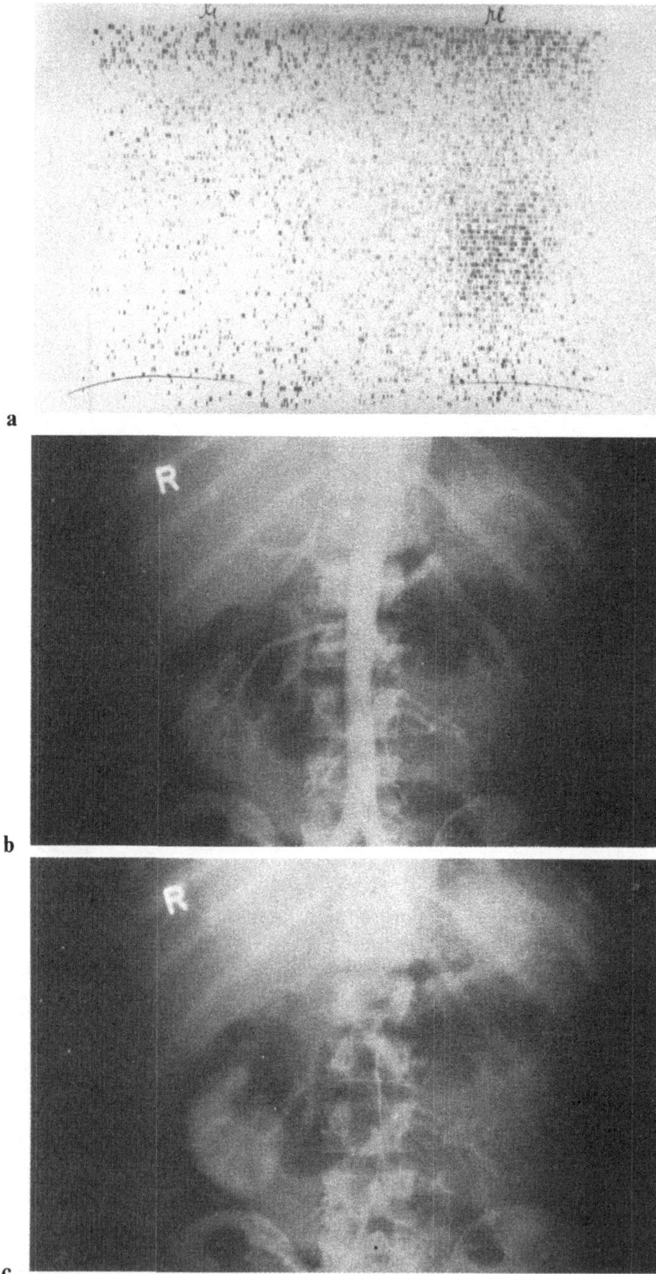

Abb. 3a. Szintigramm mit 100 µCi. ^{197}Hg Chlormerodrin, 10 h nach Autounfall: nur Aktivitätsanreicherung geringen Maßes am unteren rechten Nierenpol. **b, c.** Übersichtsaortographie im Anschluß an das Szintigramm, Verschluß beider Nierenhauptarterien, etwa 2 cm distal ihres Abganges aus der Bauchaorta. Rechter unterer Nierenpol, der sich als einziger Bereich in der Parenchymphase anfärbt, von einer oberhalb der Hauptarterie abgehenden Polarterie versorgt. (Annales Universitatis Saraviensis *XX, 1973)*

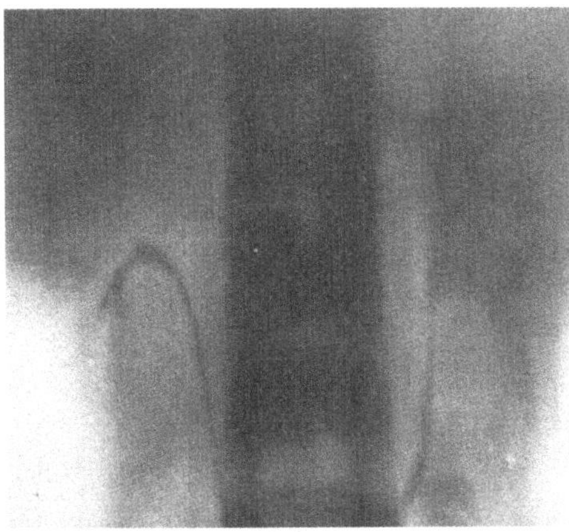

Abb. 4a. 5jähr. Junge, Urogramm 20 h nach Autounfall, nur flaue Darstellung der unteren Kelchgruppe rechts, deutlicher bei Schichtuntersuchung. Unauffällige Verhältnisse links. **b, c.** Sequenzszintigramm mit 100 μCi. ^{131}J-Hippuran: regelrechte Verhältnisse links, **b** rechts zunächst nur Darstellung des unteren Poles, **c** zu einem späteren Zeitpunkt Aktivitätsanreicherung in der gesamten rechten Niere bei verzögertem Abfluß. (Der Urologe *9*, 1970). **d.** Urogramm etwa 3 Wochen nach Unfall, rechts wieder sämtliche Kelchgruppen dargestellt

a

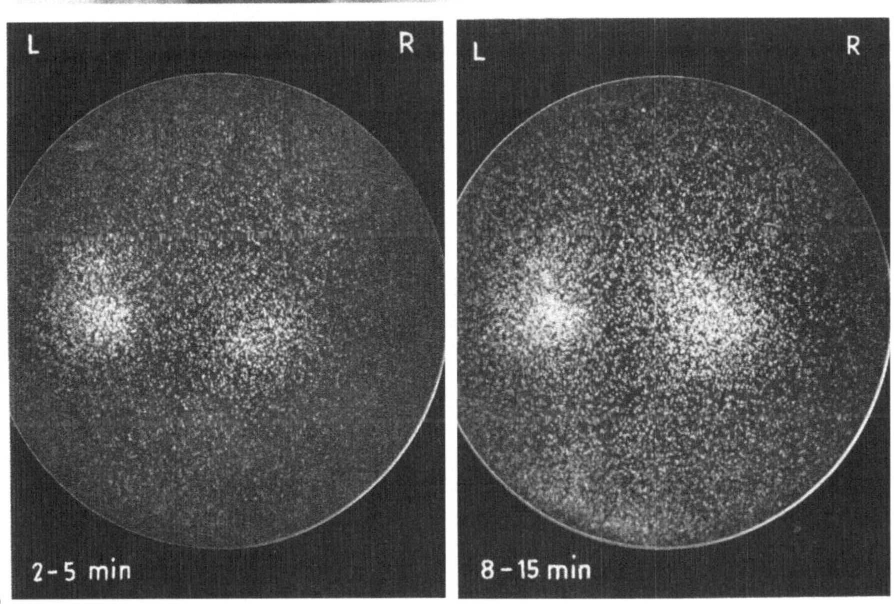

b

c

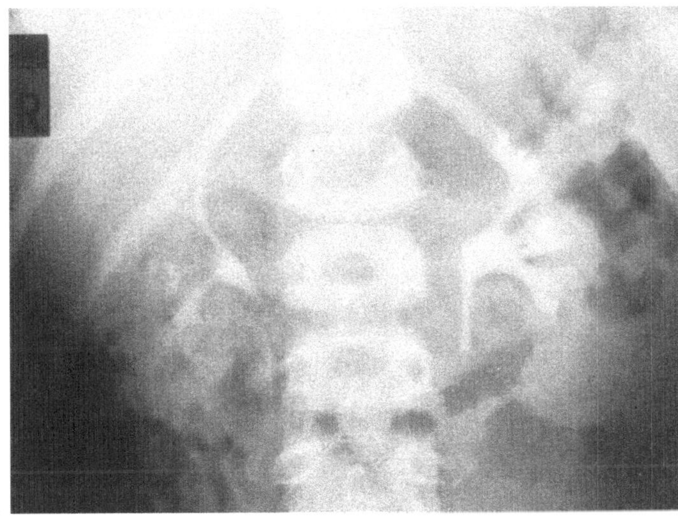

d

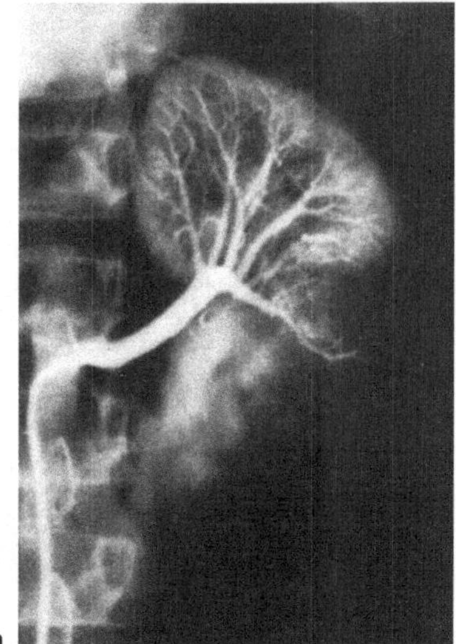
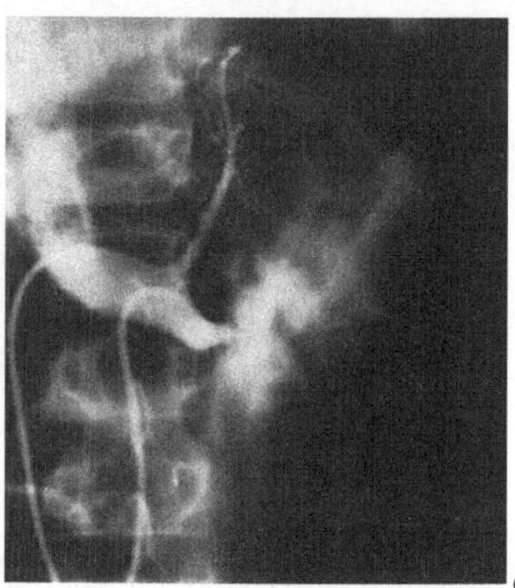
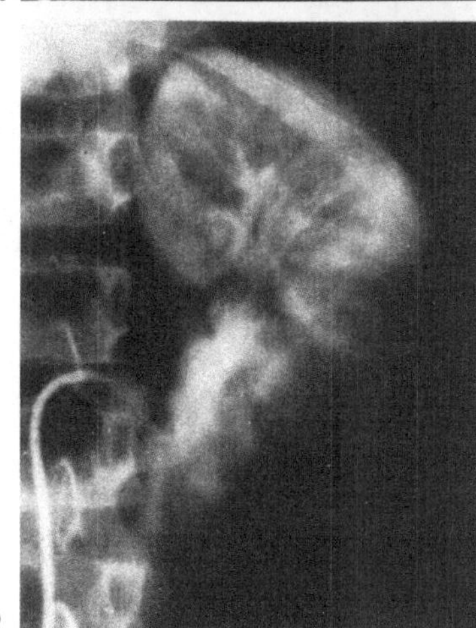

Abb. 5a. Selektives Arteriogramm links: Die Gefäße zur unteren Nierenhälfte sind abgerissen. Erhebliche Extravasate im Hilusbereich. **b.** Nur Anfärbung der oberen linken Nierenhälfte, Extravasate im Hilusbereich. **c.** Linksseitiges Nierenphlebogramm: Darstellung der V. renalis und der Nebennierenvene. Fehlende Anfärbung des intrarenalen Venensystems. (Z. Urol. u. Nephrol. *71*, 1978)

len ist zu erwarten. Verletzungen der Grade II (Abb. 2a, b) oder III (Abb. 3a–c) zeigen deutlich herabgesetzte oder fehlende Aktivitätsanreicherungen in dem betroffenen Anteil.

Bei 21 unter 200 Patienten mit Nierenverletzungen, von denen 49 schwererer Natur waren, fertigten Kazmin et al. (1969) Nierenscans an. In jedem Fall brachte das Szintigramm zusätzliche Auskünfte. Genannter u.a. Autoren (Braedel u. Breuer 1967; Braedel u. Heravi 1970) empfehlen das Nierenscan zusätzlich für Nachkontrollen. Freeman et al. (1966) werteten eine Unfallserie von 28 Fällen aus; 5mal war hierbei der Scan bei negativem Urogramm positiv. Simmons u. Jones (1963) fanden im Urogramm eines Patienten einen gravierenderen Befund als im Scan. Die Operation bestätigte jedoch das Ergebnis der Szintigraphie. Besteht eine deutliche Diskrepanz zwischen Szintigramm auf der einen, Unfallhergang und Klinik auf der anderen Seite, so sollte eine vorbestehende Nierenerkrankung erwogen und nach ihr gefahndet werden (Braedel 1973).

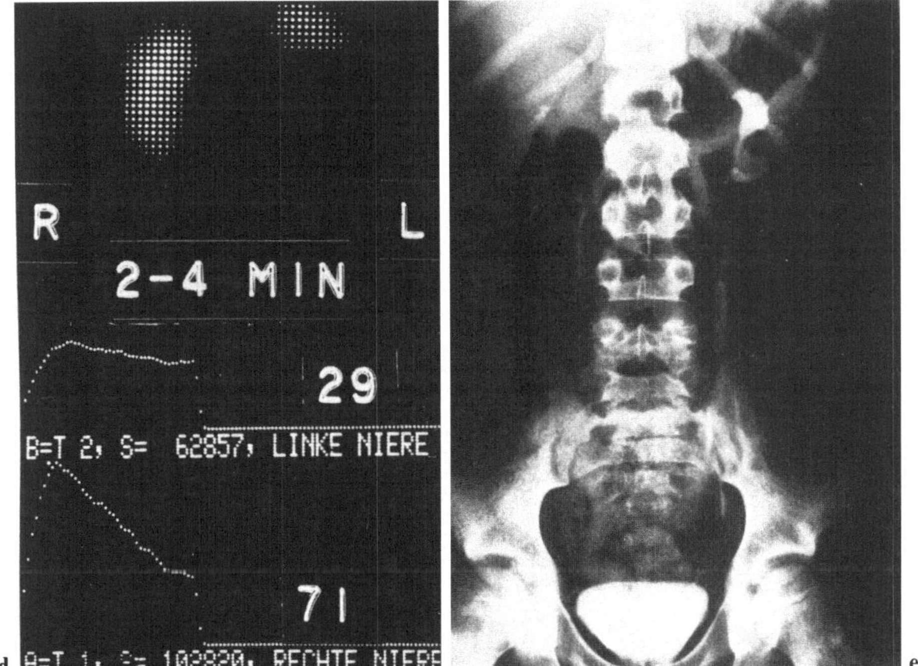

Abb. 5d. Szintigraphisch links Darstellung des oberen Nierenanteils, welcher 29% der Gesamtnierenleistung erbringt. (Z. Urol. u. Nephrol. *71*, 1978). **e.** Postoperatives Urogramm: Gute Ausscheidung auch über die Restniere links mit mäßiger Weitstellung der oberen Kelchgruppe und geringfügiger Kontrastmittelextravasation

Interessanterweise ergab bei einem Patienten von WOODRUFF et al. (1967) das in Bauchlage geschriebene konventionelle Szintigramm keinen Krankheitsbefund, während die anschließende Wiederholungsuntersuchung in Rückenlage einen Querriß des unteren Pols aufdeckte, was operativ bestätigt wurde. Die Niere war durch ein perirenales Hämatom nach vorne verlegt worden.

Keinerlei Aktivitätsanreicherung der verletzten Niere verzeichneten FREEMAN et al. (1966) bei Verschluß der Nierenarterie (ein entsprechendes Beispiel findet sich in Abb. 3a–c) und SIMMONS u. JONES (1963) bei schwerer Nierenzerreißung. Die Kameraszintigraphie brachte nach FEINE u. ZUM WINKEL (1969) als Zeichen einer verminderten Durchblutung in der frühen und in der Parenchymphase stark reduzierte Aktivitätsablagerungen an entsprechender Stelle. Wir waren bei einem 5 Jahre alten Kinde (Abb. 4a–d) in der Lage, uns lediglich anhand des Phasenszintigramms für ein abwartendes Verhalten zu entscheiden.

Die Bedeutung der Kombination Nierenscan/seitengetrennte Isotopen-Clearance demonstriert das diagnostische und therapeutische Vorgehen bei einem 9jährigen Jungen mit linksseitiger Nierenruptur (SCHINDLER et al. 1978): Makrohämaturie nach Sturz auf eine Steintreppe, im Urogramm bei unauffälligen Verhältnissen rechts, links nur Kontrastierung der oberen Kelchgruppe und deutliche Kontrastmittelaustritte. Arteriographisch vollständiger Gefäßausfall der unteren Nierenhälfte und erhebliche Extravasate im Hilusbereich (Abb. 5a, b). Da keine Darstellung der Nierenvenen, Entschluß zur retrograden Phlebogra-

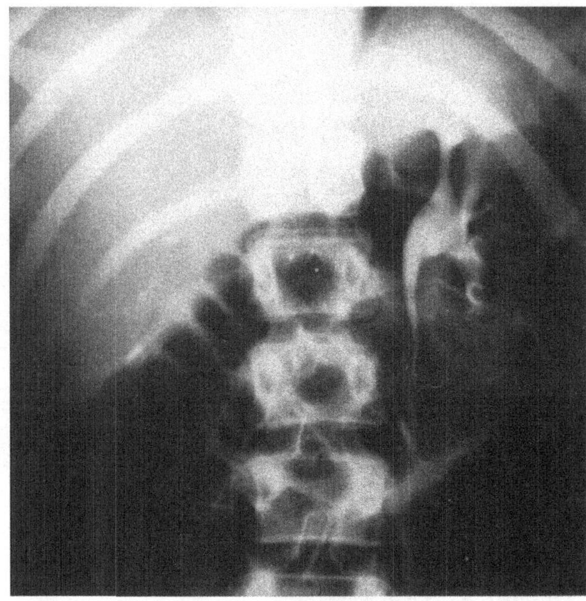

Abb. 6a. (Fall Dr. Schindler, Dr. Pressler) 11jähr. Mädchen, – Infusionsurogramm vom Unfalltage: Rechts enggestellte Kelche mit Auseinanderdrängung der oberen und mitttleren Kelchgruppe

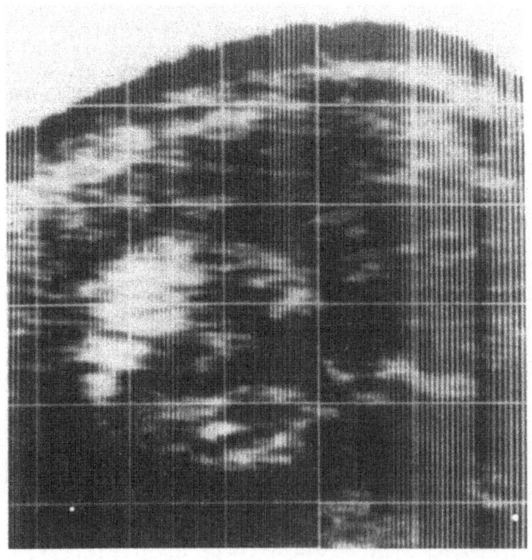

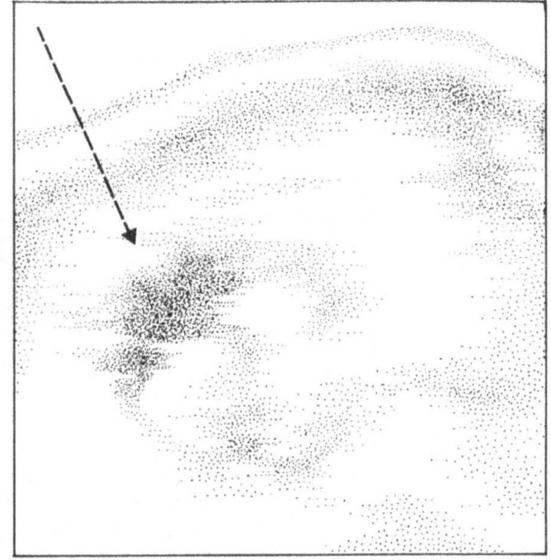

Abb. 6b. Querschnittsonogramm (Realtimescan) 10 Tage nach Unfall: Echoreicher Bezirk am oberen Nierenpol rechts (Ödem, Hämatom), s. durchbrochener Pfeil (← – –) im dazugehörigen Schema

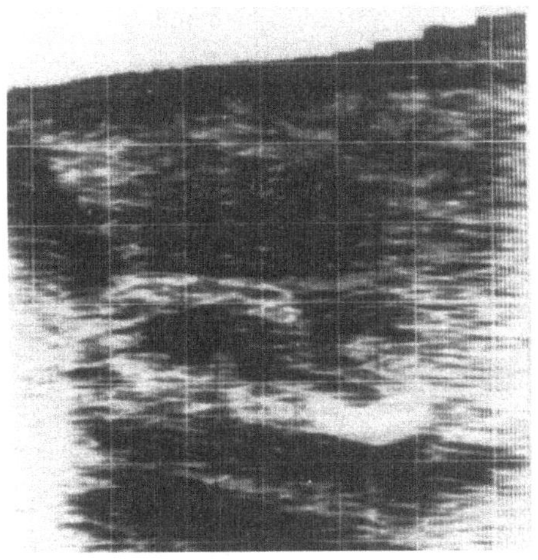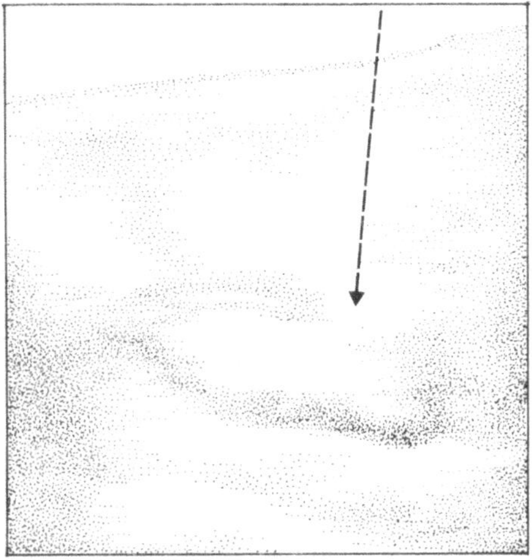

Abb. 6c. Längsschnittsonogramm (Realtimescom) 4 Monate nach Unfall: Echofreier Bezirk von ca. 2 cm Länge kranial/ventro/lateral (Parenchymnarbe), s. auch durchbrochener Pfeil (← – –) im dazugehörigen Schema

phie, wobei zwar nur eine Anfärbung der V. renalis selbst und der Nebennierenvene, aber keine Sichtbarmachung der intrarenalen Venen erfolgte, sich jedoch auch kein abrupter Kontrastmittelabbruch zeigte (Abb. 5c). Ursache der fehlenden Venendarstellung wahrscheinlich das massive Hämatom im Hilusbereich. Anschließend, da der angiographische Befund für die Möglichkeit einer Teilresektion sprach, Durchführung der nuklearmedizinischen Untersuchungen einschließlich der Funktionsstudien. Der obere Nierenanteil links erbrachte noch 29% der Gesamtnierenleistung (Abb. 5d), daher wurde seine Erhaltung vorgesehen; Entfernung des mittleren und unteren Nierenanteils, sorgfältige Anastomose zwischen oberem Kelchhals und Harnleiter. Postoperative urographische (Abb. 5e) und nuklearmedizinische Kontrollen (nach 2 Jahren: bei insgesamt normaler tubulärer Nierenfunktion links 42%, rechts 58%) rechtfertigten den diagnostischen Aufwand und die angeschlossene Therapie.

Szintigramm (Abb. 6d) und seitengetrennte Isotopen-Clearance sind ferner zu Verlaufskontrollen geeignet (MAY et al. 1971; SCHINDLER et al. 1973). Sie können trotz normalem Urogramm partielle Funktionseinschränkungen oder Parenchymdefekte sichtbar machen, was gegebenenfalls bei späteren gutachterlichen Zusammenhangsfragen wichtig sein kann (SCHINDLER et al. 1976).

C. Sonographie

Während Ultraschall seit längerer Zeit einen definierten Platz in der übrigen urologischen Diagnostik einnimmt, sind Nierenverletzungen nur zögernd und erst in jüngster Zeit in das Programm dieses Untersuchungsverfahrens einbezogen worden (LEOPOLD u. TALNER 1977; POLLACK u. GOLDBERG 1977; ISIKOFF u. HILL, 1978; PLAINFOSSE 1978; SANDERS et al. 1978; SANDERS 1979; RASKIN

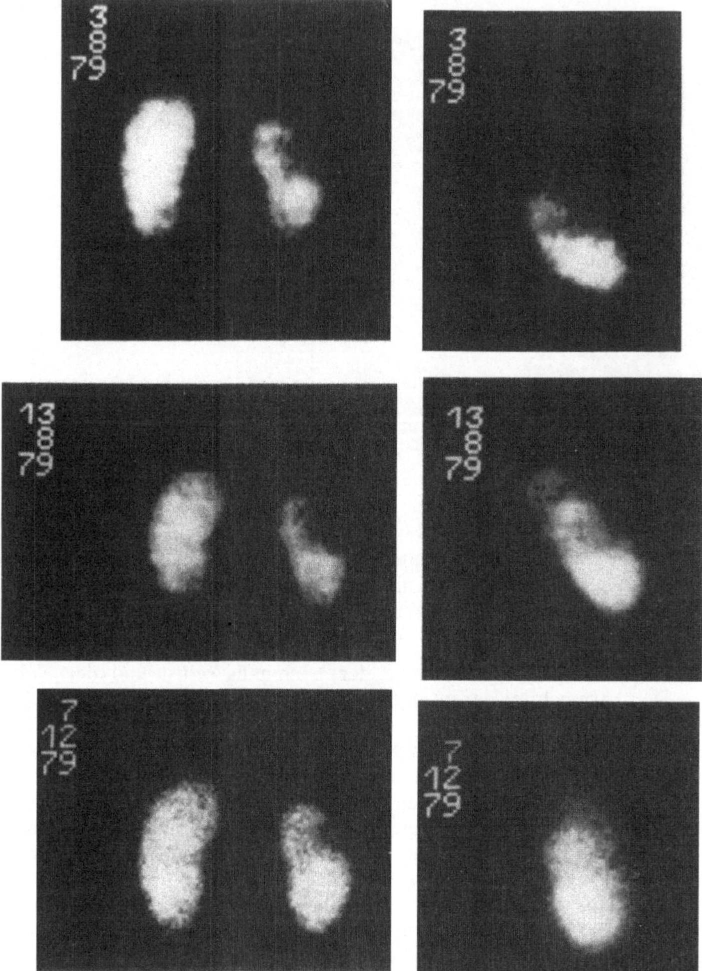

Abb. 6d. Szintigraphische Verlaufskontrolle (vom Zeitpunkt des Unfalls bis 4 Monate hernach): Defekte am rechten oberen Nierenpol mit leichter Rückbildung nach 4 Monaten

1979; Scheible u. Talner 1979; Swischuk 1979; Kay et al. 1980; Schindler et al. 1981).

Das Gray Scale-Verfahren (Grauabstufungstechnik), bei dem die empfangenen Echos in Abhängigkeit von ihrer Intensität helligkeitsmoduliert abgebildet werden, hat sicherlich zur weiteren Verbreitung dieser Methode beigetragen. Auf die Möglichkeit und Notwendigkeit der zusätzlichen Bildverbesserung durch akustische Kontrastanhebung mittels Verstärkung bestimmter Echos (Variation der Gesamtverstärkung sowie der laufzeitabhängigen Verstärkungsregelung = Tiefenausgleich) weisen Black et al. 1979 sowie Triller u. Fuchs 1980 hin. Ferner ist es empfehlenswert, die Frequenzen des Schallkopfes den Körperver-

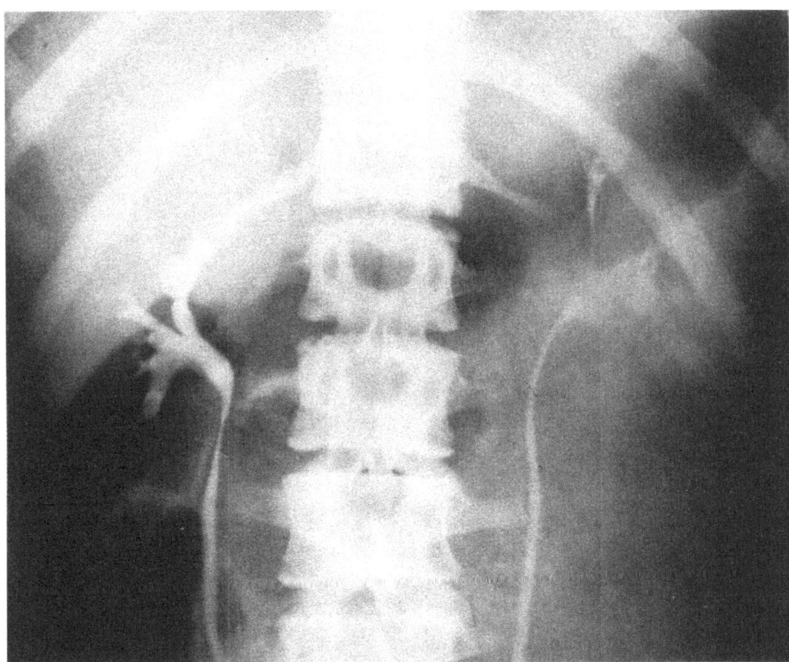

Abb. 7a. (Fall Dr. Schindler, Dr. Pressler) Infusionsurogramm eines 15jähr. Mädchens nach Verkehrsunfall: 5 min p.i. links enggestelltes NBKS, untere Kelchgruppe nicht dargestellt, unterer Nierenpol nicht abgrenzbar, leichte Medialverdrängung des subpelvinen Harnleiteranteiles

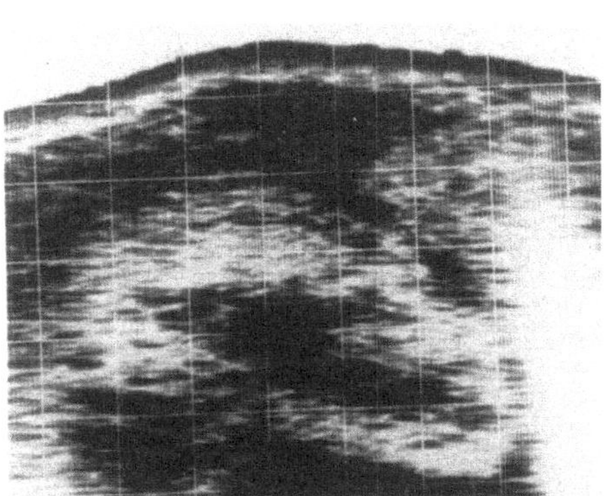

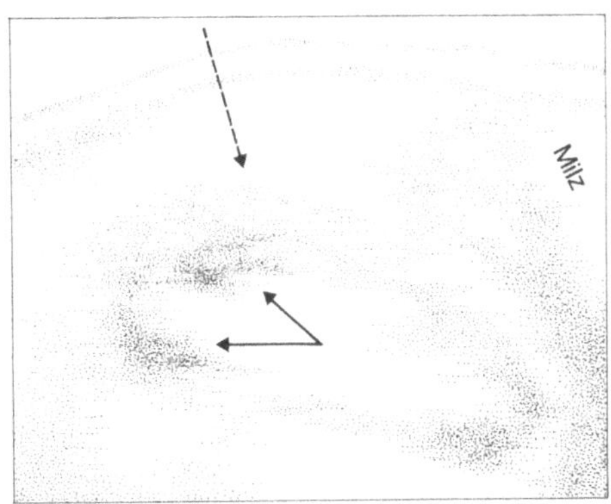

Sonogramm: Längsschnitt

Abb. 7b. Längsschnittsonogramm (Realtimescan) 1 Tag nach dem Unfall: linke Niere vergrößert, Hämatom der gesamten Gerotakapsel bei heterogenem Echomuster – s. unterbrochener Pfeil (← – –) des Schemas. Mäßige Parenchymverdickung am kaudalen Pol, dort echoreiche, inhomogene Bezirke (intrarenale Hämatome, benigne Kontusion) s. durchgezogene Pfeile ↲ des Schemas 7b

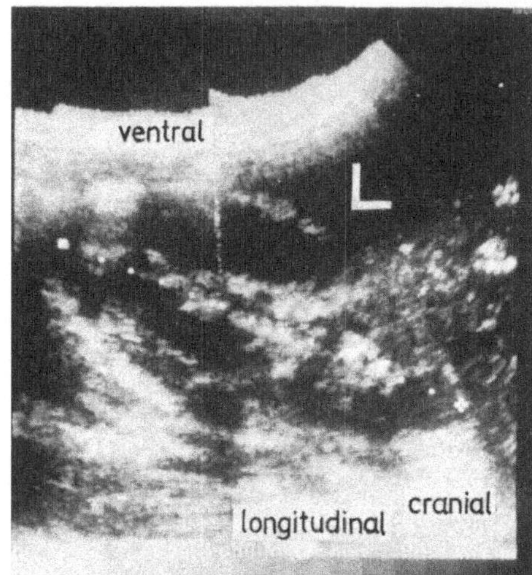

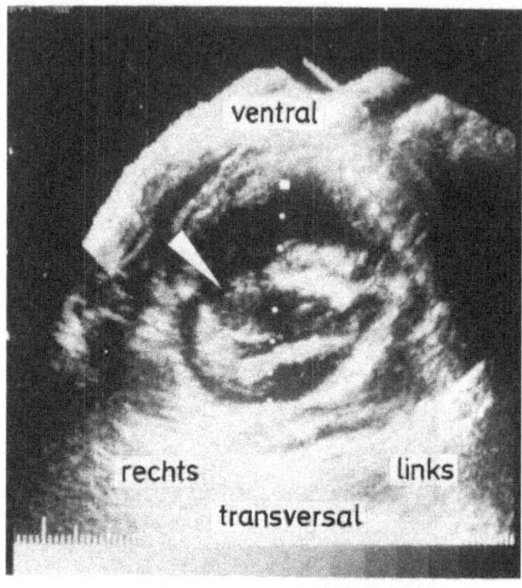

a   b

Abb. 8a. Sonogramm (Compoundscan): Längsschnitt a.p. 1 Tag nach Sportunfall: vorwiegend nach ventral sich ausbreitendes perirenales Hämatom. (*L* = Leber). **b.** Sonogramm (Compoundscan): Querschnitt a.p.: wiederum deutliche Darstellung des besonders ventral gelegenen perirenalen Hämatoms, außerdem Querruptur gut sichtbar (*Pfeil*)

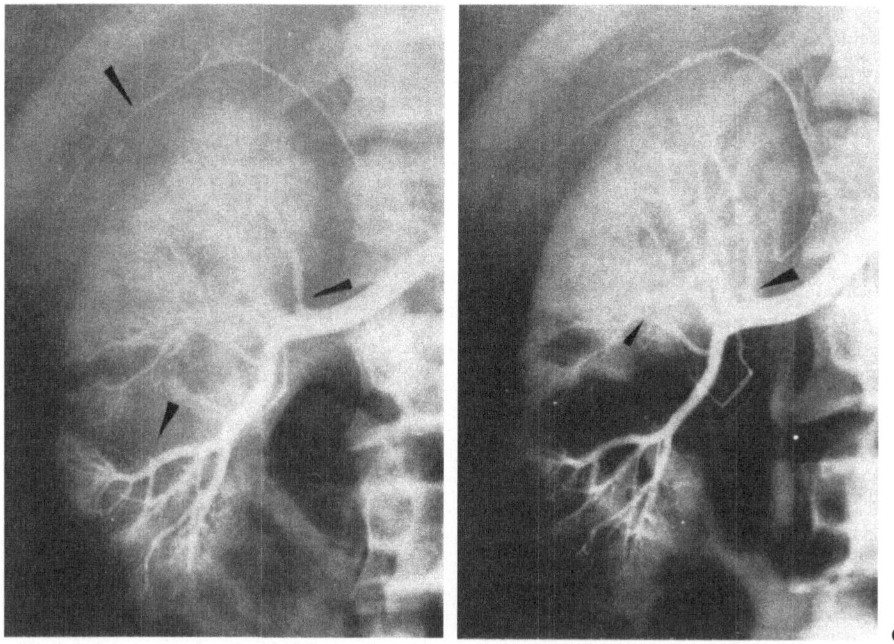

c   d

Abb. 8c. Selektives Angiogramm 1 Tag nach Unfall: abgehobene obere Kapselarterie (Pfeil), bedingt durch perirenales Hämatom, Gefäßabrisse und -Einrisse (*Pfeile*), Querruptur. **d.** Selektives Angiogramm 1 Woche später: obere Kapselarterie als Folge der Hämatomrückbildung weniger stark abgehoben, beginnende Aneurysmabildung an markierter Stelle (sonographische und angiographische Befunde operativ bestätigt)

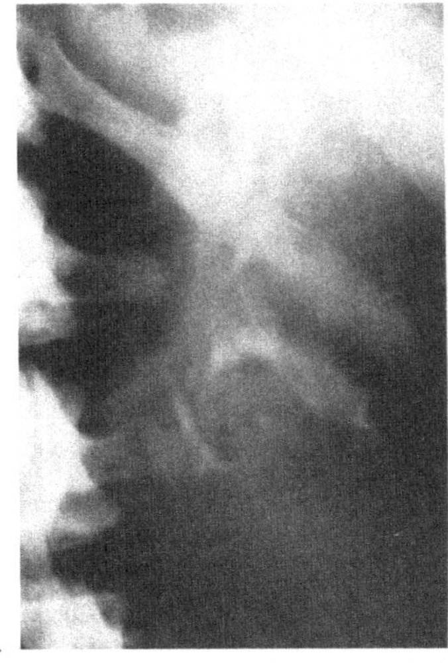

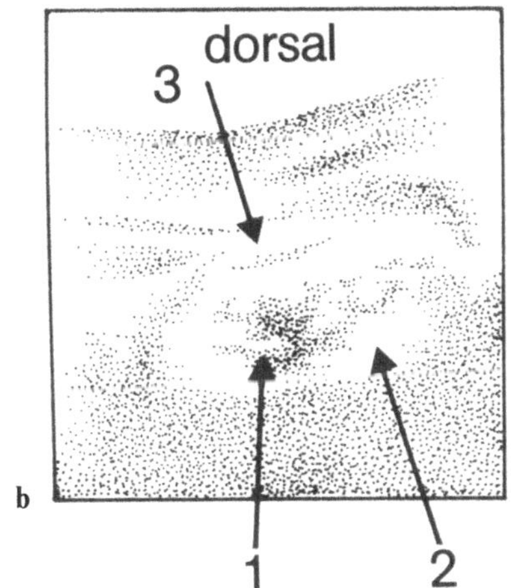

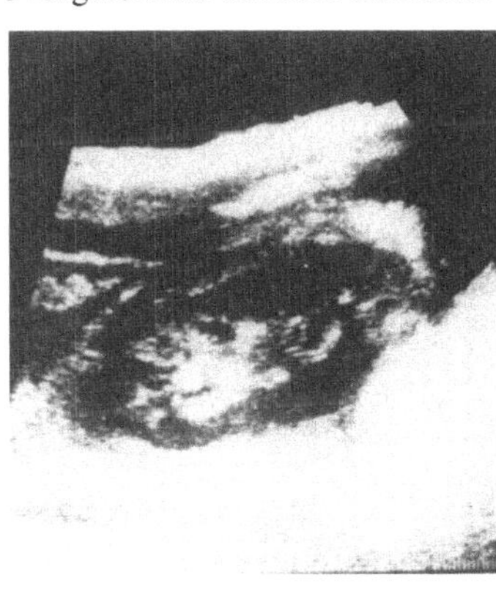

Abb. 9a. Linksseitiges Ausschnittsurogramm eines 16jährigen Patienten unmittelbar nach Sportunfall: Sehr flaue Ausscheidung, Extravasat im Hilusbereich in Projektion auf den Querfortsatz L2. **b.** Linksseitiges Längsschnittsonogramm (Compoundscan) 24 h nach Unfall: *1* intrarenaler Kontusionsherd, *2* Hämatom im Hilusbereich, *3* fingerbreites dorsales Hämatom

hältnissen anzupassen: für Erwachsene 2,25 MHz, für schlanke Personen und größere Kinder 3,5 MHz und für Kleinkinder 5 MHz. Auch die Fokussierung kann variiert werden. Untersucht wird in der transversalen und der longitudinalen Ebene, gelegentlich sind Schrägschnitte empfehlenswert. Zur Verfügung stehen Compound- und Real-time-Scanner. Erstere liefern Bilder besserer Detailerkennbarkeit, bei letzteren kann unmittelbar die Atemverschieblichkeit der Nieren überprüft werden.

Über eine größere Anzahl wegen Verdachtes auf Nierenverletzung echotomographisch Untersuchter verfügen REMOND et al. sowie SCHMOLLER u. KUNIT, welche 1979 über 12 bzw. 17 Fälle berichten.

Was ermöglicht die Ultraschalluntersuchung bei vermuteter Nierenverletzung, vorausgesetzt, daß diese durch Haut- oder Knochenverletzungen nicht undurchführbar ist?

1. Bei normalem Urogramm den Ausschluß oder die Aufdeckung kleinerer sog. benigner Kontusionen (REMOND et al. 1979),

2. bei pathologischem Urogramm (Abb. 6a, 7a) den Nachweis von Hämatomen (perirenal, subkapsulär, intrarenal) und Parenchymrupturen,
3. bei urographisch stummer Niere den Nachweis normalen oder pathologisch veränderten Parenchyms.

Perirenale (Abb. 8a, b) und subkapsuläre Hämatome stellen sich als echoarme Gebilde dar. Sie sind bei vollständiger Verflüssigung reflexlos (transsonor). Binnenreflexe weisen auf Blutkoagel im Hämatom hin (semiliquide Hämatome) (POLLACK u. GOLDBERG 1977; RASKIN 1979; REMOND 1979) (Abb. 7b). Allerdings ist ohne klinischen Befund die Unterscheidung: perirenales Hämatom, Urinom oder Abszeß nicht möglich (LEOPOLD u. TALNER 1977). Intrarenale Hämatombildung ist anzunehmen, wenn ein inhomogener, Echos produzierender Bezirk bei Parenchymverdickung vorliegt (Abb. 6b, 7b). Rupturen (Abb. 8a, b) und Narben (Abb. 6c) sind echoarm und durch ein heterogenes Muster charakterisiert. Massive inhomogene Echostrukturen als Ausdruck eines großen Kontusionsherdes (operativ gesichert) finden sich in Abb. 9b. Im zugehörigen Urogramm (Abb. 9a) bei insgesamt flauer und unzusammenhängender Ausscheidung ist eine derart weitgehende morphologische Aussage nicht möglich.

Das Fehlen ionisierender Strahlung gilt als besonderer Vorteil der Ultraschalluntersuchung und empfiehlt diese Methode besonders zur Anwendung bei Kindern sowie jüngeren Erwachsenen (Abb. 8a–d) und macht sie auch für Verlaufskontrollen geeignet. Nachteilig ist das z.Z. noch relativ geringe Auflösungsvermögen der verfügbaren Apparate.

D. Computertomographie

Mit Einführung der *Computertomographie* (CT) und der damit gewonnenen Möglichkeit, qualitativ hochwertige Querschnittsbilder anfertigen und zwischen verschiedenen Gewebsdichten unterscheiden zu können, haben sich auch für die Diagnostik von Nierentraumen (HATTERY et al. 1977; HEUSER et al. 1977; SAGEL et al. 1977; SCHANER et al. 1977; STEPHENS et al. 1977; BAERT et al. 1978, 1980; HAAGA u. REICH 1978; HAERTEL u. FUCHS 1979; BERGER et al. 1980; BRAEDEL et al. 1980) und generell für den Nachweis retroperitonealer Blutungen jeglicher Genese (SCHANER et al. 1978; DRUY u. RUBIN 1979; EVENSEN et al. 1979; GÜRTLER et al. 1979) neue Perspektiven eröffnet.

Empfehlenswert ist die Verwendung von Computertomographen mit einer Scanzeit von etwa 5 s und Schichtdicken von 4–10 mm. Es werden Aufnahmen ohne (sog. Nativserie) und nach intravenöser Kontrastmittelgabe angefertigt. Die Strahlenbelastung ist hierbei für die Niere vergleichbar mit derjenigen einer Urographie; die Gonadendosen liegen sogar deutlich niedriger (MÖDDER u. EWEN 1979).

In der Nierentraumatologie bieten sich die Schweregrade I und II für eine computertomographische Untersuchung an, insbesondere wenn intra- oder perirenale Hämatome (Abb. 10a, d, 11a, b, c, d) vermutet werden (HEUSER et al. 1977; HAAGA u. REICH 1978; LOVE et al. 1979); selbst kleinere Rupturen sind erkennbar, wenn sich nach Kontrastmitteleinspritzung Extravasate darstellen (Abb. 10d).

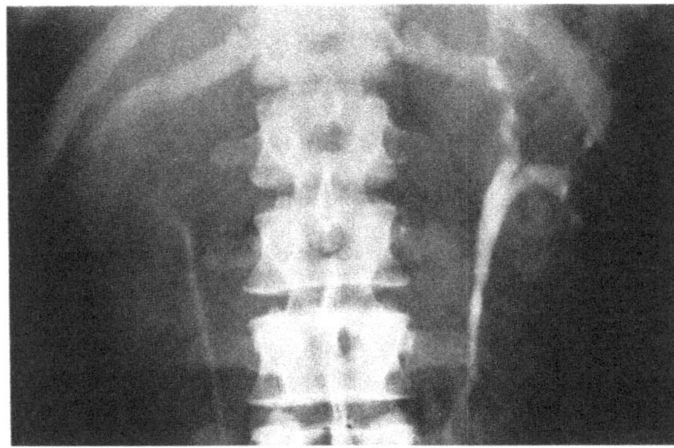

Abb. 10a. Nur flaue und unvollständige Darstellung des rechten NBKS. (Fortschr. Röntgenstr. *132*, 1980)

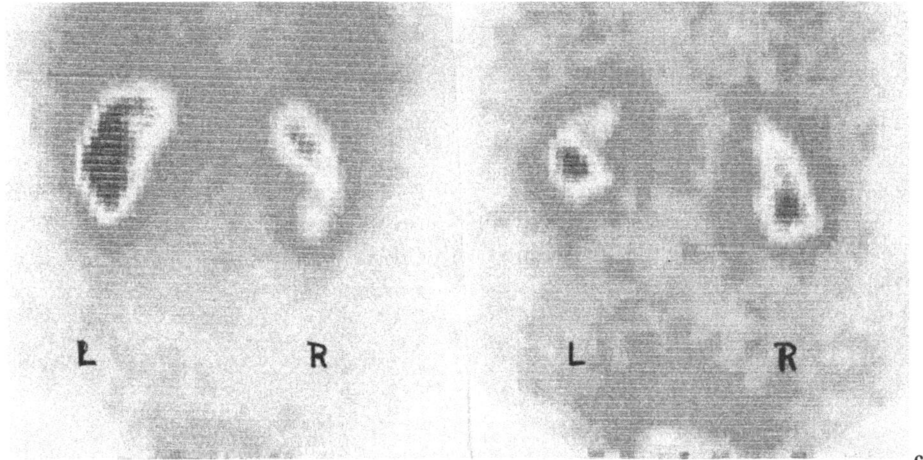

b   c

Abb. 10b. Nierenphasenszintigramm 0–3 min nach Injektion vom 300 µCi. [131]Jod-Hippuran. Verminderte Aktivitätsanreicherung am unteren Nierenpol rechts. Organverkleinerung rechts. (Fortschr. Röntgenstr. *132*, 1980). **c.** Nierenphasenszintigramm 15–18 min nach Injektion vom 300 µCi. [131]Jod-Hippuran; zu diesem Zeitpunkt intensivere Aktivitätsanreicherung am unteren Nierenpol rechts. (Fortschr. Röntgenstr. *132*, 1980)

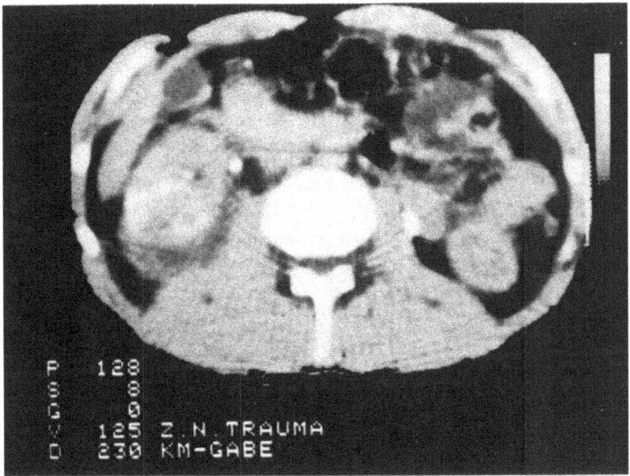

Abb. 10d. Computertomogramme nach KM-Gabe: Rechte Niere vergrößert, z.T. unregelmäßig berandet mit Parenchymrupturen, Kontrastmittelaustritten und perirenalem dorsalem Hämatom. (Fortschr. Röntgenstr. *132*, 1980)

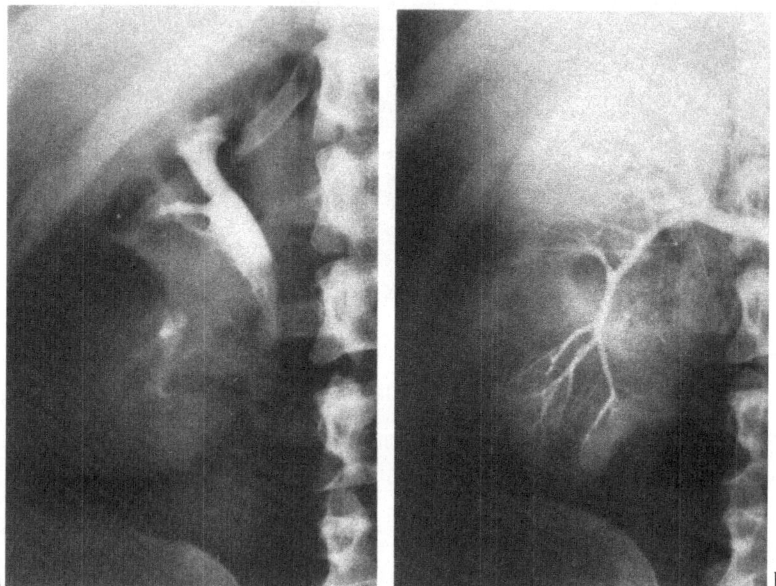

Abb. 11a. Rechtsseitiges Urogramm mit unvollständiger Darstellung der mittleren und unteren Kelchgruppe und Auseinanderdrängungen des NBKS, 8 Tage nach Verkehrsunfall. **b.** Rechtsseitiges Nierenangiogramm: Gefäßabrisse und Abdrängung von Nierenbecken- und Kapselarterien. (Fortschr. Röntgenstr. *132*, 1980)

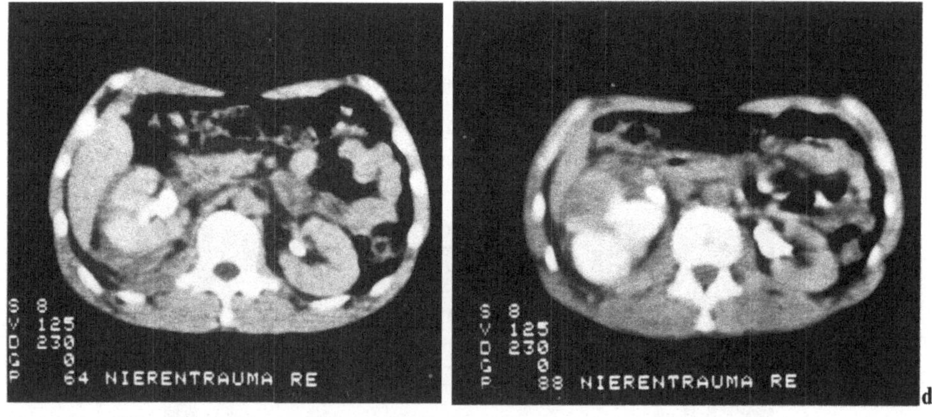

Abb. 11c. CT nach Angiographie: Nachweis einer Ruptur und eines perirenalen Hämatoms der rechten Niere. **d.** Großes KM-Extravasat in der verletzten rechten Niere. (Fortschr. Röntgenstr. *132*, 1980)

Folgende CT-Befunde sind bei Nierenverletzungen zu erwarten:

1. Organvergrößerung (Ödem, Einblutung),
2. unregelmäßige, unscharfe Organberandung,
3. inhomogene Parenchymdichte, vor allem nach Kontrastmittelgabe (intrarenale Hämatome),

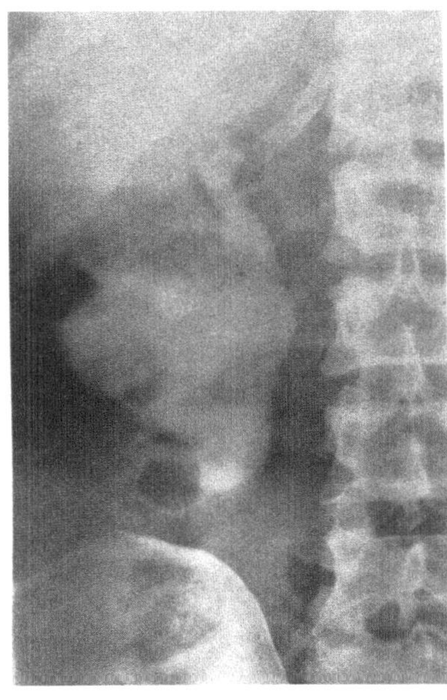

Abb. 11e. Die „Leeraufnahme" nach Angiographie und CT-Untersuchung zeigt ebenfalls die enorme KM-Extravasation. (Fortschr. Röntgenstr. *132*, 1980)

4. Kontrastmittelaustritte,
5. Organverlagerung,
6. irreguläre Weichteilbezirke perirenal (perirenales Hämatom), bei längerem Bestehen mit Änderung der Dichtewerte und gegebenenfalls Abkapselung.

Die Absorptionswerte von Hämatomen wechseln: Unmittelbar nach dem Trauma entsprechen sie der Dichte des Blutes, innerhalb von Stunden bis Tagen können sie zu-, ab einer Woche wieder abnehmen. Der Dichteanstieg wird mit Thrombusbildung und Plasmaresorption erklärt. Hämaglobinabbau und -abtransport sind für die Dichteabnahme verantwortlich. Bindegewebige Organisation führt zu weichteilgleichen Werten (BERGSTRÖM et al. 1977; GÜRTLER et al. 1979).

Gleiche Veränderungen finden sich bei sämtlichen Blutungen in den Retroperitonealraum; also auch gelegentlich nach Nierenbiopsien, Blutungen aus Aortenaneurysmen, bei hämorrhagischer Diathese, intensiver Anti-Koagulantien-Behandlung, Hämodialyse-Patienten (HEUSER et al. 1977), Blutungen bei Nieren- oder Nebennierenneoplasmen (SAGEL et al. 1977; STEPHENS et al. 1977) oder in Zystennieren (HEUSER et al. 1977) sowie nach Transplantation. Allein aus dem CT-Bild können sich differentialdiagnostische Schwierigkeiten gegenüber Tumor oder Abszeßbildung (STEPHENS et al. 1977; HAAGA u. REICH 1978; GÜRTLER et al. 1979) ergeben. Zur Beurteilung sind Anamnese (plötzlicher Abdominalschmerz), der klinische Befund (Nachweis einer Tumormasse im Bauchraum) und Laborwerte (Hämoglobinabfall) heranzuziehen (SAGEL et al. 1977; STEPHENS et al. 1977).

Die Abbildungen 12 stammen von einem Patienten, der seit 8 Jahren in Dialysebehandlung wegen beidseitiger Zystenniere steht. Plötzlich einsetzende Bauchschmerzen, ein palpabler Tumor im rechten Mittelbauch und stärkergradiger Hämoglobinabfall waren 2 Tage später Anlaß zu Schichtuntersuchung und Angiographie. Tomographisch Nierenschatten rechts

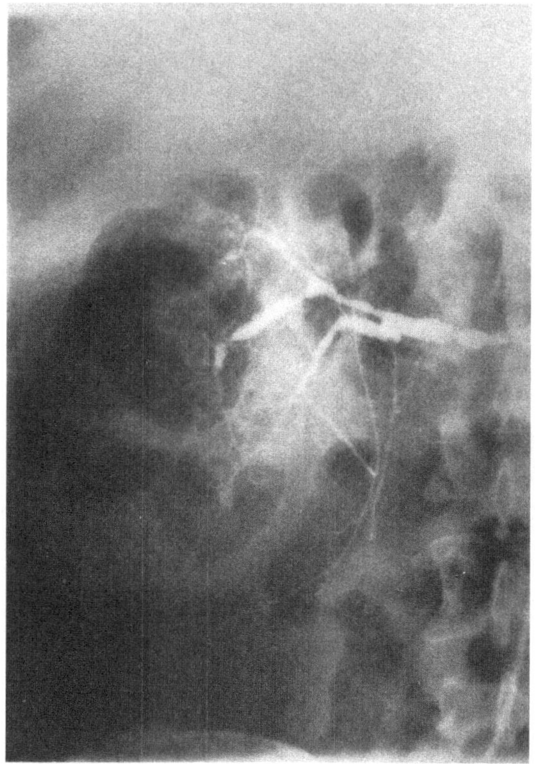

Abb. 12a. Selektives Nierenangiogramm rechts: schwere arteriosklerotische Veränderungen mit erheblichen Wandeindellungen bei insgesamt englumigem Gefäßsystem und Abdrängung einer unteren Kapselarterie nach medial und kaudal. Keine Tumorgefäße. (Fortschr. Röntgenstr. *132*, 1980)

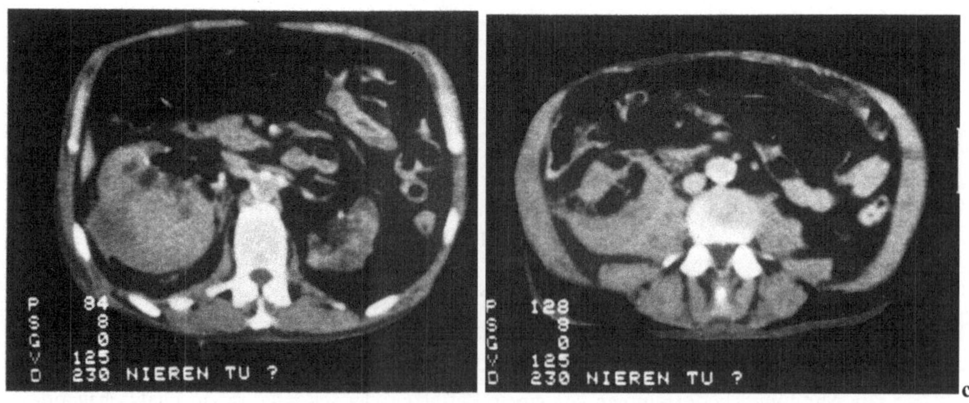

Abb. 12b, c. Computertomogramme nach KM-Gabe: nach lateral und dorsal an die Niere anschließende Verdichtungsbezirke mit hypodensen Zonen, sich bis zum Psoas erstreckend. Innerhalb beider Nieren kreisrunde hypodense Bezirke entsprechend Zystennieren. (Fortschr. Röntgenstr. *132*, 1980)

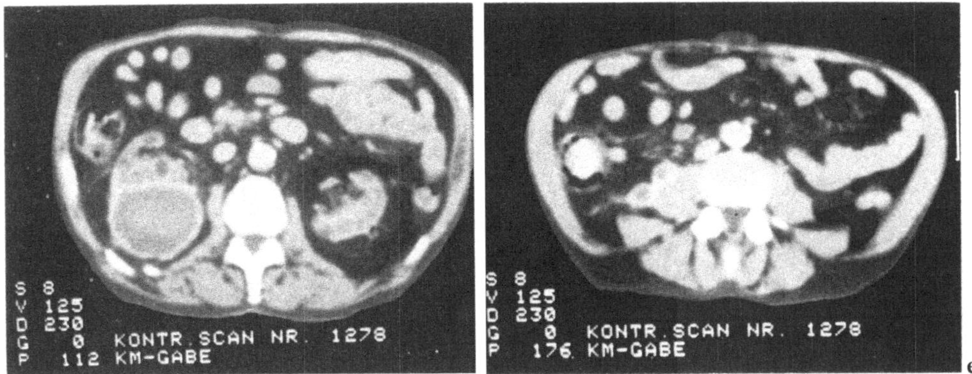

Abb. 12d, e. 27 Tage nach Erstuntersuchung teilweise Rückbildung des Hämatoms mit Kapselbildung, Psoas rechts wieder abgrenzbar. (Fortschr. Röntgenstr. *132*, 1980)

nach lateral und kaudal nicht abgrenzbar. Im selektiven Arteriogramm (Abb. 12a) hochgradige arteriosklerotische Gefäßveränderungen, Darstellung einer nach medial und kaudal abgedrängten unteren Kapselarterie. Computertomogramm (Abb. 12b, 12c): Lateral und dorsal der Niere inhomogene Weichteilbezirke, welche bis zum rechten Psoas reichen, nach Anamnese und Verlauf einer größeren retroperitonealen Blutung entsprechend. Eine CT-Kontrolle – s.a. HATTERY et al. 1977 – 27 Tage später ergibt bei Wohlbefinden des Patienten eine teilweise Rückbildung und Abkapselung des Hämatoms (Abb. 12d, 12e).

E. Phlebographie

Im Gegensatz zum weiten Anwendungsbereich der zuvor angeführten Methoden, ist die Indikation zur *retrograden Nierenphlebographie* nur selten gegeben. Sie wird nach dem Seldinger-Verfahren am besten von der V. femoralis aus vorgenommen. Hierbei werden in die Nierenvene in Anpassung an die jeweilige Situation 10–20 ml Kontrastmittel injiziert.

Eine verzögerte Anfärbung der Nierenvene oder auch das Ausbleiben jeglicher Venenkontrastierung ist ein nicht seltener angiographischer Befund bei frischen Nierenverletzungen. Er ist, wie auch eigene experimentelle Untersuchungen ergeben haben (BRAEDEL 1973), meist vorübergehend. Mögliche Ursachen dürften Engstellung des arteriellen Gefäßsystems, dadurch verminderter Blutzustrom und Druck auf die Venenwände durch Gewebeödem sein. Schwerere Verletzungen können aber auch zu Venenthrombosierungen führen, so daß wie in dem geschilderten Fall 5 eine präoperative Klärung der venösen Gefäßverhältnisse wünschenswert sein kann (SCHINDLER et al. 1978). Man muß sich aber aus den eingangs dargelegten Gründen hüten, eine unzureichende phlebographische Darstellung des intrarenalen Venensystems mit einer weitgehenden Thrombosierung gleichzusetzen (Abb. 13a, b). Fehlt bei der Angiographie eine Venenkontrastierung an typischer Stelle (Abb. 14b), kann die Phlebographie klären, ob es sich hier um einen Gefäßabriß, eine Thrombose (MARCH u. HALPERN 1964; HELLEBRANT u. KAUDE 1972), oder um eine Anomalie handelt. (Abb. 14c).

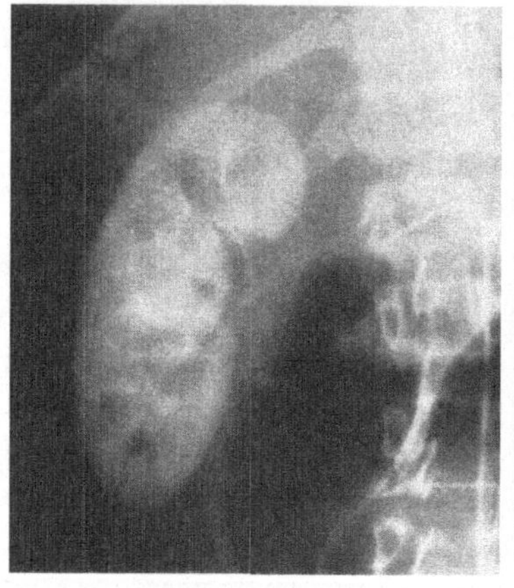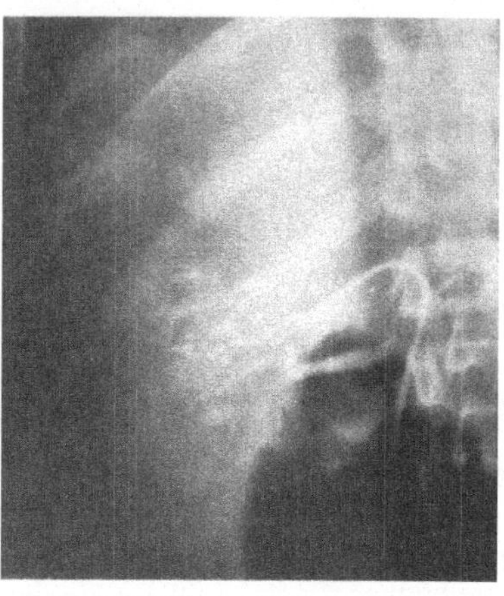

Abb. 13a. Nephrographische Phase eines rechtsseitigen selektiven Nierenangiogramms: vom Hilus ausgehende Querrupturen zum oberen und unteren Pol mit Durchflußverzögerung im oberen Anteil, keine Venenkontrastierung. **b.** Phlebographische Darstellung einer größeren und einer kleineren Nierenvene. Intrarenales Venensystem nur unzusammenhängend dargestellt.
Kontrollurogramm (nicht abgebildet) 3 Wochen nach Rupturnaht rechts unauffällig

Auf die Phlebographie kann man ferner zurückgreifen, wenn bei einem frischen Unfall die globale Angiographie der Bauchaorta eine unvollständige Nierenarterienthrombose aufzeigt und somit eine selektive KM-Einspritzung in diese Arterie zu risikobehaftet erscheint. In diesen Fällen kann die in der gleichen Sitzung durchgeführte Phlebographie eine genauere Beurteilung der Parenchymsituation ergeben, wenn man nicht für Sonographie oder CT den Patienten umlagern will.

Abrisse bzw. Thrombosen der Nierenarterie infolge Trauma sind zwar selten (Prince u. Pearlmann 1969), jedoch dürfte bei Zunahme einer subtilen Gefäßdiagnostik ein solcher Befund häufiger diagnostiziert werden (Knappenberger et al. 1963; Janower u. Weber 1965; Watkins et al. 1967; Cornell u. Culp 1968; Liedberg u. Wehlin 1969; Beduhn 1970; Cornell et al. 1972; Leborgne et al. 1972; Sullivan et al. 1972; Caponegro u. Leadbetter 1973; Nataf u. Kamoun 1973; Walsh et al. 1973). Prince u. Pearlmann berichten 1969 über 2 eigene Beobachtungen und erwähnen 11 weitere in der Literatur verzeichnete Fälle, bei denen es nach einem Trauma zu einer Nierenarterienthrombose gekommen war (4% aller nicht embolisch bedingten Nierenarterienthrombosen). Bis 1972 sind 2 weitere Fälle veröffentlicht worden. Der von Leborgne et al. (1972) zitierte Patient hatte eine Thrombose beider auf der linken Seite vorhandenen Nierenarterien. Evans u. Mogg (1971) fanden eine Thrombose der Nierenarterie nach einem Starkstromunfall und Sturz aus größerer Höhe. Sogar beidseitige Nierenarterienthrombosen sind bekannt geworden (Steiness u. Thaysen 1965; Morton u. Crawford 1972; Ready et al. 1973) (s.a. Abb. 3b).
Bartsch et al. berichteten 1980 über 3 Patienten mit traumatischer Nierenarterienthrombose, welche erfolgreich revaskularisiert wurden. Hierbei war die entsprechende Diagnose 2mal präoperativ gestellt worden.

Die Abb. 14c, d sowie 15c, d illustrieren zu erwartende Befunde (Braedel u. Moeller 1974). Diese bestehen in fehlender Darstellung einzelner oder mehrerer Venenbezirke (Abb. 14c, Abb. 15c), Kontrastmittelextravasaten (Abb. 15d)

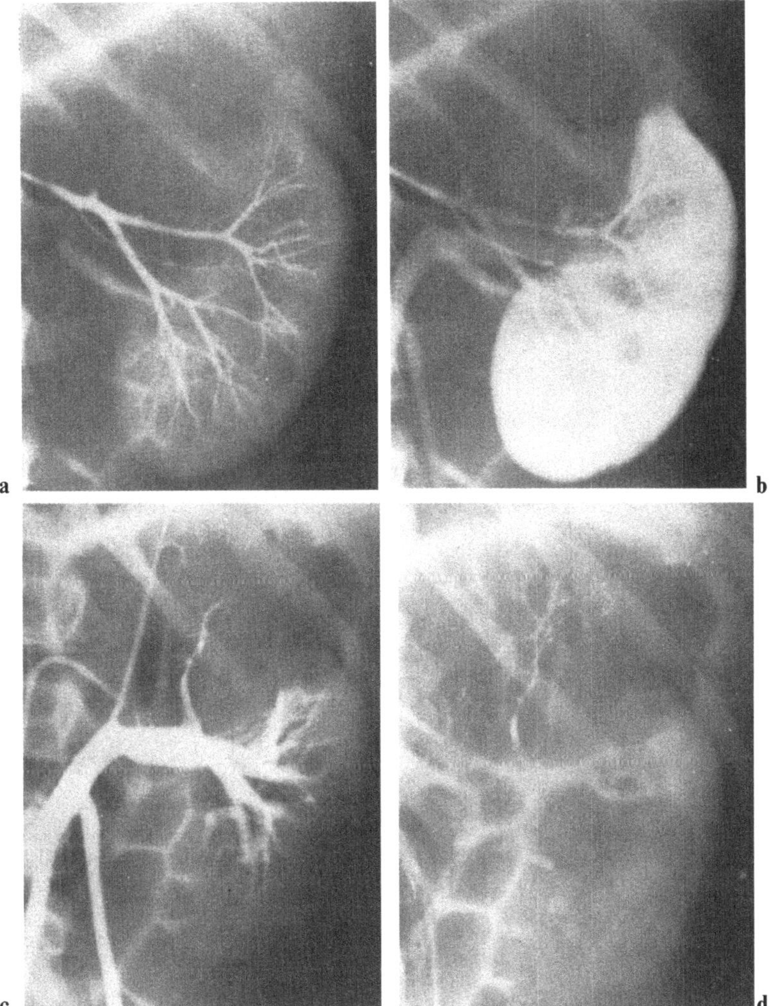

Abb. 14a–d. a Abriß von Gefäßen, die zum oberen Nierenpol links führen. **b.** Verdacht auf zirkum-aortalen Venenring mit Thrombose des präaortalen oberen Anteils. **c.** Linksseitiges Phlebogramm: Weitgehend fehlende Venendarstellung im oberen Anteil. Kein zirkumaortaler Venenring nachweisbar. Es liegt eine rudimentäre linksseitige V. cava inferior vor, welche kaudalwärts drainiert. **d.** Fehlender wash-out im oberen Nierenanteil, bedingt durch Arterienabriß an entsprechender Stelle. (J. Radiol. Electrol. *55*, 1974)

sowie bei unterbrochener arterieller Versorgung bzw. nur Teilversorgung (Abb. 14a, 15a, b) in fehlendem bzw. herabgesetztem wash-out (Abb. 14d, 15d), wobei nach ABRAMS et al. (1964) die normale Auswaschzeit 1,25–4,5 s betragen soll.

Beim Patienten der Abb. 16 fand sich bei subpelviner Stenose auf der linken Seite rechts keine Kontrastmittelausscheidung, wohl aber eine unzusammenhängende mäßige Verkalkung im Bereich der Nierenloge. Hier ergab die Übersichtsaortographie keinen Hin-

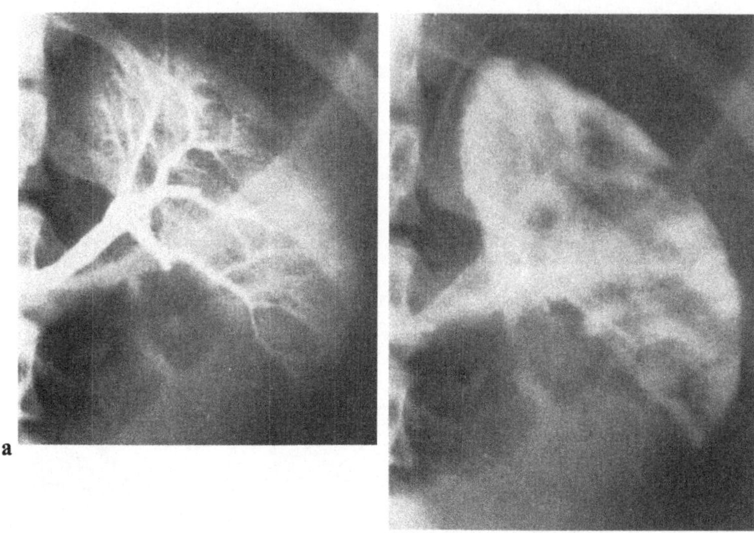

Abb. 15a, b. Abriß von Arterien, welche den unteren Pol versorgen, entsprechende Parenchymausfälle, aber auch solche am oberen Pol lateral. (J. Radiol. Electrol. *55*, 1974)

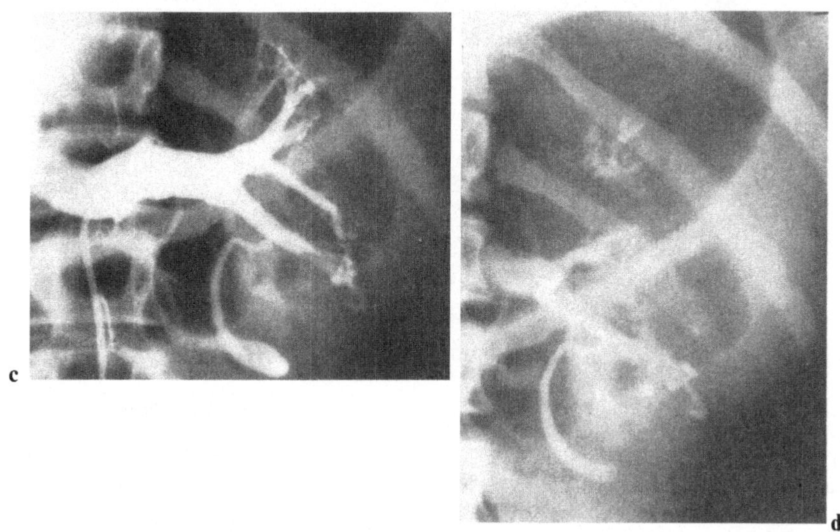

Abb. 15c, d. Retrogrades Phlebogramm: Ausfall von Venenbezirken im unteren und vor allem im mittleren Anteil, Kontrastmittelextravasate am oberen und unteren Pol, herabgesetzter wash-out im Bereich der unteren Nierenhälfte. (J. Radiol. Electrol. *55*, 1974)

weis für das Vorliegen einer rechtsseitigen Nierenarterie. Da der Patient auf entsprechendes Befragen einen schweren Betriebsunfall als Eisenbahner vor über 20 Jahren angegeben hatte, wurde eine weitere Klärung durch die Phlebographie angestrebt. Es ließ sich hierbei eine Nierenkapselvene sondieren, von welcher sich die venöse exorenale Arkade darstellen ließ (Abb. 16a) (Braedel et al. 1976). CT zeigte eine stark verkleinerte und verformte

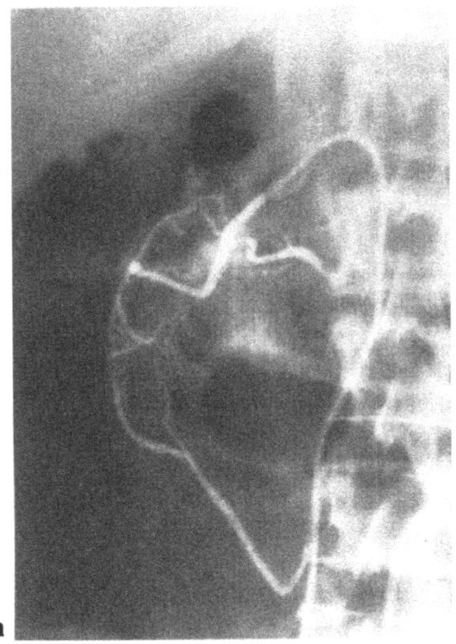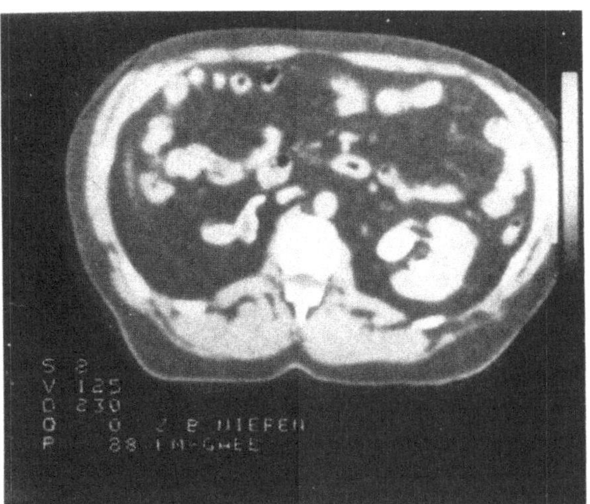

a b

Abb. 16a. Darstellung der exorenalen Arkade der rechten Niere, etwa 20 Jahre nach Unfall, Verschluß und Obliteration der A. und V. renalis rechts. (J. Urol. (Balt.) *116*, 1976). **b.** Computertomogramm: Verkleinerte und verformte rechte Niere mit Kalkschalen. Verbreitertes NBKS links bei subpelviner Stenose

rechte Niere mit Kalkschalen (Abb. 16b). Im Zusammenhang mit der Anamnese sprach der phlebographische Befund eindeutiger für Verletzungsfolge als die CT-Untersuchung.

Im Rahmen der phlebographischen Untersuchung auch Blutentnahme zum Zwecke der Angiotensinbestimmung, da seit Jahren ein Hochdruck von 180/130 mm Hg bekannt. Ergebnis: V. renalis sinistra 1,0, V. spermatica dextra 0,8, Kapselvene rechts 16,4 ng Angiotension/ml/Stunde. Unter der Annahme des Vorliegens einer sogenannten endokrinen Niere Nephrektomie. Histologisch: Im Parenchym nur noch ektatische Tubuli mit kolloidartigen Massen. Wand der sackförmigen Niere völlig vernarbt und schalenförmig verkalkt. Kein Anhalt für Malignität oder spezifischen Prozeß. Postoperativ ohne Medikamente Blutdruck um 150/90 mm Hg.

Abschließend sei erwähnt, daß bei älteren Patienten mit arteriellen Gefäßverschlüssen und bei kleinen Kindern die retrograde Phlebographie bei Traumen ein diskutables Verfahren sein kann, zumal nach Arteriographien von der A. femoralis aus bei Kindern vereinzelt Wachstumsstörungen an den betreffenden Gliedmaßen beschrieben wurden (DELORME u. TAVERNIER 1972).

Die Spätstadien einer posttraumatischen Nierenvenenthrombose sind bei der Angiographie durch einen venösen Kollateralkreislauf charakterisiert. Hier ist zur Verdeutlichung des Befundes die Nierenphlebographie die diagnostische Methode der Wahl (HAERTEL et al. 1972; HAERTEL 1975).

F. Zusammenfassung

Zur exakten Beurteilung von Nierenverletzungen steht heute eine Reihe diagnostischer Verfahren zur Verfügung. Sie ergänzen, aber überlappen sich auch stellenweise. Man kann sie nur bei genauer Berücksichtigung der jeweiligen klinischen Situation und der den einzelnen Untersuchungstechniken gegebenen Aussagemöglichkeiten voll ausschöpfen, wobei die Faktoren Zeit und Kosten mit zu beachten sind.

Nuklearmedizinische Untersuchungen und *Sonographie* sind – geht man von den Einteilungsprinzipien HODGES aus – besonders bei Nierenverletzungen der Schweregrade I und II geeignet, *Parenchymverletzungen* aufzuzeigen, welche der Urographie entgehen. Außerdem ermöglicht die Nuklearmedizin eine genaue Beurteilung der Nieren*funktion. Perfusionsstudien* gewähren einen besseren Einblick in noch vorhandene *Gefäßversorgung* der Nieren als das Urogramm. In Kombination mit Sonographie können sie die Angiographie u.U. entbehrlich machen. *Ultraschall* vermag *Hämatom*bildung nachzuweisen. Beide Methoden sind zu *Verlaufskontrollen* geeignet und besitzen den Vorteil geringer bzw. fehlender Strahlenbelastung.

CT ist wie *Sonographie* eine elegante und direkte Methode zur Abschätzung intra- und vor allem perirenaler – retroperitonealer *Hämatom*bildung. Gegenüber der Sonographie, welche sich wegen fehlender Strahlenbelastung vor allem bei Kindern und Jugendlichen empfiehlt, besitzt die Computertomographie das eindeutig bessere Auflösungsvermögen.

Die *Computertomographie* bietet sich wie die *Angiographie* (seltener die Szintigraphie) auch bei *Mehrfachverletzungen* des Bauchraumes an. CT schränkt die Notwendigkeit der Angiographie ein, kann sie aber nicht ersetzen, wenn es gilt, präoperativ exakt die Gefäßsituation darzustellen und Blutungsquellen aufzudecken.

Die Vornahme einer *Phlebographie* ist zu diskutieren, wenn Verletzungen oder Thrombosierungen am *Nierenstiel* vermutet werden.

Danksagungen: Für die freundliche Überlassung der Abb. 3a–c danke ich Herrn Dr. H. BROY, s.Zt. Städt. Krankenanstalten Ludwigshafen/Rhein.

Die Abb. 4b, 4c, 5d, 10b, 10c stellte dankenswerterweise die Abteilung für Nuklearmedizin (Direktor: Prof. Dr. Dr. E. OBERHAUSEN) der Radiologischen Klinik der Universität des Saarlandes, Homburg/Saar, zur Verfügung.

Dank schulde ich auch den Herren Kollegen Dr. E. SCHINDLER, Urologische Klinik (Direktor: Prof. Dr. P. KOLLE) der Medizinischen Hochschule Hannover und Dr. M. PRESSLER, Abteilung für Nuklearmedizin und spezielle Biophysik (Direktor: Prof. Dr. H. HUNDESHAGEN), Medizinische Hochschule Hannover für die Fälle 6 und 7 und das entsprechende Bildmaterial.

Für die computertomographischen Untersuchungen bin ich Herrn Prof. Dr. R. SCHÜSSLER (Chefarzt des Zentrums für Radiologie, Klinik für Strahlendiagnostik der Kliniken der Stadt Saarbrücken-Winterberg) und Frau Dr. L. RZEHAK zu großem Dank verpflichtet.

Literatur

Abrams HL, Baum S, Stamey T (1964) Renal venous wash-out-time in renovascular hypertension. Radiology 83:597–609

Baert AL, Marchal G, Wilms L, Dooren W van (1978) Vergleich Computertomographie und Ultraschall bei Nierenerkrankungen. Röntgenblaetter 31:641–645

Baert AL, Wackenheim A, Jeanmart L (1980) Abdominal computer tomography. Springer, Berlin Heidelberg New York, pp 20, 21

Bartsch G, Flora G, Buchsteiner R, Neuerer G, Riedler L, Marberger H (1980) Successful renal revascularization of unilateral traumatic renal artery thrombosis. J Urol 124:115–118

Beduhn D (1970) Angiographischer Nachweis einer traumatisch bedingten Intimaeinrollung an der Nierenarterie. Fortschr Roentgenstr 112:829–830

Berg BC Jr (1976) The use of radionuclide imaging in diagnosis and management of the "acute" or traumatized patient. In: Golden's diagnostic radiology, sect 20: Diagnostic nuclear medicine. The Williams & Wilkins Company, Baltimore, pp 550–563

Berger PE, Munschauer RW, Kuhn JP, (1980) Computed tomography and ultrasound of renal and perirenal diseases in infants and children. Pediatr Radiol 9:91–99

Bergström M, Ericson K, Levander B, Svendsen P, Larsson S (1977) Variation with time of the attenuation values of intrarenal hematomas. J Comput Assist Tomogr 1:57–63

Black EB, Ferrucci JT Jr, Wittenberg J, Kirkpatrick RH, Hann LE (1979) Acoustic contrast enhancement: Value of several system gain variations in gray scale ultrasonography. AJR 133:689–693

Braedel HU (1973) Angiographische und szintigraphische Untersuchungen bei Nierenverletzungen – Klinik und Experiment. Ann Univ Sarav 20:93–186

Braedel HU, Bacher K (1966) Die klinische Bedeutung der Nierenszintigraphie. Fortschr Roentgenstr 104:348–360

Braedel HU, Breuer E (1967) Szintigraphische Untersuchungen bei Nierenverletzungen. Fortschr Roentgenstr 107:213–223

Braedel HU, Heravi PB (1970) Erweiterte radiologische Diagnostik des Nierentraumas mit der Szintigraphie. Urologe 9:341–343

Braedel HU, Moeller JF (1974) La phlébographie rénale rétrograde dans les traumatismes fermés du rein. J Radiol Electrol 55:867–872

Braedel HU, Rzehak L, Schindler E, Polsky MS, Döhring W (1980) Computertomographische Untersuchungen bei Nierenverletzungen. Fortschr Roentgenstr 132:49–54

Braedel HU, Schindler E, Moeller JF, Polsky MS (1976) Renal phlebography: An aid in the diagnosis of the absent or nonfunctioning kidney. J Urol 116:703–707

Caponegro PJ, Leadbetter GW Jr (1973) Traumatic renal artery thrombosis. J Urol 109:769–771

Cornell SH, Culp DA (1968) Arterial occlusion of the renal artery demonstrated by angiography. J Urol 100:2–5

Cornell SH, Reasa DA, Culp DA (1972) Occlusion of the renal artery secondary to acute or remote trauma. JAMA 219:1754–1755

Delorme G, Tavernier J (1972) Arteriographie der retroperitonealen, malignen Tumoren im Kindesalter. Radiologe 12:326–328

Druy EM, Rubin BE (1979) Computed tomography in the evaluation of abdominal trauma. J Comput Assist Tomogr 3:40–44

Evans A, Mogg RA (1971) Renal artery thrombosis due to closed trauma. J Urol 105:330–334

Evensen A, Gronseth K, Larssen T (1979) Computed tomography in blunt abdominal trauma. A report of three cases. Extract (Excerpta Medica) 5:7–9

Feine U, zum Winkel K (1969) Nuklearmedizin, Szintigraphische Diagnostik. Georg Thieme, Stuttgart

Freeman LM, Kay Ch J, Meng ChH (1966) The contribution of renal scanning in the evaluation of renal trauma. Radiology 86:1021–1029

Gürtler K-F, Buurman R, Erbe W (1979) Computertomographischer Nachweis von Hämatomen des Becken- und Bauchraumes. Fortschr Roentgenstr 131:493–498

Haaga J, Reich NE (1978) Computed tomography of abdominal abnormalities. The CV Mosby Company, St Louis

Haertel M (1975) Röntgendiagnostik viszeraler Verletzungen nach stumpfem Abdominaltrauma. Georg Thieme, Stuttgart

Haertel M, Fuchs WA, Wicky B (1972) Röntgendiagnostik des Nierentraumas. Fortschr Roentgenstr 116:109–119

Haertel M, Fuchs WA (1979) Computertomographie nach stumpfem Abdominaltrauma. Fortschr Roentgenstr 131:487–492

Hattery RR, Williamson B Jr, Stephens DH, Sheedy PF, Hartman GW (1977) Computed tomography of renal abnormalities. In: Radiol Clin North Am 15(3):401–418

Hellebrant C, Kaude J (1972) Nierenvenenthrombose. Radiologe 12:349–357

Heuser L, Friedmann G, Mödder U, Bischofsberger M, Heising J (1977) Diagnose und Differentialdiagnose raumfordernder Prozesse der Nieren im Computer-Tomogramm. Röntgenblaetter 30:479–489

Hodges CV, Gilbert DR, Scott WW (1951) Renal trauma. A study of 71 cases. J Urol 66:627–637

Isikoff MB, Hill MC (1978) Gray scale B-scan ultrasound and the traumatized patient. In: Ayella RJ, Radiologic management of the massively traumatized patient. The Williams & Wilkins Company, Baltimore, pp 213–215.

Janower ML, Weber AL (1965) Radiologic evaluation of acute renal infarction. Am J Roentgenol 95:309–317

Kay ChJ, Rosenfield AT, Armm M (1980) Gray-scale ultrasonography in the evaluation of renal trauma. Radiology 134:461–466

Kazmin MH, Brosman StA, Cockett ATK (1969) Diagnoses and early management of renal trauma: A study of 120 patients. J Urol 101:783–785

Knappenberger ST, Akers RE, Galuszka AA (1963) Complete avulsion of the renal pedicle by nonpenetrating trauma. J Urol 89:316–318

Leborgne J, Buzelin JM, Mitard D (1972) Les thrombosis post-traumatiques de l'artère rénale. J Urol Néphrol 78:666–673

Leopold GR, Talner LB (1977) Urological ultrasonography. In: Andersson L, Fernström I, Leopold GR, Schlegel JU, Talner LB, Handbuch der Urologie/Encyclopedia of Urology, vol V/1, Suppl. Springer, Berlin Heidelberg New York

Liedberg CF, Wehlin L (1969) Rupture and thrombosis of the renal artery following abdominal trauma. Report of two cases. Scand J Urol Nephrol 3:297–300

Love L, Reynes CJ, Churchill R, Moncada R (1979) Third generation CT scanning in renal disease. In: Radiol Clin North Am 17(1):77–90

March TL, Halpern M (1964) Renal vein thrombosis demonstrated by selective renal phlebography. Radiology 81:958–961

Maurer P (1967) Die stumpfe Nierenverletzung. Monatsschr Unfallheilkd 70:8–14

May P, Braedel HU, König K, Oberhausen E (1971) Nuklearmedizinische Verlaufskontrollen nach Nierentraumen. Urologe 6:276–279

Mödder U, Ewen K (1979) Die Strahlenexposition bei abdominellen Untersuchungen mit der Ganzkörper-Computertomographie. Röntgenblaetter 32:15–19

Morton JR, Crawford ES (1972) Bilateral traumatic renal artery thrombosis. Ann Surg 176:62–67

Nataf R, Kamoun J (1973) Thrombose post-traumatique de l'artère rénale. J Urol Néphrol (Paris) 79:636–640

Oberhausen E, Romahn A (1968) Bestimmung der Nierenclearance durch externe Gammastrahlenmessung. In: Radionuclide in Kreislaufforschung und Kreislaufdiagnostik. FK Schattauer, Stuttgart New York, S 323

Oeser H, Schumacher W, Ernst H, Frost D (1969) Atlas der Szintigraphie. Walter de Gruyter & Co, Berlin

Olsson O, Lunderquist A (1963) Angiography in renal trauma. Acta Radiol (Stockh) 1:1–21

Plainfossé M-C (1978) L'échotomographie. In: Lemaitre G, Michel JR, Tavernier, J, Traité de radiodiagnostic, 2e éd, tome VIII. Masson, Paris, pp 571–577

Pollack HM, Goldberg BB (1977) Abdominal gray scale ultrasonography. John Wiley & Sons, New York London Sydney Toronto p 282

Prince JC, Pearlmann CK (1969) Thrombosis of the renal artery secondary to trauma. J Urol 102:670–674

Raskin MM (1979) Comparative abdominal and pelvic anatomy by computed tomography and ultrasound. CRC Press, Inc, West Palm Beach, Florida, p 164

Ready LB, Wright C, Baltzan RB (1973) Bilateral traumatic renal artery thrombosis. Can Med Assoc J 109:885–891

Remond A, Dieval M, Grumbach Y, Petit J, Delamarre J, Trinez G (1979) Apport de l'échotomographie en urgence dans les traumatismes rénaux. Ann Radiol 22:579–584

Sagel SS, Siegel MJ, Stanley RJ, Jost RG (1977) Detection of retroperitoneal hemorrhage by computed tomography. Am J Roentgenol 129:403–407

Sanders RC (1979) Perirenal fluid collections and renal trauma. In: Resnick MI, Sanders RC, Ultrasound in urology. The Williams & Wilkins Company, Baltimore, pp 170–187

Sanders RC, Menon S, Sanders AD (1978) The complementary uses of nuclear medicine and ultrasound in the kidney. J Urol 120:521–527

Schaner EG, Balow JE, Doppman JL (1977) Computed tomography in the diagnosis of the subcapsular and perirenal hematoma. Am J Roentgenol 129:83–88

Schaner EG, Horvath K, Balow J, Doppman JL (1978) Computed tomography in the evaluation of renal, adrenal and retroperitoneal haemorrhage. Extract (Excerpta Medica) 4:2–6

Scheible W, Talner LB (1979) Gray scale ultrasound and the genitourinary tract. A review of clinical applications. In: Radiol Clin North Am 17(2):281–300

Schindler E, Braedel HU, May P, Oberhausen E (1973) Diagnostisches Vorgehen bei Nierentraumen. Dtsch Med Wochenschr 98:1136–1140

Schindler E, Berberich R, Braedel HU, Moeller J-F (1976) La signification de la scintigraphie rénale dynamique et la détermination de la clearance tubulaire relative de différentes régions du rein pour le plan thérapeutique en urologie. J Urol Néphrol (Paris) 7–8:607–620

Schindler E, Braedel HU, Wilhelm H, Simonov V (1978) Heutige Möglichkeiten der praeoperativen Diagnostik bei geplanten Nierenteilresektionen. Z Urol 71:181–193

Schindler E, Pressler M, Braedel HU (1981) Kombinierte nichtinvasive Diagnostik beim Nierentrauma. Erfahrungen mit dem Einsatz von Nuklearmedizin und Sonographie. Urologe [A] 20:85–92

Schlegel JU (1977) Radionuclides in urology. In: Andersson L, Fernström I, Leopold GR, Schlegel JU, Talner LB Handbuch der Urologie/Encyclopedia of Urology, vol V/1, Suppl. Springer Berlin Heidelberg New York

Schmoller H, Kunit G (1979) Ultraschallbefunde beim stumpfen Nierentrauma. Fortschr Roentgenstr 131:36–40

Simmons JL, Jones MA Jr (1963) Use of the renal scintiscan in urology. J Urol 80:642–654

Steiness I, Thaysen JH (1965) Bilateral traumatic renal artery thrombosis. Lancet 1:527–529

Stephens DH, Williamson B Jr, Sheedy PF, Hattery RR, Miller WE (1977) Computed tomography of the retroperitoneal space. In: Radiol Clin North Am 15(3):377–390

Sullivan MJ, Smalley R, Banowsky LH (1972) Renal artery occlusion secondary to blunt abdominal trauma. J Trauma 12:509–515

Swischuk LE (1979) Emergency radiology of the acutely ill or injured child. The Williams & Wilkins Company, Baltimore, pp 212–217

Triller J, Fuchs WA (1980) Abdominale Sonographie. Georg Thieme, Stuttgart New York

Vogler E, Bergmann M (1963) Angiographie bei stumpfen Nierentraumen. Fortschr Roentgenstr 98:675–685

Walsh A, O'Sullivan G, Hanson JS (1973) Renal artery thrombosis. Br J Urol 45:578–580

Watkins JP, Hirsh JS, Armour ThD Jr (1967) Traumatic severance of renal pedicle without death. J Urol 98:167–168

Wolf R, Schmidt KJ (1970) Die Strahlenbelastung bei der Nierenszintigraphie. Fortschr Roentgenstr 112:389–398

Woodruff JH Jr, Cockett ATK, Cannon R, Swanson LE (1967) Radiologic aspects of renal trauma with the emphasis on arteriography and renal isotope scanning. J Urol 97:184–188

3. Stumpfe, nicht penetrierende Verletzungen des Harnleiters

H. MELCHIOR

Mit 10 Abbildungen

A. Einleitung

Stumpfe, nicht penetrierende Verletzungen des Ureters sind selten, da der Ureter aufgrund seiner topographischen Lage und seiner pathophysiologischen Eigenschaften gut gegen äußere Gewalteinwirkungen geschützt ist. Die kräftige Rückenmuskulatur mit den Mm. psoas, quadratus lumborum und erector trunci sowie die Wirbelsäule bilden einen soliden Schutzwall gegen Stöße und Schläge von dorsal und lateral; frontal schirmt nicht nur die Bauchmuskulatur, sondern auch der Bauchraum mit den Eingeweiden den Ureter elastisch ab.

Durch seine enge Nachbarschaft zur Wirbelsäule und durch seinen Verlauf parallel der Bewegungs- und Stabilisierungsachse des Körperstammes wird der Ureter selbst bei extremen Verwindungen des Körpers kaum mechanischen Druck- und Zugbelastungen ausgesetzt. Den geringen, bei Beugung, Streckung oder Lateralflexion auftretenden Dehnungskräften gibt der elastische, flexible, dünne Muskelschlauch leicht nach.

Stumpfe, nicht penetrierende Ureterverletzungen als Folge exogener Gewalteinwirkung werden selbst in großen Unfallkliniken nur selten beobachtet. Im Kings County Hospital Center, New York, wurden von 1961–1965 9600 Unfallpatienten versorgt; 251 (2,5%) hatten Verletzungen des Urogenitaltraktes, davon 116 Verletzungen der Nieren; eine nicht penetrierende Ureterverletzung hatte niemand (WATERHOUSE u. GROSS 1969). In der Chirurgischen Klinik des Grady Memorial Hospital, Atlanta, hatten von 28056 Patienten in einem Zeitraum von 8 Jahren nur 3 eine stumpfe Ureterverletzung; selbst von 770 Patienten mit einer Schußverletzung des Abdomens hatten nur 24 (3,1%) eine Mitbeteiligung des Ureters (WALKER 1969). Auch in solchen Kliniken, die über größere Erfahrungen in der Behandlung traumatischer Ureterläsionen verfügen, ist das stumpfe, nicht penetrierende Uretertrauma eine Rarität. Von den 46 Patienten, die im Los Angeles County USC Medical Center von 1965–1975 wegen einer traumatischen Ureterläsion behandelt werden mußten, hatten 42 Schußverletzungen, 2 Stichwunden und nur 2 eine Ureterverletzung als Folge eines stumpfen Bauchtraumas (MCGINTY u. MENDEZ 1977). Insgesamt sollen Ureterverletzungen bei 3–5% aller traumatischen Läsionen des Urogenitaltraktes auftreten (KIMBROUGH 1946; LUCEY et al. 1972; WALKER 1969).

Wegen der relativen Seltenheit von Ureterverletzungen durch äußere Gewalteinwirkung denkt der behandelnde Chirurg bei der Erstversorgung der meist polytraumatisierten Patienten im allgemeinen nicht an die Möglichkeit dieser

Komplikation. Aufgrund einer Zusammenstellung von über 50 Patienten mit einer stumpfen, nicht penetrierenden Ureterverletzung aus der Literatur der letzten 10 Jahre muß man annehmen, daß auch heute noch weniger als 40% der Ureterläsionen bereits im Rahmen der Erstversorgung der Verletzungen innerhalb der ersten 24 h diagnostiziert werden (Del Villar et al. 1972; Diokno 1974; Laberge et al. 1979; Reznichek et al. 1973; Ribeiro u. Quartey 1976). Mehr als 60% werden erst Tage oder Wochen nach dem akuten Ereignis erkannt.

Die Hauptursache für die meist verzögerte Diagnose einer traumatischen Ureterläsion bei stumpfen, nicht penetrierenden Bauchverletzungen ist darin zu suchen, daß Ureterverletzungen wegen der geschützten Lage des Organs im Retroperitonealraum nur bei schweren Traumen auftreten, so daß die im Vordergrund stehenden, vitalen Verletzungen anderer Organsysteme die Symptome der Ureterverletzung verdecken. Darüber hinaus gibt es keine spezifischen klinischen Symptome, die auf eine Ureterverletzung hinweisen.

Beispiel

7jähriger Knabe, welcher auf einem Fahrrad von einem Pkw angefahren und 10 m weggeschleudert wurde: Bei der Erstversorgung in der Chirurgischen Abteilung eines Provinzkrankenhauses wurde neben einer Commotio cerebri eine Femurfraktur rechts diagnostiziert. Im Bereich des Abdomens fand man multiple Prellmarken, jedoch keinen Anhalt für intraabdominelle Verletzungen. Die Oberschenkelfraktur wurde durch einen Marknagel gerichtet und fixiert.

Nach 24 h entwickelte das Kind zunehmend abdominelle Symptome mit Schmerzen, Meteorismus und Abwehrspannung; eine Hämaturie bestand nicht. Aus diesem Grunde erfolgte die diagnostische Laparotomie: Man fand in der Bauchhöhle etwa 1 l sero-sanguinolente Flüssigkeit, welche abgesaugt wurde; Leber, Milz und Darm waren intakt.

Eine Woche später traten erneut massive abdominelle Symptome mit Schmerz, Meteorismus und Abwehrspannung auf. Es wurde erneut laparotomiert und wiederum 1 l sero-sanguinolente Flüssigkeit abgesaugt; Darm, Netz, Leber, Milz und auch die Nieren waren palpatorisch unauffällig.

Drei Wochen nach dem Unfall entwickelte das Kind eine zunehmend druckschmerzhafte Resistenz im rechten Abdomen und Fieber. Die Laboruntersuchungen ergaben keinen Anhalt für Anämie, Retention harnpflichtiger Substanzen oder Elektrolytstörungen; im Urin kein Eiweiß, keine Leukozyten, keine Erythrozyten. Es wurde eine Ausscheidungsurographie durchgeführt (Abb. 1a): verzögerte Kontrastmittelausscheidung in ein mäßig dilatiertes Nierenbeckenkelchsystem rechts mit Anhebung des unteren Nierenpoles; auf den Spätaufnahmen großes, retroperitoneales Extravasat. Daher erfolgte die Verlegung in die Urologische Abteilung des nächsten Krankenhauses der Maximalversorgung. Wegen des Verdachtes einer stumpfen, nicht penetrierenden Ureterverletzung mit subpelvinem Ureterabriß wurde eine retrograde Ureteropyelographie durchgeführt (Abb. 1b): zarter Harnleiter, welcher in Höhe von LWK 3/4 in einem großen Extravasat endet.

Unter dem Verdacht eines subpelvinen Ureterabrisses erfolgte die Nierenfreilegung; zur besseren Identifikation des Ureters wurde der eingelegte Ureterkathe-

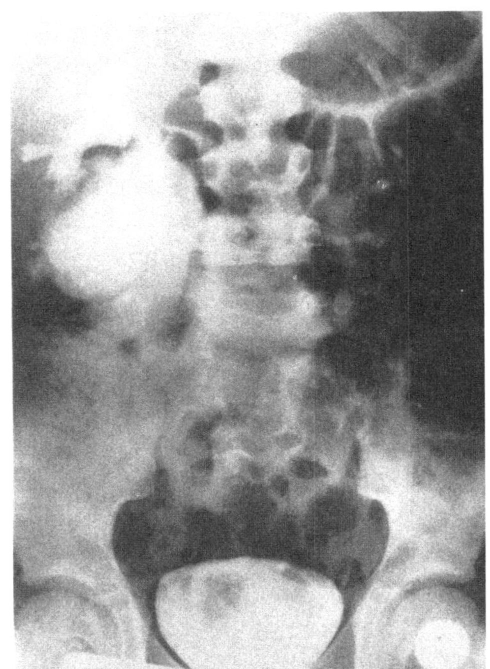
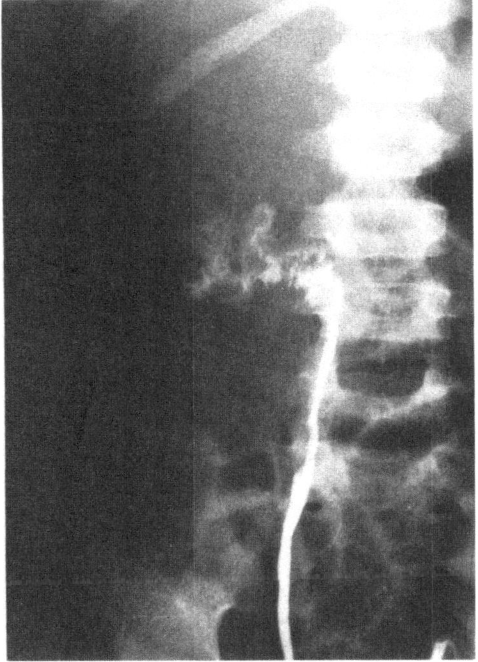
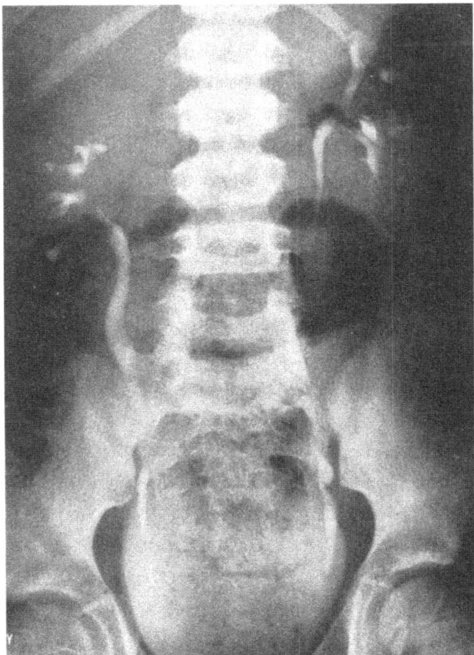

Abb. 1a–c. Traumatischer Abriß des adrenalen Harnleiters rechts (7jähriger Knabe) **a** Ausscheidungsurogramm: ausgeprägte, retroperitoneale Urinextravasation, keine Harnleiter-Darstellung; **b** retrograde Ziel-Uretero-Pyelographie: der abdominelle Ureter rechts endet in einem großen Extravasat; **c** Ausscheidungsurogramm 6 Monate nach Pyelo-Ureteroneostomie: kein Anhalt für intrarenale Harnstauung

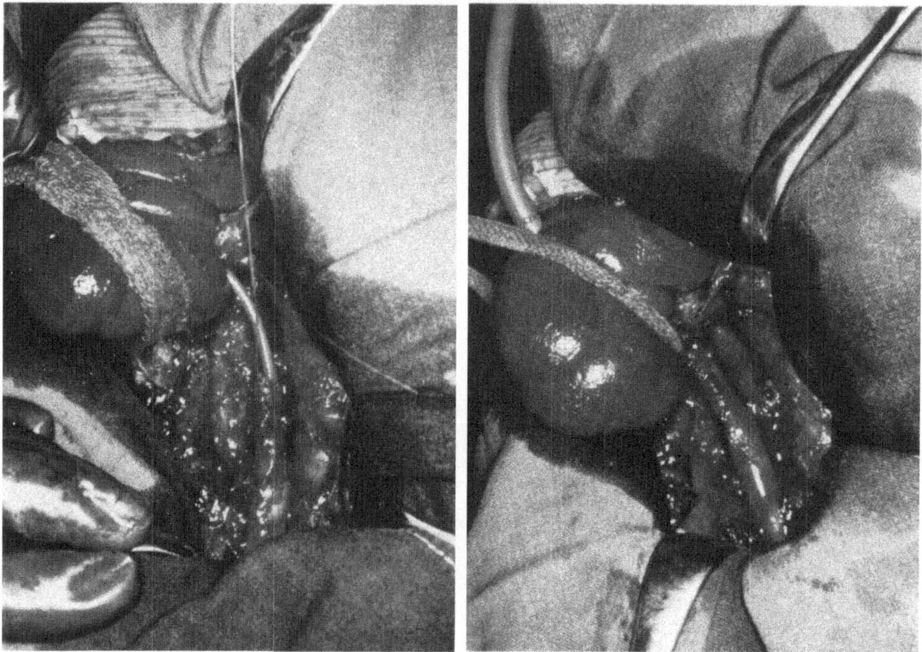

Abb. 2a und b. Traumatischer Ureterabriß (7jähriger Knabe – Operationssitus) **a** 5 cm langer Defekt zwischen Pyelon und Ureter, Readaptation über einer 8-Charr-Schiene; **b** Pyelo-Ureteroneostomie über einer 8-Charr-Schiene nach Mobilisation der Niere; temporäre Harnableitung durch transrenale Nephrostomie

ter in situ belassen. Intraoperativ fand man retroperitoneal eine große Pseudozyste mit über 1 l sero-sanguinolenter Flüssigkeit. Die Innenwand der Pseudozyste war mit Fibrinflocken bedeckt. Nach sorgfältiger Präparation gelang es, den abdominalen Ureter darzustellen: Das Ende des Ureters fand sich 5 cm kaudal des unteren Nierenpoles. Die kranialen 2 cm des distalen Uretersegmentes waren devitalisiert. Nach vollständiger Mobilisation der Niere gelang es, auch das Nierenbecken darzustellen, welches rein intrasinusal angelegt war. Der extrarenale Anteil des Nierenbeckens war weitgehend nekrotisch.

Daher wurde das devitalisierte Gewebe an Nierenbecken und Ureter reseziert und das distale Harnleitersegment bis in Höhe des Beckeneinganges mobilisiert, so daß Nierenbecken und Harnleiter spannungsfrei angenähert werden konnten. Nach Spaltung des kranialen Endes des distalen Harnleiterstumpfes auf eine Strecke von 1 cm erfolgte die End-zu-Seit-Pyelo-Ureterostomie (Anderson-Hynes) mit fortlaufender 5 × 0-Chromcatgut-Naht über einer transrenalen 8-Charr-Schiene, welche auch zur temporären Sicherung der Harnableitung eingelegt wurde (Abb. 2a, b). Um eine spannungsfreie Anastomose zu gewährleisten, wurde die Niere nach kaudal auf dem M. psoas durch eine transparenchymale Naht pexiert.

Der postoperative Verlauf war komplikationslos, so daß die transrenale Schiene am 14. postoperativen Tag entfernt werden konnte. Ein Ausscheidungsurogramm 6 Monate postoperativ zeigte ein zartes Nierenbeckenkelchsystem mit glattem Urinabfluß ohne Anhalt für eine Striktur der Anastomose (Abb. 1c).

B. Pathomechanismus

Die erste klinische Beschreibung eines traumatischen Ureterabrisses stammt von POLAND (1869): Eine schwangere Frau wurde von einem Zug angefahren und zwischen Bahnsteig und Trittbrett eingeklemmt; sie starb 6 Tage nach dem Unfall. Bei der Autopsie fand man neben multiplen Frakturen und viszeralen Verletzungen einen Abriß des rechten Ureters an der pyelo-ureteralen Junktion (KÜSTER 1896, 1902; MORRIS 1904).

Verkehrsunfälle, bei denen das Unfallopfer von einem Kraftfahrzeug angefahren und weggeschleudert wurde, stellen in den vergangenen 20 Jahren die Hauptursache für stumpfe, nicht penetrierende Harnleiterverletzungen dar. Daneben treten der Sturz aus großer Höhe (KUEHBACHER u. STAUBER 1974), von einem fahrenden Fahrzeug (HEATH u. MAY 1975; RIBEIRO u. QUARTEY 1976) oder Arbeitsunfälle mit Quetschung durch schwere Gegenstände (COMISAROW et al. 1979) oder Förderanlagen (LABERGE et al. 1979) zahlenmäßig weit in den Hintergrund. Kinder und Jugendliche unter 18 Jahren sind 5–6mal häufiger betroffen als Erwachsene (COMISAROW et al. 1979; DEL VILLAR et al. 1972; DIOKNO 1974; LABERGE et al. 1979; REZNICHEK et al. 1973; RIBEIRO u. QUARTEY 1976; SCHÄRLI u. BETTEX 1967); der rechte Ureter ist doppelt so stark gefährdet wie der linke; ein bilateraler Ureterabriß konnte in der Literatur 5mal gefunden werden (AINSWORTH et al. 1966; BOSTON u. SMYTH 1975; DEL VILLAR et al. 1972; HEATH u. MAY 1975; JOHNSON et al. 1972). Darüber hinaus stellte ORKIN (1964) aus der Literatur 4 Begleitverletzungen des Ureters bei hinteren Beckenringfrakturen zusammen.

Die überwiegende Mehrzahl der Unfallverletzten war polytraumatisiert. Multiple Frakturen, insbesondere Femur-, Humerus-, Becken- und Rippenbrüche sowie Abriß der Querfortsätze der LWK, Schädel-Hirntraumen und schwere Verletzungen der viszeralen Organe mit Milz- und Leberruptur, Ruptur des Diaphragmas und Einrisse des Dünn- und Dickdarmes sowie des Pankreas sind die häufigsten Begleitverletzungen. Nur in Einzelfällen waren die Begleitverletzungen gering: Ein 3jähriger Knabe, der von einem 70 km/h fahrenden Auto gefallen war, hatte äußerlich nur geringe Verletzungen; vier Stunden nach dem Unfall entwickelte er eine druckschmerzhafte Resistenz im Abdomen. Die Ursache war ein bilateraler subpelviner Ureterabriß (HEATH u. MAY 1975).

Im allgemeinen wird der Ureter infolge eines stumpfen, nicht penetrierenden Bauchtraumas an der pyelo-ureteralen Junktion oder im unmittelbar benachbarten adrenalen Uretersegment verletzt. Nur COMISAROW et al. (1979) berichteten über einen Patienten mit vollständigem Ausriß des gesamten Nierenbeckenkelchsystems einschließlich der Papillen ohne Verletzung des Nierenparenchyms als Folge eines schweren Arbeitsunfalles: ein 1 t schwerer Transformator war aus über 1 m Höhe auf den Arbeiter gefallen.

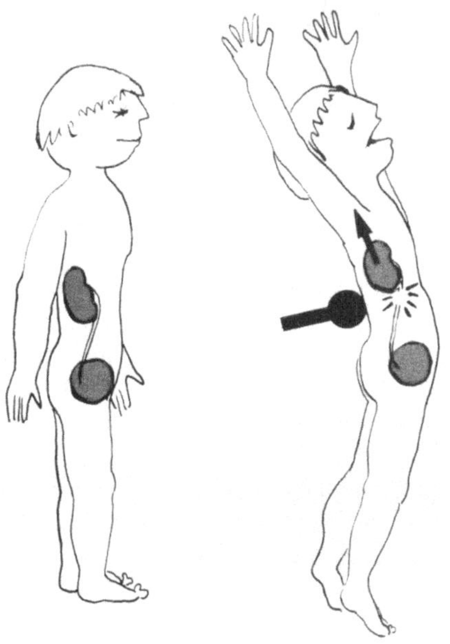

Abb. 3. Pathomechanismus des Harnleiterabrisses an der pyelo-ureteralen Junktion durch stumpfes, nicht penetrierendes Bauchtrauma: Durch Überstreckung der LWS wird der Ureter akut gestreckt, durch die Beschleunigung des Körpers wird der Zug der Niere an der pyelo-ureteralen Junktion verstärkt

Die Prädilektion zur Verletzung des pyelo-ureteralen Segmentes und des adrenalen Harnleiters bei stumpfen, nicht penetrierenden Bauchtraumen führt Küster (1896, 1902) darauf zurück, daß der subpelvine Ureter durch die äußere Gewalt gegen die 12. Rippe bzw. den Querfortsatz von LWK 1 oder 2 komprimiert wird, während durch gleichzeitige extreme Lateralflexion des Körperstammes der Ureter gestreckt wird. Um die Kompressionstheorie zu stützen, rollte Blauel (zit. n. Wilenius 1950) Räder quer über das Abdomen von Leichen, so daß der Ureter gegen den Querfortsatz des 2., 3. oder 4. Lendenwirbelkörpers gequetscht wurde. In den meisten Fällen traten nur Uretereinrisse auf; 4 von 26 Ureteren rissen jedoch unmittelbar an der pyelo-ureteralen Junktion ab. Wilenius (1950) wiederholte Blauels Experimente und fand darüber hinaus, daß ein gezielter Schlag auf das Abdomen einen Uretereinriß verursacht, wenn die Kraft direkt in Richtung auf den Ureter und den Querfortsatz von LWK 2 oder 3 wirkt. Auch ein plötzlicher Zug am Ureter in Längsrichtung kann zu einem Abriß an der pyelo-ureteralen Junktion führen.

Reznichek et al. (1973) sind der Meinung, daß insgesamt 3 Pathomechanismen für den Ureterabriß im Bereich der pyelo-ureteralen Junktion oder des adrenalen Harnleiters bei stumpfen, nicht penetrierenden Bauchtraumen verantwortlich sind (Abb. 3):

1. Durch Kompression des Ureters gegen die 12. Rippe bzw. den Querfortsatz des 1. oder 2. Lendenwirbelkörpers wird die Ureterwand gequetscht.

2. Durch extreme Lateralflexion des Körperstammes in der Lendenwirbelsäule wird der Ureter schnell in Längsrichtung gestreckt.

3. Durch plötzliche traumatische Verschiebung der Niere nach kranial wird der Ureter in der pyelo-ureteralen Junktion am relativ fixierten adrenalen Harnleiter rasch gedehnt.

Wahrscheinlich werden beim traumatischen Ureterabriß stets mehrere Faktoren wirksam. In der Mehrzahl der berichteten Fälle waren Kinder oder Jugendliche die Unfallopfer, welche von einem Kraftfahrzeug angefahren wurden. Durch den Aufprall des elastischen Körpers auf das unnachgiebige Hindernis wird die Lendenwirbelsäule plötzlich gebogen und der Ureter auf der kontralateralen Seite gestreckt. Gleichzeitig verharrt die Niere als kompaktes, beweglich aufgehängtes Organ im Augenblick des Aufpralls und zerrt am Ureter, so daß die Zugbelastung an der pyelo-ureteralen Junktion am größten ist. Die 12. Rippe bzw. die Querfortsätze der oberen Lendenwirbelkörper wirken als Widerlager (FRIEDENBERG et al. 1963; McGINTY u. MENDEZ 1977; MORRIS 1904).

C. Symptomatik

Es gibt keine spezifischen Symptome, die in der frühen posttraumatischen Phase auf eine stumpfe, nicht penetrierende Ureterverletzung hindeuten. Insbesondere die Makrohämaturie, das klassische Leitsymptom traumatischer Läsionen der Nieren und abführenden Harnwege, ist bei Ureterrupturen eher die Ausnahme; bedingt durch die Kontinuitätsunterbrechung erfolgt die Blutung in den Retroperitonealraum und nicht in das Hohlraumsystem der ableitenden Harnwege.

Im Gegensatz zur Makrohämaturie wurde eine Mikrohämaturie bei den meisten Patienten mit traumatischem Ureterabriß bereits im Rahmen der Erstdiagnostik beobachtet. In der Mehrzahl der Fälle wurde diesem Symptom jedoch zunächst keine entsprechende Bedeutung beigemessen.

Leitsymptom und Anlaß zu weiteren diagnostischen Maßnahmen in der akuten posttraumatischen Phase waren bei der Mehrzahl stumpfer Ureterverletzungen unklare Abdominalbeschwerden mit Schmerzen, Brechreiz, Abwehrspannung und zunehmender, druckschmerzhafter Resistenz im lateralen Abdomen bzw. in der Flanke. Diese Leitsymptome führten bei weniger als einem Drittel der Patienten zu weiteren diagnostischen Maßnahmen: Ausscheidungsurographie, Laparotomie.

Bei den meisten Patienten entwickelten sich die Symptome jedoch so verzögert, daß erst Tage oder Wochen nach dem Unfall an eine Beteiligung der Harnwege gedacht wurde (DIOKNO 1974; LABERGE et al. 1979; McGINTY u. MENDEZ 1977; REZNICHEK et al. 1973; RIBEIRO u. QUARTEY 1976; SCHÄRLI u. BETTEX 1967). Nicht selten wurde der traumatische Ureterabriß erst Monate oder Jahre nach dem Unfall im Rahmen einer spezifischen Diagnostik wegen Hypertonie (RIBEIRO u. QUARTEY 1976) oder unklarer Oberbauchbeschwerden (MENDEZ u. McGINTY 1978) erkannt: Urinextravasation mit Bildung einer pararenalen Pseudozyste oder Pseudo-Hydronephrose.

D. Spätfolgen

Selbst kleine Ureterdefekte können die Ursache großer Urinextravasate sein (THOMPSON et al. 1976). Experimentelle Untersuchungen haben gezeigt, daß durch allmähliche Urininfiltration des Retroperitonealraumes eine Lipolyse mit Pseudozystenbildung induziert wird (RAZZABONI 1922, 1923): Ab dem 5.–10. Tag beginnen fibroplastische Reaktionen das Urinextravasat abzugrenzen, nach 3–6 Wochen kapselt ein dichtes Bindegewebe das Extravasat ein und bildet eine pararenale Pseudozyste. In der Literatur finden sich für die pararenale „Pseudozyste" eine Reihe von Synonyma (CRABTREE 1935): Hydrocele renalis, Pseudo-Hydronephrose, perirenale Zyste.

Von 16 beobachteten pararenalen Pseudozysten waren 5 durch eine stumpfe, nicht penetrierende Ureterverletzung bedingt (THOMPSON et al. 1976); das zeitliche Intervall zwischen Unfall und Diagnose betrug 3 Wochen bis 34 Jahre. Dabei ist die Beobachtung von besonderem klinischen Interesse, daß auch noch Monate nach vollständigem Ureterabriß eine gute Nierenfunktion bestand, so daß Nierenbeckenkelchsystem und pararenale Pseudozyste röntgenologisch durch Ausscheidungsurographie gut dargestellt werden konnten. Dieses Phänomen ist auf eine anhaltende Urinabsorption durch die Wand der pararenalen Pseudozyste zurückzuführen (THOMPSON et al. 1976).

Eine Hypertonie tritt als Folge einer stumpfen Harnleiterverletzung relativ selten auf; häufiger ist sie die Ursache von traumatischen oder sekundären Nierenparenchymschäden, Nierenarterienläsionen oder perirenalen Hämatomen. BOSTON u. SMYTH (1975) beobachteten eine Hypertonie bei einem 9jährigen Mädchen mit bilateralem Ureterabriß und Anurie. SCHROEDER u. CORREA (1966) sowie RIBEIRO u. QUARTEY (1976) fanden eine Hypertonie bei Kelchruptur bzw. Ureterabriß mit pararenalen Pseudozysten. Bei pararenalen Pseudozysten soll durch den extrarenalen Druck eine Kompression und Dehnung der Nierenarterie zu Durchblutungsstörungen führen, welche dann für die Entwicklung der Hypertonie verantwortlich sind.

E. Diagnostik

Die Diagnostik von Ureterverletzungen aller Art basiert zunächst auf der Ausscheidungsurographie, am besten in Form der Infusionsurographie. Bei Meteorismus oder Adipositas sowie bei Verdacht auf unklare retroperitoneale Raumforderung liefern Schichtaufnahmen sowohl in Form der Leertomographie als auch der Tomographie bei Ausscheidungsurographie wertvolle Zusatzinformationen. In der Mehrzahl der Fälle von Ureterverletzungen bei stumpfem, nicht penetrierendem Trauma wurde die Diagnose durch Ausscheidungsurographie gestellt.

Beweisend für eine Harnleiterverletzung ist die Extravasation des kontrastmittelhaltigen Urins in der Ausscheidungsurographie. Ein dilatiertes Nierenbekkenkelchsystem mit oder ohne Verdrängung des unteren Nierenpoles sowie die fehlende Darstellung des distalen Ureters sind weitere wichtige, differentialdiagnostische Kriterien.

Die retrograde Ureteropyelographie ist nur indiziert, wenn durch die Ausscheidungsurographie keine Urinextravasation nachgewiesen werden konnte oder wenn Lokalisation und Ausmaß der Ureterverletzung unsicher sind. Mit zunehmender Verbesserung der Ausscheidungsurographie wurde der Einsatz der retrograden Ureteropyelographie immer seltener erforderlich.

Neben den beiden klassischen uroradiologischen Untersuchungsverfahren der Ausscheidungsurographie und der retrograden Ureteropyelographie treten alle weiteren diagnostischen Maßnahmen an Bedeutung weit zurück. Der Wert arteriographischer Untersuchungstechniken liegt in der differentialdiagnostischen Abklärung vaskulärer Läsionen sowie von Verletzungen parenchymatöser Organe. Bei Verdacht auf Verletzung des Urogenitaltraktes dient die Renovasographie, insbesondere nach der SELDINGER-Technik, dem Ausschluß oder Nachweis von Verletzungen des Nierenparenchyms.

Über den Einsatz und die Aussagekraft der Sonographie und der Computer-Tomographie zur differentialdiagnostischen Abklärung retroperitonealer Läsionen bei polytraumatisierten Patienten liegen bisher keine ausreichenden Erfahrungen vor. Daher kann über den Wert dieser Untersuchungsverfahren in der posttraumatischen Frühphase, speziell bei Verdacht auf Ureterläsionen, noch keine Aussage gemacht werden. Beide Untersuchungsmethoden liefern aber sicher ausgezeichnete Informationen zur differentialdiagnostischen Abklärung älterer retroperitonealer Prozesse wie Hämatome, Urinome oder Pseudozysten. Da beide Untersuchungsmethoden den Vorteil haben, nicht invasiv und nicht an den Einsatz evtl. toxischer Pharmaka gebunden zu sein, wird ihr Indikationsbereich mit zunehmender Erfahrung ständig erweitert werden. Speziell der Stellenwert der Sonographie ist in der Wertigkeitsskala ganz vorne anzunehmen. Da die Sonographie auch äußerst kostengünstig und nur minimal belastend ist, sollte sie gerade bei Kindern und jungen Frauen – vor allem bei Graviden – als Screening-Untersuchung bei Verdacht auf retroperitoneale Erkrankungen, insbesondere bei Verdacht auf Urinextravasation oder Hämatom, schon vor der Ausscheidungsurographie durchgeführt werden.

MOINUDDIN u. ROCKETT (1978) diagnostizierten eine alte Ureterruptur im Rahmen einer Skelettszintigraphie mit 99^m-Technetium durch die Gamma-Kamera. Diese Beobachtung geschah aber zufällig; der Einsatz der Szintigraphie diente nicht primär der differentialdiagnostischen Abklärung eines retroperitonealen Prozesses. Daher kann diese Untersuchungsmethode im Rahmen der klinischen Diagnostik von Verletzungen der Nieren und abführenden Harnwege nur eine untergeordnete Bedeutung haben.

Trotz der Möglichkeiten der präoperativen Röntgendiagnostik wurde ein Teil der berichteten traumatischen Ureterabrisse erst bei der chirurgischen Exploration des Abdomens erkannt. DIOKNO (1974) fand bei der Zöliotomie mit Lavage des Peritonealraumes eine sero-sanguinolente Flüssigkeit, COMISAROW et al. (1979), DEL VILLAR et al. (1972) sowie LABERGE et al. (1979) beobachteten bei der explorativen Laparotomie wegen Verdachts auf intraperitoneale Organverletzung retroperitoneale Hämatome und entdeckten erst sekundär nach ausgiebiger Revision des Retroperitonealraumes den Ureterdefekt. Dennoch wurde auch bei einem Teil der Patienten trotz diagnostischer oder therapeutischer Laparotomie die retroperitoneale Extravasation fehlgedeutet und der Ureterdefekt intraoperativ nicht diagnostiziert. Auch bei dem von uns selbst behandelten Knaben mit einem subpelvinen Ureterabriß rechts (vgl. S. 108f.) war trotz zweimaliger Laparotomie mit ausgiebiger Exploration der Bauchhöhle durch den

erstversorgenden Chirurgen der Ureterabriß übersehen und das sero-sanguinolente Exsudat als hämorrhagischer Aszites als Folge einer Contusio abdominalis
fehlgedeutet worden.

F. Therapie

Die Therapie der Wahl traumatischer Ureterläsionen war bis etwa 1960
die Nephrektomie. Da bis zu diesem Zeitpunkt die Mehrzahl stumpfer wie
penetrierender Ureterverletzungen erst in der postakuten Phase diagnostiziert
wurde, war die Nephrostomie mit Drainage des Extravasates die einzige Alternative zur Nephrektomie. Organerhaltende Operationen mit Wiederherstellung
der Kontinuität traten erst mit zunehmender Verbesserung der Frühdiagnostik
und der Standardisierung plastisch-rekonstruktiver Operationen am oberen
Harntrakt in den Vordergrund (REZNICHEK et al. 1973).

Unabhängig von der Genese traumatischer Ureterläsionen sind die Ergebnisse plastisch-rekonstruktiver Operationen am oberen Harntrakt umso besser,
je frühzeitiger die Wiederherstellung der Kontinuität mit Sicherung der Harnableitung erfolgt. Urinextravasation und Infektion begünstigen die sekundäre
Fibrosierung und Strikturbildung. Während bei früher Rekonstruktion subpelviner Ureterabrisse die Operationsergebnisse in 70% der Fälle gut sind, kann
bei Spätrekonstruktionen nur in etwa 40% mit befriedigenden Resultaten gerechnet werden (MENDEZ u. McGINTY 1978).

Die operativen Grundregeln für die plastische Rekonstruktion der oberen
Harnwege sind:
   1. Wiederherstellung der Kontinuität,
   2. Sicherung der Harnableitung,
   3. suffiziente Drainage des Wundgebietes,
   4. gezielte antibakterielle Therapie bei Infektion.

Die End-zu-End-Anastomose des durchtrennten Ureters ist weitgehend standardisiert (Abb. 4, 5). Experimentelle Untersuchungen und klinische Erfahrungen haben gezeigt, daß für die Entwicklung narbiger Strikturen bei Reanastomose des traumatisierten Ureters eine Reihe von Faktoren verantwortlich sind.
Eine unzureichende Präparation des Ureters ohne suffiziente Resektion des devitalisierten Gewebes, eine zu enge, zirkuläre Anastomose, die Verwendung von
zuviel Nahtmaterial oder die Wiedervereinigung des Harnleiters unter Spannung
führen ebenso zur Strikturbildung wie eine Urinextravasation im Anastomosenbereich mit periureteraler Infektion und Narbenbildung (CARLTON et al. 1969,
1971; CARLTON 1978).

Die schräge Uretero-Ureteroneostomie (HAMM u. WEINBERG 1957; HAMM
et al. 1962; LUTZEYER 1955, 1956; MELCHIOR 1979; ZANABONI et al. 1953) durch
locker adaptierende, evertierende, fortlaufende Naht führt im allgemeinen zu
guten Ergebnissen (Abb. 4). Bei Ureterabriß an der pyelo-ureteralen Junktion
ist der Pyelo-Ureteroneostomie nach ANDERSON-HYNES der Vorzug zu geben
(Abb. 6). Voraussetzungen für den Operationserfolg sind jedoch:
   1. die spannungsfreie Anastomose nach ausreichender, schonender Mobilisation der Ureterstümpfe,

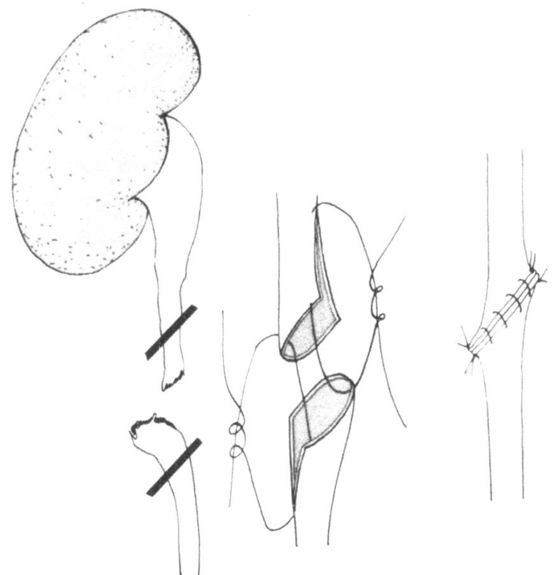

Abb. 4. Schräge End-zu-End-Anastomose des traumatisierten Ureters

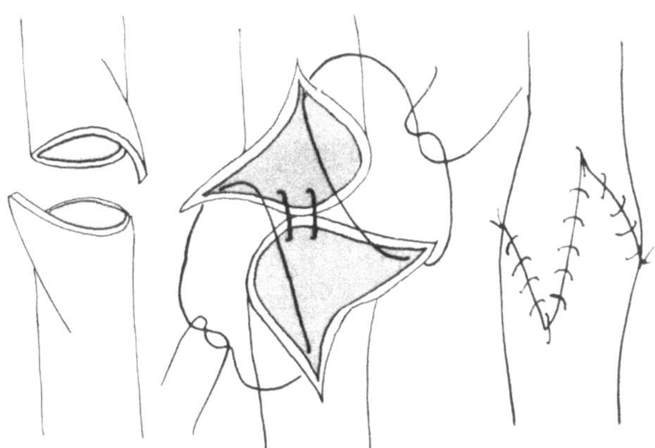

Abb. 5. End-zu-End-Uretero-Ureteroneostomie mit Erweiterung des Ureterdurchmessers durch Z-Plastik

2. die konsequente Schonung der Längsblutversorgung des Harnleiters,

3. eine gesunde Wand im Anastomosenbereich ohne narbige oder entzündliche Veränderungen; devitalisiertes Gewebe muß reseziert werden.

Unter Berücksichtigung dieser Regeln ist auch eine Reanastomose bei größeren Substanzdefekten des Ureters möglich, wenn nach vollständiger Mobilisation der Niere der proximale Ureter durch kaudale Nephropexie dem distalen Ureterstumpf spannungsfrei angenähert werden kann.

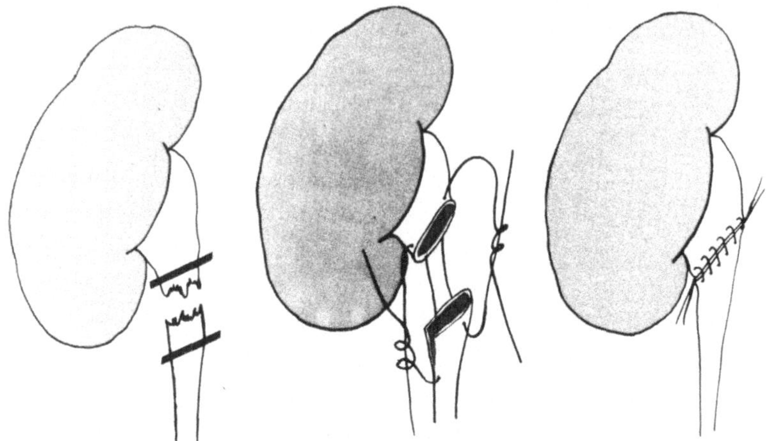

Abb. 6. Pyelo-Ureteroneostomie nach Ureterabriß an der pyelo-ureteralen Junktion

WRIGHT u. CARLTON (1968) propagierten aufgrund tierexperimenteller Untersuchungen eine primär wasserdichte Anastomose mit 6×0 fortlaufender überwendlicher Naht unter Verwendung nicht resorbierbaren Nahtmaterials. Vor der klinischen Anwendung nicht resorbierbarer Nahtmaterialien an den ableitenden Harnwegen kann jedoch nur gewarnt werden, denn nicht resorbierbares Nahtmaterial führt früher oder später stets zur Inkrustation und Steinbildung.

Gegenstand der Diskussion bei rekonstruktiven Eingriffen an den oberen Harnwegen ist – unabhängig von der Operationstechnik – immer die Frage nach der Schienung. Zur primären Rekonstruktion traumatischer Ureterabrisse lehnen CARLTON et al. (1969, 1971, 1978), DIOKNO (1974), LABERGE et al. (1979) sowie REZNICHEK et al. (1973) eine Ureterschienung wegen der Gefahr der entzündlich-fibrotischen Wandreaktionen im Anastomosenbereich (WEAVER 1956) konsequent ab. Dagegen wird bei verzögerten oder späten Rekonstruktionsversuchen häufig der Reanastomose über einer 8-Charr-PVC-Schiene der Vorzug gegeben (LUTZEYER 1955, 1956; ZANABONI et al. 1953), nachdem vor allem OPPENHEIMER u. HINMAN (1956) nachweisen konnten, daß durch eine Schiene zwar die Epithelisation etwas verzögert werden kann, eine Strikturbildung jedoch nicht gefördert wird.

Voraussetzung für den Erfolg der Uretero-Ureteroneostomie ist die temporäre Sicherung der Harnableitung proximal der Anastomose. Während die meisten Autoren einer Harnableitung durch Nephrostomie oder Pyelostomie den Vorzug geben, propagierten HAMM u. WEINBERG (1957) die Harnableitung über ein proximales Ureterventil mit Penrose-Drainage.

I. Operatives Vorgehen

Voraussetzung für die Indikation zur operativen Rekonstruktion traumatischer Läsionen des Ureters im adrenalen Bereich ist die präoperative Sicherung der Diagnose durch Ausscheidungsurographie. Sollte jedoch bei einem stumpfen Bauchtrauma präoperativ keine Ausscheidungsurographie durchgeführt worden sein, dann sollte bei jeder Laparotomie auch der Retroperitonealraum sorgfältig inspiziert werden; intraperitoneale Flüssigkeitsansammlungen vom serosanguinolenten Typ sollten ebenso wie retroperitoneale Zysten oder Hämatome stets eine Indikation zur Eröffnung und Revision des Retroperitonealraumes darstellen (ORKIN 1964): Sorgfältige Inspektion und Palpation von Niere und abdominalem Ureter zur Kontrolle auf Unversehrtheit. Bei hinteren Beckenringfrakturen ist auch die Exploration des pelvinen Ureters erforderlich. Im Zweifelsfall kann intraoperativ auf dem Operationstisch eine Übersichts-Ausscheidungsurographie angefertigt werden.

Sobald eine Ureterverletzung mit Urinextravasation nachgewiesen wurde, ist die Indikation zur operativen Rekonstruktion gegeben. Warten mit der Hoffnung auf Spontanheilung führt im allgemeinen zum Verlust der Niere (ORKIN 1964). Die beste Zeit für eine Ureterrekonstruktion ist die frühestmögliche; denn unmittelbar nach dem Trauma sind die Gewebe noch zart, später ödematös oder narbig infiltriert. Durch ödematöse oder narbig-entzündliche Reaktionen des Retroperitonealraumes kann die Identifikation des traumatisierten Ureters Schwierigkeiten bereiten. Daher ist die präoperative Einlage eines Ureterkatheters bei verzögerter oder später operativer Revision zu empfehlen (RIBEIRO u. QUARTEY 1976).

In der frühen posttraumatischen Phase wird man dem transperitonealen Zugang gegenüber dem retroperitonealen den Vorzug geben, um durch exakte Exploration der Bauchhöhle andere viszerale Verletzungen erkennen und behandeln zu können. Bei der verzögerten oder späten Rekonstruktion muß nicht mehr mit intraperitonealen Läsionen gerechnet werden, so daß primär retroperitoneal operiert werden kann.

1. Uretero-Ureteroneostomie

Entscheidend für eine erfolgreiche Reanastomose des rupturierten Ureters ist die sorgfältige Präparation des traumatisierten Uretersegmentes mit Resektion des gesamten devitalisierten Gewebes. Durch die Resektion des devitalisierten Gewebes werden die primären Heilungschancen wesentlich verbessert. Bis auf wenige Ausnahmen wird man ein umschriebenes Uretersegment auch dann resezieren müssen, wenn die Ruptur inkomplett ist (CARLTON et al. 1969, 1971; CARLTON 1978).

Da in jedem Falle eine Uretersegment-Resektion für eine erfolgreiche Reanastomose erforderlich ist, muß für eine spannungsfreie Adaptation der Ureterenden nicht nur der distale Ureterstumpf möglichst langstreckig präpariert und isoliert werden, sondern häufig auch die Niere vollständig mobilisiert und nach kaudal verlagert werden: Die kaudale Nephropexie ist ein wichtiges Hilfsmittel für eine spannungsfreie Uretero-Ureteroneostomie bzw. Pyelo-Ureteroneostomie. Bei der Präparation und Isolation von Ureter und Niere ist jedoch die periureterale Schicht mit dem versorgenden arteriellen Blutgefäßsystem, insbesondere den Hauptgefäßen in Längsrichtung des Harnleiters, zu schonen (LUTZEYER 1955, 1956; ZANABONI et al. 1953).

Um eine Einengung des Ureterlumens im Anastomosenbereich zu verhindern, ist die Erweiterung der Harnleiterzirkumferenz durch Inzision beider Ureterstümpfe auf eine Strecke von 5–8 mm an den einander gegenüberliegenden Seiten empfehlenswert (Carlton et al. 1969, 1971; Carlton 1978; Melchior 1979; Wright u. Carlton 1968; Abb. 7). De Weerd u. Henry (1965) plädieren für eine Erweiterung der Anastomose durch Z-Plastik (Abb. 5).

Die Ureterrekonstruktion durch offene Naht (Schmiedt 1961), welche nur die halbe Zirkumferenz durch Adaptationsnähte vereinigt und den übrigen Wanddefekt der Regenerationspotenz des Harnleiters überläßt, hat sich bei traumatischen Ureterläsionen in unserer Hand nicht bewährt (Abb. 10).

Zur Reanastomose geben wir der locker adaptierenden, fortlaufenden Naht mit 5×0-Chromcatgut den Vorzug gegenüber den Techniken mit Einzelknopfnähten oder überwendlicher Naht (Carlton et al. 1969, 1971; Carlton 1978; Lutzeyer 1955, 1956; Zanaboni et al. 1953). Das Ziel einer primär wasserdichten Anastomose unter Vermeidung lokaler Gewebsnekrosen sowie die Reduktion des Nahtmaterials auf ein Minimum sind die wichtigsten Argumente für unser Vorgehen (Melchior u. Lutzeyer 1973). Um die Anastomosennaht zu erleichtern, kann kurzzeitig ein 8-Charr-Katheter eingelegt werden, welcher nach Vollendung der Anastomose wieder entfernt wird.

Carlton et al. (1969, 1971, 1978) empfehlen, die Anastomose durch vitales retroperitoneales Fett oder einen gestielten Netzzipfel einzuscheiden, um narbige Fixationen auf dem M. psoas zu verhindern. Sollte durch das Trauma auch der Pankreas oder das Duodenum verletzt worden sein, muß die Ureteranastomose unbedingt von diesen durch Interposition von Netz, Darm oder retroperitonealem Fett isoliert werden, da sowohl das Pankreassekret als auch die Duodenalflüssigkeit das Nahtmaterial der Ureteranastomose in kurzer Zeit auflösen würden.

Die Gefahr einer potentiellen Infektinokulation durch Schienen oder Katheter wird möglicherweise überbewertet. Die Sicherung der Harnableitung proximal der Anastomose ist eine entscheidende Voraussetzung für einen störungsfreien Heilungsprozeß. Da der stumpfe Ureterabriß fast immer die pyelo-ureterale Junktion oder den adrenalen Harnleiter betrifft, ist in diesen Fällen eine longitudinale Ureterotomie zur Harnableitung über Penrose-Drainage (Hamm u. Weinberg 1957) wenig sinnvoll, denn sie kann eine Urininfiltration des periureteralen Gewebes im Anastomosenbereich nicht sicher verhindern. Auch die Harnableitung über einen Pyelostomiekatheter ist – insbesondere bei intrarenalem Nierenbecken – nicht sicher genug, da bereits eine geringe Dislokation zur Urinextravasation führen kann. Die innere Harnableitung über eine Schiene vom Nierenbecken zur Blase verhindert am ehesten eine sekundäre Infektinokulation; sie gestattet jedoch nicht eine befriedigende Kontrolle der Harnableitung, so daß eine Verstopfung der inneren Schiene durch Blutkoagel oder Fibringerinnsel nicht erkannt und damit nicht rechtzeitig behoben werden kann. Aus diesen Gründen ist bei traumatischen Läsionen des oberen Ureterdrittels der transrenalen Harnableitung durch Nephrostomie oder transrenale Schiene der Vorzug zu geben. Die äußere Harnableitung sollte etwa 10–14 Tage garantiert sein; Katheter oder Schiene werden erst entfernt, wenn röntgenologisch die Durchgängigkeit des Ureterlumens und die Dichtheit der Anastomose bewiesen wurden.

2. Uretersatz-Operationen

Bei ausgedehnten Defekten von Nierenbecken und adrenalem Harnleiter kann eine Reanastomose unmöglich sein, so daß der plastische Ersatz eines Uretersegmentes oder andere operative Techniken zur Wiederherstellung der Kontinuität erforderlich werden.

Eine günstige Alternative zur Ureter-Reanastomose stellt die Kaliko-Ureterostomie dar (COUVELAIRE et al. 1964; JAMESON et al. 1957; MOLONEY 1970; NEUWIRT 1948). Hauptindikation für die Kaliko-Ureterostomie ist die Rekonstruktion bei narbig strikturiertem, intrarenalen Nierenbecken. Voraussetzung für den Erfolg der Kaliko-Ureterostomie ist eine großzügige untere Polamputation mit Resektion des Nierenparenchyms, bis der untere Nierenkelch mindestens 5 mm isoliert ist und die Anastomose sicher außerhalb des Nierengewebes liegt (HAWTHORNE et al. 1976; Abb. 7).

Das Problem des autoplastischen und alloplastischen Ersatzes des adrenalen und des mittleren, abdominalen Uretersegmentes ist bis heute ungelöst. Trotz zahlreicher tierexperimenteller und klinischer Versuche, trotz aller Fortschritte auf dem Gebiet der Kunststoffentwicklung und trotz der Verfeinerung der chirurgischen Technik sind die Spätergebnisse des segmentalen Ureterersatzes unbefriedigend. Transplantatschrumpfung oder -abstoßung, narbige Strikturen, Urinfisteln, Inkrustation und Steinbildung sowie sekundäre Infektionen führen früher oder später zum hydronephrotischen oder pyelonephritischen Untergang der Niere (AUVERT et al. 1969, 1970; BLUM et al. 1963; KOHLER u. MURPHY 1960; KOHLER 1966; SCHMITZ 1979; ULM u. LO 1959; ULM u. KRAUSS 1960).

Günstiger sind dagegen die Ergebnisse des Ureterpartialersatzes (KIERFELD u. STROHMENGER 1971). Die tubuläre Pyelo-Ureterostomie gestattet in Abhängig-

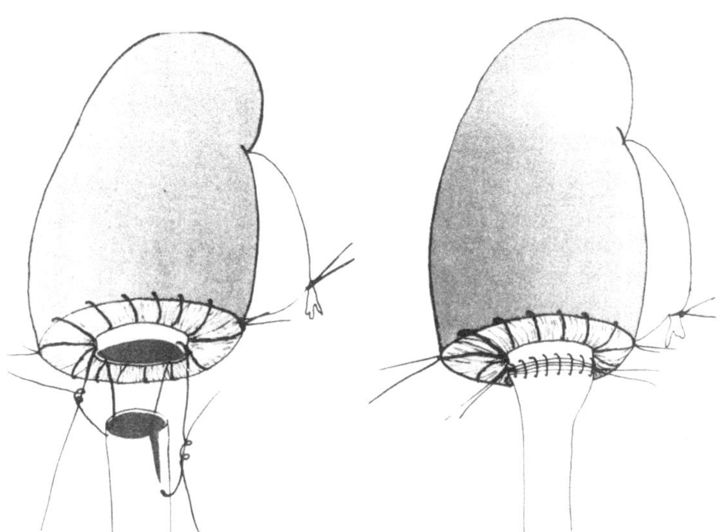

Abb. 7. Kaliko-Ureteroneostomie – eine Alternative zur Pyelo-Ureteroneostomie bei destruiertem oder narbig verändertem, extrarenalen Pyelon

keit von Nierenbeckenform und -größe die plastische Überbrückung und den Ersatz des adrenalen Ureters (Mebel 1964; Strauch et al. 1967): Aus dem Nierenbecken wird ein etwa 12–15 mm breiter Lappen mit breiter Basis exzidiert, nach kaudal geschlagen und durch fortlaufende Naht (5×0-Chromcatgut) über einer 8-Charr-PVC-Schiene zu einem Rohr geformt, welches mit dem Ureter analog zur Uretero-Ureterostomie in Form der schrägen End-zu-End-Anastomose vereinigt wird. Zur Sicherung der postoperativen Harnableitung ist eine temporäre Nephrostomie unbedingt zu empfehlen. Schienung und Nephrostomie können ggf. durch einen Brandenburg-Katheter miteinander kombiniert werden.

Im Extremfall, insbesondere, wenn neben dem Ureter auch der Nierenhilus mit den Gefäßen verletzt oder das Nierenparenchym zerrissen wurde, kann die Nephrektomie zur extrakorporalen Organrekonstruktion mit Autotransplantation der Niere erforderlich werden (Hardy 1963; Linke u. May 1972; Marshall et al. 1966; Milsten et al. 1974). Dieser Eingriff sollte jedoch nur als ultima ratio angesehen werden; er bedarf einer besonders kritischen Indikationsstellung. Dementsprechend wurde die extrakorporale Nierenrekonstruktion bei traumatischen Läsionen der oberen Harnwege bisher nur selten eingesetzt (Hardy 1963; Rockstroh u. Schulze 1969; Stewart et al. 1977; Van Cangh et al. 1975).

3. Rekonstruktionen des pelvinen Harnleiters

Das operative Vorgehen bei traumatischen Läsionen des pelvinen Harnleiters hängt in erster Linie vom Lokalbefund ab. Auch bei Verletzungen des pelvinen Harnleiters sollte, speziell im Falle einer – glücklichen – Frühdiagnose, unverzüglich operiert werden.

Kleine Defekte in der Ureterwand durch Knochenspieße können übernäht werden, größere Wanddefekte werden besser über einem Splint readaptiert (Orkin 1964). Eine komplette Durchtrennung der Kontinuität des pelvinen Harnleiters kann zweifellos durch Reanastomose vereinigt werden. Im allgemeinen wird man jedoch bei kompletter Durchtrennung des pelvinen Harnleiters einer Uretero-Zystoneostomie den Vorzug geben.

a) Blasenlappenplastik

Größere Defekte des pelvinen Harnleiters können durch die Blasenlappenplastik nach Boari (Hohenfellner 1966; Schreiter et al. 1972) oder durch die Hörnerblase ('bladder-psoas-hitch procedure') bis kranial der Iliakalgefäße überbrückt werden.

Eine Blasenlappenplastik (Abb. 8) zur Überbrückung pelviner Harnleiterdefekte wurde erstmals von Van Hook (1893) und ein Jahr später von Casati u. Boari (1894) beschrieben. Durch Küss (1956), Küss u. Holzer (1953), Gil-Vernet (1959) und Hohenfellner (1966) wurde dieses Verfahren später klinisch verbessert und standardisiert. Voraussetzung für die Überbrückung pelviner Harnleiterdefekte durch einen Blasenlappen ist eine ausreichende Blasenkapazität. Nach Mobilisation und teilweiser Extraperitonealisation der Blase wird – nach Anlegen von Haltefäden – ein gestielter Lappen von mindestens 3 cm

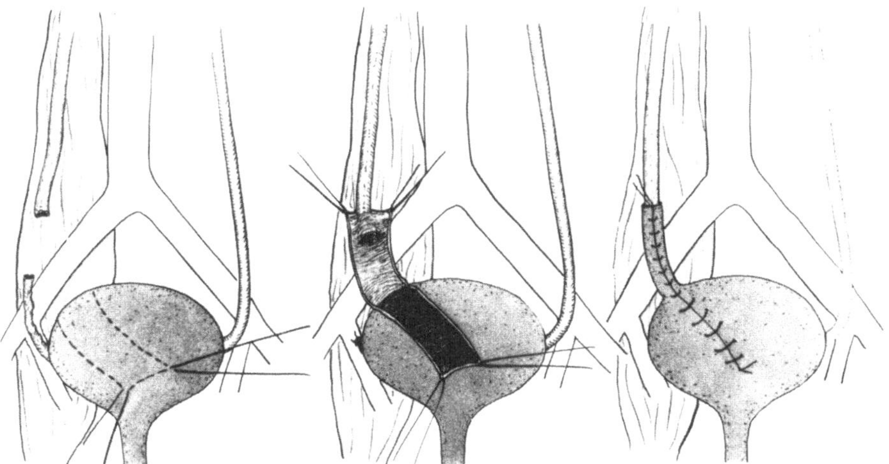

Abb. 8. Blasenlappenplastik (Boari) zum Ersatz des pelvinen Ureters (Ureterpartialersatz)

Breite exzidiert und nach kranial geschlagen. Die Länge des Lappens sollte so bemessen sein, daß die Einpflanzung des Ureters in den Lappen kranial der Kreuzungsstelle mit den Iliakalgefäßen außerhalb der Beckenhöhle erfolgen kann. Diese Forderung gilt besonders bei traumatischen Ureterläsionen durch hintere Beckenringfrakturen. Die Implantation des Ureters in den Blasenlappen erfolgt submukös-antirefluxiv.

Im allgemeinen ist der Ersatz des distalen Harnleiters bis zu einer Länge von 12 cm möglich. In seltenen Fällen ist jedoch auch die Überbrückung größerer Defekte erforderlich. Ausgehend von tierexperimentellen Untersuchungen zum subtotalen Harnleiterersatz durch einen Blasenlappen (PLANZ et al. 1967) berichteten SCHREITER et al. (1972), daß auch längere distale Harnleiterdefekte bis zu 18 cm erfolgreich durch einen s-förmig exzidierten Blasenlappen überbrückt werden können. IVANCEVIC et al. (1971) ist es sogar gelungen, in tierexperimentellen Untersuchungen beim Hund durch ein zweizeitiges Verfahren den gesamten Harnleiter durch eine Blasenlappenplastik zu ersetzen.

b) Hörnerblase ('Bladder-Psoas-Hitch Procedure')

Die Hörnerblase ('bladder-psoas-hitch procedure') ist keine Erfindung der modernen Urochirurgie. Bereits 1896 hat WITZEL über klinische Erfahrungen mit diesem Operationsverfahren zur Rekonstruktion pelviner Ureterdefekte berichtet. DOLFF (1952) hat WITZELS Idee aufgegriffen und neu standardisiert. Mit der Hörnerblase gelingt die Überbrückung größerer pelviner Harnleiterdefekte bis in Höhe von LWK 5 sowohl auf extraperitonealem als auch auf transperitonealem Wege. Nach Mobilisation und Extraperitonealisation der isolateralen Blasenhälfte mit Ligatur und Durchtrennung der Vasa vesicales superiores wird die Harnblase über den Zeigefinger ausgestülpt und auf dem M. psoas fixiert. Der Ureter wird auf der Medialseite des ausgestülpten Blasenzipfels

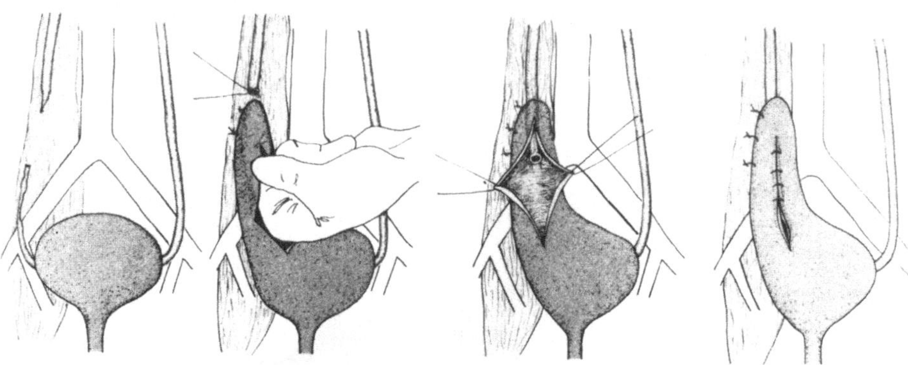

Abb. 9. Hörnerblase (Psoaszipfelblase) zum Ersatz des pelvinen Ureters (Ureterpartialersatz)

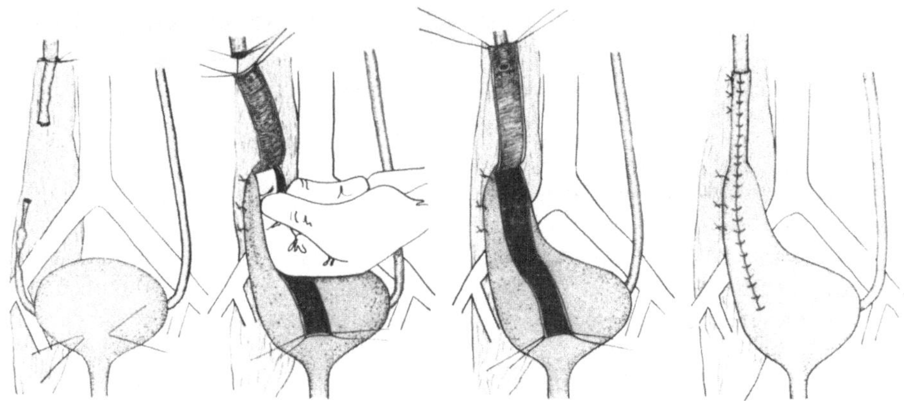

Abb. 10. Subtotalersatz des Ureters durch Kombination von Hörnerblase (Psoaszipfelblase) und Blasenlappenplastik (Boari)

submukös-antirefluxiv implantiert. Zur Sicherung der Harnableitung kann eine transvesikale PVC-Schiene (8 Charr) eingelegt werden; im allgemeinen wird jedoch eine Schienung nicht erforderlich sein (Abb. 9).

Die Hörnerblase bietet gegenüber dem Boari-Lappen den Vorteil, daß die Kontinuität der Harnblase erhalten bleibt. Durchblutungsstörungen mit Lappennekrosen oder Nahtinsuffizienz sind bisher nicht bekannt geworden. Kontraindikationen zur Hörnerblase sind Schrumpfblasenbildung und ausgeprägte Blasenwandhypertrophie mit Trabekelbildung sowie neurogene Blasenfunktionsstörungen.

Durch Kombination von Hörnerblase und Boari-Lappen ist die Überbrückung großer Harnleiterdefekte mit subtotalem Ureterersatz gelungen (Kelami et al. 1973; Kishev 1975a, b; Melchior u. Lutzeyer 1973; Abb. 10).

Der alloplastische Ersatz des pelvinen Harnleiters in Form des Partialersatzes konnte zwar in den letzten Jahren wesentlich verbessert werden (Dufour u. Auvert 1971), so daß die Implantation von alloplastischen Ureterpartialprothesen bereits wiederholt klinisch erfolgreich angewandt werden konnte. Ungelöst ist bis heute das Problem des vesiko-renalen Refluxes bei alloplastischem Ureter-partialersatz, so daß dieses Verfahren zur Rekonstruktion des pelvinen Harnlei-ters nur als Palliativmaßnahme angesehen werden kann.

G. Zusammenfassung

Obwohl die nicht penetrierende Verletzung des Ureters selten ist, stellt sie eine ernsthafte Komplikation des stumpfen Bauchtraumas dar. Die Prognose einer plastischen Rekonstruktion ist umso besser, je frühzeitiger die Kontinuität des oberen Harntraktes wiederhergestellt wird. Da es keine spezifischen Sympto-me gibt, die in der frühen posttraumatischen Phase auf eine Ureterverletzung hindeuten, ist es Aufgabe des behandelnden Chirurgen, bei der Erstversorgung der meist polytraumatisierten Patienten unter bestimmten Voraussetzungen auch an eine Ureterruptur zu denken. Der Operateur, welcher den Ureter als kleines, selten traumatisch alteriertes Organ im Schutze des Retroperitonealraumes ansieht, dem man im Notfall keine besondere Aufmerksamkeit zu schenken braucht, muß gelegentlich fatale Überraschungen erleben. Daher sollte die Aus-scheidungsurographie, am besten in Form der Infusionsurographie, zur Routine-diagnostik vor allem polytraumatisierter Patienten gehören. Wurde keine Aus-scheidungsurographie durchgeführt, sollte bei jeder explorativen Laparotomie auch der Retroperitonealraum sorgfältig inspiziert werden. Intraperitoneale Flüssigkeitsansammlungen vom sero-sanguinolenten Typ stellen ebenso wie re-troperitoneale Zysten oder Hämatome eine Indikation zur sorgfältigen Revision des Retroperitonealraumes mit Inspektion und Palpation von Niere und abdomi-nalem Harnleiter dar.

Literatur

Ainsworth T, Weems WL, Merrell WH Jr (1966) Bilateral ureteral injury due to non-penetrating external trauma. J Urol 96:439–442
Arduini M, Pansadoro V (1974) Attualità e validità dell'operazione di Witzel 1896. Atti Congr Soc Ital Urol 47:143
Auvert J, Xerri A, Benchekroun A, Dufour B, Farge C (1969) Remplacement d'un segment d'uretère par un tube d'élastomère de silicone chez le chien. J Urol Néphrol (Paris) 75:221–226
Auvert J, Xerri A, Broc A, Dufour B (1970) Application clinique du remplacement expéri-mental de l'uretère par un tube en élastomère de silicone. J Urol Néphrol (Paris) 76:734–741
Bartley O, Ekdahl PH, Wahlqvist L (1966) Rupture of the ureter with pseudocyst formation. Acta Chir Scand 132:390–396
Beckly DE, Waters EA (1972) Avulsion of the pelvic-ureteric junction – a rare consequence of non-penetrating trauma. Br J Radiol 45:423–426
Blancato G (1957) Pseudohydronephrosis resulting from complete traumatic rupture of the kidney. Chir Ital 12:16
Blauel: zit. n. Wilenius R
Blum J, Skemp C, Reiser M (1963) Silicone rubber ureteral prosthesis. J Urol 90:276–280
Boari A (1899) L'urétéro-cystoneostomie. Étude clinique et expérimentale. Ann Mal Org Gen-Urin 14:1059–1088, 14:1141–1170

Bondonny JM, Ballanger R, Guinberteau JC (1974) A propos de 2 observations de rupture traumatique de la jonction pyélo-urétérale. J Urol Néphrol (Paris) 80:733–736

Bonniot A, Douillet M (1934) Pseudo-hydronephrose traumatique par rupture complète de l'uretère au niveau du bassinet. J Urol (Paris) 37:524–527

Boston VE, Smyth BT (1975) Bilateral pelvi-ureteric avulsion following closed trauma. Br J Urol 47:149–151

Buchner H, Pohl P (1961) Harnleiterverletzungen beim stumpfen Bauchtrauma. Zentralbl Chir 86:2006–2010

Butt AJ, Perry JQ (1950) Ureteral injury complicating fracture of the bony pelvis. South Surg 16:1139–1142

Cangh PJ van, Otte JB, Ypersele de Strihou C van, Coche E, Alexandre GP (1975) Renal autotransplantation for widespread ureteral lesions: report of 4 cases. J Urol 113: 16–20

Carabalona P, Delmas M, Bonnel F (1972) Rupture de l'uretère lombaire par contusion abdominale. Urétérorraphie. Résultat à 4 ans. Chirurgie 98:421–426

Carlton CE Jr (1978) Injuries to the ureter. In: Harrison JH, Gittes RF, Perlmutter AD, Stamey TA, Walsh PC (eds) Campbell's urology, 4th ed vol I. WB Saunders Comp, Philadelphia London Toronto, pp 895–905

Carlton CE Jr, Guthrie AG, Scott R Jr (1969) Surgical correction of ureteral injury. J Trauma 9:457–464

Carlton CE Jr, Scott R Jr, Guthrie AG (1971) The initial management of ureteral injuries: a report of 78 cases. J Urol 105:335–340

Casati E, Boari A (1894) Contributo sperimentale alla plastica dell' uretere. Atti Accad Sci Med Nat Ferrara 68:149–154

Casey WC (1959) Intubated pyeloplastic operations for hydronephrosis: results of 21 cases. J Urol 81:612–617

Cass AS, Ireland GW (1972) Management of renal injuries in the severely injured patient. J Trauma 12:516–522

Comisarow RH, Barkin M, Harrison AW (1979) Traumatic caliceal-parenchymal disruption. J Urol 121:358–359

Couvelaire R, Auvert J, Moulonguet A, Cukier J, Léger P (1964) Implantations et anastomoses urétéro-calicielles: Techniques et indications. J Urol Néphrol (Paris) 70:437–484

Crabtree EC (1935) Pararenal pseudo-hydronephrosis with report of three cases. Trans Am Assoc Genitourin Surg 28:9–40

Crosby DL (1959) An unusual case of renal trauma. Br J Urol 31:159–160

Decoulx P (1937) Plaie de l'uretère par fracture ouverte du bassin. J Urol (Paris) 43:141–144

Diokno AC (1974) Avulsion of the proximal ureter secondary to blunt injury. J Urol 111:412–414

Dolff C (1952) Verbesserung der Ergebnisse der Ureterimplantation in die Blase mit Hilfe einer elastischen Fixation der Blase. Zentralbl Gynaekol 74:1777–1787

Dufour B, Auvert J (1971) Le remplacement de l'uretère par une prothèse d'élastomère de silicone. Résultat de 3 ans d'expérimentation chez le chien. J Urol Nephrol (Paris) 77:441–450

Ehrlich RM, Melman A, Skinner DG (1978) The use of vesico-psoas hitch in urologic surgery. J Urol 119:322–325

Forbes CD, Craig JA, Prentice CRM, McNicol GP, Levack JH, Ireland JT, Adams JF, Sutherland GR (1971) Rupture of the ureter due to crushing injury in a boy with severe haemophilia. Br J Surg 58:931–934

Friedenberg RM, Ney C, Elkin M (1963) Trauma to the ureter. Am J Roentgenol 90:28–36

Fruchtman B, Newman H (1965) Upper ureteral avulsion secondary to non-penetrating injury. J Urol 93:452–454

Gil-Vernet JM (1959) Urétéro-vésico-plastie sous-muqueuse (modification à la technique de Boari). J Urol Med Chir 65:504–508

Gross M, Peng B, Waterhouse K (1969) Use of the mobilized bladder to replace the pelvic ureter. J Urol 101:40–44

Guttman FM, Homsy Y, Schmidt E (1978) Avulsion injury to the renal pedicle: successful autotransplantation after "bench surgery". J Trauma 18:469–471

Halverstadt DB, Fraley EE (1967) Avulsion of the upper ureter secondary to blunt trauma. Br J Urol 39:588–593

Hamm FC, Weinberg SR (1957) Management of the severed ureter. J Urol 77:407–413

Hamm FC, Weinberg SR, Waterhouse RK (1962) End-to-end ureteral anastomosis: a simple original technique. J Urol 87:43–47

Hardy JD (1963) High ureteral injuries. Management by autotransplantation of the kidney. J Am Med Ass 184:97–101

Harrison JH, Perlmutter AD (1966) Major urological emergencies. Surg Clin North Am 46:685–712

Harrow BR (1968) A neglected maneuver for ureterovesical reimplantation following injury at gynecologic operations. J Urol 100:280–284

Hawthorne NJ, Zincke H, Kelalis PP (1976) Ureterocalicostomy: an alternative to nephrectomy. J Urol 115:583–586

Heath AD, May A (1975) Bilateral avulsion of the upper ureters. Br J Urol 47:386–387

Hohenfellner R (1966) Eingriffe am prävesicalen Harnleiter. Langenbecks Arch Klin Chir 316:732–735

Hook W van (1893) The surgery of the ureters: a clinical, literary, and experimental research. J Am Med Assoc 20:965–973; 21:911

Hopkins TB, Klein LA (1975) Disruption of the renal pelvis by blunt trauma. J Trauma 15:250–254

Ivancevic LD, Hohenfellner R, Kutzner J (1971) Total replacement of the ureter with a bladder flap. Invest Urol 9:130–135

Jameson SG, McKinney JS, Rushton JF (1957) Uretero-calycostomy: a new surgical procedure for correction of ureteropelvic stricture associated with an intrarenal pelvis. J Urol 77:135–143

Jellinghaus W, Schröder FH (1974) Ureterabriß nach stumpfem Bauchtrauma. Urologe [A] 13:138–140

Johnson JM, Chernov MS, Cloud DT, Linkner LM, Dorman GW, Trump DS (1972) Bilateral ureteral avulsion. J Pediatr Surg 7:723

Kaufman JJ, Brosman SA (1972) Blunt injuries of the genitourinary tract. Surg Clin North Am 52:747–760

Kelami A, Fiedler K, Rost A, Seyfried C, Hildebrandt HH, Richter-Reichheim M (1973) Autoplastischer Ureterersatz. Verh Dtsch Ges Urol 24:209–211

Khonsari H, Morehouse DD, MacKinnon KJ (1971) Pararenal pseudocysts. Br J Urol 43:164–169

Kierfeld G, Strohmenger P (1971) Ersatz von Harnleiterdefekten mit Hilfe der „offenen Harnleiterregeneration". Urol Int 26:336–349

Kimbrough JC (1946) War wounds of the urogenital tract. J Urol 55:179–189

Kishev SV (1975a) Psoas-bladder hitch procedure: our experience with repair of the injured ureter in men. J Urol 113:772–776

Kishev SV (1975b) Indications for combined psoas-bladder hitch procedure with Boari vesical flap. Urology 6:447–452

Kohler PF (1966) A plastic mechanical ureteral valve: report of a long-term study. Invest Urol 4:211–214

Kohler PF, Murphy JJ (1960) Experimental evaluation of a plastic mechanical ureteral valve. J Urol 84:293–296

Krumhaar D, Sievers H, Hecker WC (1969) Analyse und Nachuntersuchungsergebnisse von 462 stumpfen Bauchtraumen im Kindesalter. Monatsschr Unfallheilkd 72:233–243

Kuehbacher H, Stauber R (1974) Isolierter Ureterabriß durch stumpfes Bauchtrauma im Kindesalter. Akt Urol 5:251–253

Küss R (1956) Urétéro-plastie par lambeau vésical. Urol Int 3:175–189

Küss R, Holzer J (1953) Plastie urétérale par lambeau vésical tubulé (opération de Boari). A propos de 10 ans. Mém Acad Chir 79:159–161

Küster E (1896) Die Chirurgie der Nieren, der Harnleiter und der Nebennieren. Ferdinand Enke, Stuttgart, 2. Aufl 1902

Laberge I, Homsy YL, Dadour G, Béland G (1979) Avulsion of ureter by blunt trauma. Urology 13:172–178

Ledent R (1950) Rupture traumatique de l'uretère lombaire. J Belg Urol 19:83–85

Legueu F (1904) Rupture traumatique complète de l'uretère. Bull Mém Soc Chir Paris 90:106

Leix F, Greaney EM Jr, Hartman SW, Johnston PW, Doering PC (1968) The management of blunt trauma to the abdomen in infancy and childhood. Surg Clin North Am 48:1265–1270

Lewis LG (1945) Cases of severe pelvic injury. Ann Surg 121:470–477

Linke CA, May AG (1972) Autotransplantation in retroperitoneal fibrosis. J Urol 107:196–198

Lombardo LJ Jr, Heyman AM, Barnes RW (1960) Injuries of the urinary tract due to external trauma. J Am Med Assoc 172:1618–1622

Lucey DT, Smith MJV, Koontz WW Jr (1972) Modern trends in the management of urologic trauma. J Urol 107:641–646

Lutzeyer W (1955) Die Wiederherstellung des Harnleiters nach Resektion im Tierexperiment. Verh Dtsch Ges Urol 16:371–379

Lutzeyer W (1956) Die Wiederherstellung des Harnleiters nach Resektion und die Harnableitung durch kontralaterale Harnleiterimplantation (eine tierexperimentelle Studie). Langenbecks Arch Klin Chir 283:316–360

Marshall VF, Whitsell J, McGovern JH, Brain GM (1966) The practicality of renal autotransplantation in humans. J Am Med Assoc 196:1154–1156

McGinty DM, Mendez R (1977) Traumatic ureteral injuries with delayed recognition. Urology 10:115–117

McIver RB (1944) Injuries of the ureter and their management. J Am Med Assoc 124:1116–1120

McKay HW, Baird HH, Justis HR (1954) The management of ureteral injuries. J Am Med Assoc 154:202–205

Mebel M (1964) Die Überbrückung kompletter Harnleiterdefekte im abdominalen Ureteranteil (Tierexperimentelle Studie). Z Urol 57:797–805

Melchior H (1972) Fonctionnement de l'uretère après réimplantation vésicale. Proc Ass Franc Urol 66:398–405

Melchior H (1979) Rekonstruktion des pelvinen und des abdominalen Harnleiters. In: Weber W, Jonas D (Hrsg) Reinterventionen an den Urogenitalorganen. Georg Thieme, Stuttgart, S 203–215

Melchior H, Lutzeyer W (1973) Die plastische Rekonstruktion der oberen Harnwege. Urologe [A] 12:105–111

Mendez R, McGinty DM (1978) The management of delayed recognized ureteral injuries. J Urol 119:192–193

Mertz HO (1953) Injury of the kidney in children. J Urol 69:39–45

Milsten R, Neifield J, Koontz WW Jr (1974) Extracorporal renal surgery. J Urol 112:425–427

Moinuddin M, Rockett JF (1978) Ureteral rupture and bone scintigraphy. J Urol 120:365–366

Moloney GE (1970) Avulsion of the renal pelvis treated by ureterocalicostomy. Br J Urol 42:519–521

Morris H (1904) Surgical diseases of the kidney and ureter, vol II. WT Keener Comp, pp 330–358

Morrow JW, Mendez R (1970) Renal trauma. J Urol 104:649–653

Neuwirt K (1948) Implantation of the ureter into the lower calyx of the renal pelvis. Urol & Cutan Rev 52:351–352

Oppenheimer ROF, Hinman F Jr (1956) The effect of urinary flow on ureteral regeneration in the absence of a splint. Surg Gynecol Obstet 103:416–422

Orkin LA (1964) Trauma to the ureter: pathogenesis and management. FA Davis Comp, Philadelphia

Persky L, Forsythe WE (1962) Renal trauma in childhood. J Am Med Assoc 182:709–712

Petry JL (1974) Traumatic avulsion of the renal pelvis: repair with capsular flap. J Urol 112:308–312

Planz C, Hohenfellner R, Bressel M, Bihler K, Hölzle J, Laubenberger R, May P, Müller

J, Scharrer G, Wulff HD, Wörner D (1967) Tierexperimentelle Untersuchungen zum subtotalen Harnleiterersatz durch einen Blasenlappen. Urologe 6:184–190

Poland A (1869) On rupture of the ureter. Guy's Hosp Rep ser III, 14:85–98

Prout GR Jr, Koontz WW Jr (1970) Partial vesical immobilization: an important adjunct to ureteroneocystostomy. J Urol 103:147–151

Pumphrey JD, Joslin AH, Lich R Jr (1962) Missile wounds of the ureter. J Trauma 2:89–95

Rao CR (1973) Ureteral avulsion secondary to blunt abdominal injury. J Urol 110:188–190

Razzaboni G (1922–1923) Ricerche sperimentali sulla pseudo-idronefrosi. Arch Ital Chir (Bologna) 6:365–403

Reznichek RC, Brosman SA, Rhodes DB (1973) Ureteral avulsion from blunt trauma. J Urol 109:812–816

Ribeiro BF, Quartey JKM (1976) Traumatic avulsion of the ureter with obstruction, pseudocyst formation and hypertension. Br J Urol 48:107–110

Rockstroh H, Schulze R (1969) Autotransplantation der Niere bei ausgedehnter Harnleiterverletzung. Z Urol 62:331–332

Roe TN (1969) Traumatic rupture of the ureter at the pelvi-ureteric junction in a congenital hydronephrotic kidney. Med J Malaysia 23:203–207

Rusche C, Morrow JW (1970) Injury to the ureter. In: Campbell MF, Harrison JH (eds) Urology, 3rd ed. WB Saunders Comp, Philadelphia London Toronto, pp 811–851

Samellas EB, Leveen HH (1963) Traumatic paraureteral pseudocyst. J Urol 89:570–580

Schärli A, Bettex M (1967) Verletzungen der Niere im Kindesalter. Paediat Prax 6:65–74

Schmiedt E (1961) Harnleiterregeneration. Munch Med Wochenschr 103:1365–1368

Schmitz N Alloplastischer Ureterpartialersatz mit neuem Antirefluxventil. Inaug-Diss Med Fak RWTH Aachen 1979

Schreiter F, Hohenfellner R, Ivancevic L, Ay R (1972) Spätergebnisse der Harnleiterrekonstruktion nach gynäkologischen Eingriffen. Urol Int 27:191–204

Schroeder KF, Correa RJ (1966) Hypertension resulting from an unusual pararenal pseudocyst. J Urol 96:119–121

Seright W (1959) Traumatic closed rupture of the upper ureter. Br J Surg 46:511–514

Slater RB, Kirkpatrick JR (1971) A case of closed injury of the upper ureter. Br J Urol 43:591–597

Smith MJV, Manson EM, Campbell JM (1960) An unusual case of closed rupture of the ureter. J Urol 83:277–278

Spence HM, Boone TB (1958) Injuries of the ureter due to external violence. Am Surg 24:423–430

Stewart BH, Banowsky LH, Hewitt CB, Straffon RA (1977) Renal autotransplantation: current perspectives. J Urol 118:363–368

Stickel DL, Howse RM (1961) Injuries of the ureter due to external violence. A review of the literature and report of two cases. Ann Surg 154:137–141

Stone HH, Jones HQ (1962) Penetrating and non-penetrating injuries to the ureter. Surg Gynecol Obstet 114:52–56

Strauch AE, Olesen S, Madsen PO (1967) Flap ureteroplasty in ureteral defects: An experimental study in dogs. J Urol 98:177–183

Sturdy DE, Magell J (1960) Traumatic perinephric cysts ('pseudohydronephrosis'). Br J Surg 48:315–318

Tavernier L, Cibert J (1945) Rupture de l'uretère par contusion abdominale. Suture bout à bout. Résultat éloigné. Lyon Chir 40:237–238

Thompson IM, Ross G Jr, Ezzard J, Habib H, Amoury RA (1976) Experiences with 16 cases of pararenal pseudocyst. J Urol 116:289–292

Truc E (1939) Rupture traumatique de l'uretère. J Urol (Paris) 47:358

Ulm AH, Krauss L (1960) Total unilateral teflon ureteral substitutes in the dog. J Urol 83:575–582

Ulm AH, Lo MC (1959) Total bilateral polyvinyl ureteral substitutes in the dog. Surgery 45:313–320

Villar RG del, Ireland GW, Cass AS (1972) Ureteral injury owing to external trauma. J Urol 107:29–30

Walker JA (1969) Injuries of the ureter due to external violence. J Urol 102:410–413

Wallijn W, Sy W de, Fonteyne E (1975) Blunt ureteral trauma with perineal urine fistulization: review of the literature. J Urol 114:942–945

Warwick RT, Worth PH (1969) The psoas-bladder-hitch procedure for the replacement of the lower third of the ureter. Br J Urol 41:701–709

Waterhouse K, Gross M (1969) Trauma to the genitourinary tract: a 5 year experience with 251 cases. J Urol 101:241–246

Weerd JH de, Henry JD (1965) Z-plastic ureteroureterostomy. J Urol 93:690–692

Weaver RG (1956) The effect of large caliber splints on ureteral healing. Surg Gynecol Obstet 103:590–594

Whitby TE (1941) Injury of the ureter. Br J Urol 13:165–168

Wilenius R (1950) Subcutaneous rupture of the ureter. Ann Chir Gynaecol Fenn 39:1–15

Witzel O (1896) Extraperitoneale Ureterocystostomie mit Schrägkanalbildung. Zentralbl Gynaekol 20:289–293

Wright JD, Carlton CE Jr (1968) Ureteral anastomosis: a new technique. J Urol 99:404–408

Zanaboni A, Ferraboschi P, Monteverde G (1953) La sutura evertente applicata alle anastomosi uretero-ureterali. Chirurgia 8:30–31

Zufall R (1961) Traumatic avulsion of the upper ureter. J Urol 85:246–248

4. Verletzungen der Harnröhre und der Harnblase

A. Sigel und S. Chlepas

Mit 41 Abbildungen

A. Verletzungen der Pars bulbosa und pendulans der Harnröhre

Die Ruptur der Pars bulbosa ist eine der beiden typischen Verletzungen der Harnröhre, gegenüberzustellen der zweiten, der membranazischen, weil konträr in Genese, Morphologie und Therapie (Tabelle 1).

1. Chirurgische Anatomie und Genese

Verletzungszonen sind Pars libera und Pars bulbosa der Harnröhre samt Corpora cavernosa penis und urethrae. Auch die Faszienverhältnisse erhalten traumatologische Bedeutung. Die Bucksche Faszie umhüllt die beiden Corpora cavernosa penis samt Corpus cavernosum urethrae. Proximal geht sie über in die untere Faszie des Diaphragmas (Abb. 1). Die Colles-Faszie ist die Subkutanfaszie des Penis und des Hodens. Perineal gibt sie eine Duplikatur ab, die den M. bulbocavernosus und die Mm. ischiocavernosus umscheidet. Proximal geht sie ebenso wie die Bucksche Faszie über in die untere Faszie des Diaphragmas. Ein weiteres Blatt der Colles-Faszie (Major-leave), das das Perineum vom Skrotum trennt, wird nicht einheitlich anerkannt. Es gilt als durchlässig.

Die Verletzung der Pars bulbosa geht immer zurück auf eine direkte Traumatisierung des Dammes. Zusammen mit den beiden Crus der Corpora cavernosa penis ist die Pars bulbosa der Harnröhre an die Unterseite der Symphyse fixiert. Hier wird sie charakteristisch kontusioniert und kann darin nicht ausweichen. Von leichter Quetschung bis zu Einriß und Zertrümmerung gibt es abgestufte Schweregrade, abhängig nur von der Kraft der Unfallgewalt. Sie trifft jedoch die Pars bulbosa nicht allein, weil der Bulbus urethrae, der hyperplastische Anteil des Corpus cavernosum urethrae sie umhüllt. Jede Unfallkraft, welche die Harnröhre extrapelvisch verletzt, muß also vorher ihren Schwellkörper mitverletzen. Beides findet in einem statt.

An äußeren Ursachen sind zu nennen: der Fall rittlings auf eine Kante, der Sturz von der Leiter, der Tritt in den Damm – das Grätsch-Trauma mithin (Straddle injury), das Spreizstellung der Beine voraussetzt (Abb. 2). Dabei trifft die Unfallkraft mehr den prominenteren Bulbus, weniger die seitlich und tiefer verlaufenden Schenkel der Penis-Schwellkörper. Dennoch erreicht die Unfallkraft die Vorderseite des Bulbus urethrae abgeschwächt, aber nur deshalb, weil

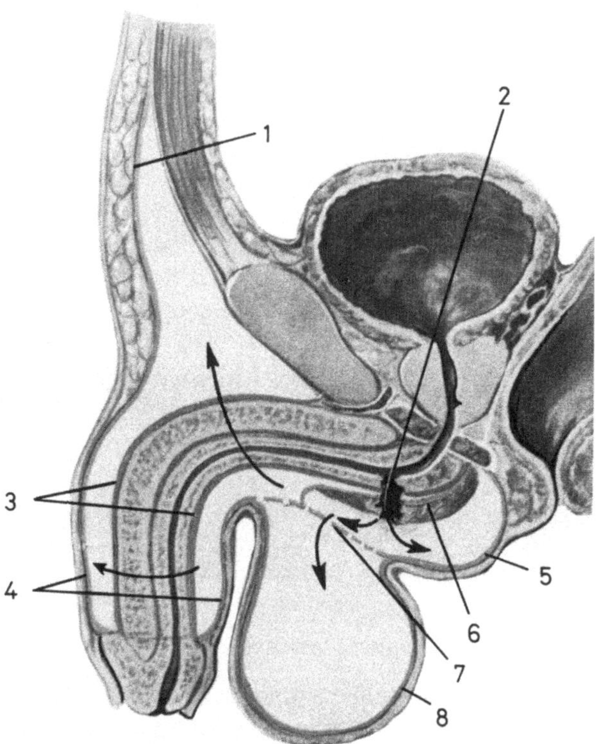

Abb. 1. Schema der distalen Harnröhren-Ruptur. Typische Lokalisation im Bulbus urethrae. Darstellung der faszialen Räume, normalerweise Spalt, die durch das Extravasat von Blut und Harn entstehen. *1* Scarpasche Faszie. *2* Ruptur der Harnröhre und der Fascia penis (Bucksche Faszie). *3* Fascia penis. *4, 8* Tunica dartos. *5* Collesche Faszie, oberflächliches Blatt. *6* Collesche Faszie, tiefes Blatt. *7* Querblatt der Colleschen Faszie
(Aus Netter 1954 u. 1975)

der Bulbus nicht streng kongruent in die Symphysenwinkel paßt, und ein Zwischenlager aus bindegewebigen Anteilen z.T. als Puffer wirkt. Deshalb bleibt die Vorderwand des Bulbus und damit auch die Vorderwand der Pars bulbosa urethrae oft nur kontusioniert, nicht ein- oder abgerissen.

Dieses indikatorisch wichtige Detail ist schon länger bekannt (Albarran 1910; Ramstedt 1927; Johanson 1953; May 1955; Hartmann 1955; Boeminghaus 1960; Waterhouse 1969; Edson-Pontes 1978). In milderen Fällen bleibt die Kontusion subklinisch undiagnostiziert und meldet sich erst nach Jahren als Striktur unbekannter Genese (De Weerd 1959). Im Regelfalle jedoch ist beides, der Bulbus und die zugehörige Harnröhre ungeordnet geplatzt, aber nicht oft rundherum in der Kontinuität unterbrochen. Das entstehende Hämatom beherrscht die örtliche Szenerie.

Tritt oder Stoß in den Damm soll sich vom Grätsch-Trauma graduell unterscheiden (Cullum 1967) und gar nicht den Bulbus urethrae treffen, sondern das Diaphragma, mithin eine interdiaphragmatische Ruptur verursachen. So

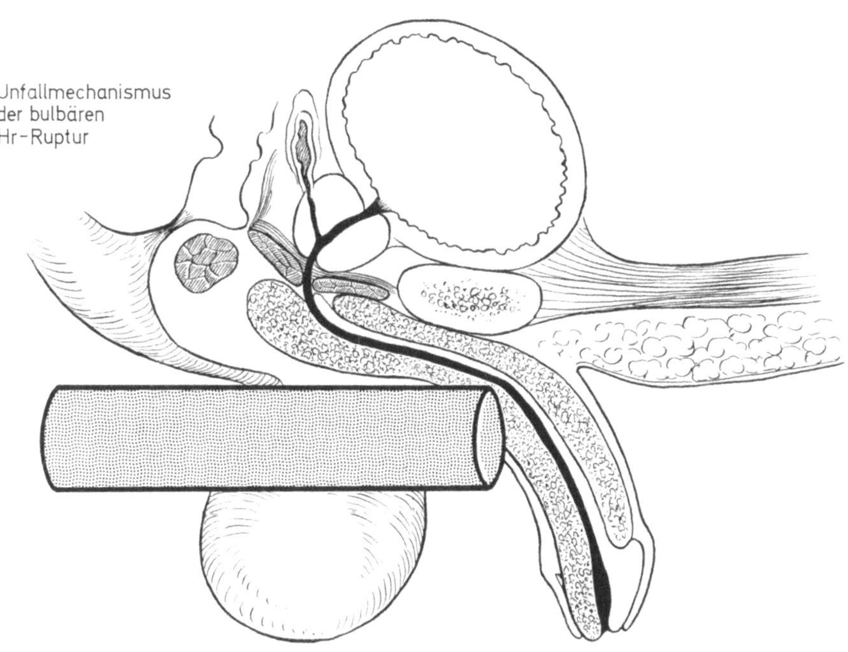

Abb. 2. Das Grätsch-Trauma als Ursache der bulbären Harnröhrenruptur

wäre für einen kleineren Teil der Harnröhrenverletzungen die ältere Meinung gestützt, die es ablehnte, streng zwischen extra- und intrapelvischer Ruptur zu unterscheiden (WESELOWSKI 1969 u.a., s. auch S. 150). Weiter verwirrend und seltenes Ereignis, wenn bulbäre Ruptur und Beckenfraktur zusammen vorkommen. (WATERHOUSE 1969; KAUFMANN 1972).

2. Frühes perineales Hämatom, Kennmarke des rupturierten Bulbus urethrae

Sobald die Fascia penis (Bucksche Faszie) rupturiert ist, blutet es intensiv aus dem kontusionierten Bulbus urethrae. Alle extrapelvischen Strukturen werden rasch blutig durchtränkt. Das Hämatom hat freien Weg in die Logen des Skrotums. Die Duplikatur der Colles-Faszie, soweit sie existiert (s.S. 132), erweist sich als durchlässig. Die Haut des Skrotums und Perineums verfärbt sich binnen kurzer Zeit blaurot. Ein bis zwei Stunden genügen dazu (Abb. 3a u. b). Vorerst kann die Zone des Hämatoms als steril gelten, jedenfalls solange der Verletzte nicht aktiv versucht, seine Blase zu entleeren. Geht er dazu über, dann preßt er Harn in die blutig präformierte fasziale Zone (Abb. 1), jetzt mit allen Chancen der Infektion. Deren Vollbild, die Urinphlegmone ist mithin wie das Hämatom morphologisch vorgezeichnet. Mag sie im Zeitalter der Antibiotika viel seltener vorkommen als früher, sie völlig in das Reich der Fabel zu verweisen (Mitchell 1968), erscheint im Hinblick auf die Abb. 35 nicht vertretbar.

3. Ruptur der Harnröhre in der Pars pendulans

Als äußerer Traumatismus kommt es sehr selten vor, daß ein Unfallereignis die Harnröhre in der Pars pendulans rupturiert. Die allseitige Beweglichkeit des Penis schützt hauptsächlich davor. Wenn es jedoch trotzdem zustandekommt, fließt das Hämatom in seine vorgezeichneten faszialen Räume, nicht anders wie bei der bulbären Lokalisation.

4. Die instrumentellen Rupturen der Harnröhre

Genauer formuliert sind es nicht Rupturen, sondern Perforationen, meistens im Verlauf einer TUR. Häufiger geschieht die Perforation extrapelvisch als intrapelvisch (Emmett u. Witten 1970). Es gibt jedoch auch die interdiaphragmale instrumentelle Perforation. Die instrumentellen Verletzungen sind hier aus Gründen der Systematik beiläufig erwähnt, beschrieben werden sie in einem anderen Beitrag dieses Handbuches.

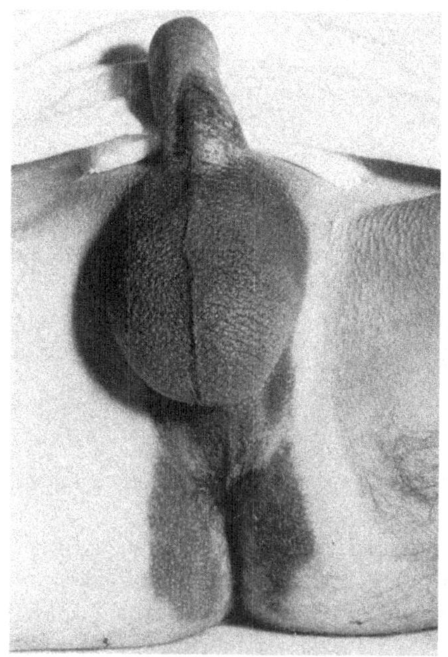
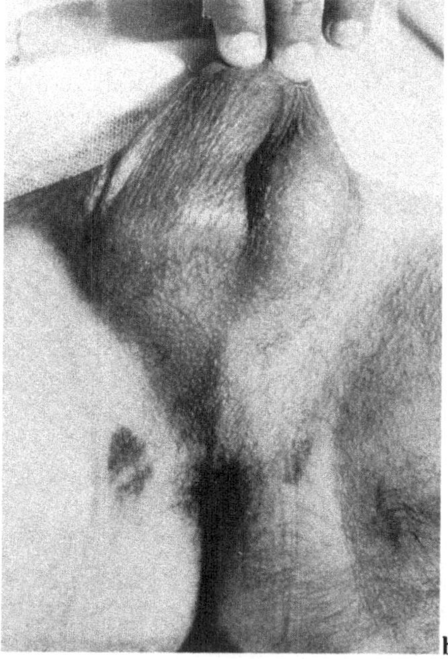

Abb. 3 a, b. Perineales Hämatom einer bulbären Ruptur, zurückgehend auf ein Grätsch-Trauma, behandelt mittels suprapubischem OP-Katheter. 15 Tage später fast ganz resorbiert

5. Diagnostik der bulbären Harnröhrenruptur

a) Vorläufige Differenzierung zwischen bulbärer und membranazischer Lokalisation der Ruptur. Blutiger Meatus, aufgehobene Miktion und gefüllte Harnblase geben die entscheidenden Hinweise, sind aber auch beiden Lokalisationen gemeinsam. Perineales Hämatom kurz nach dem Unfall, normaler rektaler Tastbefund, normaler Tastbefund des Beckenringes, radiologischer Ausschluß einer Beckenfraktur und fehlende Kreislaufdepression weisen auf die bulbäre Ruptur hin, die gegenteiligen Beobachtungen auf die häufigere zentrale Ruptur. Binnen ganz weniger Minuten ist man im Besitz richtungsweisender Anhaltspunkte.

b) Definitiv zu differenzieren zwischen bulbärer (extrapelvischer) und membranazischer (intrapelvischer) Ruptur geschieht mit relativ wenig Aufwand mittels einer Glans-Urethrographie. Wenig Kontrastmittel, 8–15 ccm, über eine Glasspritze auf die Glans aufgesetzt, liefert informative und beweisende Bilder (Abb. 4, 5, 6). Nur: Eine Notwendigkeit ist diese Maßnahme nicht. Wer therapeutisch die Sofort-Operation anstrebt, ist darauf angewiesen. Wer die Sekundär-Therapie bevorzugt, unterläßt besser vorerst die Urethrographie. Sie gibt in dieser Zeit keine entscheidenden Auskünfte. Das Kontrastmittel, obgleich bei

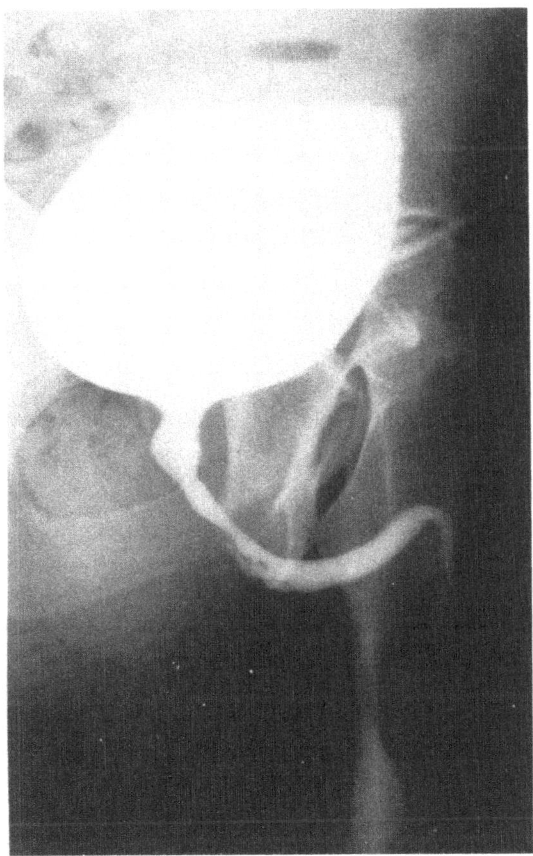

Abb. 4. Miktionelles Zysto-Urethrogramm des Falles der Abb. 3a, b, erstmalig angefertigt 14 Tage nach dem Unfall. Ob Kontusion oder inkomplette Ruptur bestand, bleibt offen

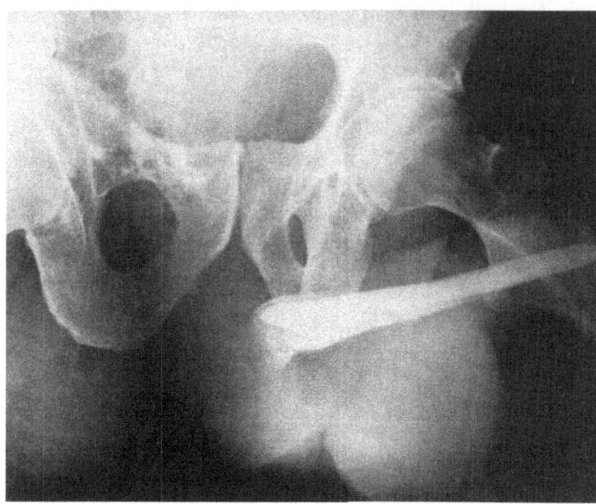

Abb. 5. Retrogrades Urethrogramm einer bulbären Ruptur bzw. Kontusion. Das Kontrastmittel bricht an der Rupturstelle ab. (Aus Sigel 1962)

der bulbären Ruptur zurückfließend, könnte überdies sklerosieren (s.S. 161). Wer sich dennoch, wie viele Autoren, für die Urethrographie entscheidet, benützt zweckmäßig die Bildverstärker-Fernseheinrichtung; 2–3 gezielte Aufnahmen halten das Ergebnis fest. Hauptkennzeichen: Kontrastmittel passiert nicht die hintere Harnröhre und gerät deshalb nicht in die Blase. Der Bulbus urethrae erscheint distal der Ruptur erweitert, Kontrastmittel tritt fallweise über in das Hämatom, auch fließt es über offene Venen weiter ab.

c) Katheterismus gehört nicht zur Diagnostik der Harnröhrenrupturen. Er nützt nichts und kann viel schaden.

6. Therapie der bulbären Harnröhrenrupturen – Indikationen und Methoden

Sie sind einfacher und näherliegend als die der membranazischen Ruptur, entsprechend der einfacheren extrapelvischen Unfallmorphologie. Der Wandel gegenüber früher ist weit verbreitet, aber auch wieder ganz uneinheitlich.

a) Das Johanson-Konzept des Abwartens und der (nach Bedarf) zweiaktigen plastischen Korrektur.

War es früher der nur halbbefriedigende Versuch, den verletzten Bulbus urethrae perineal freizulegen und über einem Katheter mehr oder minder geordnet zu reparieren, so ist seit über 25 Jahren das Johanson-Verfahren (1953) weithin akzeptiert (Schultheiss 1954; Schmiedt 1968; Prather 1970; Morehouse 1972, 1977; Edson-Pontes 1978). Die verletzte perineale Zone selbst bleibt unberührt, der Harn wird innerhalb der allerersten Stunden suprapubisch abgeleitet. Meinungsverschiedenheiten bestehen, ob das perineale Hämatom besser zu drainieren (Marberger 1965, 1968) oder der spontanen Resorption zu überlassen sei, wofür die Mehrheit votiert.

Der Vorteil dieser Taktik besteht darin, daß sie die Chance der spontanen Heilung offenläßt und begünstigt. Denn ca. die Hälfte der oft mehr grob kontu-

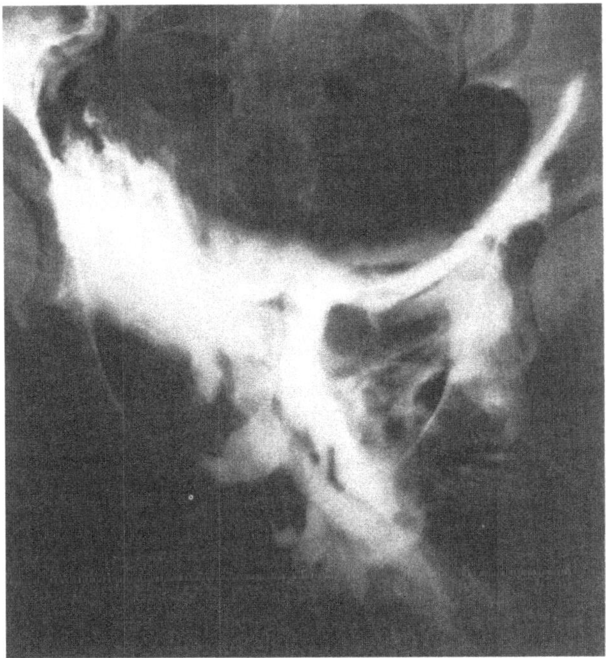

Abb. 6. 51 J. – retrogrades Urethrogramm einer bulbären Ruptur. Das Kontrastmittel verbreitet sich diffus in den vorgegebenen faszialen Logen und spricht damit gegen die Methodik der Untersuchung. (Aus SIGEL 1962)

sionierten als rupturierten Bulbus-Verletzungen ist nach 1–3 Wochen spontan rekanalisiert und die Behandlung damit auch schon beendet (JOHANSON 1970; JAKSE et al. 1976). Ein englischer Autor nennt sogar 2/3 aller Fälle (BAINES 1965), ein chinesicher nur 1/3 (CHANG-CHAENG 1959). CULP (1942) erwähnt ausdrücklich Spontanheilungen, beziffert sie aber nicht. In diesen Zusammenhang paßt der Hinweis (PETCOVIC 1965), nach der Ausräumung des Hämatoms passiere der Katheter oft leicht, dies im Gegensatz zu vorher. Auch das in früheren Zeiten übliche, heute nicht mehr berechtigte probatorische Zuwarten (Verzicht auf suprapubische Ableitung), ob spontane Miktion nach der extrapelvischen Traumatisierung eintrat, hatte eine beträchtliche Erfolgsquote (PETCOVIC 1965).

Die andere Fall-Hälfte oder Gruppe, die bulbär strikturiert, eignet sich – in bekannter Technik – vorteilhaft zur perinealen Hypospadie in 2. und zur Verschlußplastik in 3. Sitzung. Eine gewisse Problematik entsteht bei diesem therapeutischen Konzept hinterher noch mit der postoperativen Strikturquote von 12% (JOHANSON 1970).

b) Fortbestand der einaktigen Therapie. Dennoch, oder weil die selten gewordene Verletzung größere Gegenüberstellung verhindert, gehen die Fachmeinun-

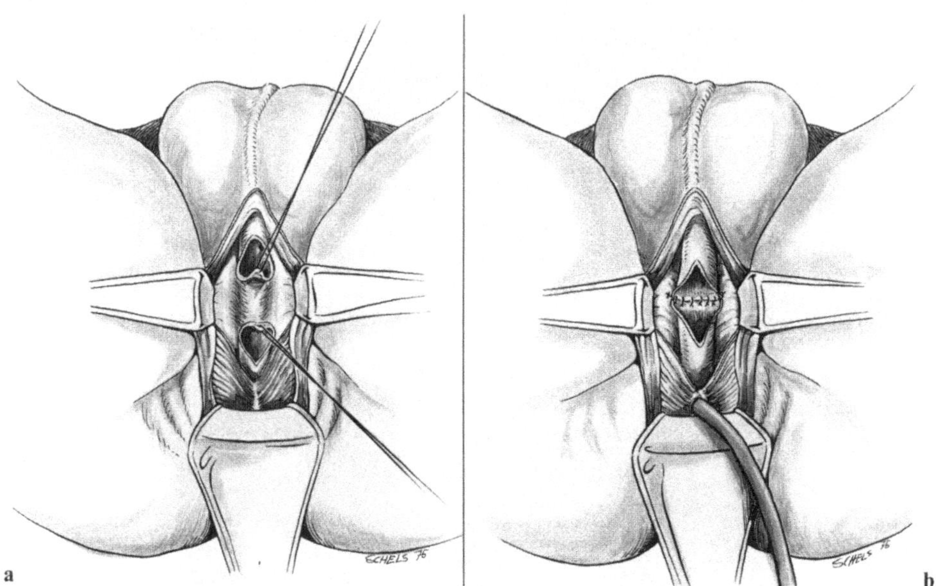

Abb. 7a, b. Operative Korrektur der bulbären Harnröhrenruptur. **a** Freipräparation, **b** semizirkuläre dorsale Naht, perineale Harnableitung

gen weiter auseinander. Der alte Anspruch der unmittelbaren primären Reparatur (s.o.) lebt in veränderter Form weiter. Die blutige Durchtränktheit der kontusionierten Schwellkörperzone gilt nicht als Hindernis. Zwischen Kontusion und Ruptur wird erst offen identifiziert, das Hämatom ausgeräumt und weggespült, so gut es geht und dann eine *dorsal-halbseitige semizirkuläre Naht* hergestellt (Abb. 7).

Die weitere Heilung bleibt dem bekannten Prinzip des versenkten Streifens überlassen, das aus der Rinne ein Rohr macht. (MICHALOSWKI u. MODELSKI 1963, 1968; MARBERGER 1968; MARBERGER u. BANDHAUER 1973; WATERHOUSE 1969; RAATZSCH u. SEITER 1972; DEVINE et al. 1977). Nomenklatorisch anspruchsloser, nur in Hoffnung, nicht mit Kenntnis des Streifen-Prinzips, haben ALBARRAN und seine Landsleute (1910) und RUSSELL (1915), später VERMOOTEN (1946) sich vor Jahrzehnten ähnlich mit der partiellen Naht beholfen. Die Ergebnisse der verbesserten und jetzt theoretisch fundierten einaktigen Therapie sollen günstig sein und denen der viel mehr Zeit beanspruchenden dreiaktigen von JOHANSON nicht nachstehen. Ein Einwand liegt darin, daß die Methode auch diejenigen Fälle zwangsweise einbezieht, die allein mit der suprapubischen Ableitung spontan heilen würden. Diese Chance vergeben die Krakauer Initiatoren bewußt, weil sie die Gefahr der infektiösen Infiltration höher einschätzen, ein allerdings von JOHANSONs und anderer Praxis oft widerlegtes Argument, das indessen geographisch verschiedene Wertigkeit haben mag.

Ergebnisse, Komplikationen, posttraumatische Striktur, vergleichende Morbidität und Mortalität der peripheren wie der zentralen Harnröhrenruptur s.S. 173–176.

B. Verletzungen der Harnröhre im Gefolge einer Beckenfraktur

I. Genese und Morphologie

1. Fakultative urologische Relevanz der Beckenfraktur – Einleitung

Nach vielen Berichten und eigener Erfahrung sind ca. 12% aller Beckenfrakturen ursächlich mit einer Verletzung der benachbarten Harnröhre und Harnblase vergesellschaftet (Abb. 8a, b). Zwischen der Minderheit von 1/8 urologisch relevanter und der Mehrheit von 7/8 urologisch nicht relevanter Beckenfrakturen besteht traumatogenetisch kein Unterschied. Es sind die gleichen Unfallmechanismen, heutzutage am meisten Verkehrsunfälle, darunter mehr Fußgänger als Insassen eines Fahrzeuges betroffen. Hat somit die minderheitliche urologische Komplikation der Beckenfraktur ihre Ursache mehr am Verletzten und weniger in der Verletzung?

Die schwierige Analyse des Zusammenhangs verlangt doppelt zu fragen, als erstes nach der formalen Entstehung der Beckenfrakturen, als zweites nach der Einbeziehung oder dem Ausschluß eines urologischen Anteils. Die Antowrt auf das erste, wie formal Beckenringbrüche entstehen, muß der Urologe der

Tabelle 1. Morbidität und Mortalität der urologischen Relevanz der Beckenfraktur 1971–1980 – Urologische Klinik der Universität Erlangen-Nürnberg

1. *10 J.-Morbidität*

Pars membranacea urethrae	13	
Pars prostatica urethrae (Kinder)	7	26
Pars prostatica + Blase (Schlitz)	6	
Blase extraperitoneal	20	25
Blase extra + intraperitoneal	5	
	n = 51	

2. *Altersverteilung*

–14 J	12	
15–20 J	15	
21–30 J	7	n = 65
31–40 J	12	
40–	19	

3. *Mortalität*

Zeit		hauptsächliche Teil-Ursache		
Unfalltag	5	Contusio cerebri	2	
1. Tag	4	Kreislaufschock	8	
3. Tag	1	Schocklunge	2	n = 14/51
4. Tag	1	Kardial	2	
6. Tag	1			
7. Tag	2			

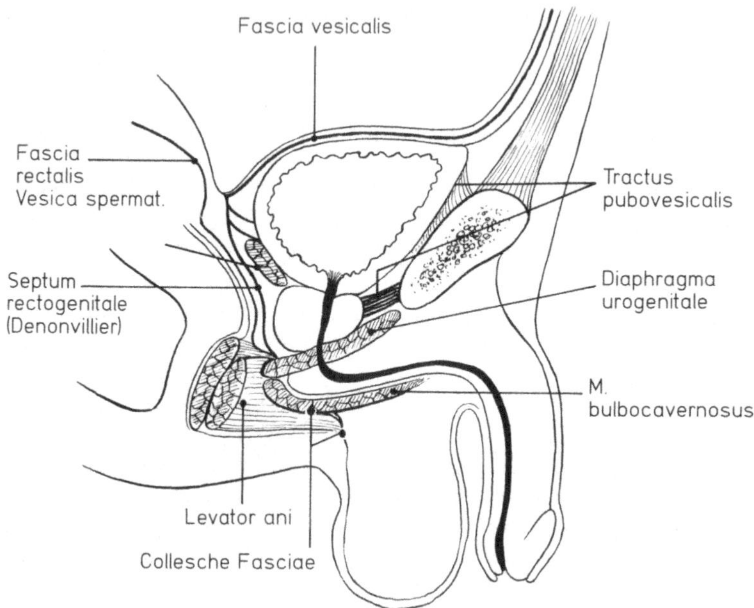

Abb. 8a. Urologisch relevante Zone der Beckenfraktur

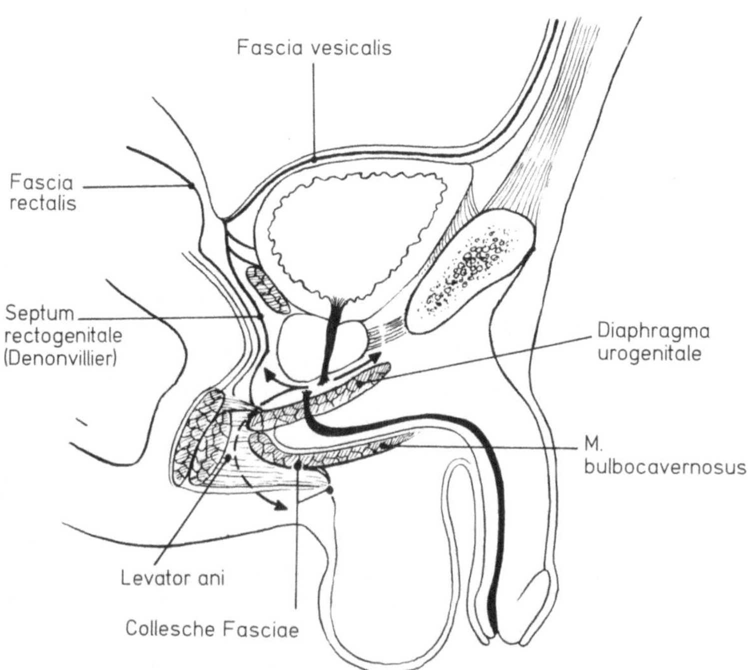

Abb. 8b. Kompletter Abriß in der Pars membranacea der Harnröhre. Die Pfeile zeigen die Ausbreitung des Hämatoms. Prostata samt Blase sind in der Regel nur gering disloziert, die Ligamenta puboprostatica (fraglich) eingerissen

traumatologischen Lehrmeinung entnehmen. Die Antwort auf das zweite, wie und warum die urologische Ausweitung nur fallweise, mehr ausnahmsweise zustandekommt und wie sie aussieht, muß er selbst ermitteln. Voraussetzung dazu ist ein Einblick in die komplizierte Anatomie des Beckenbodens und in die Fixation von Harnröhre, Prostata, Blase und Rektum, eine Anleihe bei den Anatomen.

2. Die Entstehung der Beckenringbrüche

Die traumatologische Lehrmeinung tut sich schwer mit der formalen Genese der Beckenfrakturen (SWINNEY 1963; POIGENFÜRST 1972, 1979; WATSON 1963; DE PALMA 1959). Sie hat folgende Faktoren zu bedenken. a) Die Unfallkraft und ihre Richtung, b) die Wirksamkeit einer Gegenkraft einschl. Elastizität

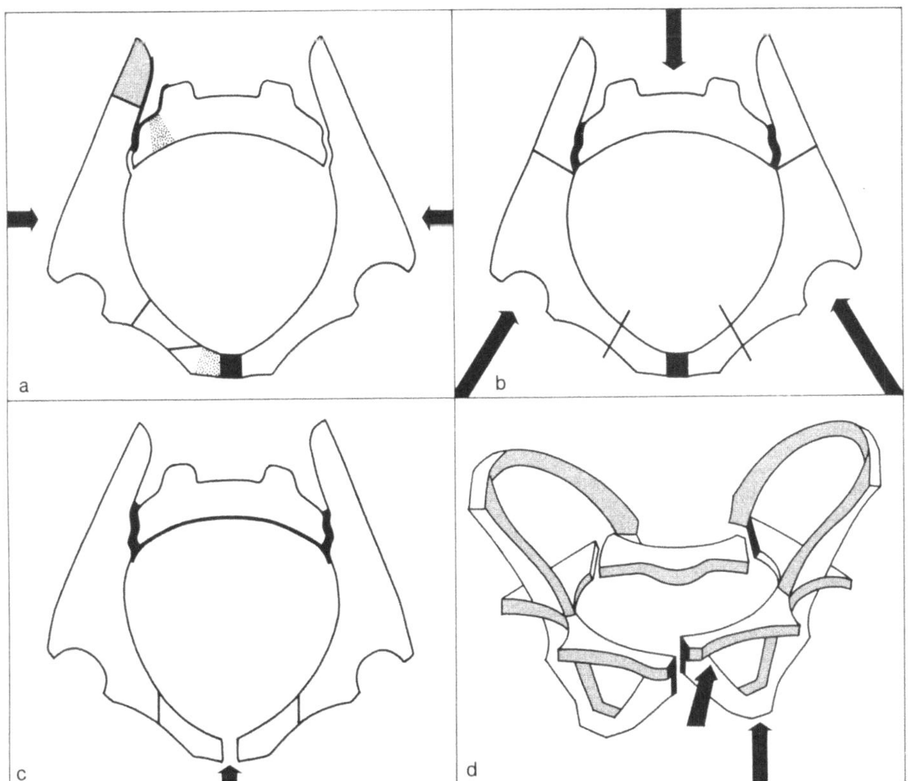

Abb. 9a–d. Schematische Darstellung des Unfallmechanismus der Beckenfraktur. Detail-Legende in Abb. enthalten. (Nach POIGENFÜRST 1979)

der faszialen Strukturen, c) Lokalisation und Ausdehnung der Krafteinleitung. d) Rotation des Körpers während des mehrstufigen Traumas. Aus dieser Faktorensammlung gilt folgendes als gesichert. Das knöcherne Becken funktioniert als Dreigelenksrahmen (mit Symphyse und Kreuzdarmbeinfugen als Gelenken), eingerichtet um physiologisch dosierten Zug, Druck, Schub und Biegung auszugleichen. Eine genügend große Unfallkraft bricht den Rahmen, indem sie eine oder beide Hälften türflügelhaft nach außen auf- oder nach innen einstößt, dabei ventral beginnend, dorsal fortfahrend. Eine vordere Ringfraktur alleine ohne dorsale Mitbeteiligung gibt es nahezu nie. Die Beckenfraktur ist deshalb in der Regel eine Mehrfachfraktur. Die einzelnen Frakturzonen brechen nicht gleichzeitig in einem, sondern stadienhaft hintereinander.

Die Richtung der Unfallkraft differenziert anzunehmen, von seitlich, von vorne, von hinten und von oben, trifft zu, vereinfacht aber, weil Drehung des Rumpfes in den beiden Hauptstadien der Verletzung oft teilhat. *Seitliche Kompression,* der häufigste Mechanismus, bricht nacheinander die beiden Schambeinäste einer Seite auf und hinterher eines oder beide Kreuzdarmbeingelenke (Abb. 9a–d). – Kompression von hinten bricht sich vorne an den Hüftköpfen. Von hier fließt die Kraft weiter in die Schambeinregion, die sie aufsprengt, meist bilateral. Der dorsale Bruch folgt hinterher nach.

Die *Unfallkraft von vorne* verursacht als erstes und meist symmetrisch Biegungsbrüche beider Schambeine, oft als Schmetterlingsfraktur, als zweites die dorsalen Verschiebungen. *Asymmetrische Unfallkraft* verursacht einseitige Frakturen. *Unfallkraft von oben,* mithin Sturz aus der Höhe, bedingt weitgehend die gleichen Kraftfelder und Aufbrüche. Nur entsteht der Ventralbruch öfter in der Symphysenzone als ligamentäre Sprengung. Solche Fugenlösung, symphysär wie sakro-iliakal, kann bei entsprechender Unfallkraft stellvertretend für jede Beckenfraktur auftreten.

3. Funktionelle und statische Anatomie der urologischen Relevanz des Beckenbruches

Die Harnröhre mit ihrer Pars membranacea und die Prostata sind zwischen Symphysenwinkel und Kreuzbein fest in ein System sagittaler Vergurtung eingebunden (Abb. 10) (v. Hayek 1969). Peripher haftet die Pars membranacea im Diaphragma urogenitale, zentral haftet sie an der Prostata. Diese ihrerseits ist eingebunden in das System der Beckenbodenfaszien und der Beckenbodenmuskulatur, darin jedoch mehr in die glatten als in die quergestreiften Anteile. Die Vergurtung der Prostata beginnt ventral mit den Ligamenta puboprostatica, die aus Faszie, glatter Muskulatur und Bindegewebe zusammengesetzt sind. Unterschiedlich ausgeprägt, setzen sie sich proximal fort auf die Blasenvorderwand als Ligamenta pubovesicalia, bei der Frau ohnehin als solche. Die Vergurtung führt weiter, indem die anatomische Kapsel der Prostata in die Fascia endopelvica übergeht. Diese ist ihrerseits fest verwoben mit dem Centrum tendineum, dem muskulären und faszialen Fixpunkt des kleinen Beckens, der Brücke zwischen Hiatus urogenitalis und Hiatus analis. Das Centrum tendineum seinerseits setzt sich fort in die Faszien und die Musculi sacro-spinalia, die an

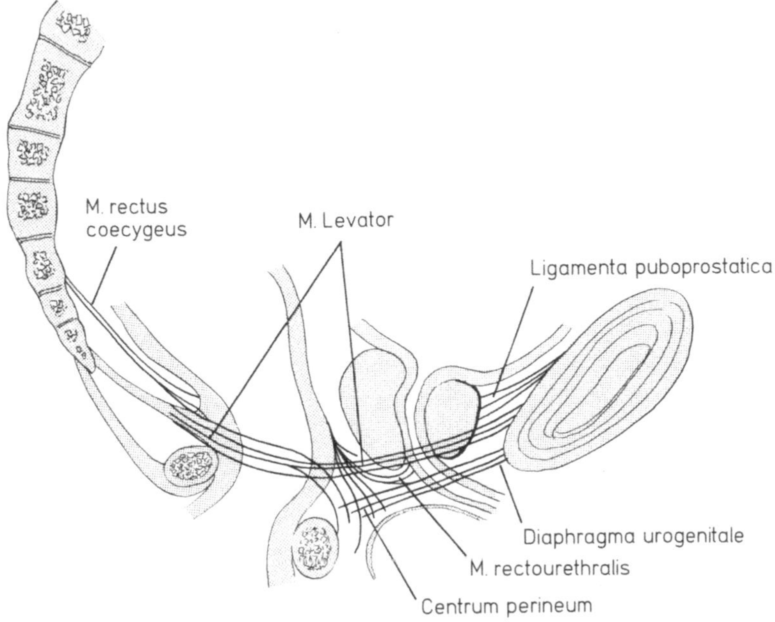

Abb. 10. Sagittale Vergurtung der Prostata im Beckenboden. Der Sagittalschnitt zeigt die Topographie des Aufhängeapparates der Prostata und die Beziehung zu Blase, Beckenboden, Rektum und Centrum tendineum (vgl. Abb. 11). (Aus v. HAYEK 1969)

Kreuz- und Steißbein ansetzen. Der Musculus recto-urethralis verstärkt dieses Gurtsystem zusätzlich.

Ist die Prostata so schon ventro-dorsal fest zwischen Symphyse und Kreuzbein längs verankert, so ist sie kaudal noch weiter an die Sitzbeine befestigt mittels der Ligamenta ischioprostatica (Abb. 11). Auch der Levator trägt zur Verankerung bei. Seine zentralen Teile umschlingen schleifenförmig die Prostata samt Rektum. Schließlich ist die Prostata auch am Blasenboden fixiert. Die Blase wiederum hängt ziemlich fest im Parazysteum, das vorwiegend aus den paarigen oberen und tiefen Blasenpfeilern besteht, mächtigen Bindegewebsplatten, welche von der Beckenwand zur Blase ziehen und deren Gefäße und Nerven enthalten. – Aus der so skizzierten Verbundstruktur sollen 3 Teile noch herausgehoben werden, das Diaphragma urogenitale (DUG), die Membranacea der Harnröhre und die Ligamenta puboprostatica.

Das *DUG,* vorderer Teil der Levatorplatte, des Beckenbodens, haftet im Schambeinwinkel (Abb. 12a, b). Unten begrenzt es der linke und der rechte M. transversalis perinei superficialis, die sich beide in der Mitte im Centrum tendineum treffen. Geweblich besteht das DUG aus Muskulatur und Bindegewebe, innen ist es überzogen vom inneren Blatt der Beckenfaszie (Fascia superior des DUG), außen von der Fascia inferior. Die untere Faszie ist stärker entwickelt als die obere (v. HAYEK 1969). Der zentrale Anteil des DUG funktioniert als Sphincter externus der Harnröhre.

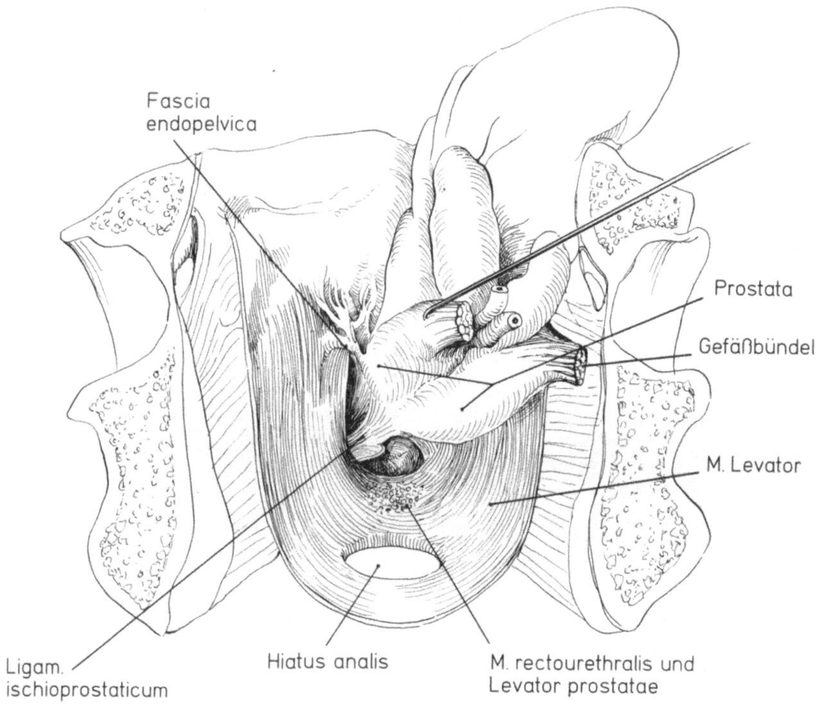

Abb. 11. Fixation der Prostata an den Sitzbeinen, am Levator und in der Fascia endopelvica. (Aus v. Hayek 1969)

Die *Pars membranacea* der Harnröhre durchzieht senkrecht das DUG. Sie ist nicht nur mit dem muskulären Anteil verwoben, dem erwähnten Sphincter externus, sondern auch betont fixiert an die obere und untere Faszie. Obgleich nur membranös strukturiert, ist die Pars membranacea auf diese Weise fest in das Diaphragma eingebunden, ein Umstand, der die traumatologische Bedeutung beinhaltet. Die Länge der Pars membranacea beträgt nach den meisten anatomischen Beschreibungen 1–1,5 cm. Damit stimmt auch die endoskopische Messung überein. Das miktionell-urethrographische Röntgenbild zeigt jedoch die Membranacea länger. Sie ist auch dehnbarer als oft angenommen. Der funktionelle Abstand ist mit ca. 3 cm größer als der statische (Cullum 1967).

Die Ligg. puboprostatica, auch *Tractus pubo prostaticus,* bilden den Aufhängeapparat der Prostata. Sie setzen sich fort in die schwächeren Ligg. pubo vesicalia (Abb. 13a, b). Tractus pubo-vesicalis gilt als Oberbegriff (v. Hayek 1969). Dieser Tractus bindet die Vorderfläche der Prostata und des Blasenhalses an die Innenseite der Symphyse und an die Faszie des Diaphragmas. Die Ansätze geben die anatomischen Lehrbücher nicht einheitlich an. Seitlich, an den Schambeinen sind sie stärker ausgeprägt als in der Mitte. Als Ganzes, so Pernkopf 1941 „ist die Blase somit kaum verschieblich, insbes. nicht der Blasengrund, der mit dem Beckenboden und dem Tractus pubovesicalis fest verbunden ist". Alle diese parazystischen Fixations-Strukturen sind nur verschiedene Anteile der Fascia endopelvica und wie diese gemischt muskulär-bindegewebig zusam-

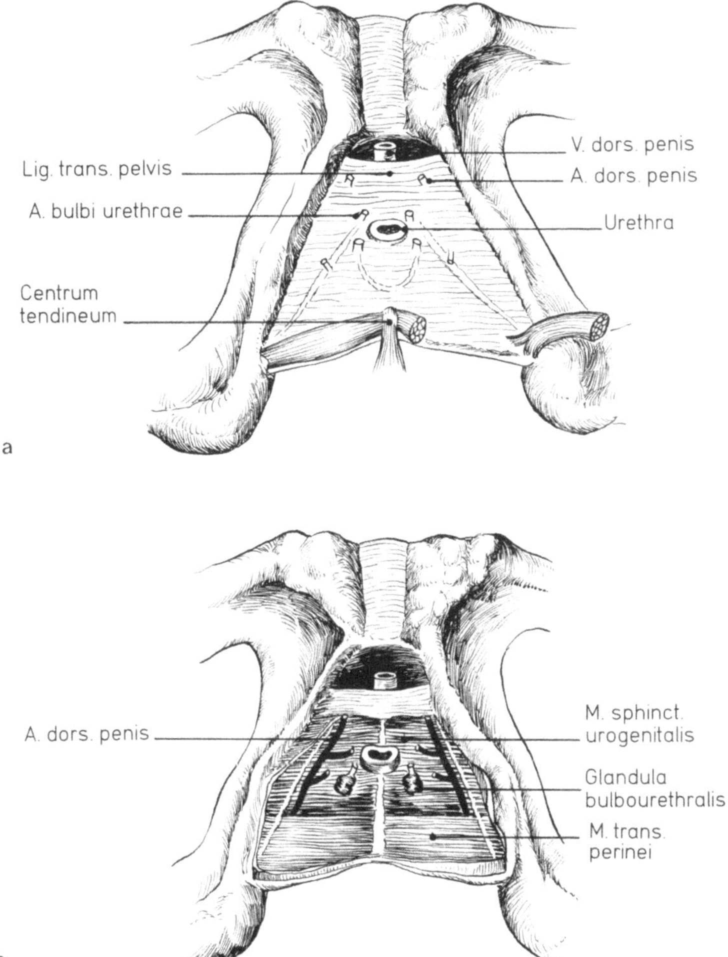

Abb. 12a, b. Diaphragma urogenitale von unten (aus Netter 1954) **a** entfernt, bis auf inneres Blatt der Faszie, **b** äußeres Faszienblatt entfernt

mengesetzt (Abb. 14). Es sind Anteile einer Struktur, die „zu den am schwierigsten zu beschreibenden der gesamten menschlichen Anatomie gehören" (v. Hayek 1969).

4. Ausbleiben der urologischen Relevanz der Beckenfraktur

Nachdem 7/8 aller Beckenfrakturen urologisch unschädlich bleiben, ist eine Klärung darüber fällig, eine indirekte Antwort zur Genese der urologischen Relevanz, bisher wenig beachtet. Wenn der Beckenring vorne aufbricht, als erstes wie die Traumatologen versichern (Poigenffürst 1972; Livine u. Crampton 1963; Veihelmann et al. 1975), geraten der horizontale und der absteigende

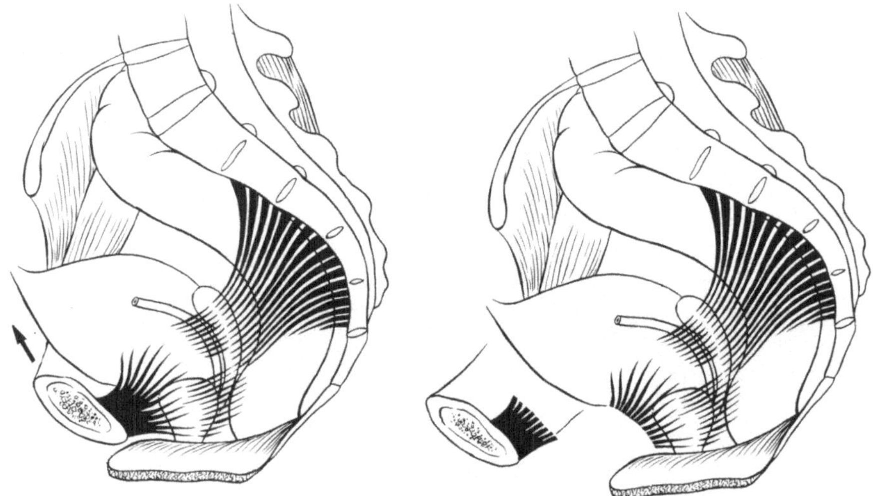

Abb. 13. Die Fixation der Blase (Paracysteum) und Schema des ossären und ligamentären Mechanismus der membranazischen Ruptur. Das Schambein-Fragment ist (temporär) nach oben und außen verschoben. (Variation einer Zeichnung von Testut 1937)

Schambeinast unter einen aufwärts gerichteten Zug, vermehrt noch, wenn die Symphyse auseinanderbricht. Die Zugkräfte übertragen sich notwendig auf das Diaphragma urogenitale, das den Schambeinen bds. fest anhaftet und in seinem oberen Drittel die Pars membranacea der Harnröhre einbindet. Das Diaphragma zerreißt teilweise, abhängig vom Grad der Verschiebung der ossären Fragmente (Abb. 15). Das perineale Hämatom, das die meisten Beckenfrakturen kennzeichnet, belegt indirekt die Verletzung des DUG. Die Pars membranacea der Harnröhre befindet sich im pathologisch gewordenen Spannungsfeld. Sie besitzt eine gewisse Dehnbarkeit und sie hält Verziehungen in Grenzen aus (Cullum 1967; Morehouse u. Mac Kinnon 1977). Kontusioniert wird sie allemal.

Der Aufwärtszug des horizontalen Schambeinastes (oder beider) überträgt sich aber auch und gleichzeitig auf die hier inserierenden Ligamenta puboprostatica (Tractus pubovesicalis). Damit entsteht eine Zerreißprobe zwischen der Angriffskraft und diesen Bändern. Geben sie nach, dann reißen sie an der Prostatakapsel ab oder ein, und die Membranacea übersteht das Zugmanöver kontusioniert ohne Lumensverletzung, wie es in 5/6 aller Beckenfrakturen zutrifft. Wahrscheinlich ist dazu erforderlich, daß die zugehörige Verletzung des DUG die Membranacea aus ihrer Verankerung gelockert, bewerglich gemacht und sie damit gerettet hat. Hinweis, der diese Annahme stützt: dislokative Sprengung der Symphyse beläßt die Harnröhre oft unverletzt, eine bekannte Erfahrung der Frakturlehre.

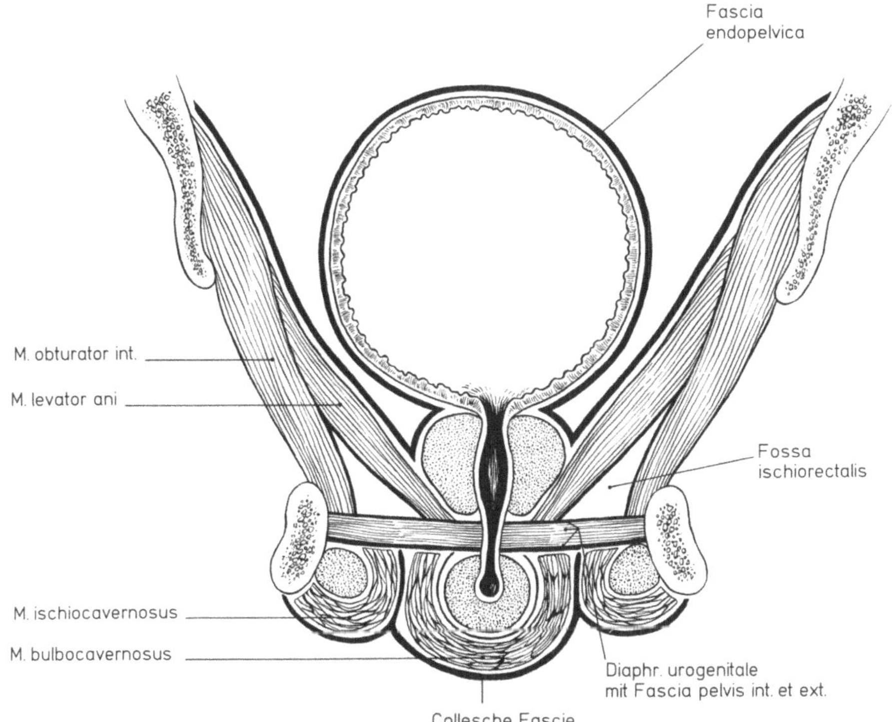

Abb. 14. Der Frontalschnitt durch das kleine Becken zeigt schematisch das topographische Verhältnis von Blase und Prostata zu Beckenboden

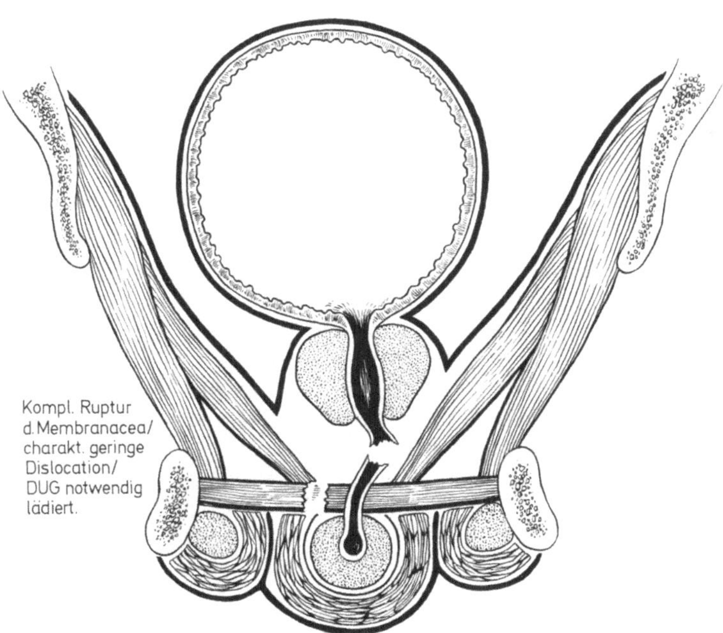

Abb. 15. Gleicher Schnitt wie Abb. 14, jetzt nach membranazischer Ruptur der Harnröhre. Diaphragma urogenitale verletzt, Prostata aus faszialen Gründen in der Regel nur gering verschoben

5. Realisierung der urologischen Relevanz oder die Mechanismen der Harnröhrenruptur und deren Typologie

Erwiesenermaßen ist es die Pars membranacea, wo die Beckenfraktur die Harnröhre einreißt. Daß es dazu (minderheitlich) kommt (8–12%), setzt zweierlei voraus.

Erste Voraussetzung: Die Zerreißprobe muß zugunsten der Ligamenta puboprostatica ausgegangen sein; sie hielten und rissen damit die Harnröhre in der Membranacea ein oder aus. Wenn, wie öfter dargestellt (Abb. 13, 8b) (Kaiser u. Farrow 1965; Acconia 1968; Morehouse et al. 1972; Morehouse u. MacKinnon 1977) beides risse, die Bänder und die Harnröhre, wäre es Widerspruch in sich. Sobald von der Membranacea getrennt, gibt die Prostata nach, ist ihre Vergurtung gelockert, die pathologische Spannung aufgehoben. Die Bänder könnten hinterher kaum noch reißen.

Zweite Voraussetzung: Die Unfallkraft hat die diaphragmale Verankerung der Membranacea nicht gelöst (Abb. 16). – Das weitere an Unfalldynamik wird bestimmt von der anatomischen Formation des Beckenbodens. Die sagittale Vergurtung der Prostata in das Centrum tendineum, ihre indirekte Brückenfixation an das Kreuzbein und die direkte an die Sitzbeine (Ligamenta prostataischiadica) (Abb. 10, 11) erlauben eine Aufwärtsdrehung nur in der Pfeilebene und diese nur geringfügig, entsprechend dem Grade der Aufwärtsverschiebung der Schambeinfragmente, der meistens gering bleibt. Der zentrale Stumpf der rupturierten Harnröhre erhält also nur wenig Freiheit zur Dislokation (Abb. 15). Er hängt an der Prostata, diese seitlich und hinten an den Paraproktien, oben am Blasenboden, er bleibt also weitgehend verankert in das Parazysteum. Mehr als 1 cm weichen die Stümpfe der Harnröhre kaum auseinander, es sei denn, extrem dislozierte Schambein- und zusätzlich Sitzbeinfrakturen wären ausnahmsweise imstande, die Prostata tatsächlich weiter aus ihrer Verankerung zu lösen. In diesen wenigen Fällen ist auch das Rektum rupturiert (s.S. 156). Im Regelfall, bei geringer ossärer Fragmentverschiebung bleiben die Harnröhrenstümpfe dicht beisammen. Die Trennfläche erscheint ungeordnet rißhaft. Der periphere Stumpf bleibt teilweise eingebunden in das stets mitverletzte Diaphragma urogenitale. Geringgradige extrapelvische Retraktion kommt öfter vor (s. Abb. 17): Nachdem so geringe Distanz der Stümpfe der rupturierten Urethra Regel ist und nicht Ausnahme, vermindert sich damit auch der bisher überbetonte Gegensatz zwischen kompletter und inkompletter Ruptur (s.S. 155).

Diese Einsicht in den Unfallmechanismus vermittelt den Schlüssel zur schwierigen Morphologie der zentralen Harnröhrenruptur. Was zur zweifelsfreien Kenntnis noch fehlt, könnte unmittelbare Beobachtung intraoperativ erbringen. Daran mangelt es, weil die blutige Durchtränkung das Detail verbirgt und überdies die erschwerte Präparation Iatrogenes hinzubrächte. Experimentelle Reproduktion, so abstoßend sie erscheint, hat zudem die Kenntnis nicht bereichert (Rusakov 1976; Kantschew 1965; Raney et al. 1976; Vinter et al. 1979).

Mit unserer Darstellung der Traumatogenese der zentralen Harnröhrenruptur stimmt eine Gliederung weitgehend überein, die neuerdings das Toronto-Zentrum vorschlägt (Abb. 17, 18). Sein Typ I erweist die Pars membranacea nur kontusioniert und gedehnt, nicht oder nur minimal lädiert. – Typ II ist

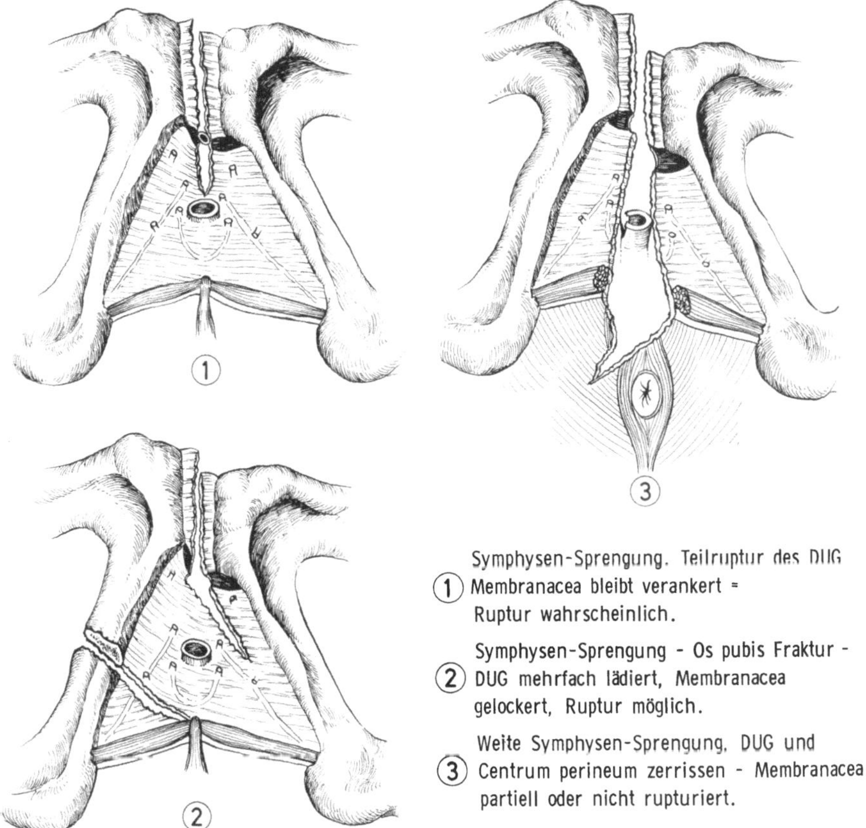

Abb. 16. Das Verhältnis von (variabler) vorderer Beckenfraktur und Diaphragma urogenitale samt Harnröhre. Abriß der Harnröhre setzt wahrscheinlich erhaltene Fixation am Diaphragma voraus. In Abb. 16,3 bleibt die Harnröhre wahrscheinlich unverletzt (Beschriftung vgl. Abb. 12)

komplett rupturiert, aber nicht disloziert, der periphere Stumpf verankert geblieben im Diaphragma. Typ III dagegen zeigt den peripheren Stumpf partiell oder ganz nach extrapelvisch retrahiert. Die herkömmliche Zuordnung der Ruptur im Gefolge einer Beckenfraktur als intrapelvisch stimmt dann nicht mehr ganz, und eine (mit Beckenfraktur verbundene) interdiaphragmale Ruptur eigens zu klassifizieren (MARBERGER u. BANDHAUER 1973; JAKSE et al. 1976), erweist sich damit als fragwürdig.

Außerhalb der anerkannten Schematisierung gibt es zwei Varianten:

a) Selten soll es vorkommen, daß ein ausgesprengter Splitter aus dem absteigenden Schambeinast die Membranacea direkt anspießt und damit verletzt (ORKIN 1955; LEVINE u. SCRAMPTON 1963; JOHANSON 1961; MOULANQUET 1965; FLEMING 1969; PIERCE 1972; NETTER 1954).

b) Die Schmetterlingsfraktur, 1/5 aller urologisch relevanten Beckenfrakturen (LEVINE u. CRAMPTON 1963; KUDERNA u. FLOTH 1975), der beidseitige dop-

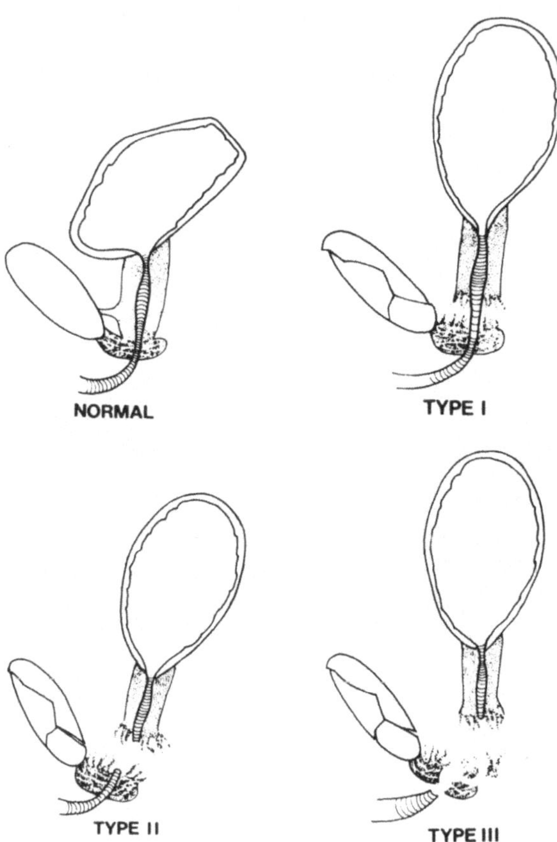

Abb. 17. Schematische Darstellung und Einteilung der zentralen Rupturen der Urethra. – *I* Kontusion oder Minor-Verletzung. – *II* Komplette Ruptur mit geringer Dislokation der Stümpfe und Prostata. – *III* diaphragmale Retraktion des distalen Stumpfes (vgl. Abb. 18). (Aus Colapinto u. McCallum 1977)

pelte vordere Ringbruch, stets mit dorsaler Entsprechung, beläßt das Diaphragma und die Symphyse intakt (im Gegensatz zu den meisten übrigen Beckenfrakturen). Der Aufwärtszug trifft die Ligamenta puboprostatica voll links wie rechts. Sie reißen die Harnröhre komplett in der Membranacea ab. Es ist mehr ein Abscheren. Die Ruptur erscheint schnitthaft, „scissorlike" im Englischen, „en effet de guillotine" im Französischen. Es stimmt jedoch nicht, wie vielfach geschehen, die schnitthafte Trennfläche generell allen Rupturen der Harnröhre zuzuordnen.

6. Bisherige Überschätzung der Distanz der Harnröhrenstümpfe
(s. auch Abschn. 9)

Nach der bisher überwiegenden Lehrmeinung besitzt der zentrale Harnröhrenstumpf eine beträchtliche Freiheit zur Dislokation. Dieser Irrtum mit der Kranalisation der abgerissenen Prostata war doppelt bedingt, einmal radiolo-

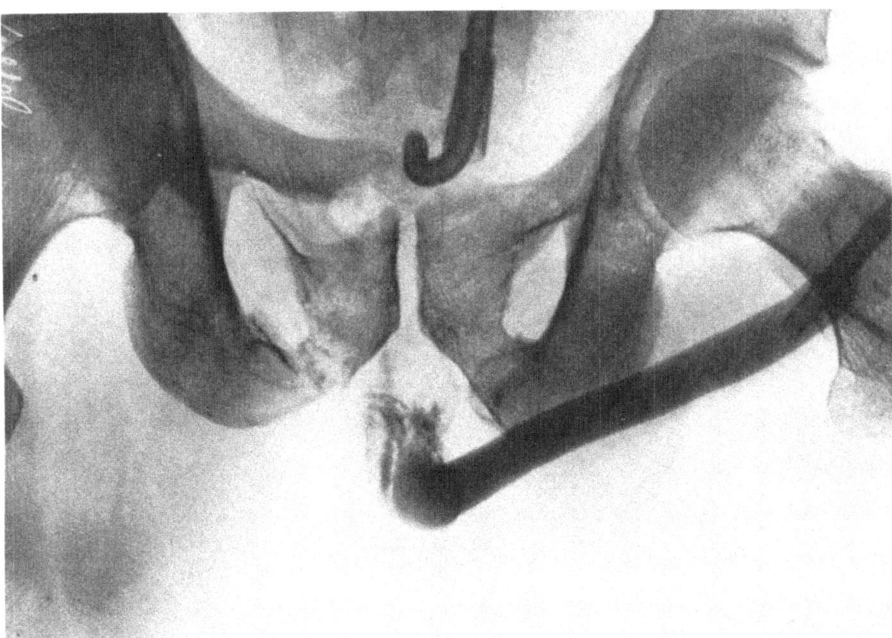

Abb. 18.   42 J. – Beckenfraktur. Suprapubische Stich-K-Ableitung und nach 24 h retrograde Urethrographie: Ruptur interdiaphragmal, entspricht III in Abb. 17. (Aus SIGEL 1962)

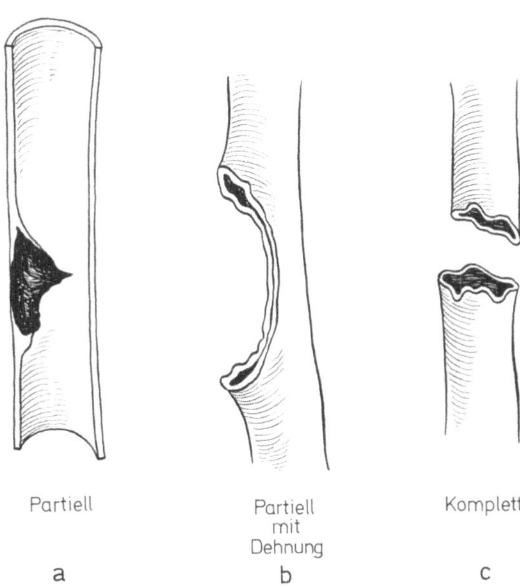

Abb. 19a–c. Schematische Darstellung des unterschiedlichen Schweregrades der membranazischen Ruptur. (Nach CULLUM 1967) **a** Einriß, **b** partiell, **c** komplett

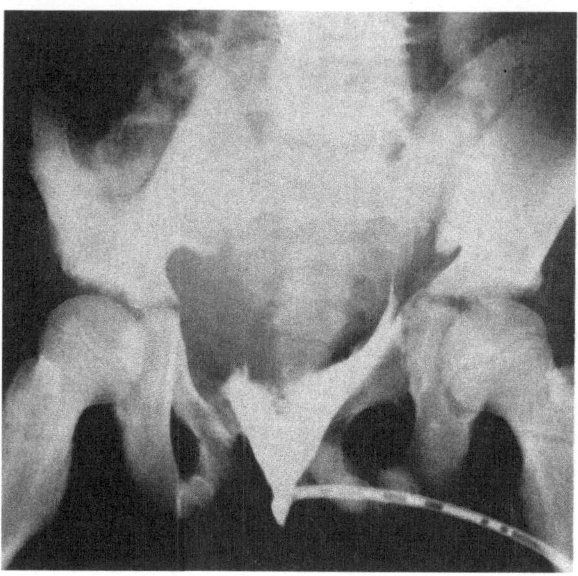

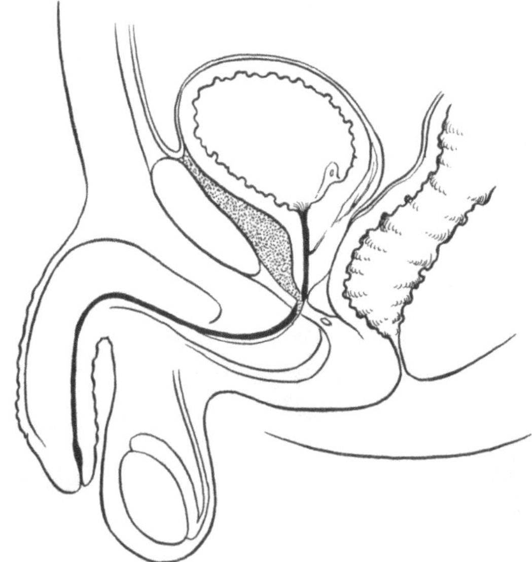

Abb. 20.   10 J. – mehrfache Beckenfraktur. Retrogrades Urethrogramm. Inkomplette Ruptur der Pars membranacea. V-förmiges Paravasat. (Aus Sigel 1962). Darunter passendes Schema. (Aus Culp 1942)

gisch (*a*), zum andern rektal-palpatorisch (*b*). Am Leben erhalten und weit verbreitet haben ihn auch eindrucksvolle Zeichnungen und Schemata, besonders von de Weerd (1959, 1977) und Netter (1954) (Abweichungen s. Besonderheiten bei Kindern S. 158).

a) Das urographisch gewonnene Zystogramm, Bestandteil der Unfallurographie, belegt oft eine scheinbar beträchtliche Dislokation der Stümpfe. Ähnliche Röntgenbilder kann man indessen auch bei Beckenfrakturen sehen, wenn die Harnröhre unverletzt blieb. Sie ist dann aus dem DUG befreit, vom Hämatom basal angehoben, die Blase tränenförmig komprimiert, die Membranacea dabei dehnbarer als früher angenommen. Täuschend ähnliche Zystogramme erhält man auch, wenn weder ein Trauma des knöchernen Beckens noch der Harnorgane besteht, sondern nur ein größeres iatrogenes Hämatom des kleinen Beckens, z.B. nach gynäkologischen Operationen. Der Wert des Zystogramms, den andere und wir früher ausnahmslos hoch einschätzten (TURNER-WARWICK 1972; SIGEL u. SCHMIDT 1974), erscheint heute insofern begrenzt, als vesikale Normotopie zwar fehlende Distanz der Stümpfe belegt, bildhafte Dislokation und Verformung jedoch nicht verbindlich das Gegenteil erschließen läßt (vergl. S. 154).

b) Die rektale Palpation trägt weiter zur Täuschung bei. Das periprostatisch lokalisierte Unfall-Hämatom läßt die Prostata nicht klar tasten. Sie wird dann als kranialisiert interpretiert. Dazu kommt, daß sie ohnehin nicht mehr als 10–20 g wiegt, nachdem die meisten Verletzten jüngeren Alters sind.

c) Korrektur aus anderer Richtung: Die Fehleinschätzung der in Wirklichkeit meist geringen Dislokation erklärt auch die Quote gleicher Erfolge der JOHANSON-Taktik, unabhängig von optisch großen Unterschieden der radiologischen Ausgangssituation.

7. Herkunft, Ausbreitungswege und klinische Bewertung des Unfall-Hämatoms

Eine Blutung gröberen Ausmaßes gehört zu jeder Beckenfraktur. Die urologische Ausweitung des Traumas hat darin verschlimmernde Bedeutung. Die Blutung stammt aus mehreren Stellen, den knöchernen Bruchstücken, aus dem lädierten DUG, dem Plexus prostaticus, den Vasa pudendales, den Vasa glutaeales, den Vasa ilicae, den internen vor allem, aus der Vena iliaca communis im Extremfall, der dann klinisch in den Vordergrund rückt und Angiographie und gefäßchirurgische Korrektur notwendig macht (DENCK et al. 1975).

Das Hämatom breitet sich zunächst im kleinen Becken aus (Abb. 8b). Es beengt und komprimiert die Blase, was ihr zystographisch die Tränenform gibt, die Spitze nach unten. Bis zu Kerzenform sieht man die Harnblase komprimiert (s. Abb. 21). Inguinal und suprapubisch ist das Hämatom zu tasten. Nach Stunden erscheint es auch infrapubisch, denn das mitverletzte DUG läßt Blut nach unten passieren. Wenn es paraanal und perirektal erscheint, sind auch die Blätter der Denonvillierschen Faszie und die Fossa ischiorectalis mitverletzt (ACCONIA et al. 1968; MARBERGER u. BANDHAUER 1973; KUDERNA u. FLOTH 1975).

Die klinische Symptomatik des Beckenbruch-Hämatoms reicht von selbstausgleichender Eigentamponade bis zu hoher Schockgefahr. Weniger als 1 l Blutverlust dürfte die Ausnahme sein, bis 5 l sind bekannt und in die Schockprophylaxe einzubeziehen (ECKERT et al. 1972; HAUSER u. PERRY 1965; PELTIER 1965; KAISER u. TARROW 1965; BRAUNSTEIN et al. 1965).

Protrahierte Verläufe der Kreislaufdepression sind zu bedenken. Am 2.–4. Tag noch kann sich Hypotonie dringlich erweisen. Meteorismus kommt hinzu.

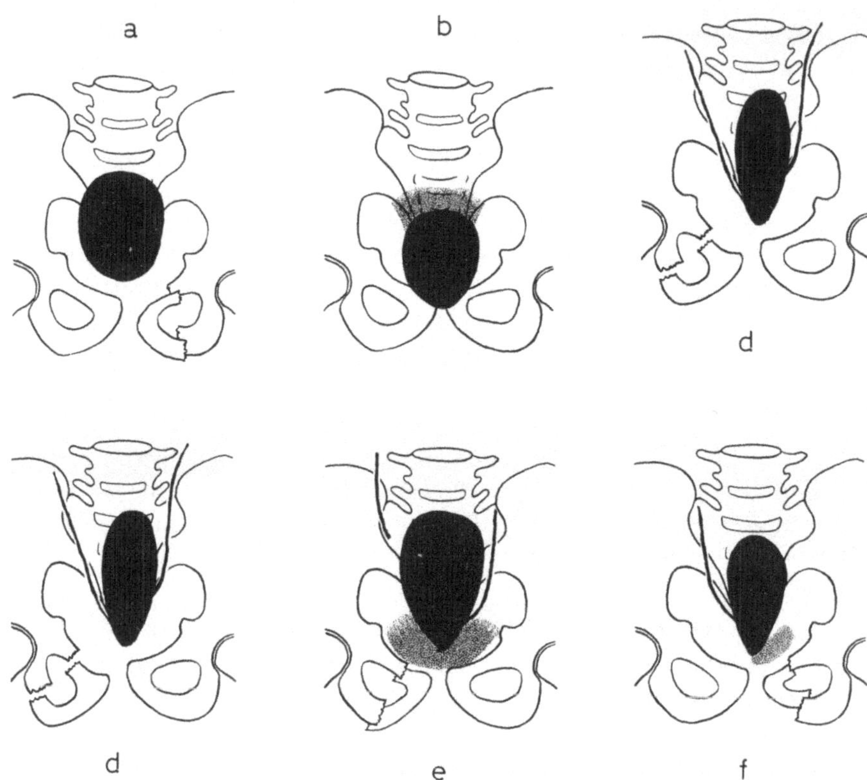

Abb. 21a–f. Die spezifische Aussage des urographisch gewonnenen Zystogramms bei typischen Rupturen der Harnröhre und der Harnblase, soweit sie Komplikation einer Beckenfraktur sind, ausgenommen c). **a** Die Blase ist normal gefüllt und kranial verlagert. Diese Konstellation belegt den nicht häufigen kompletten Abriß der Harnröhre in der Pars membranacea. **b** Völlig gegensätzlich zu a) befindet sich die Blase an normaler Stelle, weil die Pars membranacea nur partiell eingerissen ist. Das paravesikal erscheinende Kontrastmittel stammt von der vorausgegangenen (entbehrlichen) instrumentellen Urethrographie. **c** Blase an normaler Stelle, am Scheitel rechts kleines flaches Divertikel in der Größe eines Markstückes. Der Detrusor (Operationsbefund) war in dieser Ausdehnung bis auf die Schleimhaut geborsten. **d** Ähnlich wie in a) ist die Blase nach kranial verlagert und damit die Pars membranacea der Harnröhre komplett rupturiert. Zusätzlich hat die Blase Tränenform, was Ruptur der Harnblase nahelegt, auch wenn das Extravasat mangels ausreichender Kontrastmitteldosis nicht bildlich erscheint. **e** Das Zystogramm entspricht einer gleichen Verletzung wie d), kompletten Abriß der Pars membranacea also und gleichzeitiger extraperitonealer Ruptur der Harnblase, hier das Extravasat röntgenologisch sichtbar, weil der Patient eine genügend hohe Dosis an Kontrastmittel pervenös erhielt. **f** Die Tränenform der Blase belegt bereits indirekt die extraperitoneale Ruptur der Harnblase. Der Blasenhals befindet sich an normaler Stelle, ist beiderseits seitlich vom Paravasat komprimiert und links rupturiert

Es gibt auch diffuse monströse blutige Aufschwemmungen der unteren Stammhälfte mit hoher Lebensgefahr (Schockniere, Anurie). Der klinische Verlauf der Beckenfraktur geht daher parallel dem Blutverlust und den Schockkomplikationen.

8. Kontinenz, Miktion und Ausbreitung des Harn-Extravasats bei der rupturierten Harnröhre

Nach aller Erfahrung beläßt die unfallbedingte Ruptur der Pars membranacea die Blast kontinent (HARRISON 1941; CULP 1942; DE WEERD 1959, 1977; MOULANQUET 1965; HARRISON u. PERLMUTTER 1966; TURNER-WARWICK 1972, 1977; SIGEL u. SCHMIDT 1974). Die Begründung: Die Voraussetzungen der Kontinenz, die nervalen und detrusorialen, bestehen unbeeinträchtigt weiter, einschließlich eines initialen Harnröhrenabschnittes von 3–4 cm Länge. Erst nach vielen Stunden der Überdehnung kommt eine Ischiuria paradoxa zustande, zu einer Zeit, in der suprapubische Ableitung des Harns therapeutisch bereits funktioniert.

Die Miktion ist aufgehoben, auch willentlich, denn sie kann normalerweise nur einsetzen, wenn das Diaphragma urogenitale (Sphincter externus) willentlich entspannt wird, was jetzt in frisch traumatisiertem Zustand unterbunden ist. Nachdem die somatisch veranlaßte Übermittlung des Impulses an den Detrusor nach Trichterung des Blasenhalses unterbleibt, ist die Harnsperre eine fast zwanghafte Folge. Kontinenz und aufgehobene Miktion decken sich. Aus diesen verschieden zusammengesetzten Gründen spielt also Harnextravast bei der zentralen Ruptur der Harnröhre kaum eine Rolle.

Abweichend von der als typisch zu bezeichnenden Kontinenz ist jedoch jenes Fünftel aller Fälle zu bedenken, in dem die Unfallkraft nicht nur die Harnröhre, sondern gleichzeitig auch die Harnblase extraperitoneal rupturiert (vgl. S. 180). Harn und Blut bilden dann gemeinsam das Extravasat. Es umgibt die Blase allseits. Manchmal dringt der Harn durch kleine Verletzungen des Blasenperitoneums in die Bauchhöhle ein, stets aber infiltriert der Harn in die Leistenkanäle, in das Skrotum, penetriert durch das verletzte DUG infrapubisch und verursacht bei vorbestehender oder nachfolgender Infektion eine Harnphlegmone, verbunden auch heute noch (wie früher) mit hoher Lebensgefahr (s. Abb. 35a–c).

9. Die inkomplette Ruptur – Wirklichkeit oder Fiktion?

Vieles spricht dafür, daß es inkomplette Rupturen gibt (Abb. 19, 20). Der exakte Nachweis fehlt. Zwischen inkomplett und komplett mit geringer Distanz, ist schwierig zu unterscheiden. Inkomplett alleine zu erschließen aus der pervenös-zystographisch als normotop erwiesenen Position der Harnblase stimmt nicht mehr, nachdem grobe radiologische Dislokation ohne Ruptur und umgekehrt komplette Rupturen ohne Dislokation erwiesen sind (s.S. 150). Sogar Passage eines Katheters belegt noch nicht die inkomplette Natur der Verletzung (s.S. 160). Passage des über die Glans anströmenden Kontrastmittels in die Blase hinein, bei gleichzeitigem Paravasat, ein seltenes Vorkommnis, belegt allenfalls einen Minorschaden. Auch therapeutisch-operative Exploration läßt (atraumatisch) nicht verbindlich zwischen komplett und inkomplett trennen. Die in den letzten Jahren stark betonte (konservative Therapie implizierende) Unterscheidung zwischen inkomplett und komplett (MITCHELL 1968, 1973), hat wahrscheinlich geringeren Stellenwert als oft angenommen. Denn geringe Distanz der Stümpfe ist die Mehrheit, große Distanz die Minderheit.

Über das morbidative Verhältnis zwischen kompletter und inkompletter membranazischer Ruptur gehen die Mitteilungen weit auseinander. Nur 10% und weniger inkomplett nennt eine Reihe früherer Autoren (De Weerd 1959, 1977; Moulanquet 1965; Culp 1942; Marberger 1968; Marberger u. Bandhauer 1973; Marberger et al. 1977; Hansen 1934) (*hier auch ältere Lit.*) und diese Zahl entsprach auch der bisherigen eigenen Einschätzung. Neu sind die Hinweise, nach denen 1/3 (Kuderna u. Floth) oder 2/3 aller zentralen Rupturen der Harnröhre inkomplett seien (Mitchell 1968, 1973) oder gar 3/4 (Morehouse u. Mac Kinnon 1977; Coffield u. Weems 1977). Der Autor mit der größten Fallzahl nennt 40–50% (Petcovic 1965), Johanson (1970) nennt 50%. Die so berichtete grobe morbidative Verschiebung zugunsten der inkomplett (oder nicht dislozierten) Ruptur könnte verursacht sein von einem Wandel der Unfallursachen. Waren es früher mehr schwere Arbeitsunfälle oder von Autos angefahrene Fußgänger (Levine u. Crampton 1963), so sind es neuerdings mehr die Insassen verunglückter Autos (Kaiser u. Farrow 1965; Mitchell 1973). Die zweite Version geht dahin, die Operateure könnten im Verlauf des Durchzugsverfahrens die Ruptur unbewußt erst komplettiert haben.

Die so wichtige Differenzierung zwischen komplett und inkomplett bleibt noch weiter im ungewissen, weil die Verfechter der inkompletten These primär nicht operieren und mithin die Inkomplettheit nur indirekt belegen können, nämlich mit der nachfolgenden endoskopischen Sondierbarkeit, sobald das Hämatom resorbiert ist (Mitchell 1973). An dieser Stelle schiebt sich aber ein bedeutender Einwand zwischen die These und die (nicht operative) therapeutische Konsequenz. Der Einwand lautet: Wenn die meisten Rupturen inkomplett sind, nur Einrisse, dann bleibt eine mehr oder minder breite Epithelbrücke bestehen. Es besteht nur ein Defekt der Zirkumferenz, nicht ein Verlust an Substanz der Harnröhre (Abb. 19). Solche Umstände sind dem Prinzip des versenkten Streifens vergleichbar. Mithin wären spontane Umformungen von Rinne zu Rohr zu erwarten, zumindest in einem Teil der Fälle, Spontanheilung also alleine mit Hilfe suprapubischer Ableitung des Harns. Genau dieses Postulat findet man nirgends positiv erwähnt, dagegen negativ bestätigt (Toronto-Zentrum (Grassweller et al. 1977) (im Gegensatz zu bulbären Rupturen). Die These der Inkomplettheit ist mithin vorerst noch nicht genügend belegt. Stattdessen gewinnt eine andere an Bedeutung: Die Fixationsstrukturen des Parazysteums erschweren es der Blase, nach der Abtrennung der Pars membranacea wesentlich zu aszendieren (vgl. S. 150).

10. Einbeziehung des Rektums in die urologisch relevante Beckenfraktur

Fragmente eines vorderen Ringbruches können das Rektum nicht einreißen; nur zusammen mit ausgedehnter Sitzbein-Fraktur und Zerstörung des Centrum tendineum kann es dazu kommen (s. Abb. 10 u. 11). 10% aller Beckenfrakturen sollen es sein (Moulanquet 1965; Hansen 1934), die durch eine extreme Unfallkraft hervorgerufen werden. Der meist tödliche Charakter dieser Verletzung beruht weniger in der Verletzung des Rektums, eher noch in der Verkennung und der nachfolgenden Beckenphlegmone bis Sepsis, am meisten aber in der Vergesellschaftung mit Verletzung vieler Gefäße und zugehörigem Entblutungsschock. Diese Weiterungen gibt es auch ohne urologische Relevanz, jedoch erweist sich eine extreme Unfallintensität eher 4- als 2fach, indem sie neben der ossären und der urologischen Verletzung auch noch die vasale und die rektale mit einbezieht. Die Chance der Heilbarkeit liegt im frühzeitigen Darandenken, in routinehafter rektaler Untersuchung aller Verletzten mit Beckenfraktur. Kolostomie von Anfang an, gilt als Voraussetzung einer Heilungschance.

11. Einbeziehung peripherer Nerven in die urologisch relevante Beckenfraktur

Ähnliche wie große Gefäße kann ein hinterer Ringbruch auch die dorsal lokalisierten peripheren Nerven verletzen. Äste des Ischiadicus, der Nervus femoralis und Nervus peroneus sind dabei in Gefahr. Wenn überhaupt möglich, beruht eine Therapie in unverzögerter Reposition der Bruchstücke (TURNER-WARWICK 1977).

12. Abriß in der Pars prostatica, nomenklatorische Grenzen?

Romanische Autoren unterscheiden zwischen dem Abriß in der Pars membranacea und in der Pars prostatica (MOULANQUET 1965; DURAND 1971). Andere halten den Unterschied für rein theoretisch (PUIGVERT 1965). Vergegenwärtigt man sich, daß nicht der scherenhafte quere Abriß, sondern die ungeordneten Längszerreißungen die Regel sind, so hebt sich der Unterschied zwischen membranazischer und prostatischer Lokalisation der Ruptur schon eher auf. Bei Knaben mit ihrer kaum ausgeprägten Prostata gibt es auch tatsächlich den Abriß und Einriß mitten in der Pars prostatica, wie mehrere eigene Beobachtungen zeigen (s. Schlitzruptur Abb. 31). Der Terminus „rupture of prostato-membraneous urethrae", den man zunehmend antrifft (KAISER u. FARROW 1965; RADGE u. MC INNES 1969; KAUFMANN u. BROSMAN 1972), erscheint daher korrekt, ebenso auch noch „rupture at apex of prostate", dagegen nicht die alles offenlassende Unterteilung „in bulbo-membraneous" und „prostato-membraneous ruptures" (WATERHOUSE u. GROSS 1969; BAINS 1965; KELALIS 1971).

13. Abriß am Blasenhals?

Als große Rarität innerhalb ihrer multipotenten urologischen Relevanz reißt die Beckenfraktur auch die Blase isoliert ab und beläßt die Pars prostatica samt Prostata am distalen Fragment (HANSEN 1934; ZORN 1960; MARBERGER 1968).

14. Simultan-Ruptur von Harnröhre und Harnblase extraperitoneal

Knapp 20% aller Rupturen der Pars membranacea sind verbunden mit einer extraperitonealen Ruptur der Harnblase (GLASS et al. 1978; BAINS 1965; POKORNY et al. 1979; BELIS et al. 1979). Die alleinige Blasenruptur (die extraperitoneale wie die intraperitoneale (s.S. 179)) ist Folge einer direkten ventro-dorsal ansetzenden Stoßkraft, eines anderen Mechanismus als desjenigen der Ruptur der Membranacea. Bei der Simultan-Spaltung von Harnröhre und Harnblase muß es sich um eine dritte Variante der Traumatogenese handeln. Die Pars membranacea und Pars prostatica erscheinen längsgespaltet, der Blasenscheitel ebenfalls (s. Abb. 31). Manchmal bleibt die Pars prostatica ausgespart. Jugendliche sind viel öfter betroffen als Erwachsene. Zu erklären ist diese gemeinsame Spaltung nur über außergewöhnliche Ligamenta pubovesicalia, welche den Aufwärtszug der frakturierten Schambeine auf die Blasenvorderwand übertragen. Blasenschlitzung ist dafür eine treffende Bezeichnung.

15. Membranacea-Ruptur ohne Beckenfraktur?

Dieser Vorgang ist an sich kaum denkbar. Als sehr seltene Ausnahme erwähnt ihn Swinney in dem Lehrbuch von Watson (1963). Kinetische Energie sei imstande, ein entsprechendes Schleuder-Trauma vorausgesetzt, die Pars membranacea auch ohne knöcherne Fraktur abzuscheren. Ohne Erklärung berichten Myers u. De Weerd (1971) über 1 Fall, dagegen Mebel (1977) gleich über 9 unter 24 Fällen, eine bislang isolierte Mitteilung.

16. Besonderheiten bei Kindern

Nachdem Kinder mit 25% an den Beckenfrakturen beteiligt sind, ist bei ihnen auch ein hoher Anteil an zentralen Rupturen der Harnröhre zu erwarten. Andere Autoren geben den Anteil noch größer an (33% Myers u. De Weerd 1971; 50% Radge u. Mac Innes 1969, bei uns 8 Kinder unter 51 Fällen). Dabei handelte es sich fast ausnahmslos um Knaben. Die Besonderheit liegt noch darin, wie die Ruptur meistens nicht die Pars membranacea sondern die Pars prostatica trifft, wahrscheinlich weil eben die Prostata noch nicht entwickelt ist (Trafford 1952; Mitchell 1968). Außerdem gleicht die Ruptur mehr einer Schlitzverletzung: Pars prostatica und oft zugleich Blasenvorderwand senkrecht aufgeschlitzt – und sie ist darin für Jugendliche charakteristisch (s.S. 158 oben, Abb. 31 und Tabelle 1).

17. Rätselhafte Morbidität der urologischen Relevanz (15:85) – feminine Enträtselung?

Das eigentlich überraschende und Rätselhafte an der urologischen Relevanz der Beckenfraktur ist ihr fakultativer Charakter bei gleichem Unfallmechanismus. Die Traumatogenese der Harnröhrenruptur in der Pars membranacea erscheint weitgehend klar, nicht dagegen kennen wir die Gründe, weshalb die große Mehrheit aller Beckenfrakturen die Harnröhre intakt läßt. Die Quantität der Unfallkraft kann es nicht sein, denn wir sehen schwerste Beckenbrüche ohne und mittlere mit urologischer Beteiligung. Wir sind deshalb auf die unbestimmte Annahme verwiesen, daß unterschiedliche anatomische Strukturen den Ausschlag geben für oder gegen urologische Beteiligung, eine unterschiedliche Dehnbarkeit der Ligamenta puboprostatica bzw. pubovesicalia und weiter unterschiedliche Reaktionsweisen der sagittalen Vergurtung der Prostata und der

Membranacea innerhalb des Beckenbodens. Das Parazysteum (als deskriptiv schwierigster Teil der menschlichen Anatomie (v. HAYEK 1969) verbirgt einen vollständigen Einblick in die Traumatogenese.

Indirekte Hinweise auf realisierende Faktoren einer urologischen Relevanz kann die *geringe weibliche Morbidität* geben. Das Verhältnis männlicher zu weiblicher Beckenfraktur beträgt 3:1 (BREDAEL et al. 1979) oder 6:4 (GLASS et al. 1978), dies entsprechend der geringeren weiblichen Unfallexposition. Das Verhältnis der urologischen Relevanz zwischen Männern und Frauen beträgt dagegen ungefähr 60:1 (POKORNY et al. 1979) oder 33:1 (BREDAEL et al. 1979). Erneut richtet sich genetisches Interesse auf die Ligamenta pubovesicalia. Sie sind bei der Frau wesentlich schwächer ausgeprägt als die Ligamenta puboprostato-vesicalia beim Mann (v. HAYEK 1969). Im Diaphragma urogenitale ist die weibliche Harnröhre nicht anders verankert wie die männliche. Sie ist jedoch nicht wie diese membranös strukturiert, sondern muskulär. Außerdem ist der weibliche Tractus pubovesicalis anders angelegt, nicht nur schwächer, weil eine Prostata fehlt, sondern elastischer, während beim Mann das Fibröse überwiegt (v. HAYEK 1969). Auch entspricht dem größeren Symphysenwinkel der Frau ein größeres Diaphragma, damit auch ein flächenhaft mehr verteilter Aufhängeapparat, der die Unfallkraft breiter verteilt, weniger zentriert auf die potentielle Rißstelle. Eine Reihe von Gründen macht mithin wahrscheinlich, daß die ungleich geringere weibliche urologische Relevanz der Beckenfraktur auf ein strukturell schwächeres Parazysteum zurückgeht. Der Analogie-Schluß auf die männliche Morbidität: a) Wer überdurchschnittlich kräftige pubovesikale Bänder besitzt, hat den Nachteil vorgegeben, beim Beckenbruch die urologische Ausweitung zu erleiden. b) Die realisierende Unfallkraft beläßt die Harnröhre im Verband des DUG, dies bei männlich wie weiblich.

18. Die urologisch relevante Beckenfraktur als Teil eines Polytraumatismus

Es ist heutzutage mehr als die Hälfte, in der die urologisch erweiterte Beckenfraktur nur Teil eines Polytraumas darstellt (SWINNEY 1963; MYERS u. DE WEERD 1971; TURNER-WARWICK 1972, 1977; GLASS et al. 1978; GRASSWELLER et al. 1977). Vordergründig erscheinen darin Extremitäten-Frakturen, Schädel-Hirnverletzungen und besonders stumpfe Bauchtraumata, diese in Gestalt von Ruptur der Leber, Milz, Pankreas und Intestina. Da diese Teile des Polytraumas an Dringlichkeit oft überwiegen, kann oder muß die Ruptur der Harnröhre indikatorisch im Hintergrund bleiben und vorerst mit einem suprapubischen Katheter auskommen. Die Harnblase auf Ruptur zu überprüfen, gehört jedoch als letzte Maßnahme notwendig zur abdominalen Operation, wie umgekehrt jedes operative Durchzugsmanöver (s.S. 159) mit intraperitonealer Überprüfung enden muß. Obgleich die abdominale Verletzung die Harnröhrenruptur zunächst an zweite Stelle rückt, bietet sich fallweise an, sofern der Verletzte dazu noch belastbar erscheint, das Durchzugsmanöver synchron auszuführen, dann auch noch verschobene Schambeine zu reponieren. Nur nimmt damit der Blutverlust und die Gefährdung zu. Sicherer ist es deshalb, den urologischen Anteil des Polytraumas 6–8 Tage später zu erledigen, dann unter günstigeren Umständen. Die Differentialindikation kann schwierig sein (s.S. 168).

II. Diagnostik der Ruptur von Harnröhre (und Blase) bei Beckenfrakturen

1. Richtungsweisende Voruntersuchungen

Diese betreffen Anamnese, Inspektion und Palpation. Schocktherapie und Schockprophylaxe setzen synchron ein. Intravenöse Infusion ist obligat. Puls und Blutdruck informieren über den Grad an Kreislaufdepression. Palpation des Abdomens prüft auf stumpfe Bauchverletzung, Palpation des Beckens prüft auf Beckenfraktur, Austastung des Rektums und der Vagina prüfen auf dortige Mitverletzung und Position der Prostata (s.u.). *Vordergründige Frage:* Ist der Meatus urethrae blutig? Steht die Blase hoch, besteht Harnsperre? Trifft es zu, dann steht die Diagnose Harnröhrenruptur mit Gewißheit schon fest. Drängt die Blase hingegen nicht, steht sie nicht hoch, so ist Ruptur der Harnblase abzuklären, dies mit oder ohne Beteiligung der Harnröhre. Weitere Fragen: Sind der N. ischiadicus, der N. femoralis und der N. peroneus intakt? Diese vorerst dringlichen Fragen sind alle schnell beantwortet, die Befunde erhoben und registriert. Die Indikationen zu Rö.-Becken und Infusions-AUR sind gegeben, diejenige zur Lavage des Abdomens ebenfalls oft, von Jahr zu Jahr zunehmend oft.

2. Gang der Untersuchungen

Die beiden radiologischen Verfahren (und weitere, falls angezeigt, z.B. Extremitäten-Rö.) sollten auf demselben Röntgentisch erfolgen, ohne Umlagerung und Zwischentransport des Patienten. Auch die Abdominal-Lavage geschieht zweckmäßig an gleicher Stelle. Solche Organisation spart Zeit, mindert den Schockmalus und erspart dem Verletzten vieles an Zumutungen und Schmerzen.

3. Wert und Aussage der einzelnen Untersuchungen

a) die *Übersichtsaufnahme* informiert über die ossäre Beckenfraktur und erzeugt damit die urologische Gedankenverbindung, falls sie nicht schon bestand.

b) Ist der Meatus nicht blutig, dann liegt es nahe, die minimale Wahrscheinlichkeit einer Harnröhrenruptur mittels eines Katheters weiter zu erkunden.

c) Routinehafter Griff zum Katheter bei blutigem Meatus belegt Anfechtbares. In der Regel gelingt dieser Katheterismus in einfacher Form und in Zufallshand nicht (s.S. 169). Die Spitze verfängt sich, rollt sich prävesikal auf (Abb. 22), und wenn der Katheter tatsächlich passiert, hat er die Diagnose teilweise verfehlt. Als diagnostische Maßnahme bei Harnröhrenverletzungen ist der Katheterismus entbehrlich und ohne Vorteil.

d) Bessere Alternative ist die *Urethrographie.* Auch darüber gibt es seit Jahrzehnten zahlreiche Abhandlungen und Diskussionen, viel mehr zustimmende als ablehnende. Die Methode liefert eindrucksvolle Darstellungen des Extravasates (Abb. 20, 26, 27). Gewonnen werden sie mittels kontrastmittelhaltiger Glasspritze, auf die Glans aufgesetzt. Bei verletzter Harnröhre entleert sich die Glasspritze fast ohne jeden Fingerdruck, bei unverletzter Harnröhre ist es umgekehrt. Zwischen kompletter und inkompletter Ruptur kann die Urethrographie nicht

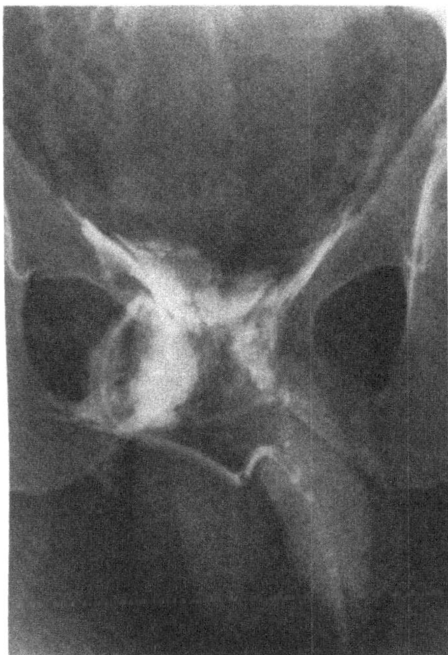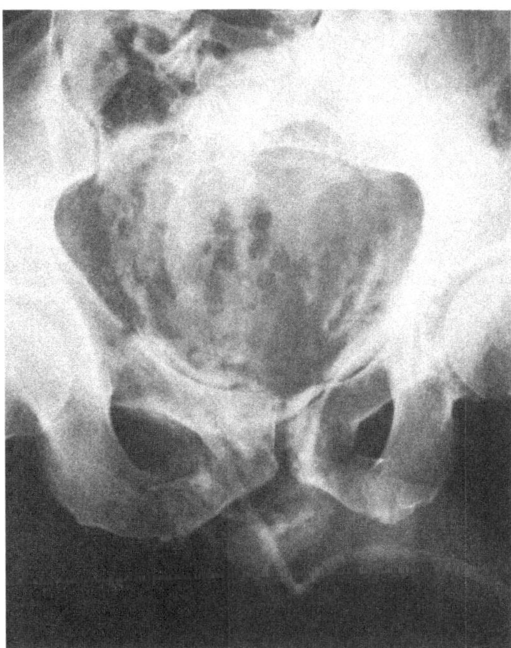

Abb. 22.   44 J. – Beckenfraktur. Ruptur der Harnröhre in der Pars membranacea. *Links:*
Der Katheter verläßt an der Rupturstelle die Harnröhre und gerät paravesikal. Das Kontrastmittel verteilt sich unterhalb des DUG und erweist damit dessen Einrisse. Oberhalb
des DUG verteilt sich das Kontrastmittel paravesikal

verbindlich unterscheiden, nur zwischen intakter oder verletzter Urethra. Genau
diese Auskunft gibt auch der blutige oder der nicht blutige Meatus urethrae.
Wer alles dokumentiert haben möchte, kann die Glans-Urethrographie ausfüh-
ren; 8–15 ml verdünntes Kontrastmittel genügen. Wer hinterher operativ thera-
piert, braucht mit Nachteilen nicht zu rechnen. Wer nicht primär operiert,
muß das Kontrastmittel der Spontanresorption überlassen und fallweise fibrotische Reaktionen in Kauf nehmen. Wünschenswert ist die Urethrographie mithin
nur, wenn die Indikation zur Primär-OP zustande kommt. Notwendig ist sie
bei blutigem Meatus nicht.

Die Urethrographie bei allen Verletzten mit Beckenfrakturen zu fordern,
auch bei jenen, deren Meatus nicht blutig war, weil 6% von ihnen später als
Folge einer unerkannten Minor-Ruptur (oder einer Parafibrose) eine Harnröh-
renstriktur aufwiesen (MARBERGER Jr. et al. 1977), verlangt einen unverhältnismäßig hohen Aufwand mit ungewisser Konsequenz. Denn ein therapeutischer
Verweil-Katheterismus (8 Tage) könnte die spätere Vernarbung nicht verbindlich
verhindern. Entsteht doch ein Teil dieser überraschenden Spätfolgen ohne jede
primäre urethrale Läsion, allein als fibrotische Nachbarschaftsreaktion (DIOKNO
1980).

e) Der Wert der *unverzögerten Ausscheidungsurographie* erweist sich mehrfach. Als erstes informiert sie über eine Mitverletzung einer oder beider Nieren.

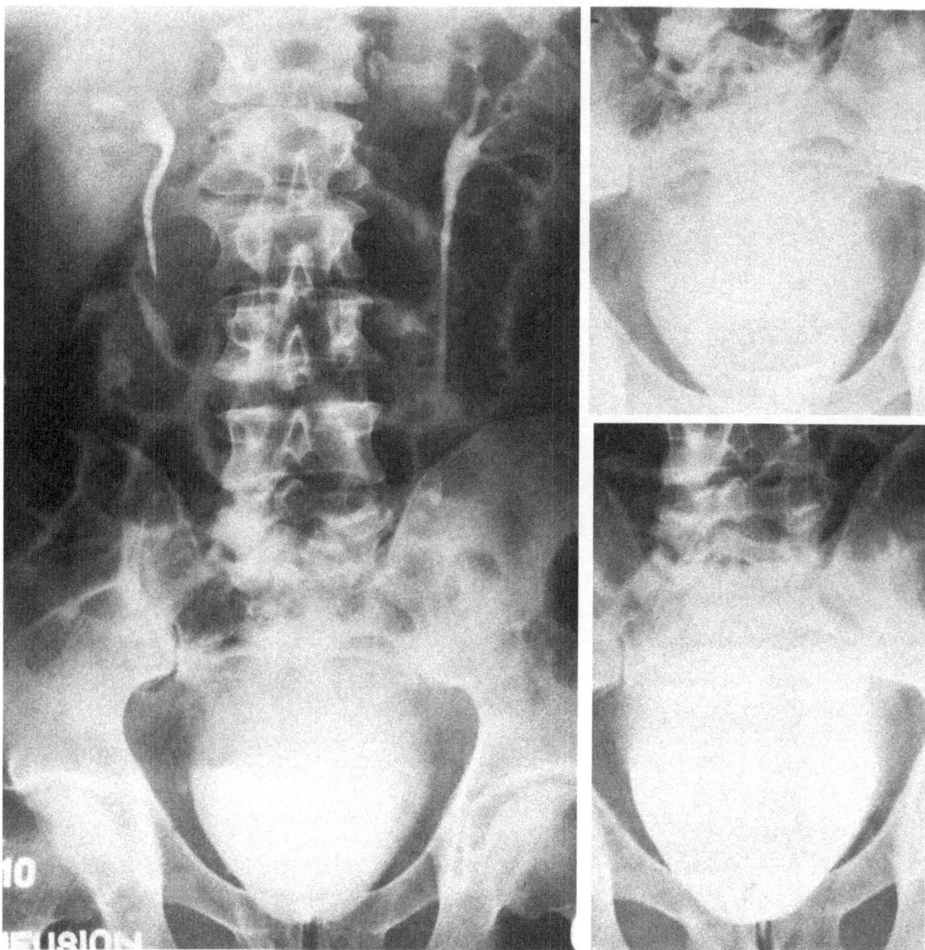

Abb. 23. Derselbe Patient der Abb. 22. *Rechts oben:* Die Aufnahme 6 h später zeigt das Kontrastmittel inzwischen resorbiert und renal ausgeschieden als normotopes Zystogramm. *Links* und *rechts unten:* Das pervenöse Zystogramm, 10 min und 40 min nach erneuter Infusion des Kontrastmittels, bestätigt die Normotopie und damit die inkomplette (oder nicht dislozierte komplette) Ruptur der Pars membranacea

Als zweites zeigen Form und Lage des urographisch gewonnenen Zystogramms den Grad der Harnröhrenruptur, das Ausmaß des Hämatoms, daraus folgend die Verformung der Harnblase (Abb. 22–27) (s.S. 154). Als drittes informiert das pervenöse Zystogramm aber auch über eine koexistierende Blasenruptur (s.S. 157).

f) Der *Wert der rektalen Untersuchung* ist beträchtlich. Fühlt der untersuchende Finger die Prostata eindeutig an normaler Stelle, so weist diese Auskunft auf eine vorerst nicht operative Therapie, weist auf die Chance eines erfolgreichen Katheterismus nach wenigen Tagen. Fühlt dagegen der Finger die Prostata eindeutig disloziert, dann läßt sich operative Therapie nicht umgehen, am besten

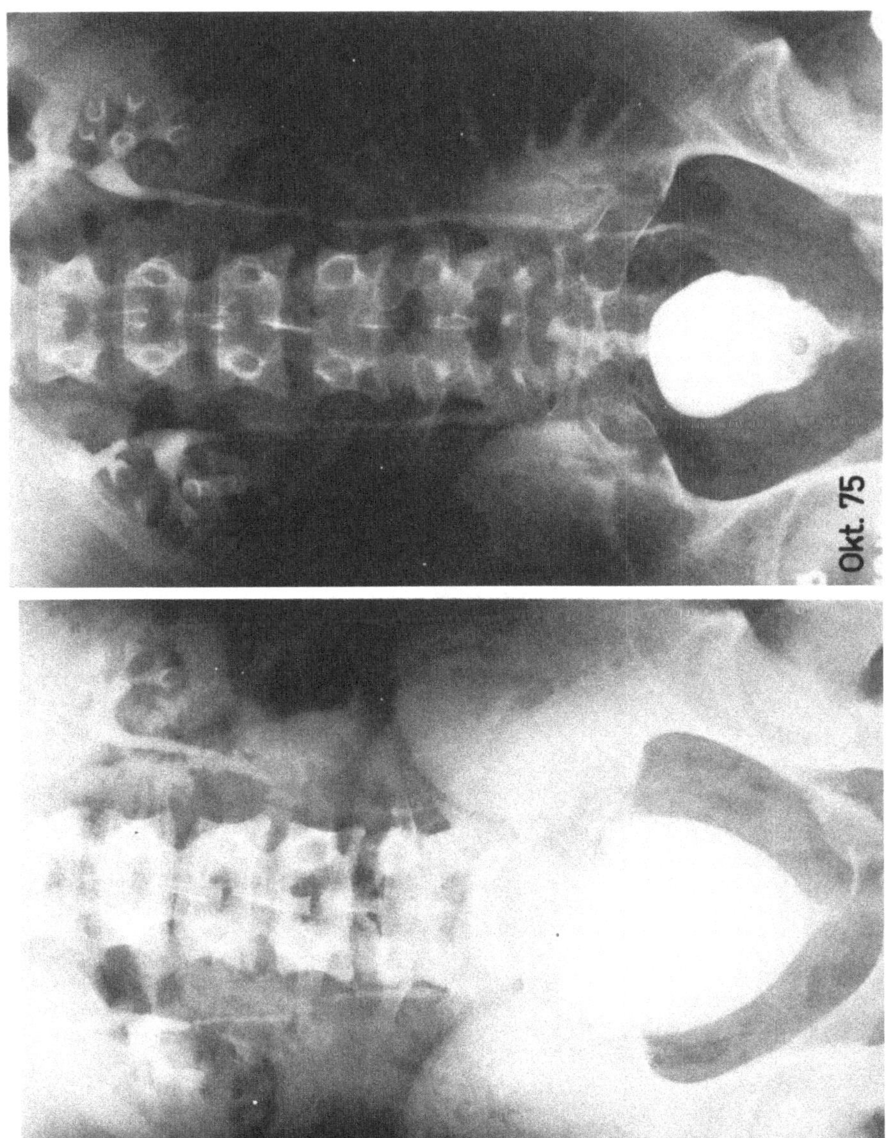

Abb. 24. K.D., 17 J. Inf-AUR, Beckenfraktur, kompletter Abriß der Membranacea, grobe Dislokation von Blase samt Prostata, primär mit SP-Stichfistel behandelt. Nach 2 Monaten keine Änderung. Falsche Taktik

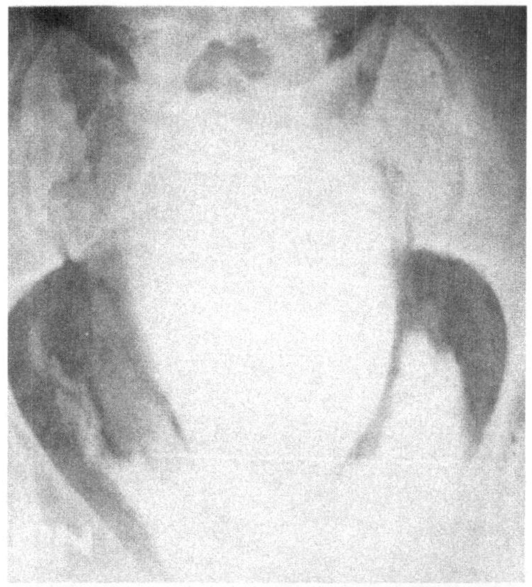

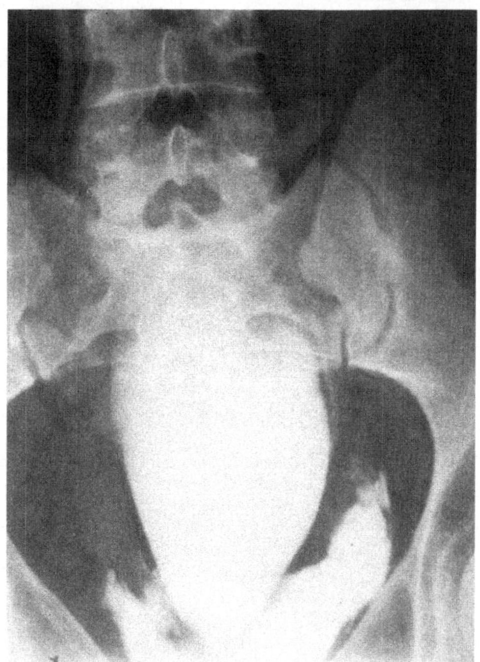

Abb. 25. 39 J. – Beckenfraktur. Komplette Ruptur der Pars membranacea und extraperitonealer Längsriß der Vorderwand der Harnblase. Das urographisch gewonnene Zystogramm zeigt die Blase tränenförmig verschmälert und kranialwärts verlagert, was komplette Ruptur der Harnröhre anzeigt. *Links* und *rechts* weitgehend symmetrisches Paravasat des Kontrastmittels, zusätzliche extraperitoneale Ruptur der Harnblase anzeigend

unverzögert. Die rektale Untersuchung kann aber infolge des Hämatoms auch unklar bleiben.

g) Die Lavage des Abdomens übernehmen und bewerten die chirurgischen Angehörigen des Behandlungsteams. Sie gibt öfter falsch positive, selten falsch negative Auskünfte.

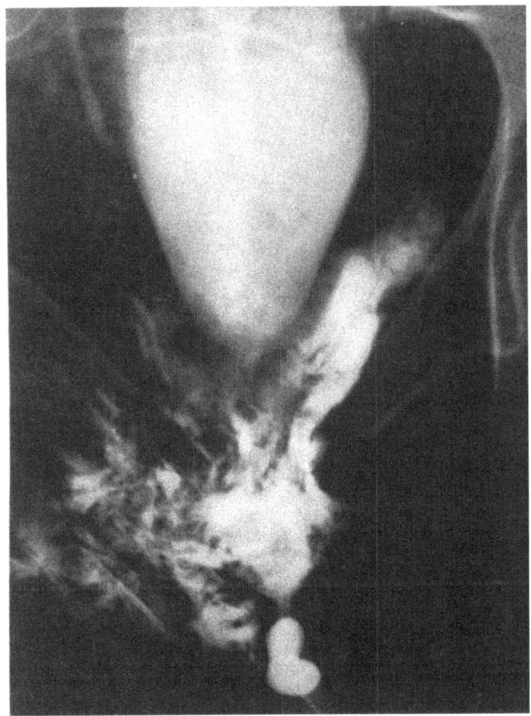

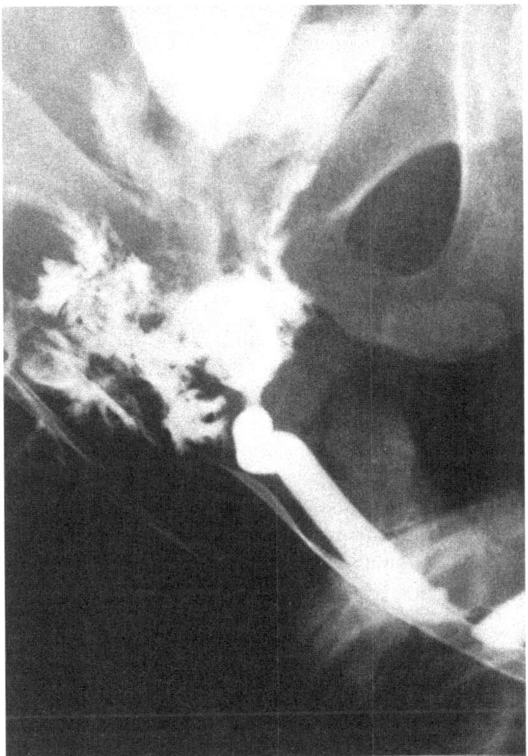

Abb. 26. Derselbe Patient wie Abb. 25. Retrogrades Glans-Urethrogramm im Anschluß an die Ausscheidungsurographie. Das Kontrastmittel verbreitet sich diffus supradiaphragmal und von hier aus absteigend durch das verletzte DUG nach infradiaphragmal. Damit ist die membranazische Ruptur (überflüssigerweise) dargestellt. Therapie: OP-K-Intubation und Naht der Blase und Probeöffnung des Peritoneums

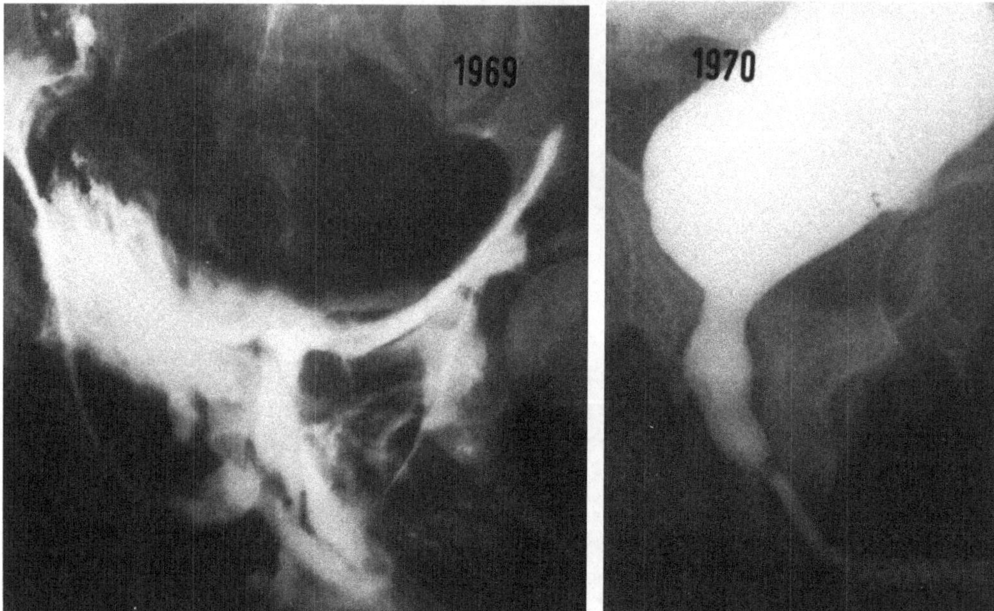

Abb. 27.   34 J. – Beckenfraktur. Komplette Ruptur der Harnröhre in der Pars membranacea. Retrogrades Urethrogramm. Es verteilt sich oberhalb des DUG wannenförmig, bedingt durch die volle Harnblase, in das verletzte DUG nach unten in die Fossa ischiorectalis und perineal bis perianal. Bild *rechts* MCU 1 Jahr nach Durchzug. Relative Stenose der Rupturstelle

III. Therapie der Rupturen von Harnröhre und (koexistierend) Harnblase bei Beckenfraktur

Uneinheitlich sind die Indikationen bis zum heutigen Tage. Begrenzte morphologische Einsicht, Aufteilung der ärztlichen Zuständigkeiten, Verkettung mit Polytraumatismus und auch begrenztes Engagement der Urologen haben die indikatorisch und therapeutisch wenig befriedigende Situation gemeinsam zustande gebracht. Ein kurzer historischer Überblick, der auch die bulbäre Ruptur einbezieht, erleichtert das Verständnis.

1. Historie

1900–1920: kaum eine Unterscheidung zwischen membranazisch-intrapelvischer und bulbär-extrapelvischer Ruptur. Die damals viel seltenere intrapelvische verlief wegen der retroperitonealen Blutungen oft tödlich oder zumindest lebensgefährlich. Außerdem gab bei beiden Lokalisationen die Urinphlegmone oft den Ausschlag. Initiale wie sekundäre perineale Urethrostomie und spätere Verschlußoperation wurden in der französischen Urologie ersonnen und auch praktiziert (Pasteau u. Iselin 1906; Albarran 1910).

1920–1940: Nur vereinzelt Unterscheidung zwischen membranazischer und bulbärer Lokalisation der Ruptur, vereinzelt auch zwischen komplett und inkomplett (Young 1929; Hansen 1934). Die bulbäre Ruptur wird wie schon früher lokal-perineal repariert, mit oder ohne zusätzliche suprapubische Fistelung der Harnblase, wenn ja, dann als Katheter ohne Ende. Gute Erfolge sind Ausnahme, Stenosierung die Regel. Die membranazische Ruptur wird an wenigen Stätten bereits mit dem suprapubischen Durchzugsverfahren behandelt (YOUNG 1929). An Schock und Infektion sterben jedoch noch viele Verletzte (HANSEN 1934). Nicht spezialisierte Zentren legen vorerst nur eine suprapubische Fistel an, z.T. auch, weil es innerhalb einer schweren Mehrfachverletzung für den Augenblick die bessere Verhaltensweise ist. Mit dem Metallkatheter wird oft eine primäre Passage in die Blase erreicht. Jedoch entstanden daraus katastrophale septische Komplikationen (HANSEN 1934), die auch mit postulierter suprapubischer Ableitung nicht immer ausblieben. Unter dem Eindruck dieser Infektionsabläufe, von denen viele tödlich endeten, bestanden erfahrene Kliniker (ORKIN 1955; BOEMINGHAUS 1960) kompromißlos auf doppelter primärer Drainage, ein Standpunkt, der heute so nicht mehr gilt, aber keineswegs aufgegeben ist (WESELOWSKI 1969; KAUFMANN 1972).

1940–1970: Vorwiegend im englischen Sprachbereich, weniger in Europa, verbesserte Einsicht in die Gegensätzlichkeit von bulbär und membranazisch, von extrapelvisch und intrapelvisch (HARRISON 1941; HARRISON u. PERLMUTTER 1966; CULP 1942; VERMOOTEN 1946; ORKIN 1936, 1955; TRAFFORD 1952; DE WEERD 1959; SIGEL 1962; MARSHALL 1965; PETCOVIC 1965; MARBERGER 1968; SCHMIEDT 1968; POOLE-WILSON 1947, 1970; KOLLWITZ u. LÖHE 1970). Die membranazischen Rupturen gelten fast alle als komplett, Blase samt Prostata eindeutig als kranial verlagert, dies obgleich das Gegenteilige schon beschrieben war (POOLE-WILSON 1947; MITCHELL 1968). Das Durchzugsverfahren noch am Verletzungstage ist das Übliche. In den romanischen Ländern ging es konservativer zu. Diagnostische Trennung von intra- und extrapelvisch erschien noch nicht als Notwendigkeit. Die primäre Versorgung beschränkte wich vorwiegend auf die suprapubische Fistelung der Blase. Begründet wurde das zuwartende Verhalten positiv mit dem Polytraumatismus (VIVILLE et al. 1967), negativ mit struktureller und räumlicher Distanz zwischen Chirurgie und Urologie. Wenige Wochen später folgte dann unter bekannt schwierigen Umständen die perineale Freilegung und direkte Reparatur. Die Schwierigkeitsgrade wurden unterschiedlich beurteilt (und verurteilt), entsprechend der unterschiedlichen Morphologie, und demgemäß reichte die angewandte Methodik von direkter Anastomosierung bis zur Einscheidung der Pars bulbosa in die Pars prostatica der Harnröhre (Telescopaque), dies der Tenor einer französischen Kongreß-Übersicht (MOULANQUET 1965). Spanische Kliniker (PUIGVERT 1965), auch deutsche und englische, in der primären Versorgung aktiver eingestellt, unternahmen die gleiche Prozedur, nur aber alles in einem innerhalb weniger Stunden nach dem Unfall (WEHNER 1942; HUNT 1949; HAINZL 1958; BOEMINGHAUS 1960; HIENZSCH 1965; KISHEV 1964; WOLF 1967; RAATZSCH u. SEITER 1972). Sie umgingen damit zwar das Narbenproblem und nahmen stattdessen die größere momentane Belastung des Verletzten in Kauf, sofern es sich nicht um bulbäre Rupturen handelte, was sie nicht genau unterschieden. Die Ergebnisse waren mittelmäßig.

In diese halbklare Situation – also a) unterscheidend zwischen intra- und extrapelvisch, die intrapelvische dem Durchzugsverfahren unterwerfend und b) lokal nicht unterscheidend, alles von perineal her mit suprapubisch kombiniert korrigierend, öfter zweizeitig denn als einzeitige Sofortoperation – in diese Situation trat JOHANSON 1953 mit seinem bedeutsamen Vorschlag. Wie vorher zunächst Indifferenz gegenüber intra- und extrapelvisch und nur suprapubische Stichfistelung, dazu keinerlei Drainage. Nach wenigen Wochen perineale Freilegung und – dies der Wandel – Urethrostomie in der neuen Technik des eingeschlagenen Skrotallappens, anfänglich mehr angewandt bei den damals noch zahlreicheren bulbären Rupturen, später auch bei den intrapelvischen. Dabei kam unbewußterweise der (lehrmeinungswidrige) Umstand zu Hilfe, daß Dislokation von Prostata und Blase die Ausnahme war. Einige Wochen später folgt in dritter Sitzung die Verschlußplastik nach der Methode des versenkten Streifens, die kurz zuvor in der Behandlung der Hypospadie weltweite Anwendung gefunden hatte. Die Idee der interimistischen Urethrostomie ist dabei alt, die Skrotallappen-Technik neu, die Verschlußplastik übernommen von D. BROWN. Wie er aber die auseinanderliegenden Teile zu einer erfolgreichen Methodik zusammenfügte – das bleibt die Leistung JOHANSONS. LEADBETTER (1946) hatte vorher schon die gleiche Idee publiziert und in derselben Publikation als inpraktikabel wieder zurückgezogen.

2. Bewertung der ossären Dislokation und Reposition

Reposition der knöchernen Fragmente so gut wie möglich gilt vielen Autoren als obligat. Denn knöcherne Verschiebung bedeutet auch bleibende Verformung des Diaphragma urogenitale, mithin auch Gefährdung des Sphincter externus (Abb. 16). Außerdem wird das vordergründige Operationsziel, die Pars prostatica mit der Pars membranacea zu adaptieren und darin festzuhalten, in dem Maße fragwürdig, in dem Fragmentverschiebungen fortbestehen, weil sie der Reposition und der Retention der Harnröhrenstümpfe zuwider laufen (Hansen 1934; Poole-Wilson 1947, 1970; Trafford 1952). Die *Solidarité ostéourethrale* ist in französischen Abhandlungen ein fester Begriff (Moulanquet 1965; L'Hez 1965). Kallöse Fibrose und verformter Verlauf der verletzten Harnröhre ist nach dieser Darstellung in erster Linie Folge der Verschiebung der knöchernen Fragmente. Inzwischen betonten weitere Autoren diesen Zusammenhang (Marberger 1968; Marberger u. Bandhauer 1973; Schmiedt 1968; Hand 1972; Del Villar et al. 1972; Veihelmann et al. 1975). Dieser Argumentation stehen wenig beachtet zwei andere gegenüber. Mit die größte Fallzahl und beste Ergebnisse hat diejenige Behandlungsmethode aufzuweisen, die sich um die Stellung der knöchernen Fragmente überhaupt nicht kümmert (Johanson 1970). Auch Beckenfrakturen, deren Fragmente grob verschoben und die nicht mit einer Verletzung der Harnröhre vergesellschaftet sind, beeinträchtigen nicht notwendig die Miktion (Hansen 1934; Veihelmann 1978). Spätstrikturen sind aber bekannt (Marberger et al. 1977).

3. Derzeitiger Stand der therapeutischen Indikationen – 1970–1980 (Tabelle 2)

Bis heute haben wir immer noch mehr ein Alternativprogramm als eine klare Reihenfolge anzubieten. Die Empirie ist aber inzwischen soweit gediehen, daß vernünftige Vorschläge begründet erscheinen (Tabelle 2). Zwar sind die beiden Hauptverfahren, der primäre (oder sekundäre) operative Kathetereinzug und die verzögerte endoskopische Katheter-Intubation weitgehend vertauschbar. Trotzdem gibt es gute Gründe, in bestimmter Konstellation die *primäre operative Methode* vorzuziehen. So als *erstes* die blutende Lavage. Sie zwingt zur Laparotomie und zur Korrektur der angetroffenen intraabdominalen Verletzungen. Sofern

Tabelle 2. Therapie-Indikation der Membranacea-Ruptur bei Beckenfraktur

A. *Primäre operative Katheter-Intubation* (K-gefenstert)

   a) Lavage positiv
   b) dislozierte Prostata
   c) ossäre Reposition ± Neuronläsion
   d) Kombination mit Blasenruptur

B. *Primäre Zystostomie + suprapub. FK*
  nach 1–2 Wochen TU-Katheter falls negativ: keine bzw. geringe Distanz der Stümpfe

   a) sekundäre operative Katheter-Intubation
   b) Johannson I und II

C. *Primär DK* (gefenstert) falls ∅ : A (oder B)

diese nicht katastrophales Ausmaß besaßen, bietet sich an, den operativen Kathetereinzug in einem anzuschließen. Andernfalls muß man u.U. den Laparotomieschnitt nach kurzer Zeit wieder öffnen. – Die *zweite Indikation* zu primärer Korrektur ist der Nachweis einer flottierenden Prostata, zuletzt überprüfbar anläßlich der unentbehrlichen Zystostomie, die den Harn suprapubisch ableitet. – *Dritte Indikation* zu primärem Kathetereinzug: Ossäre Dislokationen ventraler Bruchstücke werden besser unverzögert als später oder gar nicht operativ reponiert und fixiert. Zwingend notwendig ist diese Maßnahme, wenn neurologische Ausfälle bestehen. Beide Male (ohne und mit neurologischen Ausfällen) muß der orthopädischen Korrektur die urologische direkt folgen, weil anders die Adaptation der Harnröhrenstümpfe ungewiß würde. Auch stieße verzögerte orthopädische Korrektur auf ein nicht vertretbar hohes Infektionsrisiko, zumal mit Drähten und Schrauben, ein Risiko, das in schwächerer Form auch bei der Primäroperation besteht und intensive Antibiose zu Hilfe nimmt (AHLERS et al. 1977).

Vierte Indikation: Wenn eine Blasenruptur koexistiert, bietet sich ebenfalls an, beides in einem zu erledigen, und Blasen- und Harnröhrenruptur einaktig zu versorgen.

Das erste Alternativverfahren (MITCHELL 1968, 1973), der vorläufige Verzicht, die zentrale Harnröhrenruptur primär operativ zu adaptieren und stattdessen vorerst nur den Harn suprapubisch-vesikal abzuleiten (Abb. 28), stützt sich auf die Erwartung, hinterher mit endoskopischer Katheterintubation zurechtzukommen, sofern die beiden Stümpfe nicht disloziert sind, was meistens zutrifft. 8–12 Tage nach dem Unfallereignis gelten als geeigneter Zeitpunkt. Viel an Hämatom wurde bis dahin resorbiert und die Infektionsgefahr damit reduziert. Antibiotika haben dazu beigetragen. Gelingt die Katheter-Intubation ausnahmsweise nicht, dann tritt die operative Methode nachträglich in Kraft, nicht anders wie primär, nur eben 10 Tage zeitlich versetzt. Neue operationsbedingte Blutungen bleiben wesentlich begrenzter als bei der Primär-OP. – Das Zentrum von Bristol, welches diese Taktik seit Jahren verfolgt und empfiehlt (MITCHELL 1968, 1973; MITCHELL et al. 1974), besitzt überzeugende Erfahrungen. Was jedoch und zunehmend im Wege steht, ist der polytraumatische Anteils-Charakter der zentralen Harnröhrenruptur. Die häufig positive (auch falsch positive) Abdominal-Lavage zwingt zur Laparotomie, und dann bietet sich die primäre einaktige Versorgung mehr als die zeitversetzte an.

Das zweite Alternativverfahren, die JOHANSON-Methode steht weiter in Konkurrenz. Ihre Erfolge sind mit die besten, erworben mit viel Aufwand an Zeit, Kosten und plastisch-operativem Können (JOHANSON 1970; MOREHOUSE 1977; COFFIELD u. WEEMS 1977).

Das dritte Alternativverfahren, der *Primär-Katheterismus,* ist das einfachste, schwierigste und umstrittenste. Mittels eines halbstarr gemachten Thiemann-Katheters, gespannt über dem sog. Freudenberg-Instrument, fachkundig gehandhabt, soll die Passage öfter atraumatisch gelingen. Das Gegenteil liegt ebenso nahe. Es gibt darüber mehr mündliche als schriftliche Mitteilungen. Die Idee wurde lange in der Vorantibiotikazeit erdacht, erprobt und verlassen, weil katastrophale septische Komplikationen entstanden (s.S. 167) (HANSEN 1934). Unter Antibiotika-Schutz könnte man sich die bessere Chance ausdenken, ähnlich

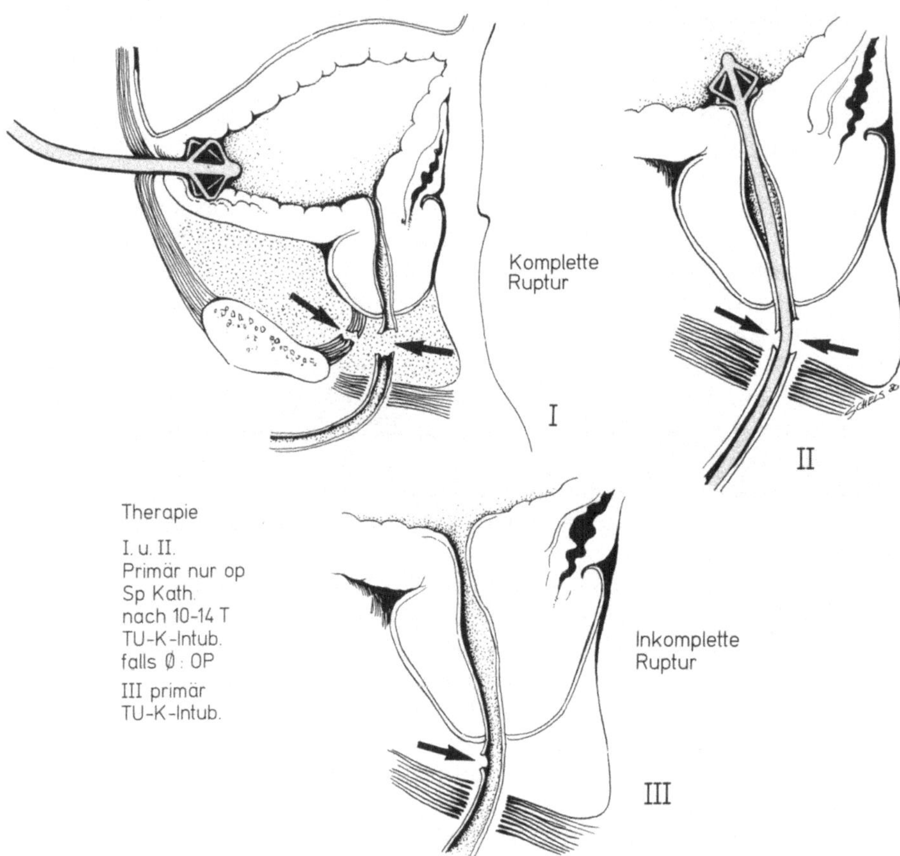

Abb. 28. Urethra-Intubation bei kompletter Ruptur. (I, II, III aus Morehouse 1977)

wie es 10 Tage später schon Routine ist (s.S. 169). Damit hätte der primäre
(gefensterte) Katheterismus, sofern er gelingt, hohen Wert, weil er alle anderen
und notwendig aufwendigen Verfahren einspart. So hält es teilweise die Mayo-
Klinik, und auch Glass et al. 1978 beschäftigten diese Idee. Die Hälfte seiner
Fälle eignet sich dazu und davon heilten 3/4 ohne Striktur. Neuerdings nähert
sich auch Turner-Warwick (1977) diesem Verfahren. Gelingt der primäre Katheterismus nicht (z.B. bei Colapinto III) (Abb. 17, 18), so wird eben unverzögert
operiert. Bedenkt man jedoch die Ambivalenz, potentiell vergrößerten Traumatismus, Infektionsgefahr und (bei Nichtpassage) Zwang zu sofortiger Operation,
so wiegt der kurze Gewinn an Zeit das erhöhte Risiko nicht auf, und insofern
ist kein dringend überzeugender Grund für den Katheterismus am Unfalltage
vorhanden. In sachkundiger Urologen-Hand ist es vertretbar und sinnvoll; ihn
8–10 Tage planmäßig zu verschieben mittels der suprapubischen Zystostomie,
bringt weiter den großen Vorteil, die Verletzten aus Zufallshospitälern in spezialisierte Unfallkliniken zu verlegen. Denn die Therapie der Harnröhrenruptur
gehört in spezialistische Hände. Eine Grauzone der primären Kathetertherapie

existiert wahrscheinlich schon immer, nachdem Routine-Katheterismus an vielen Krankenhäusern zur Beckenfraktur gehört, unabhängig und unregistriert, ob der Meatus blutig war oder nicht.

Insgesamt haben die Verfechter der nicht oder verzögert operativen Therapie – angefangen von den geistigen Vätern in der französischen Urologie des ausgehenden 19. Jahrhunderts bis zu JOHANSON und MITCHELL in unseren Tagen – wahrscheinlich eine Pionierleistung vollbracht. MITCHELLS Leistung (1968–1975) erweist sich als die noch bedeutendere. Er hat nicht nur der JOHANSON-Konzeption die morphologische Grundlage nachgeliefert, indem er nachweis, daß nicht disloziert bei weitem überwiegt, wenngleich er es vielleicht irrigerweise mit inkomplett gleichsetzt. Als zweites hat er das therapeutische Konzept hervorragend vereinfacht, indem er anstelle der beiden perinealen plastischen Korrektur-Operationen mit instrumentellen Maßnahmen allein auskommt, verständlicherweise begrenzt auf eben die Gruppe nicht dislozierter Fälle (3/4). Die übrigen unterliegen verzögert der operativen Katheter-Intubation.

4. Das Durchzugsverfahren

a) Geschichte

Systematisch angewandt bei frischen Rupturen hat das Verfahren unseres Wissens erstmals v. BRUN und nach ihm MAGNUS, so dargestellt und bildlich belegt von dessen Schüler PAAL (1931). Zugeschrieben wird es öfter v. KROISS (1929), der es jedoch zum Durchstoßen von Stenosen benutzte. In der amerikanischen Literatur trat der Beitrag von YOUNG (1929) hervor, dann derjenige von ORKIN (1955), HARRISON (1941), CULP (1942), und VERMOOTEN und LEADBETTER, beide 1946. Aus den letzten 30 Jahren stammen viele Beiträge, so (außer den schon genannten) von SWINNEY (1963), PICATOSTE u. PELOT (1965), DURAND et al. (1965), DURAND (1971), KUSMIERSKI u. TOBIK (1965), FLOCKS u. CULP (1967), BURKERT u. SALEM (1959), PRATHER (1970), GIEBEL u. SONNTAG (1971), MYERS u. DE WEERD (1971), PIERCE (1962, 1971, 1972), HAND (1970, 1972), TURNER-WARWICK (1972, 1977), RAATZSCH u. SEITER (1972), LUTZEYER (1981), RUSAKOV (1976), JANKNEGT (1975), GRASSWELLER et al. (1977), GLASS et al. (1978), BRIGHT u. PETERS (1978), MARBERGER Jr. et al. (1977).

b) Operative Katheter-Intubation – Korrigierte Methodik und Technik des Durchzugsverfahrens

Das Durchzugsverfahren von heute unterscheidet sich wesentlich vom Herkömmlichen. Dislokation generell unterstellt, ging der Plan dahin, die Harnröhrenstümpfe so weit wie möglich mittels gezielter Nähte exakt zu anastomosieren. Damit war – lange unerkannt, oder nicht wahrgenommen – ein iatrogenes Moment verbunden, auf das auch vereinzelt unbestimmt hingewiesen worden war (TRAFFORD 1952). Das iatrogene Moment kam beinahe unvermeidlich zustande, weil die Harnröhre unterhalb des lädierten Tractus pubovesicalis liegt und dieser den Zugang erschwert. Wer die Region von der radikalen Prostatektomie her kennt, kennt auch den mühsamen Weg zur Pars membranacea der Harnröhre. Vergrößerung des Traumas, Komplettierung vorher inkompletter Rupturen und erhöhte Infektionsgefahr muß man der alten Methodik heute unterstellen. Das revidierte Konzept lautet daher anders: nicht eine direkte Nahtvereinigung, sondern nur operative Katheter-Intubation anstreben, zu verwirklichen, indem diskreter Druck von der geöffneten Blase den Blasenhals der Symphyse annähert, ihr nicht entfernt, während gleichzeitig die andere Hand den Katheter von peripher transurethral durch die lädierte Zone in die Blase hereinführt. Schonliche Passage eines Thiemann-Katheters ist der früher empfohlenen gegenläufi-

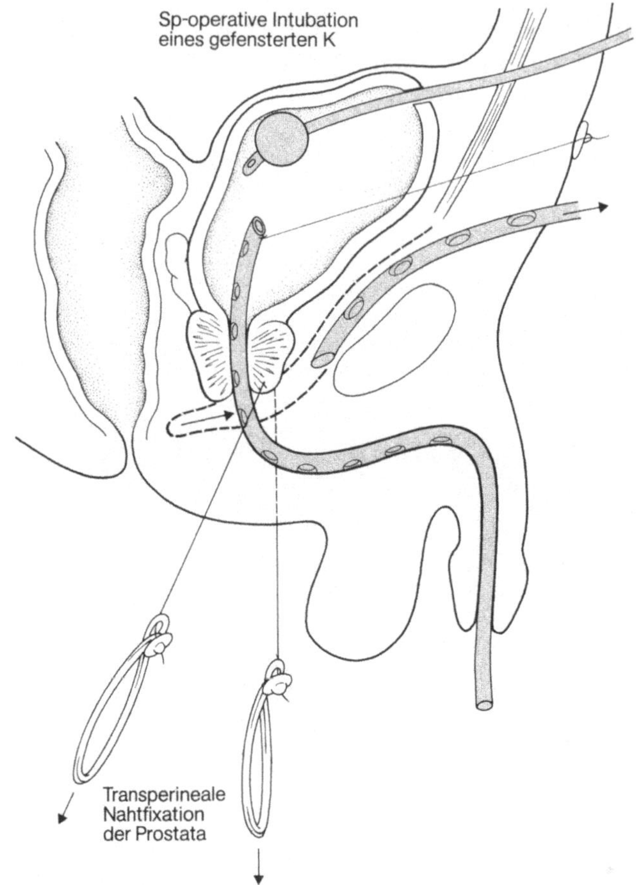

Abb. 29. Kombiniert suprapubischer, offener u. transurethraler Einzug eines gefensterten Katheters bei kompletter Ruptur der Membranacea. Transperineale Nahtfixation der Prostata zur verläßlichen Adaptation. (Aus Turner-Warwick 1977)

gen Metallsondierung vorzuziehen. Diskreter Zug am aufgefüllten Ballon oder Nähte von der Prostatakapsel nach perineal sind Alternativen, die erreichte Adaptation zu erhalten (Abb. 29). Die Nähte werden inzwischen betont empfohlen und der Zug am Ballon ebenso betont als schädlich abgelehnt (Turner-Warwick 1972, 1977). Ob die Empfehlung einem Erfordernis entspricht, steht bei der regelhaft geringen Dislokation der Stümpfe dahin. Auch bringen die Nähte potentiell ein Fremdkörperrisiko in das infektionsbreite Milieu. Unabhängig davon erhöht es die Heilungschance, den Katheter so zu fenstern, daß extraprostatische Drainage via Katheter zustande kommt (Abb. 29). – Das so revidierte Konzept des Durchzugsverfahrens besitzt neben seiner traumamindernden Praxis auch seine theoretische Begründung. Nachdem wir gelernt haben, geringe Dislokation der Harnröhrenstümpfe als regelhaft zu erkennen, erscheint das Durchzugsverfahren jetzt nicht mehr als Anastomosierung sondern als operative Katheter-Intubation, antipodisch zur endoskopisch gesteuerten. –

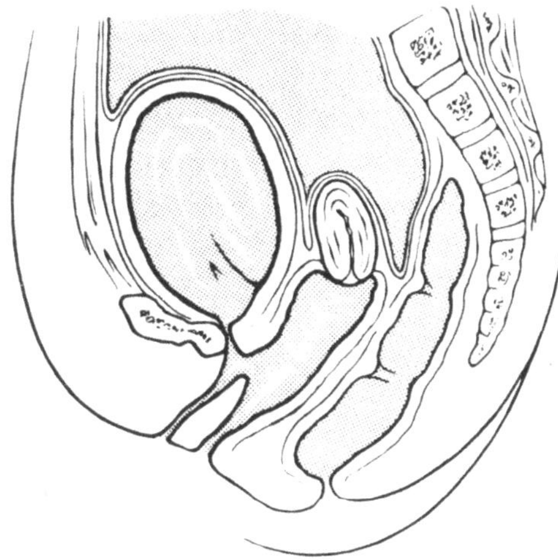

Abb. 30. Schema der beckenbruchbedingten Ruptur der Harnröhre bei Mädchen u. Frauen. (Aus WILLIAMS 1974)

Synchron kombinierter Zugang, suprapubisch und auch perineal, findet kaum noch Befürworter. In retraktiven Ausnahmefällen kann es angezeigt sein.

c) Besonderheiten bei Mädchen und Frauen

(Über die kraß unterschiedliche Morbidität an urologischer Relevanz der Beckenfraktur zwischen Frauen und Männern s. Abschn. 17, S. 158.) Morphologisch sind auch bei der weiblichen Harnröhrenverletzung proximale und distale Lokalisationen zu unterscheiden, blasenhalsnahe und blasenhalsferne, kontinenzerhaltende und kontinenzgefährdende. Die Hälfte der Fälle sind Mädchen unter 14 Jahren. Die operative Korrektur der peripheren Ruptur gelingt einfach vaginal über einen passierbaren Katheter. Die Korrektur der proximalen Ruptur geschieht besser transperitoneal und mit Einlage eines gestielten Netzstückes (WILLIAMS 1974). Zusätzliche suprapubische Ableitung erscheint zweckmäßig (PERSKY 1978; BREDAEL et al. 1979, hier auch Literaturübersicht). Unterbliebene oder erfolglose primäre Korrektur führt zu posttraumatischer Urethro-Vaginalfistel (Abb. 30).

5. Komplikationen, Heilung und Defektheilung der zentralen beckenbruchbedingten Harnröhrenruptur

Die meisten Komplikationen sind der Verletzung anzulasten, weniger der Therapie. (Außer Betracht bleiben hier die Komplikationen der Begleitverletzungen, wie der Intestina, der Extremitäten, des Kopfes.) Sinnvoll ist Unterteilung in Früh- und Spätkomplikationen. Zu den Frühkomplikationen gehören die Schockfolgen, wie sekretorische Anurie, weiter die Infektion der Verletzungszone, insbesondere des Hämatoms. Gute Drainage und Antibiotika beugen vor. Katheterprobleme sind mittels des transvesikal herausgeleiteten Leitfadens zu vermeiden. An Spätkomplikationen sind zu nennen: die Striktur der Harnröhre, die Inkontinenz, die Impotenz, terminale Harnleiterstenosen und Nierensteine (a–e).

a) Posttraumatische Harnröhrenstriktur

Dazu gibt es viele Mitteilungen. Die meisten stimmen darin überein, daß völlige Normalisierung der rupturiert gewesenen Harnröhre mit keiner Therapie zu erwarten ist, obgleich die Ergebnisse insgesamt gut bis befriedigend eingestuft werden. Ein gewisser Grad an Striktur gilt als Regel. Die hochgradigen und damit operativ korrekturbedürftigen Strikturen sind jedoch in der Minderheit, ungefähr 10%. Die formale Ursache der Striktur sehen die einen (DE WEERD 1959, 1977; PIERCE 1962; 1971, 1972; LUCEY et al. 1971; KUDERNA u. FLOTH 1975) ausschließlich als Korrelat der Infektion infolge der Durchzugsoperation (JOHANSON 1953, 1961, 1970; MOREHOUSE et al. 1972; MOREHOUSE 1977). Zusätzliche Teilursache der Striktur-Tendenz sind Schleimhautsequester, Mangel an unterstützender Muskularis (Pars nuda) und auch postoperativ forciertes Bougieren. Die Bezeichnung „weite Striktur" in diesem Zusammenhang ist mehr Wort als Begriff (WATERHOUSE u. GROSS 1969). Das definitive Ergebnis geht auch parallel einer verbleibenden ossären Dislokation. Je geringer sie ist, um so besser auch die Adaption der Harnröhrenstümpfe, je ausgeprägter, um so mehr entsteht Kallus in der Zone des Diaphragma urogenitale und damit auch der Pars membranacea. Die operative Katheter-Intubation weist wesentlich weniger Strikturkomplikationen auf als die verzögert endoskopisch ausgeführte (DE WEERD 1959, 1977; MYERS u. DE WEERD 1971; MARBERGER 1968; MARBERGER u. BANDHAUER 1973). Kinder sind von der Strikturtendenz relativ mehr betroffen als Erwachsene (BREDAEL et al. 1979; PERSKY 1978). Die weitaus meisten dieser Strikturen eignen sich vorteilhaft zur Urethrotomia interna (SACHSE 1974). Ungefähr 15% erfordern operative Korrektur (TURNER-WARWICK 1972, 1977).

b) Impotenz

Viele Verletzte mit membranazischer Ruptur der Harnröhre leiden unter Störungen ihrer Potenz. Die Mindestquote beträgt 10% (HASSELBACHER 1968), eine isolierte Angabe. Eine Reihe von Autoren nennt 30–40% (MITCHELL 1968; SORRENTINO 1967; PIERCE 1972; WATERHOUSE u. GROSS 1969; GIBSON 1970; DURAND 1971; MOREHOUSE u. MAC KINNON 1977), eine andere Gruppe 40–60% (HANSEN 1934; WEYENETH 1960; MOULANQUET 1965). Auch noch höhere Angaben gibt es (YOUNG 1929; MÜNCH 1959). Dabei kann die Potenz ganz oder teilweise in Verlust geraten. Besserung ist innerhalb von 4 Jahren noch möglich.

Die kausale Genese der Impotenz sehen die meisten Autoren im Trauma selbst, nicht in der operativen Therapie, was von einigen ganz betont formuliert wird (PIERCE 1971, 1972).

Sie erwähnen als Argument, wie Impotenz als Folge der Beckenfraktur auch ohne urologische Relevanz zustande kommt. Formalgenetisch kommt nur läsionale oder fibrotische Beeinträchtigung beider Pudendusnerven und der Aa. pudendales und dorsalis penis in Betracht. Einseitige Läsion hebt die Erektion nicht auf. Deshalb sind doppelseitige vordere Ringbrüche, besonders die Schmetterlingsfraktur, mehr als einseitige Frakturen mit Störungen der Potenz belastet.

Die Gewißheit, das Trauma und nicht die Therapie verursache die Impotenz, wurde erschüttert, seitdem wir die Quote derjenigen Autoren kennen, welche das Durchzugsverfahren vermeiden (MOREHOUSE u. MAC KINNON 1977; JOHANSON 1970; COFFIELD u. WEEMS 1977). Sie beträgt weniger als 20%. Berücksichtigt man das Durchschnittsalter der Verletzten von 35 Jahren, dann erscheint aus diesem Grunde die überwiegende Bevorzugung der operativen Behandlung fragwürdig. In ihrer abgeänderten, atraumatischen Form läßt sie jetzt Besserung auch für die erektile Potenz erwarten.

c) Inkontinenz

Über die Häufigkeit gibt es einige Angaben. Komplett soll sie in knapp 15% aller Fälle sein, inkomplett in 20–30% (SORRENTINO 1967; MOULANQUET 1965; MOREHOUSE et al. 1972). Besonders gefährdet sind diejenigen Verletzten, denen eine posttraumatische Striktur operativ korrigiert werden muß (ABOULKER 1965; PUIGVERT 1965). – Wie Inkontinenz posttraumatisch entsteht, ist wenig geklärt. Die Voraussetzung der Kontinenz, eine Mindestlänge der Pars urethralis des Detrusors von ca. 3 cm Länge, wird durch das Trauma nicht aufgehoben, wie jedes postoperative Urethrogramm zeigt (Abb. 18). Mithin muß die Ursache der Inkontinenz mehr in der Schädigung der Nn. pudendus und auch des Diaphragma urogenitale liegen, das den Sphincter externus einschließt. Vereinzelt wurden auch Paresen des Detrusors beschrieben, zurückgehend auf eine partielle Läsion des Plexus pelvicus durch die ossären Fragmente (MADERSBACHER 1975).

d) Terminale Harnleiterstenose

Was früher berichtet (HANSEN 1934), aber wieder vergessen wurde, hat erst 1965 die Veröffentlichung aus COUVELAIRES Klinik ins Bewußtsein zurückgebracht (84). 11% aller Verletzten mit zentraler Ruptur der Harnröhre belastet sekundär eine Stenose des terminalen Harnleiterabschnittes und nachfolgend Hydronephrotisierung. Formalgenetisch muß man posttraumatische paratrigonale Fibrose annehmen.

e) Nierensteine

Der gleichen Autorengruppe ist eine weitere Rückerinnerung zu verdanken. 14% aller ihrer Fälle erkrankten posttraumatisch an Nephrolithiasis. Wieweit dabei Immobilisierung infolge knöcherner Frakturen, Harnleiterstenosierung, Pyelonephritis sich kausal-genetisch verteilen, ist nicht bekannt, auch nicht die Quote der Ein- bzw. Doppelseitigkeit.

6. Vergleichende Morbidität zwischen membranazischer und bulbärer Ruptur

Früher überwogen eindeutig die bulbären Rupturen, auch dann, wenn man einkalkuliert, daß viele Verletzte mit zentraler Ruptur kausal unregistriert im Verletzungsschock starben. So betrug das Verhältnis membranazisch zu bulbär 0,25:1 bei CULP (1942), 0,5:1 bei MARBERGER (1968), 0,7:1 bei HARRISON (1941) und BADENOCH (1968), 0,8:1 bei PETCOVIC (1965). Dann verkehrt sich die Morbidität zwischen 1,4:1–10:1. 1,4:1 (WATERHOUSE u. GROSS 1969; RAATZSCH 1972), 1,6:1 (JOHANSON 1970), 2,0:1 (SAMINI et al. 1968), 2,0:1 (KOLLWITZ u. LÖHE 1970), 2,4:1 (KANTSCHEW 1965), 3,2:1 (MEBEL 1977; HASSELBACHER 1968), 4:1 (TRAFFORD 1952), 5:1 (MYERS u. DE WEERD 1971), 6:1 (MITCHELL 1968), 7:1 (LUCEY et al. 1971), 8:1 (KUDERNA u. FLOTH 1975).

Eine Reihe derzeitiger Autoren erwähnt bulbäre Verletzungen überhaupt nicht mehr. Einschlägige Publikationen erscheinen nur noch selten. In der eigenen Klinik stammt der letzte Fall zwar aus dem Jahr 1980, die beiden vorletzten jedoch aus den Jahren 1973 und 1962. Verbesserte Unfallverhütung in Betrieb, Handwerk und Sport, veränderte Methodik der Landwirtschaft, umgekehrt extreme Zunahme des Verkehrsunfalles, haben das morbidative Verhältnis von Grätsch-Trauma zu Beckenfraktur völlig umgekehrt. Trotzdem bestehen regionale Bedingtheiten weiter. So gibt es in gebirgigen und landwirtschaftlichen Regionen (Innsbruck, Krakau) immer noch relativ mehr bulbäre Verletzungen als in stärker industrialisierten.

Insgesamt sind die Verletzungen der Harnröhre selten. Im einzelnen ist es nicht genau bekannt. Zusammen mit denen der Harnblase und der Nieren sind es knapp über oder unter 2% aller frischen Traumatismen (NAGEL u. LEISTENSCHNEIDER 1978). Auch größere Kliniken sehen pro Jahr nicht mehr als 3–4 Fälle. Es dauert also lange, bis der Einzelne eine große Erfahrung erwirbt. Wenn dennoch einige wenige Zentren über unverhältnismäßig viele Fälle verfügen, so zeigt sich darin ein persönliches Engagement oder sie stammen aus großen zentralisierten Unfallkrankenhäusern, wie Bochum-Bergmannsheil (136 Fälle, HANSEN 1934) oder Belgrad (PETCOVIC 282 Fälle, 1965).

7. Mortalität der Harnröhrenrupturen?

Das Fragezeichen steht zu Recht in der Überschrift. Denn an der bulbären oder penilen Ruptur der Harnröhre stirbt heutzutage kaum noch ein Verletzter, es sei denn die seltene Harnphlegmone würde ungenügend operiert oder die bakteriologische Resistenz wäre kraß ungünstig (Abb. 35). Früher war die bulbäre Ruptur mit einer Sterblichkeit von 42% belastet (KAUFMANN 1886).

Für Sterblichkeiten der zentralen Harnröhrenruptur gilt ebenfalls die Einschränkung, daß daran kaum noch jemand unmittelbar stirbt, jedoch viele an den übrigen Bestandteilen der Mehrfachverletzung, an der die Harnröhrenruptur nur Teil ist. Bis Ende der 40er Jahre betrug die tödliche Quote noch ca. 40%. Ein Drittel davon ging zu Lasten septischer Komplikationen, ein Drittel auf Schockkomplikationen und das letzte Drittel auf chronisch entzündlich renale Komplikationen. Im jetzigen Zeitlater der Antibiose und Blutkonserve sterben immer noch mehr Verletzte als man vermutet, einschließlich derjenigen, denen die schockbedingte Niereninsuffizienz zum Verhängnis wird. Eine Reihe neuerer Angaben liegt zwischen 15 und 20% (FELDKAMP et al. 1975; STOCK 1968), zwischen 20 und 30% (ECKERT et al. 1972) und zwischen 30 und 43% (DURAND 1971).

C. Verletzungen der Harnblase

I. Historischer Abriß *

Den frühesten Hinweis gibt HOMER in seiner Ilias im V. und XIII. Gesang. Meriones, Sohn des Molos, kämpft vor Troja mit seinem Freund, dem König Ideomeneus von Kreta. Von Meriones Speer sterben 8 Feinde, darunter 3 an

---

* Mit Unterstützung von Prof. M. Schmid, 1974 † o. Prof. der Geschichte der Medizin in Erlangen und München.

Stichverletzungen der Blase. Die erste ärztliche Kunde kam 400 Jahre später von HIPPOKRATES. Er sah nur tödliche Ausgänge. Im Gegensatz dazu berichtete GALEN, wiederum 400 Jahre später, günstige Verläufe. Dann dauerte es eineinhalb Jahrtausende bis zur nächsten ärztlichen Kunde. CHOPART (1792) erkannte, daß, wenn überhaupt, nur ein Verweilkatheter die Chance des Überlebens biete. Sein Landsmann LARREY (1812) übernahm diese Einsicht, sah aber dennoch während der Napoleonischen Feldzüge keine Heilung nach Verletzung der Blase. Gegen Ende des 19. Jahrhunderts ist die Blasenruptur bereits ausgiebig literarisches Thema, aber jetzt weniger die offene, sondern mehr die geschlossene Verletzung. Wieder sind es bevorzugt Militärärzte, die es bearbeiten, wahrscheinlich weil Hufschlag, Deichselstöße, Überfahrenwerden häufige paramilitärische Anlässe zu stumpfen Bauchtraumatismen geben. Dazu kamen zunehmend Berichte über Spontanrupturen der Blase, ebenfalls fast alle intraperitoneal und oft im Gefolge von Alkohol und Lues. Mit dem Aufkommen der Röntgenmethodik zu Anfang unseres Jahrhunderts und damit dem Nachweis von Beckenfrakturen wurde auch die extraperitoneale Ruptur erkannt und traumatogenetisch verstanden. Die Prognose der Blasenruptur galt weiter als nahezu ausnahmslos infaust. Experimentelle Reproduktion der Blasenruptur an der Leiche fand früh Bearbeiter, und sie etablierten dabei den Unterschied von intra- zu extraperitoneal (STUBENRAUCH 1884; BERND 1886). Untersuchungen zur Pathophysiologie der Blasenruptur entstanden parallel (BECK 1884; ROST 1917). Das Ergebnis, daß weniger die Peritonitis sondern fortschreitende Rückresorption des Harns über das Peritoneum den tödlichen Ausgang herbeiführt, wurde jahrzehntelang wenig beachtet. Neue experimentelle Bearbeitung hat nichts Neues erbracht (Jugoslawische Publikation 1980 ist unbekannt).

II. Offene Blasenrupturen

Der Bedarf an Systematisierung legt es nahe, die in der Unfall-Lehre gängige Unterteilung in *offen* und *geschlossen* auch auf die Harnblase anzuwenden. Die offenen Verletzungen der Harnblase sind nach ihren hauptsächlichen Ursachen zu unterteilen in

a) Schußverletzungen, b) Stichverletzungen, c) operative Verletzungen anläßlich Herniotomie, Rektumexstirpation, gynäkologischer und seltener orthopädischer Operationen, d) endoskopische Verletzungen anläßlich transurethraler Operationen.

Die ersten 3 Gruppen – Schuß-, Stich- und operative Verletzungen – haben nur begrenzte, mehr zufällige Beziehung zur Urologie. Sie zu erkennen und zu behandeln, gehört mehr in die Fächer allgemeine Chirurgie und Gynäkologie. Vor allem Schuß- und Stichverletzungen fehlt der alleinige urologische Bezug, da man weiß, daß sie mit Wahrscheinlichkeit nicht nur die Blase erreichen, sondern auch Gefäße des Beckens und Intestina. Das Abdomen zu revidieren ist meistens Sache des Chirurgen, und für ihn ist es kein Problem, eine angeschnittene oder durchschossene Blase zu vernähen. Bei Schuß und Stich ist noch zu bedenken, daß ihre Kanäle die Blase nicht 1mal, sondern meistens 2mal verletzen.

Was die operativen Verletzungen der Harnblase anläßlich gynäkologischer Operationen oder der Rektumexstirpation betrifft, so bleibt es auch hier fast immer Sache des Erst-Operateurs, den Schaden selbst zu erkennen und zu beheben. Die anschließende Ableitung des Harns zu überwachen, wird oft mehr dem nachträglich zugezogenen Urologen überlassen, so auch bei der seltenen zipfligen Verletzung der Harnblase im Verlauf von Herniotomien.

III. Geschlossene Blasenrupturen

1. Genese und Morphologie

Nach der herkömmlichen Lehrmeinung (zuletzt Netter 1954; D. Smith 1972; Lutzeyer 1981) rupturiert eine ventrale Stoßkraft die gefüllte Blase. Trifft der Stoß symphysär, dann bricht seine Kraft ein knöchernes Fragment aus der Schambeinzone heraus und treibt es in die Vorderwand der Blase hinein (Abb. 32). Trifft der Stoß höher, dann ist keine Fraktur beteiligt, und die Blase birst unter erhöhtem hydraulischem Druck intraperitoneal. Nach Prather (1970) gibt allein der Füllungsgrad der Blase den Ausschlag darüber, was sich ereignet. Diese Thesen erweisen sich aber bei näherer Betrachtung als etwas pauschal.

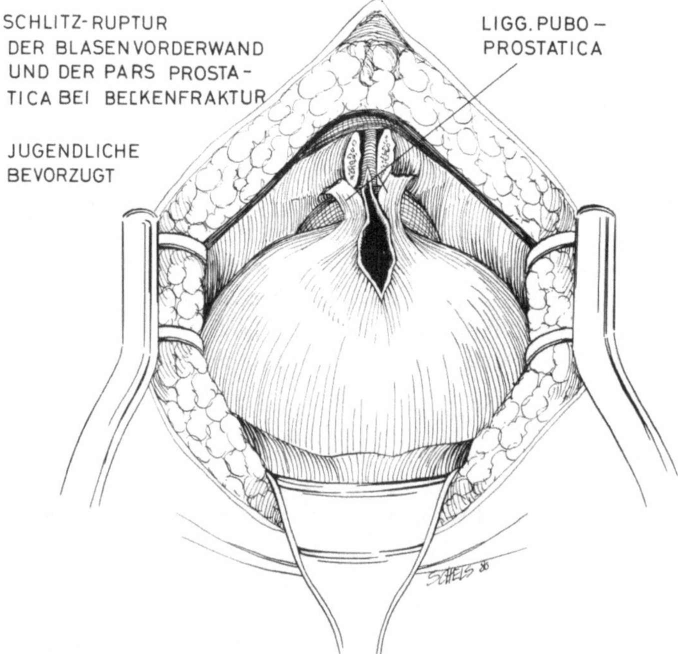

Abb. 31. Schema der sog. Schlitzruptur, betreffend die Vorderwand der Blase, die Prostata bei Jugendlichen, auch bis in die Membranacea reichend

a) Extraperitoneale Ruptur der Harnblase

Mehr als zwei Drittel aller Rupturen sprengen die Blase extraperitoneal, sind daher mit einer Beckenfraktur vergesellschaftet. Aus der modernen Frakturlehre (POIGENFÜRST 1972, 1979) kennen wir einigermaßen den Mechanismus der Beckenbrüche (s.S. 141). Sie definiert das knöcherne Becken als Dreigelenksrahmen (mit den beiden Kreuz- und Darmbeinfugen und der Symphyse als Gelenken), den die Unfallkraft ventral türflügelartig ein- oder aufbricht. Das Aufbruchstrauma gilt als das häufigere und es charakterisiert die membranazische Ruptur der Harnröhre (s.S. 146). Extraperitoneale Ruptur der Harnblase ist dagegen an direkte ossäre Penetration gebunden (Abb. 32). Sie entspricht dem Einbruchstrauma, das seltener zustande kommt, womit übereinstimmt, daß nur wenige Prozent aller Beckenfrakturen mit Ruptur der Harnblase vergesellschaftet sind. Ein bestimmter Füllungsgrad gehört dazu, der nicht hochgradig sein muß. Eine leere Blase dürfte vor Ruptur weitgehend sicher sein.

b) Kombination von extraperitonealer Ruptur der Harnblase und membranazischer Ruptur der Harnröhre

Wir hatten gesehen (s.S. 157), wie ca. knapp 20% der membranazischen Rupturen der Harnröhre mit einer extraperitonealen Ruptur der Harnblase verbunden waren (Abb. 31). Immer ist in diesen Fällen die Blasenvorderwand regelrecht aufgeschlitzt, ein glatter Riß, anders als die ungeordnete direkte Zerreißung der Blasenvorderwand infolge eingebrochener Knochenstücke.

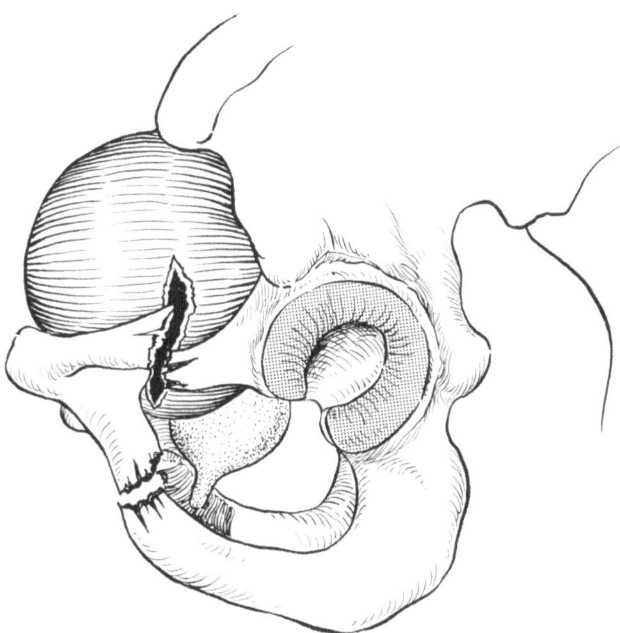

Abb. 32. Schema der extraperitonealen Ruptur der Harnblase, verursacht durch ossäres Einbruchs-Trauma. (Nach NETTER 1954)

c) Kombination von intra- und extraperitonealer Blasenruptur (Abb. 33)

Dies ist die dritte Form der blasenrelevanten Beckenfrakturen. Es sind nach zwei größeren Zusammenstellungen 18–20% (Prather 1970; Kaufmann u. Brosman 1972), nach einer anderen 30% (Baloch 1965). Die Erklärung muß auch hier noch etwas hypothetisch bleiben. Denkbar, daß das Einbruchstrauma mit so großer Kraft geschieht, daß das penetrierende Fragment gleichzeitig auch noch den Gegenprall (contrecoup) auslöst, der die intraperitoneale Ruptur genetisch charakterisiert, wie der übernächste Abschnitt ausführt. Gesichert ist aber auch, daß die Unfallkraft den Detrusor in der Höhe des peritonealen Umschlages trifft und dann extra- wie intraperitoneal rupturiert (Abb. 33).

d) Intraperitoneale Ruptur der Harnblase

Sie bereitet dem genetischen Verständnis wenig Schwierigkeiten. Eine grobe suprasymphysäre Stoßkraft auf die beträchtlich gefüllte Blase, dies als Voraussetzung, erhöht den hydrostatischen Druck, der nach physikalischen Gesetzen ausweicht und an der Stelle des geringsten Widerstandes die Blase von innen aufreißt (Abb. 34). Das geschieht dann immer innerhalb des intraperitonealen auflagefreien Bezirks am Scheitel oder an der Hinterwand. So wie die extraperitoneale Ruptur formal- und kausal-genetisch ganz überwiegend den Beckenfrakturen zugehört, so gehört die intraperitoneale zu den stumpfen Bauchverletzungen. Darin soll sie mit 5% aller Fälle beteiligt sein. Über den formalen Mechanismus der Berstung gibt es alte experimentelle Hinweise (Bernd 1886), nach denen die Berstung von außen nach innen vor sich geht, mithin die Muskulatur zuerst und die Schleimhaut zuletzt einreißt. Unvollständig abgelaufen, entsteht eine kleine Blasenhernie.

20% aller intraperitonealen Rupturen der Harnblase sollen indirekt auf temporär-unphysiologischen Konsum von Alkohol zurückgehen (Lutzeyer 1981). Damit entstehen die beiden Voraussetzungen einer paratraumatischen intraperitonealen Ruptur: Überdehnte Blase infolge verminderter zerebraler Registratur des Miktionsbedürfnisses und erhöhte Fallbereitschaft infolge verminderter Kontrolle des Körpergleichgewichts.

e) Morbidatives Verhältnis von intra- zu extraperitonealer Blasenruptur

Früher überwogen die intraperitonealen Rupturen aus doppelter und gegensätzlicher Ursache, einmal weil die Voraussetzung, die überdehnte hochstehende Blase öfter als heute gegeben und umgekehrt die Beckenfraktur als Voraussetzung der extrapelvischen Ruptur seltener war. So nennt der Verfasser der 1. Auflage dieses Handbuches ein Verhältnis von 3/5:2/5 zugunsten der intraperitonealen Ruptur (Gebele 1928). In den 30er Jahren (Hansen 1934) hatte sich das Verhältnis schon gewandelt, und seither überwiegt bei weitem die extraperitoneale die intraperitoneale Ruptur. Das Verhältnis beträgt ungefähr 2/3:1/3 oder noch mehr (Prather 1970; Lutzeyer 1981; Robards et al. 1976). Genauer aufgeschlüsselt: 50% extraperitoneal, 30% intraperitoneal, 20% beides gleichzeitig (Kaufmann u. Brosman 1972).

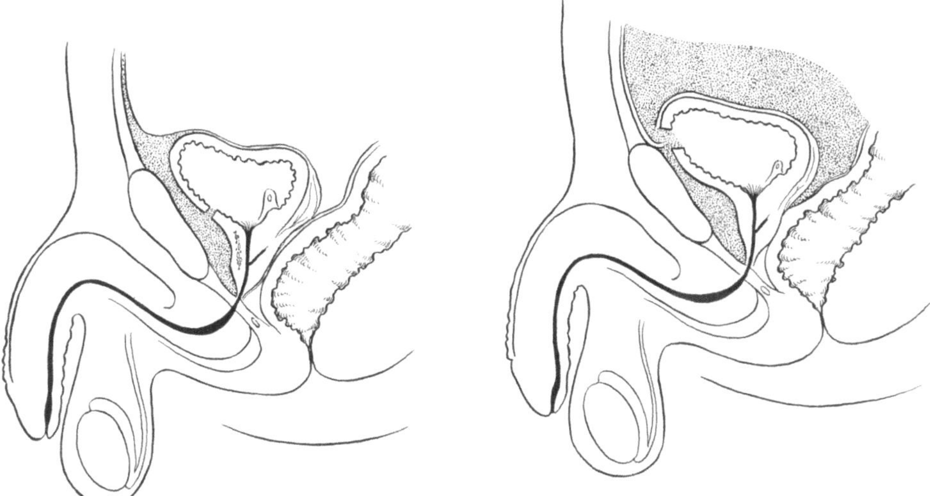

Abb. 33. Schema der extraperitonealen Blasenruptur, daneben Schema der per continuitalem kombinierten extra-intraperitonealen Ruptur der Harnblase (nach CULP 1942)

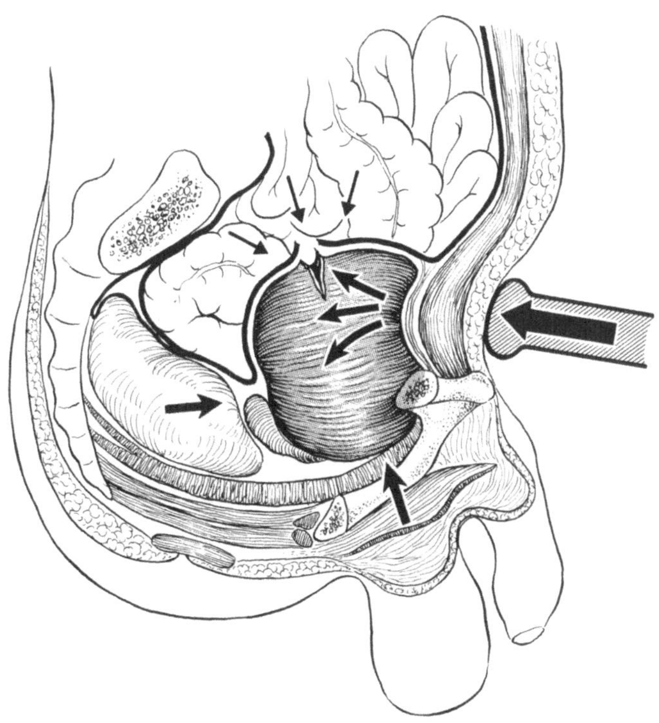

Abb. 34. Schema der intraperitonealen Ruptur der Harnblase als stumpfes abdominales Trauma

f) Die pathologische Blasenruptur

Die intraperitoneale Ruptur als stumpfe Bauchverletzung, Folge eines direkten suprasymphysären Stoßes auf die gefüllte Blase, ein echtes Trauma, steht nach der Definition fest. Daneben gibt es, früher mehr als heute, die pathologische Ruptur, die zwar nicht ganz aus heiterem Himmel zustande kommt, aber doch mehr aus Gelegenheitsursache und die sich überwiegend häuslich zuträgt. Stoß an der Stuhllehne, Fall auf den Boden, auf dem Heimweg aus Gasthäusern, extremes Pressen, sind mehr Anlässe als Ursachen. Substrat sind keineswegs gesunde, sondern vorgeschädigte, sowie überdehnte Blasen, bei Tabes oder verwandten Krankheiten, aber auch Strahlenschäden und gynäkologische Vorerkrankungen. Heute gibt es die pathologische Ruptur seltener, weil es weniger neurogene Blasen gibt (RUSAKOV 1976). Über „Spontanrupturen" bei Kindern wurde vereinzelt berichtet (BRERETON et al. 1980).

g) Die Kontusion der Harnblase

Seit es zur Routine gehört, bei allen Stammverletzten primär auch den Harn zu untersuchen, weiß man, wie häufig eine Mikrohämaturie vorkommt. Es ist die weit überwiegende Mehrheit. Nach der Meinung von EMMETT u. WITTEN (1970) und auch von KAUFMANN u. BROSMAN (1972) ist nahezu jede Beckenfraktur mit Blasenkontusion vergesellschaftet, auch weit mehr schwierige Entbindungen (Partus) als landläufig bekannt. Die Kontusion kann bluten, die Ruptur muß es nicht immer, mithin bleibt zur Differenzierung öfter nichts anderes übrig als die Zystographie (s.S. 190).

2. Pathophysiologie der Blasenverletzungen

a) Intraperitoneale Ruptur

Kontinuierlich oder intermittierend, je nach muskulärer Kontraktion und intestinaler Abdichtung fließt Harn in die freie Bauchhöhle, steriler Harn wie man als Regel zunächst unterstellen kann. Urinöse Peritonitis gilt weithin als selbstverständliche Folge, und sie ist ohne Gegenmaßnahmen auch unvermeidlich. Vorher und konform und vorerst gefährlicher entsteht aber die Azotämie. Das Peritoneum resorbiert fortwährend Elektrolyte und Harnstoff, der seinerseits diuretisch wirkt und den Urinaszites verstärkt. Es entsteht eine paradoxe Urämie, an sich schon gefährlich, aber vollends inkurabel, wenn die bakterielle Komponente der Peritonitis noch hinzukommt, weil deren Nephrotoxine die schon in Gang befindliche tubuläre Insuffizienz deletär beschleunigen (ROST 1917). Azotämie innerhalb der obligaten Serum-Chemie bei einem Stammverletzten muß daher den Verdacht auf Blasenruptur wecken (SHAH et al. 1979).

b) Extraperitoneale Ruptur

Extraperitoneale Ausbreitung des Harns geschieht unmittelbar im Cavum retzii, aufsteigend in Richtung Nabel, absteigend über die Leistenbeugen in die Skrotalfächer, über das zwangsläufig mitverletzte Diaphragma urogenitale in das Perineum und die Fossa ischiorectalis, über die Abduktorenkanäle in die Innenseite der Oberschenkel (Abb. 35c). Fakultativ von Harn infiltriert wird auch die Glutealregion und das Retroperitoneum bis zum Zwerchfell. Was entsteht, ist eine riesengroße Zone harniger Infiltration, versehen mit partiellen Gewebenekrosen. Deren Toxine sind nephrotoxisch, und damit entsteht letztlich, nicht anders wie bei der intraperitonealen Ruptur, renale Insuffizienz, dies auch schon ohne bakterielle Beteiligung und Besiedlung. Kommt sie noch hinzu, dann entsteht die gefürchtete Urinphlegmone, die pelvische Sepsis mit ihren kardial und zerebral toxischen Reaktionen vom 2.–3. Tag an (Abb. 35a).

3. Symptomatik der Blasenverletzungen

Die Darstellung der Pathophysiologie hat die Spätsymptome vorweggenommen. Die Frühsymptome unterscheiden sich, je nachdem ob intra- oder extraperitoneale Ruptur zugrunde liegt. Indessen braucht man nicht notwendig zu trennen, weil beides, intra- und extraperitoneal auch gemeinsam vorkommt (Abb. 33). Der vorrangige und vorgängige Nachweis einer Beckenfraktur muß fast reflektorisch die Frage nach urologischer Begleitverletzung eingeben, nicht anders wie jedes stumpfe Bauchtrauma an die Blase erinnern muß.

a) Die Anamnese gibt begrenzte Hinweise. Der Sturz vom Fahrrad, der häusliche Unfall, der Heimweg vom Gasthaus weisen mehr auf intraperitoneal, der Sturz von der Leiter oder der Autounfall mehr auf Beckenfraktur und damit auf extraperitoneal hin. Wichtig ist auch zu erfahren, ob bei älteren oder neuropathischen Verletzten überhaupt ein adäquates Trauma vorliegt und statt dessen eine pathologische Ruptur abzuklären ist (s.S. 182).

b) Die Schmerzreaktion geht, wie leicht einzusehen, vor allem auf die Beckenfraktur, aber auch auf Peritonismus bei der intraperitonealen Ruptur zurück. Bis in den Oberbauch hinein und in die Schultern strahlt der Schmerz aus.

c) Die Kreislauftendenz geht wegen der für Beckenfrakturen charakteristischen Blutverluste nach unten. Schocksymptome sind daher die Regel. Die Hämatome stammen aus den epigastrischen Gefäßen, der A. Obturatoria und der A. Pudendalis. Extremer Schock zeigt an, daß nicht die Ruptur der Harnblase im Vordergrund steht, sondern die Ruptur abdominaler Organe innerhalb eines Polytraumatismus.

d) Miktion. Teilmiktion ist möglich, weil die rupturierte Blase öfter noch partielle Kapazität behält, zurückzuführen auf Kontraktionsbereitschaft des rupturierten Detrusors und auf intestinale Abklebungen. Der Harn kann zeitweise fast hell aussehen, jedoch ist das Charakteristische die frustrane Miktion, die „blutige Anurie“.

e) Maskerade der Symptome. Neben der Teilmiktion maskieren blasenferne Symptome einer koninzidentalen Verletzung, z.B. Schädel-Hirn-Trauma oder Extremitäten-Frakturen (SCHÜCKE et al. 1980)

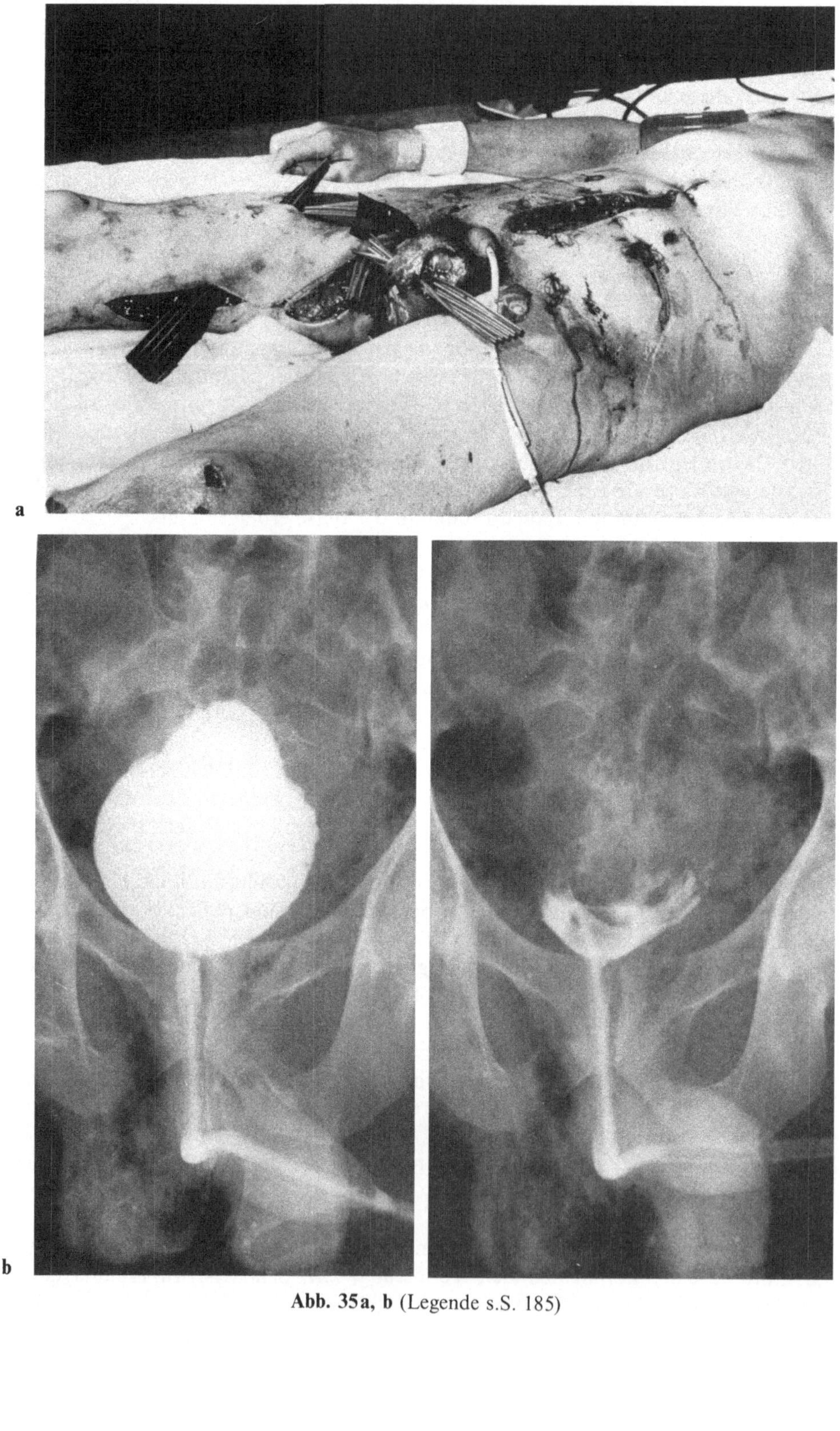

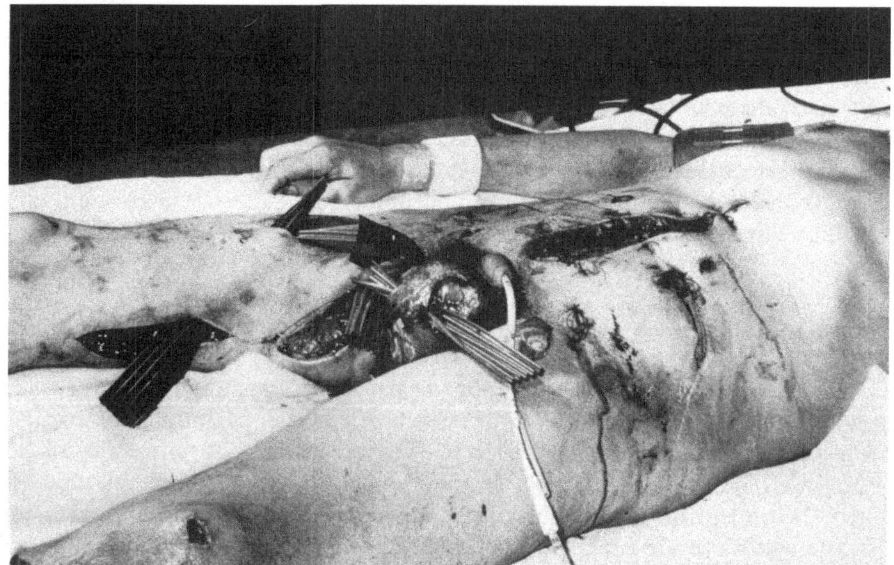

Abb. 35a, b (Legende s.S. 185)

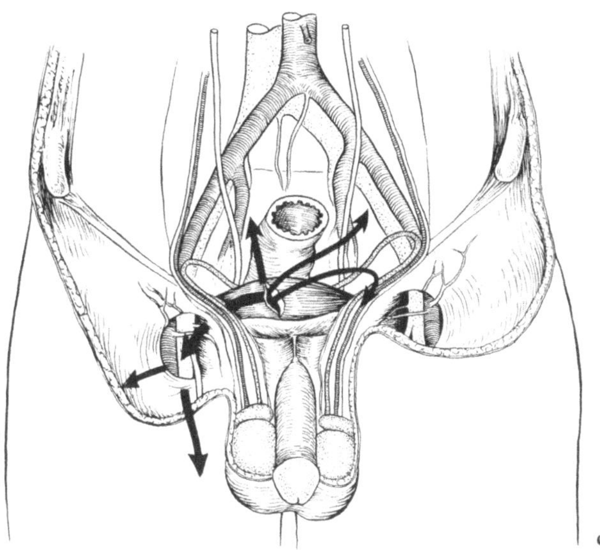

Abb. 35a–c. 43 J. – landwirtschaftlicher Unfall. **a** Systematisierte Harnphlegmone. 6 Tage verkannte extraperitoneale Ruptur der Harnblase mit partiell erhaltener Miktion und ohne Beckenfraktur. Tödlicher Ausgang. **b** Retrogrades Zystogramm des Patienten. 6 Tage nach der extraperitonealen Ruptur hatte sich die Rupturstelle reaktiv abgedichtet. Li. Ablaufbild. **c** Verbreitungswege des Urinparavasates und der Infektion bei extrapelvischer Ruptur der Harnblase

4. Diagnostik der Blasenverletzungen

Sie ist im Grunde einfach und nicht an spezialistische Ausbildung gebunden, jedoch an System, Organisation und Durchdenken.

a) Klinisch: Puls und Blutdruck in fortlaufender Registratur, Blutgruppe, zugleich initiale Schocktherapie mittels geeigneter Infusionen gehören zu guter Routine. Ausschlaggebend wichtig ist rektale und abdominale Abtastung. Dabei entsteht fast zwangsläufig und *alternativ* der Verdacht auf eine Beckenfraktur oder auf eine stumpfe Bauchverletzung, was weiter erfordert, extra- oder intraperitoneale Ruptur der Harnblase abzuklären. Selten, daß die Alternative aufgehoben ist, indem die Beckenfraktur die Blase per continuitatem extra- und zugleich intraperitoneal rupturiert (s.S. 180 u. Abb. 33), noch seltener, wenn die Alternative nicht besteht, weil das ossäre oder symphysäre Trauma isoliert mit intraperitonealer Ruptur einhergeht. Das Umgekehrte hingegen, stumpfes Trauma mit rein extraperitonealer Ruptur (ohne Beckenfraktur) kommt extrem selten vor und begünstigt in hohem Maße gefährliche Verkennung (Abb. 35a–c). Man muß sich an Regeln halten können, und die binden die extraperitoneale Ruptur zu 95% an eine Beckenfraktur und die intraperitoneale Ruptur zu 90% an ein stumpfes Bauchtrauma.

b) Nach den klinischen Vorauskünften ergibt sich die Richtung der weiteren Diagnostik aus einer einfachen Röntgenübersichtsaufnahme des Beckens, die eine ossäre Fraktur anzeigt oder ausschließt. Der entscheidende Rest an Diagnostik wäre zu vereinheitlichen und zu sichern mittels eines instrumentellen Zystogramms, denn damit entgeht keine Blasenruptur, ob extra- oder intraperitoneal, dem röntgenologischen Nachweis. Gegen diese einheitliche und verläßliche Verfahrensweise spricht jedoch bei Männern die ganz andersartige Einsicht und Erfahrung mit den membranazischen Rupturen der Harnröhre. Weil sie klinisch von der extraperitonealen Ruptur der Harnblase nicht zu unterscheiden sind und indikatorisch-therapeutisch die Topographie der Blase zu kennen notwendig machen mittels des urographisch gewonnenen Zystogramms (s.S. 161), widerrät sich primär der Katheterismus und damit auch primär das instrumentelle Zystogramm. Hinterher, nach der Inf.-AUR wird es oft notwendig. Primär dagegen angezeigt ist die Zystographie bei allen vermuteten intraperitonealen Rupturen, erkenn- und differenzierbar an regelhaft fehlender Beckenfraktur.

5. Diagnostischer Wert des pervenösen Zystogramms

Immer ist dieses Rö.-Bild pathologisch, genügend dosiertes Kontrastmittel vorausgesetzt, die Infusions-Urographie mithin. Das Pathologische des Zystogramms hat dabei zwei Seiten, die veränderte äußere Kontur a) und das Paravasat b).

a) Charakteristische Tränenform

Mehr oder minder ausgeprägte Tränenform, entsprechend dem Schweregrad der Ruptur, kennzeichnet die extraperitoneal rupturierte Harnblase. Die Tränenform ist Ergebnis der prävesikalen Expansion des Verletzungshämatoms, vergrößert durch ausfließenden Blasenharn. Ein kugeliges Hohlorgan, unten fixiert, oben relativ frei (Peritonealüberzug) verwandelt sich unter allseitigem Druck, unten und oben ausgenommen, in längsovale Tränenform, die Spitze nach unten, fallweise jedoch asymmetrisch im kleinen Becken (Abb. 21, 36). Die Tränenform erscheint oft stark verschmächtigt. Die Verkleinerung zeigt dann nichts anderes als das verminderte Volumen der Blase, mit anderen Worten die Größe des Lecks und damit indirekt das Volumen des Paravasats. Behält die Blase hingegen weitgehend oder ganz normale Kontur (wie bei den inkompletten oder nicht dislozierten membranazischen Rupturen der Harnröhre), so schließt allein dieser Umstand eine Ruptur der Blase aus (Abb. 21). Ist eine koexistente membranazische Ruptur jedoch disloziert, so gerät die Blase auch von unten her unter den Druck des Paravasats und sie behält damit kugelige Form in Verkleinerung (s. Abb. 21).

b) Das Paravasat

Nachdem Harn aus der Ruptur austritt, kann es auch der nachfolgende kontrastmittelhaltige Harn, und somit wäre stets das Paravasat urographisch nachzuweisen. Je größer das Leck in der Blase, um so leichter der urographische Nachweis (Abb. 37), und entsprechend umgekehrt um so mühsamer (Abb. 38). Zum Zeitpunkt der Urographie besteht das Paravasat zunächst aus kontrastmittelfreiem Harn, und der neu hinzukommende kontrastmittelhaltige muß sich erst vermischen. Mit der Zeit trifft dieser Harn auch auf einen gewissen Gegendruck, eine relative Tamponade der Ruptur mithin, bestehend aus dem Gemisch von Harn und Hämatom. Deshalb zeichnet sich das Paravasat urographisch

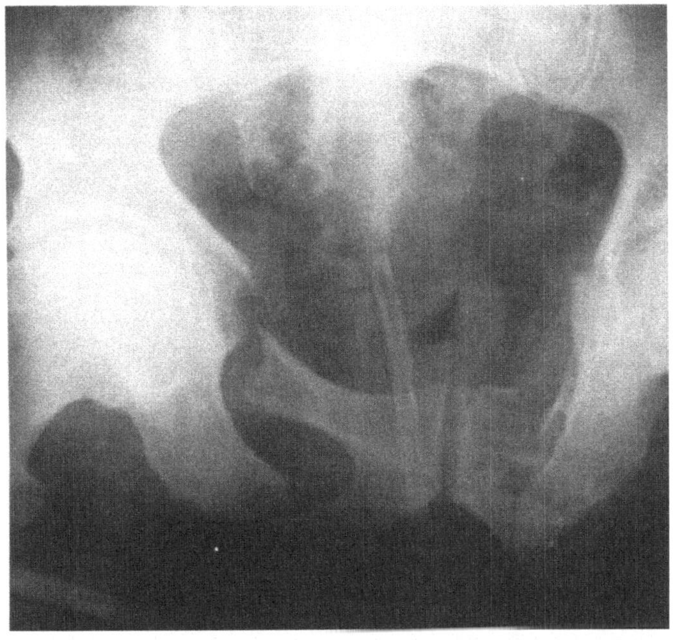

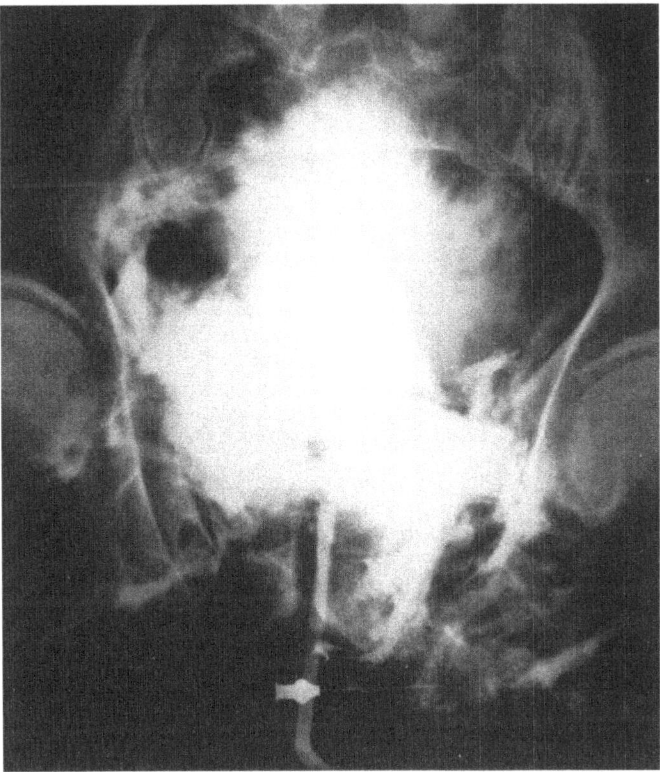

Abb. 36. 51 J. – Extraperitoneale Blasenruptur infolge Beckenfraktur-K-unbehindert. Das nachfolgende retrograde Zystogramm zeigt die ausgedehnte extraperitoneale, subperitoneale Ruptur des Blasenscheitels. Das Kontrastmittel deszendiert nach infradiaphragmal. Heilung nach Primär-OP. Am 12. Tag tödliche Lungenembolie

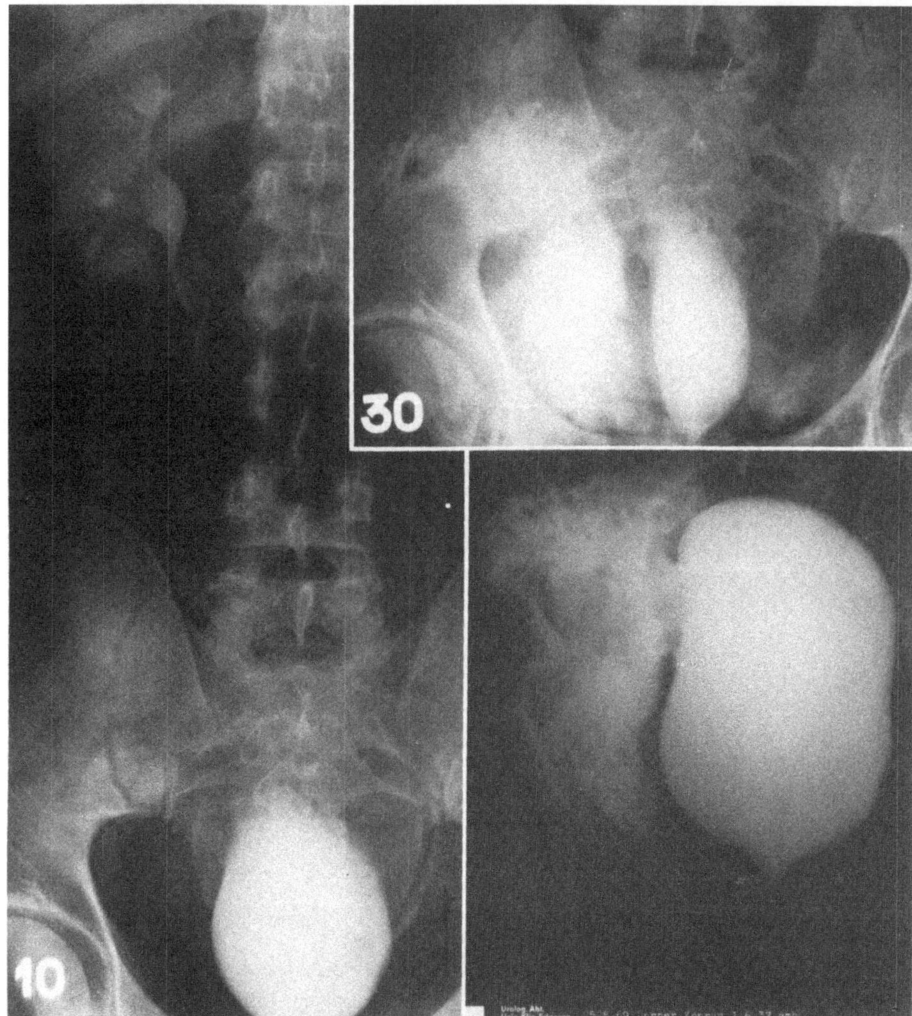

Abb. 37.   32 J. – *Rechts:* AUR nach 10 min. Beide Nieren normal. Das pervenöse Zystogramm zeigt die Blase tränenförmig komprimiert. Nach 30 min Blase gefüllt, nach oben ausladend. *Unten rechts:* Zusätzliches retrogrades Zystogramm. OP: Kombiniert extraintraperitoneale Ruptur wie in dem Schema der Abb. 33

oft schlecht ab oder erst nach 40–120 min. Wer die Untersuchung nach 15 oder 20 min schon abbricht, erkennt nicht viel. Außerdem kontrahiert sich die Ruptur auch teilweise und zeitweise. – Insgesamt liefert das pervenös gewonnene Zystogramm eine Reihe wertvoller Aufschlüsse, diagnostisch richtungsweisende wie traumatophysiologisch bedeutsame.

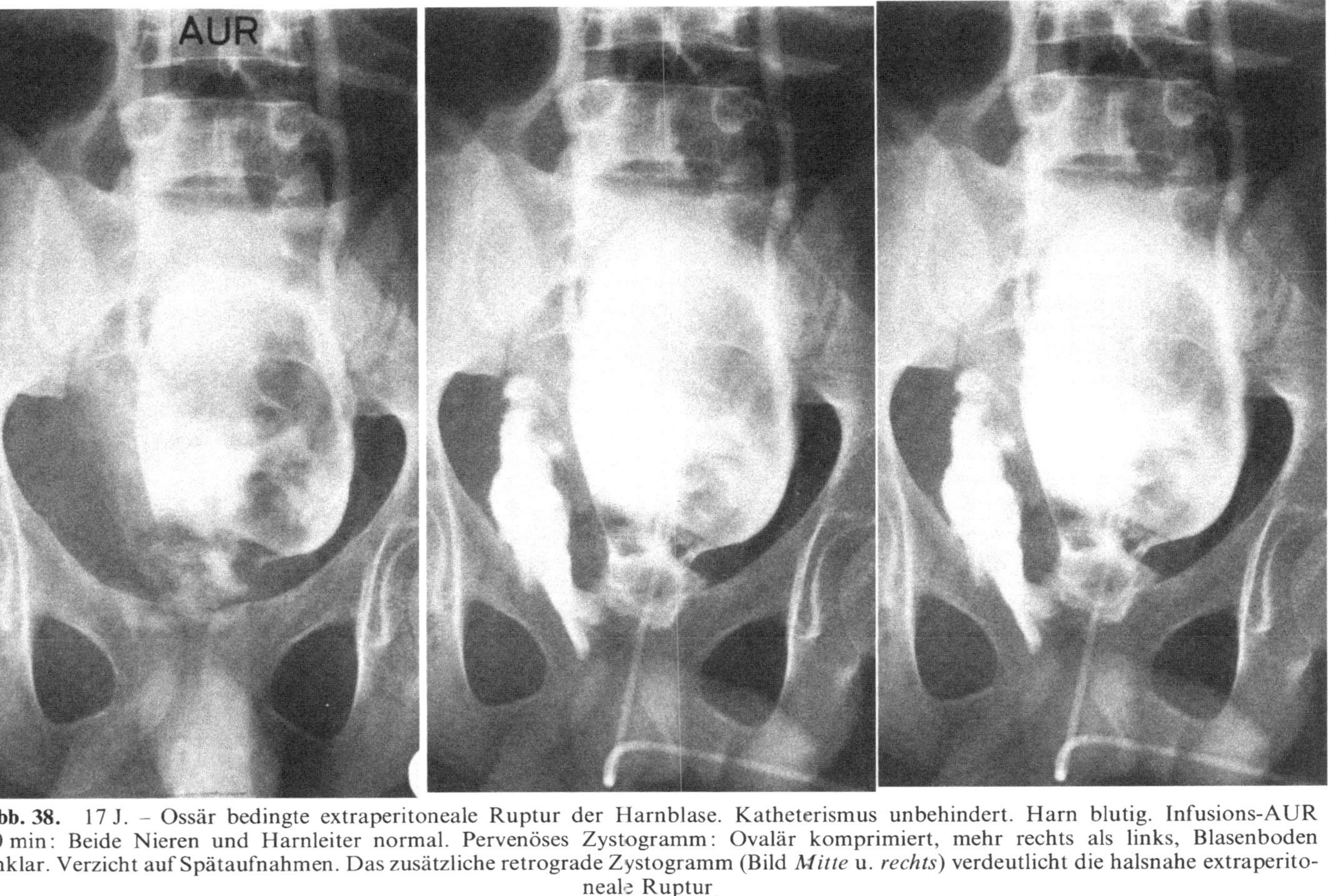

Abb. 38. 17 J. – Ossär bedingte extraperitoneale Ruptur der Harnblase. Katheterismus unbehindert. Harn blutig. Infusions-AUR 30 min: Beide Nieren und Harnleiter normal. Pervenöses Zystogramm: Ovalär komprimiert, mehr rechts als links, Blasenboden unklar. Verzicht auf Spätaufnahmen. Das zusätzliche retrograde Zystogramm (Bild *Mitte* u. *rechts*) verdeutlicht die halsnahe extraperitoneale Ruptur

6. Diagnostischer Wert des retrograden Zystogramms

Der Aufwand ist begrenzt: liegender Katheter, angeschlossenes Kontrastmittel-Infusionssystem, Bildverstärker-Fernsehanlage, abschließend 1 Aufnahme nach leergelaufener Blase, dies um das Paravasat unüberlagert zu sehen und das vorher Verborgene zu erkennen. Das Infusionsvolumen muß variieren, oft genügen weniger als 100 ml um die Ruptur der Blase darzustellen. Aber auch 200–300 ml können notwendig werden. Wert und Aussage sind zu untergliedern:

a) Das retrograde Zystogramm differenziert zwischen extra- und intraperitonealer Ruptur. Bei der intraperitonealen Verletzung läuft das Kontrastmittel schnell in die freie Bauchhöhle (Abb. 39). Bis unter das Zwerchfell sieht man es wannenförmig fließen (Abb. 40). Der Patient gibt fast sofort starke Schmerzen an, und allein damit ist die peritoneale Beteiligung schon erwiesen. Die Untersuchung kann damit beendet werden.

b) Das retrograde Zystogramm erkennt nur unverläßlich die Koexistenz von extra- und intraperitoneal. Die Verletzung erscheint zystographisch öfter als es stimmt rein extraperitoneal. Nur krasse Fälle zeigen röntgenologisch den Doppelcharakter der Verletzung.

c) Das retrograde Zystogramm differenziert zwischen extraperitonealer Ruptur der Harnblase und membranazischer Ruptur der Harnröhre, indem das Kontrastmittel gar nicht in die Blase gerät und anstelle des Zystogramms ein Pelvogramm entsteht (Abb. 22). Ist jedoch beides in einem vorhanden, die extraperitoneale Ruptur der Harnblase und die membranazische Ruptur der Harnröhre, so entgeht die Ruptur der Harnblase dem retrograden Nachweis, und auch eine extreme retroperitoneale Ausbreitung des Kontrastmittels erlaubt keinen Rückschluß auf die Blase. Daher die weiter oben schon begründete Empfehlung, falls irgend möglich, der instrumentellen Untersuchung die pervenöse Ausscheidungsurographie und deren Zystogramm vorauszuschicken (Abb. 21).

d) Das retrograde Zystogramm verdeutlicht die urographisch schon wahrscheinlich gewordene extraperitoneale Ruptur und macht sie zweifelsfrei (Abb. 37). Detailauskünfte: Große oder kleine Ruptur, demgemäß großes oder kleines Fassungsvermögen der verletzten Blase, Lokalisation der Ruptur mehr bodenwärts (Abb. 36) oder mehr scheitelwärts (Abb. 38).

e) Das retrograde Zystogramm entdeckt zwar prinzipiell alle Blasenrupturen, aber dennoch gibt es, wenngleich nicht oft, die *Maskerade,* die auch das Zystogramm nicht lüftet, allerdings nur, wenn der *Verzögerungsfaktor* am Werke war, wenn Tage zwischen Unfall und Diagnostik liegen, wenn gewebliche und entzündliche Reaktionen des epifaszialen Cavum Retzii eine Scheinheilung der Ruptur herbeigeführt haben. Sofern diese Verletzten unter der Annahme eines Ileus oder eines akuten Abdomens laparotomiert werden, holt die Therapie die ausgebliebene Diagnostik nach. Noch problematischer ist jener kleine Teil an extraperitonealen Rupturen, der ohne Beckenfraktur entstanden ist. Die Verletzten bleiben gehfähig, ihre Miktion erhalten, wenngleich grob erschwert, und damit bleibt auch das Paravasat tagelang unerkannt, und der Patient in ambulanter Behandlung. Das gefährliche Krankheitsbild der entstehenden Urinphlegmone verbirgt sich dann noch weiter hinter Temperaturen und Subileus. Ein so verspätet angefertigtes Zystogramm maskiert die Ruptur (Abb. 35b). Nur

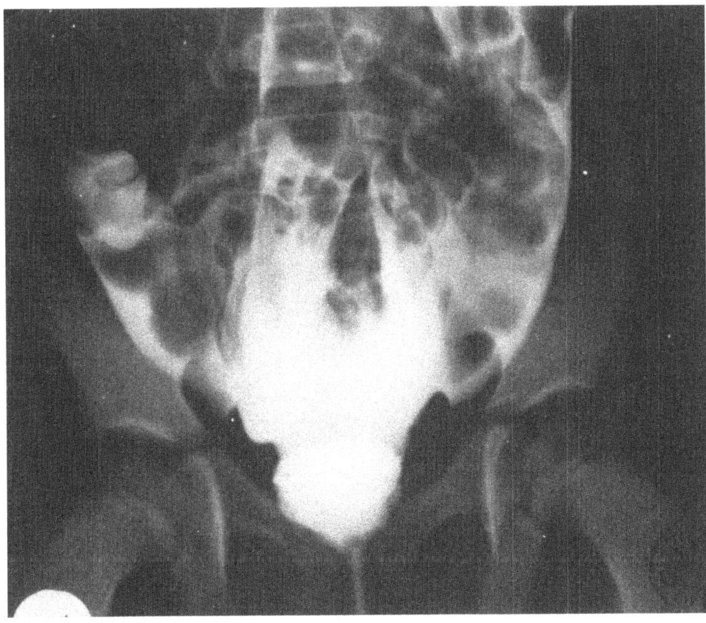

Abb. 39. 4 J. – Retrogrades Zystogramm: Kleines Volumen. Intraperitoneale Ruptur. Große paravertebrale symmetrische Ausbreitung des Kontrastmittels bis unter das Zwerch-fell

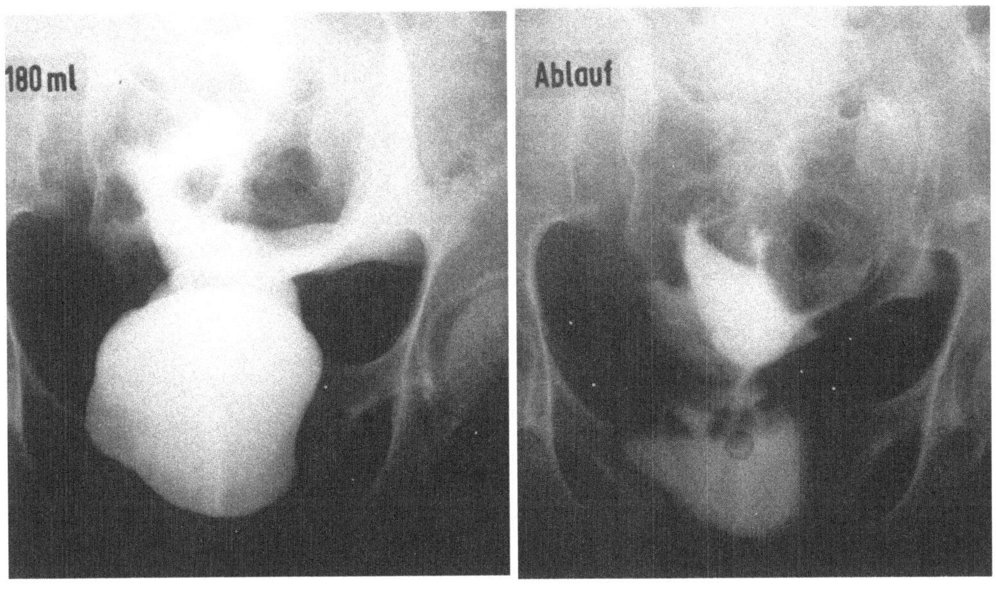

Abb. 40. 57 J. – *Links:* Intraperitoneale Ruptur der Harnblase. Wannenförmiges Extra-vasat des Harns. *Rechts:* Charakteristisches Ablaufbild. Kontrastmitteldepot im Cavum douglasi zwischen Intestina

die Anamnese und die alte Methode der sorgfältigen rektalen wie suprapubischen, am besten bimanuellen Palpation können methodisch das Unheil verhindern. Bleibt eine Diskrepanz zwischen Palpation, schlechtem Allgemeinzustand und unergiebiger Röntgenuntersuchung, so behält die Probeöffnung ihre Berechtigung. Denn es gibt keine apparative Methode, maskierte Blasenrupturen rechtzeitig zu erkennen, sondern nur das Darandenken. Ultraschall könnte eine neue Hilfe sein.

f) Nimmt man alles zusammen und sieht man pervenös und instrumentell gewonnenes Zystogramm alternativ, so ist die retrograde Untersuchung die allein Unersetzbare. Ihre Quote der diagnostischen Verläßlichkeit, ermittelt aus 112 Fällen von Blasenruptur, die maskierten eingeschlossen, erreichte 84% (Emmett u. Witten 1970). Das Optimum bestünde also darin, beide Verfahren zu kombinieren. Denn die Kombination – urographisches Zystogramm vor dem retrograden – würde wahrscheinlich die diagnostische Erfolgsquote erhöhen und sicher die membranazischen Rupturen aussondern.

7. Ausscheidungsurographie bei der intraperitonealen Blasenruptur?

Nur wenn man Auskunft über die Nieren benötigt, ist die Ausscheidungsurographie angezeigt. Aus der pervenös zystographisch verkleinert bis leer erscheinenden Blase läßt sich die intraperitoneale Ruptur ungewiß erschließen. Die Methode ist indessen nicht zu empfehlen, weniger weil das Kontrastmittel in die Bauchhöhle fließt, sondern wegen der durch die Untersuchung verlängerten Exposition der Bauchhöhle für harnige Resorption. Das Paravasat möglichst vollständig darzustellen, ist jedoch nicht mehr maßgeblicher, sondern nur noch beiläufiger Teil der urographischen Diagnostik.

8. Ersatz-Diagnostik

a) Die sog. Katheter-Rücklaufprobe

Einlaufenlassen einer bestimmten Flüssigkeitsmenge und Messung des Rückflusses, zeigt in klaren Rupturfällen ein eindeutiges Defizit. Jedoch führt sie in die Irre, wenn intestinale Abdichtungen die Ruptur kaschieren. Nur wenn aus irgendeinem paradoxen Grunde eine Röntgen-Apparatur nicht zur Verfügung stehen sollte, könnte der Rücklaufprobe ein gewisser Wert noch zuerkannt werden.

b) Die Zystoskopie

Dieses Verfahren eignet sich – ähnlich wie die Rücklaufprobe – nicht oder nur notfallmäßig zur Diagnostik der Blasenruptur.

9. Therapie

a) Operativ: Der Eingriff ist naturgemäß dringlich. Dabei ist die intraperitoneale Ruptur mittels primärer Laparotomie einfach zu versorgen. Einschichtiger Nahtverschluß, transperitoneal, mit Chrom-Catgut. Leersaugen und Revision der Bauchhöhle und normale Katheterdrainage für 1 Woche genügen. Ebenfalls

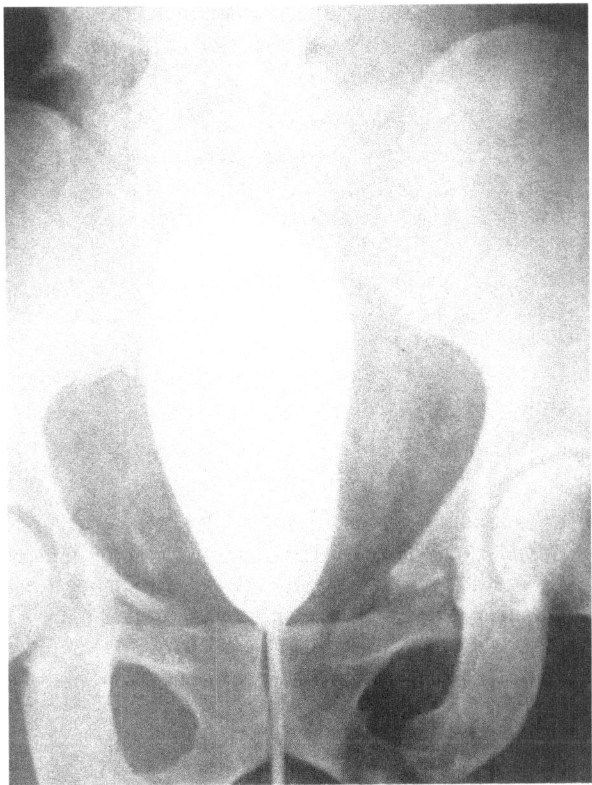

Abb. 41. Falsche Taktik. 38 J. – Beckenfraktur. Katheter passiert. Retrogrades Zystogramm zeigt Tränengestalt, infolge Fraktur-Hämatom. Blase normotop. Ruptur weder zu bestätigen noch auszuschließen

einschichtig wird die extraperitoneale Ruptur verschlossen. Wasserdichte Naht ist hier jedoch weder möglich noch zwingend notwendig. Notwendig jedoch ist es, an Doppelverletzungen zu denken, an extra- und gleichzeitig intraperitoneale Ruptur, an extraperitoneale Ruptur der Blase und gleichzeitig membranazische Ruptur der Harnröhre, vor allem dann, wenn der Katheter nicht leicht passiert. Zusätzlich zum Harnröhrenkatheter suprapubische Drainage der Blase ist kein zwingendes Erfordernis, beugt aber Komplikationen verläßlicher vor und ist deshalb zu empfehlen. Auch alleinige suprapubische Ableitung mit Charr. 26–28 verbürgt Heilung.

Stets sind die großen Beckengefäße zu überprüfen, besonders dann, wenn ein größeres retroperitoneales Hämatom vorhanden ist. Es gibt indessen so extreme Hämatome, daß man sie besser in Ruhe läßt und nur tamponiert, sofern es nicht aus großen Gefäßen blutet. Denn die Gefahr des tödlichen Schockes wird mit der Revision nur größer. Die Ruptur der Blase rückt dann in die Einstufung einer Nebenverletzung, die man schnell vernäht oder u.U. auch vorläufig nur mit Katheter-Ableitung behandelt.

Em Ende jeder suprapubisch-extraperitonealen Operation aus Unfallgründen empfiehlt es sich, das Peritoneum zu öffnen, um eine intestinale Mitverletzung auszuschließen – oder zu behandeln.

b) Nicht-operativ: Es gibt genügend Kasuistik, die allein mit Hilfe eines 6–10tägigen Verweilkatheterismus abheilte (ROBARDS et al. 1976), aber es gibt auch ein Vielfaches davon, das mit der gleichen Therapie früher ungünstig ausging, unter den deletären azotämischen oder septischen Symptomen, wie sie pathophysiologisch zwangsläufig entstehen. Auch probatorisch ist der Versuch nicht gut vertretbar. Was zur Therapie instrumenteller extraperitonealer Perforation ausreicht, eine kleine suprapubische Inzision und perivesikale Drainage, zusätzlich zum transurethralen Katheter – auch dieses Verfahren geht bei den Traumatismen infolge grober äußerer Krafteinwirkung und vor allem Beckenfraktur das Risiko der perivesikalen Sepsis ein.

10. Prognose

Zwischen fast harmlos und nahezu infaust läßt sich hier alles belegen. Unbehandelt oder verspätet behandelt sinken die Aussichten mit jedem Tag und umgekehrt innerhalb der ersten Stunden operiert, bedeutet die Blasenruptur nicht viel mehr als eine mittlere Operation, die binnen weniger Tage fast leicht zu überstehen ist. Die Zahl der Stunden, die seit dem Unfall untätig verstreichen, bestimmt direkt die Prognose. Der Verletzte stirbt also nicht an der Ruptur seiner Blase, sondern erst infolge verspäteter Operation oder an Begleitverletzungen, die weit gravierender sind als die der Blase. In der Millionenstadt Los Angeles mit hochentwickelter Klinikstruktur betrug die Todesziffer in den vergangenen Jahren 15% (KAUFMANN u. BROSMAN 1972).

Literatur

Aboulker, zit. nach Monlanquet 1965
Acconia A, Ginaeschi D, Zolfanelli R (1968) Trauma dell 'urethre. Riv. "omniea med. et ther." 1:Siena
Ahlers J, Marberger M, Walde HJ, Wilbert D (1977) Osteosynthesen bei Mitverletzungen des Urogenitaltraktes. Akt Traumatol 7:259–268
Albarran J (1910) Operative Chirurgie der Harnwege. Fischer, Jena, S 993
Badenoch (1968) Discussion zu Mitchell JP (1968) Br J Urol 40:672
Bains GH (1965) Rupture of urethra. In: Fergusson JD (ed) Clinical surgery – genito urinary system. Butterworths, London, pp 416–421
Balogh F, Baranya E, Pinter J, sind erschienen in Verhandlungsbericht der Deutschen Gesellschaft für Urologie 1965, S. 228–229
Beck B (1884) Neue Beobachtungen über Zerreissung wichtiger Organe des Unterleibs. Dtsch Z Chir 19:480–501
Belin RP, Bauer DL, Griffen WO Jr, Jona JZ, Buntain WL (1978) (Levington USA): Z Ki Chir 23:286–292
Belis JA, Recht KA, Milam DF (1979) Simultaneous traumatic bladder. Perforation and disruption of the prostatomembraneous urethra. J Urol 122:412–419
Berndt F (1899) Experimentelle Untersuchungen über Harnblasenruptur. Arch Klin Chir 58:815–839
Boeminghaus H (1949) Verletzungen der Harnorgane. Thieme, Leipzig
Boeminghaus H (1960) Urologie. Bd III. Banascheski, München

Braunstein PW, Skudder PA, McCaroll JR, Musolino A, Wade PA (1965) Conceated heamorrhage due to pelvic fracture. J Trauma 4:832

Bredael JJ, Kramer StA, Cleeve LK, Webster GD (1979) Traumatic rupture of the female urethra. J Urol 122:560–561

Brereton RJ, Philip N, Buyukpamukcu N (1980) Rupture of urinary bladder in children. Br J Urol 52:15–20

Bright ThC, Peters PC Injuries to the bladder and urethra. Chap 24 in Campbell MF (1978) Urology, 4th ed, vol I.

Burkert S, Salem G (1969) Die Behandlung des traumatischen Harnröhrenabrisses mittels des Durchzugsverfahrens nach Kroiss. Z Urol 52:635

Carlton CE Jr, Scott R Jr, Guthrie AG (1971) J Urol 105:335–340

Carswell JW (1974) Intraperitoneal Rupture of the bladder. Br J Urol 46:425–429

Chang-Chen-Hsiang (1959) Verletzung der Urethra und traumatische Striktur derselben. Aus „Die Medizin der Sowjetunion" 6:2385

Coffield KS, Weems WL (1977) Experience with management of posterior urethra injury associated with pelvic fracture. J Urol 117:722–724

Colapinto V, McCallum RW (1977) Injury to the male posterior urethra in fractured pelvis: A new classification. J Urol 118:575–580

Cullum PA (1967) Rupture of the male bladder and posterior urethra following externae violance. Br J Surg 54:258–265

Culp OS (1942) Treatment of ruptured bladder and urethra analyses of 86 cases of urinary extravasation. J Urol 48:266–286

Denck H, Ender HG, Jonas M (1975) Gefäßverletzungen bei Beckenbrüchen und ihre Behandlung. Hefte Unfallheilkd 122:170–174

Devine JCh, Devine PC, Horton ChE (1977) Anterior urethral injury: Etiology diagnosis and initial management. Urol Clin North Am 4:125–131

Diokno AC (1980) Late genitourinary tract complications associated with severe pelvic injury. Surg Gynecol Obstet 150(2):150–154

Durand L, Cibert J, Nisalaheddine (1965) Les ruptures de l'urethre posterieur complications des fractures du bassin. Lyon Chir 61:212–222

Durand L (1971) Les complications urinaires des fractures du bassin. Rev Prat 21:15–17

Eckert P, Kaufer C, Blömer A (1972) Beckenfrakturen bei Mehrfachverletzungen. Traumatologie 3:19–23

Edson-Pontes J, Pierce JM Jr (1978) Anterior urethral injuries: Four years of experience at the Detroit General Hospital. J Urol 120:563–564

Emmett JL, Witten DM (1970) Clinical urography. IIIth ed 1970, chap 15, Trauma to the urinary system. Saunders, Philadelphia, pp 1827–1830

Evans RA, Reece RW, Smith MJV (1976) Idiopathic rupture of the bladder. J Urol 116:565–567

Feldkamp D, Krebs H, Schafers W (1975) Beckenringbrüche und ihre Komplikationen. Hefte zur Unfallheilkunde 122

Fleming F (1969) Operationen an der Harnröhre und am Penis. In: Heise GW, Hienzsch E (Hrsg) Urologische OP-Lehre. Krebs. Thieme, Leipzig

Flocks RH, Culp DA (1967) Surgical urology. Medical Publishers, Chicago

Frick J, Schulman CC (1975) Traumatic lesions of the urethra – Immediate and delayed treatment. Round table discussion. Eur Urol 1:3–13

Friedrich K (1968) Spontan-Ruptur der Harnblase. Chir 93:694–696

Gebele H (1928) Verletzungen der Harn- und Geschlechtsorgane. In: Handbuch der Urol. – Spezielle Urologie I., Berlin, S 323–339 Blase, S 363–378 Harnröhre

Gibson GR (1970) Impotence following fractured pelvis and ruptured urethra. Br J Urol 42:86

Gibson GR (1974) Urologic management and complication of fractured pelvis and urethra. J Urol 111:353–355

Giebel MG, Sonntag H (1971) Primär mit gutem Erfolg genähte Harnröhrenrupturen der Pars membranacea. Z Unfallheilkd 74:1–9

Glass RF, Flynn JT, King JB, Blandy JP (1978) Urethral injury and fractured pelvis. Br J Urol 50:578–582

Grassweller PO, Farrow GA, Robson CJ, Russell JL, Colapinto V (1977) Traumatic rupture of the supra membraneous urethra. J Urol 118:770–771

Hainzl H (1958) Über Beckenbrüche, ihre Komplikationen und Fragen. Bruns' Beitr Klin Chir 197:447–462

Hallwachs O (1965) Diskussion in Verh Dtsch Ges Urol 20 Tg:232–233. Springer, Heidelberg

Hamm FC, Waterhouse K (1970) Injuries to urethra. In: Campbell MF, Harrison JH (eds) Urology I. Saunders, Philadelphia, vol I, pp X866–X882

Hand JR (1970) Surgery of the pelvis and urethra. In: Campbell MF, Harrison JH (eds) Urology, 3rd ed. Saunders, Philadelphia, pp 2589–2615

Hand JR (1972) The use of catheter in the management of acute disruption of the membraneous urethra in current controversies. In: Scott R, Gordon HL, Scott FB, Carlton CE, Beach PD (eds) Urologic management. Saunders, Philadelphia, pp 131–138

Hansen J (1934) Erfahrungen und Ergebnisse bei Verletzungen der Harnwege. Ergeb Chir Orth 27:470–552

Harrison JH (1941) The treatment of rupture of the urethra, especially when accompanying fractures of the pelvic bones. Surg Synecol Obstet 72:622–631

Harrison JH, Perlmutter AD (1966) Major urological emergencies. Surg Clin North Am 46:685–712

Hartmann K (1955) Blasen- und Harnröhrenverletzungen bei Beckenbrüchen. Langenbecks Arch Klin Chir 282:943

Hasselbacher K (1968) Die Behandlung der Harnröhrenruptur. Bruns' Beitr Klin Chir 214:

Hauser CW, Perry JF Jr (1965) Control of massive hemorrhage from pelvic fractures by ligation of hypogastric artery. Surg Synecol Obstet 121:313–315

Hayek H v (1969) Die Harnblase. – Die Muskulatur des Beckenbodens. – Das Bindegewebe und die glatte Muskulatur des Beckenbodens. In: Handbuch der Urologie I. Springer, Berlin Heidelberg New York, S 253–323

Hienzsch E (1965) Die Verletzungen der Blase. Verh Dtsch Ges Urol 20 Tg:159–169. Springer, Berlin

Hunt AH (1949) Complete rupture of the membraneous urethra. Lancet 601–602

Jakse G, Madersbacher H, Marberger H (1976) Sofortversorgung von Harnröhrenverletzungen: Technik und Ergebnisse. Akt Urol 7:83–87

Janknegt RA (1975) Management of complete disruption of posterior urethra. Br J Urol 47:305–308

Johanson B (1953) Die Rekonstruktion der männlichen Urethra bei Strikturen. J Urol 46:361–375

Johanson B (1961) Wiederherstellung der Harnröhre nach Verletzungen. Langenbeck Arch Klin Chir 298:982–984

Johanson B (1970) Treatment of the ruptured male urethra. Estratto da Atti del Simposio die Chirurgia Riparatrice Dell' Urethra, Bari 16–17 maggio 1970

Iversen HG, Jessing P (1973) Urinary tract lesions associated with fractures of the pelvis. Acta Chir Scand 139:201–207

Kaiser R, Farrow ThF and FC (1965) Injury of the bladder and prostata membraneous urethra associated with fracture of bony pelvis. Surg Synecol Obstet 120:99–112

Kantschew G (1965) Diskussion u. Verh Dtsch Ges Urol 20 Tg:237–238. Springer, Heidelberg

Kantschew G (1967) Über die Behandlung der geschlossenen Harnrörenverletzung. Urologe 6:157–159

Kaufmann J, Brosman A (1972) Blunt injuries of the genitourinary tract. Surg Clin North Am 52:747–759

Kelalis PP (1970) Trauma to the urinary system. In: Emmett JL, Witten DM (eds) Clinical urography, vol III, chap 15. Saunders, Philadelphia, pp 1734–1753

Kishev St (1964) Urol Int 17:364–388

Kollwitz AA, Löhe E (1970) Unfallbedingte Verletzungen der Blase und Harnröhre. Clin Praxis 14:431–442

Kroiss F (1929) Zur operativen Behandlung der undurchgängigen Harnröhrenverengung. Z Urol 23:499–501

Kuderna H, Floth H (1975) Die urologischen Komplikationen der Beckenfraktur. Hefte Unfallheilkd 122:186–193

Kusmierski S, Tobik S (1965) Some problem in surgical management of ruptured urethra in fracture of pelvic. J Urol 93:604–606

Lapides JE (1970) Neuromuscular disease of the urinary tract. In: Campbell, Harrison (eds) Urology, sect X. Saunders, Philadelphia, pp 1345–1370

Leadbetter WF (1946) Repair of complete tear of the membranem urethra: case report and suggested new technique for operation. J Urol 54:549–555

Levine JJ, Crampton RS (1963) Major abdominal injuries associated with pelvic fractures. Surg Synecol Obstet 116:223–226

Lhez, zit nach Moulanquet 1965

Lucey DT, Smith MJV, Koonitz WW (1971) Modern trends in the management of urologic trauma. J Urol 107:641–646

Lutzeyer W (1981) Verletzungen. In: Hohenfellner R, Zingg E (Hrsg) Klinische Urologie. Thieme, Stuttgart

Madersbacher H (1975) Blasenentleerungsstörungen bei Beckenbrüchen. Hefte Unfallheilkd 122:308–312

Malchair G (1965) Le réetablissement immédiat de la continuité par cathétérisme dans les ruptures des l'uréthre postérieur chez les polytraumatisés. J Urol 71:228–232

Marberger H (1965) Verletzungen der Harnröhre. S 169–179, Verhandlungsbericht d Dtsch Ges f Urol, Springer, Berlin, Heidelberg, New York

Marberger H (1968) Verletzungen des Harntrakts. Chirurg 39:548–553

Marberger H, Brandhauer K (1973) Harnröhrenverletzungen. In: Mayor G, Zingg E (Hrsg) Urologische Operationen. Thieme, Stuttgart, S 412–415

Marberger M, Wilbert D, Ahlers J (1977) Beckenfrakturen ohne klinische Harntraktverletzung – urologische Spätmorbidität. Helv Acta 44:339–343

Marshall V (1965) Urethral injuries. In: Textbook of urology. Harper & Row, Publishers, Inc, New York, pp 201–205

May F (1955) Operationen an der Urethra. Langenbecks Arch Klin Chir 282:893

Mebel M (1977) Operationen bei traumatischen Verletzungen der Harnröhre in Bier, Braun, Kümmell, Chirurgische Operationslehre, 8 Auflg Bd 5, Kap. V, S 385–388

Melchior E (1918) Tamponade cines extraperitonealen Blasenrisses durch das die Ruptur verursachende Beckenfragment. Ref Zentralbl Chir 45:208

Michalowski E, Modelski W (1963) Zur operativen Versorgung frischer Verletzungen der vorderen Harnröhre. Chirurg 35:362–365

Michalowski E, Modelski W, Bieda J (1968) Ergebnisse der Frühoperationen bei Rupturen der perinealen Harnröhre. J Urol 61:39–48

Mitchell JP (1968) Injuries to the urethra. Br J Urol 40:649–670

Mitchell JP (1973) Current concepts: Trauma to the urinary tract. N Engl J Med 288:90–92

Morehouse DD, Belitsky P, Mackinnon K (1972) Rupture of the posterior urethra. J Urol 107:255–258

Morehouse DD, MacKinnon KJ (1977) Posterior urethral injury: Etiology. diagnosis, initial management. Urol Clin North Am 4:69–73

Morehouse DD, Machinnon KJ (1980) Management of prostatomembraneous urethral disruption: 13-year experience. J Urol 123:173

Moulanquet A (1965) Ruptures traumatiques de l'uréthre posterieur. J Urol Nephrol 71:45–96

Münch F (1959) Medizinisch-psychologische Rehabilitation bei Potenzstörungen als Unfallfolge. Prax Psychother 4:127–131

Myers RP, Weerd JH de (1971) Incidence of stricture following primary realignement of the disrupted proximal urethra. J Urol 107:265–268

Nagel R, Leistenschneider W (1978) Urologische Verletzungen beim Polytraumatisierten. Chirurg 49:731–736

Netter FH (1954) Reproductive system. The Ciba Collection, New York

Orkin AL (1955) Traumatic lesions of the bladder neck and prostata complicating fractures of the pelvis. Am J Surg 89:840–853

Ormond JK (1952) Urethral rupture et apex of the prostate JAMA 149:15–18

Paal E (1931) Über Beckenbrüche, Behandlung und Resultate. Arch Orthop Chir 30:495–509

Palma AF de (1959) The management of fractures and dislocation, vol I. Saunders, Philadelphia, pp 184–186

Peltier LF (1965) Complications associated with fractures of the pelvis. J Bone Joint Surg 47A:1060–1069

Pernkopf E (1941) Atlas der topographischen und angewandten Anatomie des Menschen. Urban & Schwarzenberg, Berlin Wien

Persky L (1978) Childhood urethral trauma. Urology 11:603–606

Petcovic S (1965) Bericht über 282 Fälle von Harnröhrenverletzungen. Verh Dtsch Ges Urol 20 Tg:192–194. Springer, Berlin

Picatoste, Pelot, zit nach Moulanquet 1965

Pierce JM Jr (1962) Exposure of the membraneous and posterior urethra by total pubectomy. J Urol 88:256–258

Pierce JM (1972) Primary reconstruction of the disrupted urethra. In: Scott R (ed) Current controversies. Saunders, Philadelphia, pp 139–143

Pierce JM Jr (1971) Management of dismemberment of the prostatic membranaceous urethra and stricture disease. J Urol 107:259–264

Poigenfürst J (1972) Beckenbrüche. In: Nigst H (Hrsg) Spezielle Frakturen und Luxationslehre I/2. Thieme, Stuttgart, S 141–251

Poigenfürst J (1979) Unfallmechanismen und Entstehungsarten von Beckenbrüchen, S. 1–7 in Frakturen u. Luxationen im Beckenbereich. Hefte zur Unfallheilkunde, herausgegeben von Burri C, Rüter A, Springer

Pokorny MJ, Edson-Pointes, Pierce JM (1979) Urological injuries associated with pelvic trauma. J Urol 121:455–457

Poole-Wilson DS (1947) Injuries to the urethra. Proc R Soc Med 40:798

Poole-Wilson DS (1970) In: Rob C, Smith R, Ferguson JD (eds) Operative surgery – genito urinary system. Butterworths, London, pp 297–298

Prather GC (1970) Injuries of the bladder. In: Campbell MF, Harrison JH (eds) Urology I. Saunders, Philadelphia

Prexl HJ (1971) Zur Erstversorgung der gedeckten Harnblasen- und Harnröhrenverletzungen. Z Unfallheilkd 74:362–372

Puigvert A (1965) Roturas de la uretra membranosa y su tratamiento. Chirurgia, Ginecologia y Urologia 19:79–89

Raatzsch H, Seiter H (1972) Zur Diagnostik und Therapie der frischen Harnröhrenverletzung des Mannes. Zentralbl Chir 97:843–848

Ragde H, McInnes GF (1969) Trans pubic repair of the severed prostato membraneous urethra. J Urol 101:335–338

Ramstedt (1927) Zerreissungen der Harnröhre. In: Graff H, Henic A, Jannsen P (Hrsg) Handbuch der praktischen Chirurgie IV. Enke, Stuttgart, S 944–953

Raney AM (1976) Radiographic findings immiately after urethral rupture: an experimental study and case reports. J Urol 116:581–582

Rau H, Hepp G (1967) Therapie und Ergebnisse bei der Behandlung der Beckenringfraktur. Hefte Unfallheilkd 98:42–48

Robards VL Jr, Haglund RV, Lubin EN, Leach JR (1976) Nonoperative treatment of rupture of the bladder. J Urol 116:178–179

Rost F (1917) Warum sterben die Patienten mit intraperitonealer Blasenruptur. Munch Med Wochenschr 64:5–6

Rusakov VJ (1976) Treatment of traumatic urethral-lesions. Eur Urol 2:277–281

Russell H (1915) The treatment of urethral stricture. Br J Urol 2:375–383

Sachse H (1974) Zur Behandlung der Harnröhrenstrikturen. Fortschr Med 92:12–15

Samini P, Weller S, Kellner G (1968) Urolog Begleitverletzungen bei Unfällen. Z Unfallheilkd 71:409–426

Schmiedt E (1979) Frakturen u. Luxationen im Beckenbereich. Urogenitale Verletzungen. S. 57–62 Hefte zur Unfallheilkunde, herausgegeben von Burri C, Rüter A. Springer, Berlin, Heidelberg, New York

Schmiedt E (1968) Beurteilung und Behandlung von Unfallverletzungen der Harnorgane. Verh Dtsch Ges Chir 85 T. 322:300 308

Schücke J, Schneider EK, Theloe G (1980) Beitrag zur intraperitonealen Blasenruptur. J Urol Nephrol 73:31 34

Schultheis Th (1954) Nachuntersuchungen der Harnwege nach Beckenringbrüchen. Z Urol Sonderheft 1954, 419

Setzmann D (1963) Repairs of the severed membraneous urethra by the combined J Urol 89:433–438

Shah PM, Kim KH, Ramirez-Schon G, Reynolds BM (1979) Elevated blood urea nitrogen: an ask to the diagnosis of intraperitoneal rupture of the bladder. J Urol 122:741–743

Sigel A (1962) Diagnose und Behandlung der frischen Harnröhren-Ruptur. Urologe 2:313–320

Sigel A, Schmidt Th (1974) Fortschritte in Systematik, Diagnostik und Therapie der membranacischen Ruptur der Harnröhre. Z Urol 67:681–692

Smith DR (1972) General urology, chap 16. Lange Medical Publications, Los Altos

Smith GG, Mintz ER (1931) Rupture of the male urethra. N Engl J Med 205:421

Stock W (1968) Die larvierte Blasenruptur. Chir 93:733–737

Swinney J (1963) Traumatic lesions of the urethra. In: Watson F (ed) Textbook of orthopedie. Saunders, Philadelphia

Trafford S (1952) Traumatic rupture of the posterior urethra. Br J Urol 27:165–171

Turner-Warwick RT (1972) Three approaches to the management of acute disruption of the membraneous urethra. In: Scott R (ed) Current controversies. Saunders, Philadelphia

Turner-Warwick, RI (1977) A personal view of the immediate management of pelvic fracture urethral injuries. Urol Clin North Am 4:81–93

Veihelmann D, Bahr R, Völter D, Thielemann F (1975) Spätergebnisse bei Beckenfrakturen mit urolog. Begleitverletzungen. Hefte Unfallheilkd 122:194–196

Vermooten V (1946) Rupture of the urethra, new diagnostic signe. J Urol 56:288–236

Villar RG del, Ireland GW, Cass AS (1972) Management of bladder and urethral injury in conjunction with the immediate surgical treatment of the acute severe trauma patient. J Urol 108:581–585

Vinter J, Gashi A, Kucic S, Posincovic B (1979) The anatomical and biochemical basis of the problem of the rupture in compound pelvic fractures. (Serbisch. Referat) Excerpta Urol 13(5):307–308

Viville Ch, Gillet M, Sinitambirivoutin F (1967) Rupture traumatique de l'uréthre membraneux et disposition de le symphyse pubienne chez un polytraumatisé. J Urol Nephrol 73:687–699

Waterhouse K, Gross M (1969) Trauma to the genitourinary tract: a 5 year experience with 251 cases. J Urol 101:241–246

Weerd J de, (1959) Management of injuries to the bladder, urethra and genitalia. Surg Clin North Am 39:973–988

Weerd J de (1977) Immediate realignement of posterior urethral injuries. Urol Clin 4:75–80

Wehner E (1942) Die Chirurgie der Harnröhre. In: Die Chirurgie, Bd VII/2. Urban & Schwarzenberg, Berlin Wien, S 732–734

Wesolowski S, Kazon M (1969) Les résultats du traitment des ruptures traumatiques de l'uréthre. J Urol Nephrol 75:449–461

Wessendorf FJ, Hallbauer B (1971) Die Spontanruptur der Harnblase. Chirurg 42:381–382

Williams DI (1974) Urology in childhood. In: Williams DI (Hrsg) Handbuch der Urologie/Encyclopedia of Urology. Bd XV (Suppl). Springer, Berlin Heidelberg New York

Williams DI (1977) Rupture of the female urethra in childhood: Nine cases./Urinary system malformations in children. A.R. Liss Inc., New York, p 239–240

McWhorter CL (1927) Ref Zorg 39:710

Wolf F (1967) Blasen- und Harnröhrenrupturen als Begleitverletzung von Beckenfrakturen. Hefte Unfallheilkd 90:53–58

Weyeneth R (1960) Einige therapeutische Bemerkungen zur Ruptur und posttraumatischen Striktur der Harnröhre. Mschr Unfallheilkd 63:121–124

Young HH (1929) Treatment of complete rupture of the posterior urethra, recent or ancient, by anastomosis. J Urol 21:417–449

Zorn G (1960) Beckenbrüche mit Harnröhrenverletzungen, ihre Behandlung und Ergebnisse. Bruns' Beitr Klin Chir 201:147–156

5. Verletzungen der Genitalorgane

P. Rathert

Mit 30 Abbildungen

A. Einleitung

Verursachung – Häufigkeit – Schweregrad

Verletzungen im Bereich der äußeren Genitalien sind relativ selten. Für den betroffenen Patienten stellen sie jedoch ein dramatisches Geschehen dar. Ist die Verletzung objektiv auch nur gering, so befürchtet der Betroffene doch häufig bereits eine starke und bleibende Schädigung seiner äußeren Integrität und insbesondere seiner sexuellen Aktivität. Er sucht daher rasche und umfassende ärztliche Hilfe. Der behandelnde Urologe aber kann sich, wenn er mit diesem Problem konfrontiert wird, meist nur auf geringe eigene Erfahrungen stützen. Zudem finden sich in der Literatur nur wenig standardisierte Therapievorschläge. Im Rahmen der allgemeinen Traumatologie werden auf dem urologischen Gebiet die Genitalverletzungen nur selten erwähnt, mit Ausnahme der Harnröhrenverletzungen.

Die Genitaltraumen sind selten, wegen der zwischen dem Rumpf und der Muskelmasse der Oberschenkel relativ geschützten Lage der Genitalien. Verletzungen erfolgen oft nur im Rahmen von Mehrfachverletzungen, die Becken und Oberschenkel mit einbeziehen.

Außer durch die Lage sind die Genitalorgane des Mannes dadurch geschützt, daß sie direkter Gewalteinwirkung ausweichen können. Madersbacher (1974) gibt als Beispiel für die Wirksamkeit dieses Schutzmechanismus an, daß nur 8% aller Harnröhrenverletzungen (iatrogene ausgenommen) den penilen Abschnitt betreffen, während der im Diaphragma urogenitale fixierte Anteil sehr viel häufiger zu Schaden kommt, und zwar als sekundäre Verletzung bei Beckenfrakturen.

Besonders der Hoden ist durch seine schwebende Aufhängung und die Verschieblichkeit in den Hüllen vor langsam einwirkender Gewalt geschützt. Hinzu kommt der Kremasterreflex, durch den der Hoden bei mechanischer Reizung der Oberschenkel angehoben wird.

Die Genitaltraumen lassen sich nach der Art der *Verursachung* in vier Gruppen fassen (Pauels 1981):

1. Unfälle	3. kriminelle Handlungen
2. Selbstbeschädigung	4. ärztliche Eingriffe

1. Typische Folge eines Unfalls bei industrieller und landwirtschaftlicher Arbeit ist die Schindungsverletzung an einem rotierenden Maschinenteil.

Straßenverkehrsunfälle führen im Rahmen ausgedehnter Traumatisierungen auch zu Verletzungen des äußeren Genitale. Ursache einer Hodenkontusion ist oft ein Sportunfall.

2. Selbstbeschädigungen sind meist Folge masturbatorischer Handlungen. Rißverletzungen an der Glans, Penisstrangulationen und Harnröhrenfremdkörper können eine ärztliche Behandlung erforderlich machen. Bei psychisch stark gestörten Menschen kommen gezielte Emaskulationen vor.

3. Verletzungen im Rahmen krimineller Handlungen sind die als Eifersuchts- und Racheakte durchgeführten Penisamputationen, die vereinzelt berichtet werden. Vergleichsweise häufig sind die stumpfen Hodentraumen nach gewalttätigen Auseinandersetzungen oder die Verletzungen als Folge einer Vergewaltigung.

4. Zu den iatrogenen Traumen zählen die Zirkumzisionsverletzungen oder die Beschädigungen des Funiculus spermaticus bei Operationen in der Leistenregion.

Einen Eindruck von der *Häufigkeit* der Genitaltraumen vermittelt die Statistik von Waterhouse u. Gross (1968). In den fünf Jahren von 1961 bis 1965 sind im Kings County Hospital Center, New York, 9660 Patienten in der Unfallabteilung aufgenommen worden. 251 (ungefähr 2,5%) dieser Patienten wiesen Verletzungen des Urogenitaltraktes auf, 74 der 251 Patienten des äußeren Genitale.

Tabelle 1. Häufigkeit der Genitaltraumen (Waterhouse u. Gross 1968)

	Anzahl der Patienten		% von 251	
Niere	116			
Ureter	0			
Blase	38			
Urethra	23			
Penis	32		12,8	
Skrotum	19	74	7,5	29,5
Testis	23		9,2	
zusammen	251			

Bei den 32 Penisverletzungen handelte es sich in der Mehrzahl (23 Fälle) nur um Hämatome, Abschürfungen und kleinere Rißwunden.

Die schwerwiegenderen Penisverletzungen waren drei Avulsionstraumen, drei traumatische Amputationen (eine davon als Selbstbeschädigung), zwei Schußverletzungen und eine Penisruptur.

Bei den 23 Hodenverletzungen handelte es sich in sechs Fällen um offene, in 17 um geschlossene Verletzungen. Bei den letzteren war es achtmal zur Hodenruptur gekommen.

Vahlensieck (1972) berichtet aus der urologischen Universitätsklinik Bonn über 169 Verletzungen des Urogenitaltraktes im Zeitraum von 1950–1972. In 47 Fällen, also überproportional stark, waren dabei Kinder betroffen. Vahlen-

SIECK (1972) sieht als Ursache die besondere Gefährdung der Kinder bei Sport, Spiel und Verkehr. Bezogen auf die Gesamtzahl aller Verletzungen im Kindesalter haben die des Urogenitaltraktes wie bei Erwachsenen einen Anteil von 1–2%. 10 der 47 Verletzungen betrafen das äußere Genitale.

Eine detaillierte Statistik über Verletzungen des Genitalbereiches bei Kindern haben EZELL et al. (1969) erstellt. In drei Krankenhäusern von Kansas City haben sie im Verlauf von 16 Jahren 41 derartige Fälle behandelt. Nicht in die Statistik aufgenommen wurden Harnröhrenfremdkörper, Verbrennungen und Verletzungen, die bei diagnostischen Eingriffen entstanden waren. Ebenso wurden ambulante Patienten nicht berücksichtigt.

Tabelle 2. Verletzungsursache bei kindlichen Genitaltraumen (EZELL et al. 1969)

Mädchen:		Jungen:	
„Straddle"	15	„Straddlle"	7
Quetschung	3	stumpfe Gewalt	6
Stich	1	Stich	1
Notzucht	1	Zirkumzision	2
		Reißverschluß	3
		Avulsion	2
gesamt:	20	gesamt:	21

Bei den sogenannten Straddle-Verletzungen (Abb. 1) handelt es sich um Traumen der Dammregion durch einen Sturz mit gespreizten Beinen, z.B. auf Fahrradstangen, Leitersprossen. Bei den Mädchen waren die Straddle-Verletzungen in mehreren Fällen durch Pfählungsverletzungen der Vagina kompliziert.

Stumpfe Hodenverletzungen bei Knaben sind häufig auch Folge einer Prellung an einem Schwimmbeckenrand.

Bei den Reißverschlußverletzungen (Abb. 2) handelt es sich darum, daß beim Öffnen oder Schließen des Hosenreißverschlusses die Vorhaut oder die eigentliche Penishaut eingeklemmt wird. Dieses Bagatelltrauma soll deshalb hier erwähnt werden, weil es zum einen relativ häufig ist, zum anderen für den Patienten recht unangenehme Folgen haben kann, wie z.B. das sehr schmerzhafte Herausziehen der eingeklemmten Vorhaut oder eine unvorbereitete Zirkumzision. FLODEREW et al. (1977) empfehlen, mit einer Knochenzange den kleinen Steg zu sprengen, der den vorderen und den hinteren Anteil des Schiebers verbindet. Der Reißverschluß fällt dann auseinander.

Aus den USA liegen Statistiken über Verletzungen im Vietnamkrieg vor. ZBYLSKI (1973) schätzt bei einer Gesamtzahl von 13 500 Verwundeten die mit Verletzungen im Urogenitalbereich auf 2–4%; von den Traumen des Urogenitalbereiches war in 50–70% der Fälle das äußere Genitale betroffen. Dieser Prozentsatz lag im 1. Weltkrieg mit seiner Grabenkriegsführung noch bei 30% und ist seitdem kontinuierlich angestiegen. Die Genitalverletzungen werden meist durch Landminen verursacht. Die Minenfragmente erreichen Geschwindigkeiten

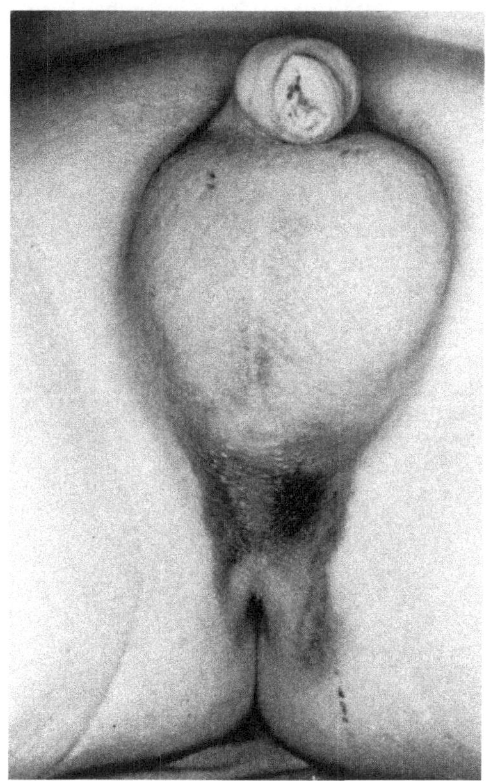

Abb. 1. Straddle-Verletzung bei einem Knaben mit typischem Hämatom. Cave: Urethraruptur. (Sturz am Schwimmbeckenrand)

von bis zu 2000 Stundenkilometern und führen dadurch zu ausgedehnten Zerreißungen der unteren Extremitäten und Mitverletzungen von Blase, Anus und Abdomen. Ochsner et al. (1969) haben in den USA 1096 aus Vietnam evakuierte Soldaten behandelt. 79 (7%) hatten Verletzungen die das Urogenitalsystem einbezogen, doch nur in 6 Fällen war es ausschließlich betroffen. Bei den 79 Patienten lagen u.a. 17 Penisverletzungen und 28 von Skrotum und Testes vor. (Weitere Statistiken aus dem Vietnamkrieg: Salvatierra et al. 1969; Selikowitz 1977).

Die *Letalität* von Verletzungen ausschließlich der äußeren Genitalien ist gleich null zu setzen. Sehr viel höher liegt sie bei Verletzungen, die die hintere Urethra mit einbeziehen, und zwar wegen der Gefahr einer Urinphlegmone.

Die *Probleme der Wundversorgung* liegen in erster Linie darin, eine kosmetisch und funktionell befriedigende Wiederherstellung von Penis, Hoden und Skrotum zu erzielen. Die reichliche Durchblutung der Genitalregion ermöglicht dabei oft erstaunlich gute Ergebnisse. „Die Wundheilung an Penis, Damm und Skrotum ist an sich ausgezeichnet und erfolgt in jedem Falle schnell". (Boeminghaus 1971).

Die Problematik liegt also mehr in den *psychischen Folgen* einer verstümmelnden Genitalverletzung.

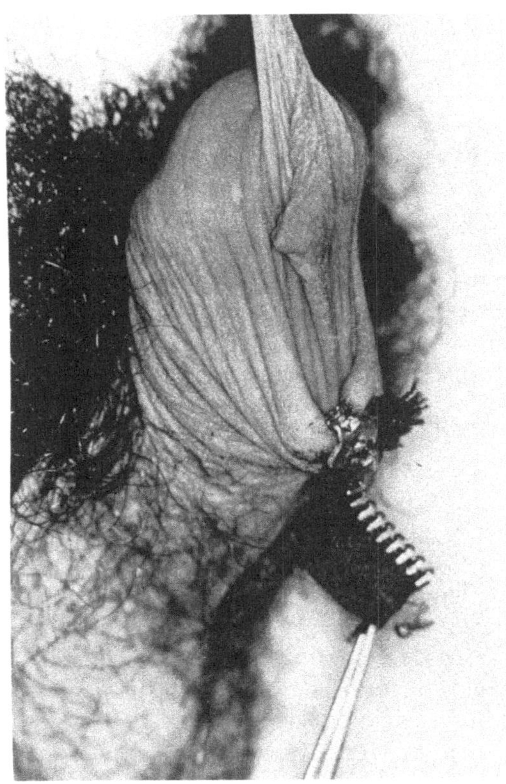

Abb. 2. Einklemmung der Penishaut in einem Reißverschluß („Zipper"-trauma)

Der Psychiater HASTINGS (1973) versucht, die Situation des Patienten darzustellen; einige Aspekte dieser Schilderung seien hier wiedergegeben: Schon nach Verlust irgendeines Körperteiles empfindet der Patient Trauer, wie nach jedem persönlichen Verlust, z.B. dem Tod einer geliebten Person. Genitaltraumen treffen jedoch besonders hart. Ein Mann kann durch eine traumatische Emaskulation in seinem Selbstverständnis erschüttert werden und Gefühle der Minderwertigkeit beiden Geschlechtern gegenüber entwickeln. Dadurch, daß er auf den Unfall nicht vorbereitet sein kann, hat er auch keine Möglichkeit, den Kummer in einer emotionalen Arbeit des Trauerns allmählich zu überwinden. Es droht ein Zusammenbruch der Persönlichkeit.

Der behandelnde Arzt kann dem Patienten in dessen Krise durch menschlichen Kontakt beistehen. Die Patienten stehen zumeist dem Ereignis der Verstümmelung in vollkommener Hilflosigkeit gegenüber und suchen Führung durch den Arzt.

Im Gespräch mit dem Patienten ergeben sich bisweilen auch unbegründete Ängste vor Impotenz und Infertilität. Sie können relativ leicht durch einige klärende Worte beseitigt werden.

Bei psychisch alterierten Patienten, z.B. denen mit Masturbationsverletzungen oder gezielten Selbstverstümmlungen, wird der Chirurg oder Urologe daran denken müssen, den Patienten nach der körperlichen Wiederherstellung einer psychiatrischen Behandlung zuzuführen.

B. Verletzungen der Haut der Genitalorgane

I. Denudationen von Penis und Skrotum

Die Denudation des äußeren Genitale des Mannes erfolgt meist als gewaltsame *Avulsion* der Haut. Der Unfallhergang und das Ausmaß der Verletzung weisen in diesen Fällen charakteristische Übereinstimmungen auf: Betroffen sind Fabrikarbeiter oder in der Landwirtschaft Tätige. Zusammen mit der Kleidung werden Penis und Skrotum von einem rasch rotierenden Maschinenteil erfaßt und schon im gleichen Augenblick wird die Kleidung samt der Haut der Genitalien vom Körper gerissen (Abb. 3). In der englischsprachigen Literatur hat man für diese Verletzung den Begriff „power-take-off-injury" geprägt. Sie ist eine der häufigsten schweren Verletzungen im Genitalbereich. Bis 1968 sind in der Literatur 147 Fälle beschrieben worden (Caby u. Poiget 1968), die Gesamtzahl der Avulsionstraumen dürfte dabei erheblich höher liegen.

Die Haut wird zunächst im Bereich des Dammes, dann in der Inguinal- und Schamregion ausgerissen und in der letzten Phase des Unfallherganges vom Penis abgestreift. Sie wird dabei wie ein Handschuhfinger umgestülpt. Die Penisschwellkörper und die Hoden bleiben im allgemeinen unverletzt.

Die Haut des Skrotums löst sich mitsamt der Tunica dartos und den hier eingelagerten Muskelfasern von der Fascia spermatica externa. Die darunterliegende Fascia cremasterica mit dem Musculus cremaster bleibt unverletzt. Die Hoden findet man bisweilen durch den Cremasterreflex hoch in der Leistenbeuge

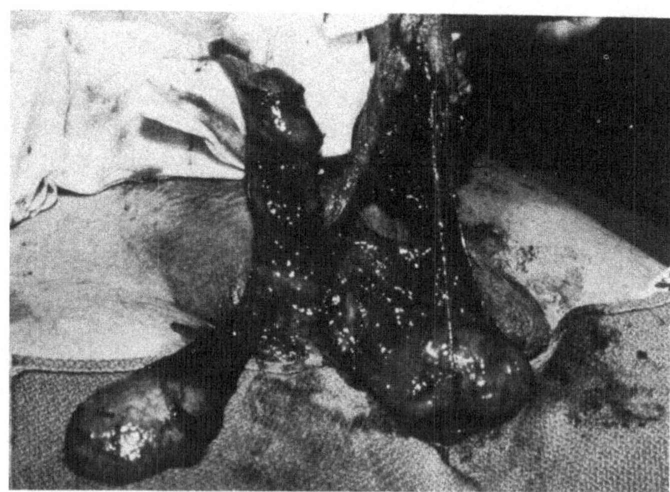

Abb. 3. Avulsionstrauma des Penis und partiell des Skrotums bei einem Landarbeiter durch Kontakt mit dem Transmissionsriemen einer Rübenerntemaschine. Komplette Rekonstruktion mit freiem Spalthautlappen am Penis

fixiert. Eventuell ist dieser Reflex die Ursache dafür, daß die Hoden im allgemeinen unverletzt bleiben.

Die Penishaut wird einschließlich der zarten oberflächlichen Penisfaszie (Collesche Faszie) abgerissen, so daß die tiefe Penisfaszie (Bucksche Faszie) freigelegt wird.

Die Ablederung der Haut erfolgt in einer gefäßarmen Verschiebeschicht aus lockerem Bindegewebe, so daß keine stärkeren Blutungen auftreten, es sei denn, die Schwellkörper sind mitverletzt oder der Samenstrang ist durchtrennt. Die Vena dorsalis penis profunda, die paarige Arteria dorsalis penis und die gleichnamigen Nerven liegen geschützt unter der tiefen Faszie.

Der Hautdefekt hat eine typische, dreieckige Form mit den Ecken dieses Dreieckes am Damm, mehr oder weniger weit vom Anus entfernt, und in den Leistenbeugen. Die Abrißlinie folgt dabei der Linie des Überganges von der feinen, verschieblichen Genitalhaut zur benachbarten, widerstandsfähigeren und weniger verschieblichen Haut an Oberschenkel und Abdomen (CABY u. POIGET 1968). Distal am Penis liegt die Abrißlinie am Präputium, und zwar an der Grenze zwischen verhorntem Plattenepithel und unverhorntem. Ein Saum des inneren Präputialblattes bleibt erhalten.

Die vollständigen Avulsionen der Haut des gesamten Genitalbereiches sind am häufigsten, es kann jedoch auch der Fall eintreten, daß nur Penis oder nur Skrotum betroffen ist.

Die Patienten können nach dem Unfall in einen hämorrhagischen oder einen „neurogenen" (CAPUANO et al. 1972) Schockzustand geraten. Nach CABY u. POIGET (1968) trägt allerdings die emotionale Belastung des Patienten mehr als das Trauma an sich zum schlechten Allgemeinzustand bei. Der Patient, der seine Hoden frei an ihren Samensträngen pendeln sieht, und dessen Penis ihm die weißliche Faszie präsentiert, dieser Patient pflegt seine Situation hinsichtlich der Potentia coeundi und generandi schlechter einzuschätzen, als sie in Wirklichkeit ist.

Die Wiederherstellung des Genitale gelingt nämlich im allgemeinen sehr gut, sei es in einer oder in mehreren Operationen.

Über die *Spätfolgen der Avulsionstraumen* gibt es nur eine Untersuchung von KIPIKASA et al. (1972), die sich lediglich auf 7 Patienten stützen kann. Es ist vielleicht dennoch kein Zufallsergebnis, daß fast alle Patienten psychische Störungen wie vermindertes Selbstbewußtsein, Depressionen und Neigung zu Alkohol und Drogen aufwiesen. Die Verletzung war in einem Fall Anlaß einer Entlobung und des Beginns weitreichender sexueller Störungen. Die Autoren konnten in allen Fällen eine Azoospermie oder eine starke Verminderung von Zahl und Motilität der Spermien feststellen, sogar wenn die Verletzung nur einen Teil der Penishaut betroffen hatte, Sie führen deshalb den somatischen Befund auf eine psychische Störung zurück, sicherlich eine sehr gewagte Interpretation.

GIBSON (1972) bemerkt in seinem Beitrag, daß es anscheinend auch nach optimal ausgeführter Hauttransplantation auf die Hoden dennoch zur Atrophie kommen kann. Er stützt sich dabei auf die Veröffentlichung eines derartigen Falles und auf die weniger aussagekräftige Beobachtung, daß von keinem Patienten die Zeugung eines Kindes berichtet wird.

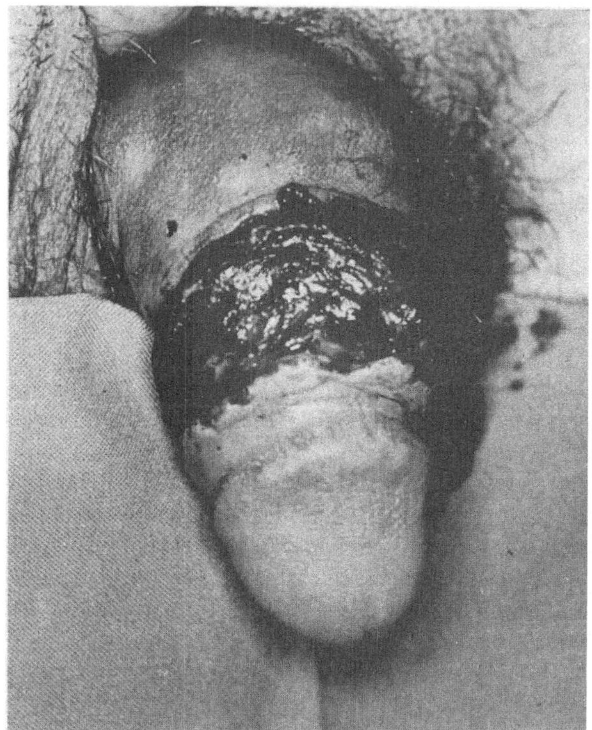

Abb. 4. Hautnekrose nach Zirkumzision mit dem Elektrokauter

Capuano et al. (1972) stellten bei ihrem 58jährigen Patienten ein halbes Jahr nach einem kompletten Avulsionstrauma eine Azoospermie fest. Man hatte versucht, in der ersten Operation gleich ein Skrotum aus gestielten Lappen zu bilden. Die Lappen wurden nekrotisch, die endgültige Bedeckung der Hoden erfolgte durch eine spontane Epithelisierung.

Ursache einer Denudation des äußeren Genitale muß nicht immer ein Avulsionstrauma sein, der Hautverlust kann auch bedingt sein durch eine *Ischämie* (Strangulation des Penis – Kondomurinal z.B. –, Reanastomosierung nach Amputation), durch *Verbrennungen* oder *Infektionen* (Erysipel, Harnphlegmone). Eine primäre Deckung des Hautverlustes ist in diesen Fällen nicht möglich. Boeminghaus (1971) empfiehlt, bei Kochsalzkompressen und Suspension des Gliedes das Stadium sauberer Granulation abzuwarten und dann die Defektdekkung vorzunehmen. Die feuchten Verbände verhindern, daß sich auf der Wundfläche aus dem Exsudat feste Beläge bilden.

Bei ungünstiger Verbandstechnik und Lagerung der denudierten Genitalien können sich derbe Narbenstränge zwischen dem Penis einerseits und dem Unterbauch, der Leistenbeuge, den Oberschenkeln andererseits bilden (s. Abschnitt C.I).

Denudationen des Penis können auch bei einer zu radikalen *Zirkumzision* erfolgen, z.B. dadurch, daß die Penishaut zu weit über die Glans gezogen wird.

Wenn nach dem Schnitt die Haut zurückgleitet, bleibt ein unbedeckter Schaft zurück (SHULMAN et al. 1964). GAISFORD u. HANNA (1965) berichten von mehreren Denudationen bei Zirkumzisionen, bei denen eine Gomco-Klemme verwandt worden war. Zum Hautverlust bei Zirkumzisionen haben weiterhin auch Lokalanästhetika (oder Mittel, die man dafür hielt) geführt (BYARS u. TRIER 1958). In den genannten Fällen kam es regelmäßig zu einer so starken Ausbildung von Narbensträngen, daß die Penisspitze bis ins Skrotalniveau retrahiert wurde. Sie mußte also vor der Deckung des Hautverlustes erst durch einen zirkulären Schnitt mobilisiert werden. Außerordentlich gefährlich ist die Zirkumzision mit dem elektrischen Messer. In dem abgebildeten Fall (Abb. 4) trat eine Nekrose der Haut ein; es liegen aber auch Berichte über totale Penisnekrosen vor (s. Abschnitt C.IV.1).

1. Methoden der plastischen Chirurgie

Bevor die speziellen Techniken der Behandlung der Avulsionstraumen erörtert werden, noch einige Anmerkungen zu den Methoden der plastischen Chirurgie im allgemeinen und zu den besonderen Problemen im Genitalbereich (HORTON et al. 1977; ALLGÖWER u. KRUPP 1973).

Zur Deckung von Haut- und Gewebsdefekten bietet die plastische Chirurgie zwei grundsätzlich unterschiedliche Möglichkeiten: 1. die gestielten Lappen und 2. die freien Transplantate.

1. Die gestielten Lappen bestehen aus Epidermis, Dermis und einer unterschiedlich dicken Schicht subkutanen Fettgewebes. Zusätzlich können die Lappen Muskelgewebe enthalten. Gestielte Lappen sind geeignet, tiefere Gewebsdefekte auszugleichen. Die Ernährung erfolgt über Blutgefäße im „Lappenstiel", wie die Gewebsbrücke zum Spendergebiet bezeichnet wird. Wegen der erhaltenen Blutversorgung können gestielte Lappen auf eine Unterlage übertragen werden, die ein freies Hauttransplantat nicht ernähren könnte. Der Lappenstiel kann im Verhältnis zur Gesamtgröße des Lappens dann relativ klein gewählt werden, wenn es gelingt, gezielt größere Gefäße zu erhalten. Bei der Bildung einer Penisplastik können z.B. die Art. und Vena epigastrica superficialis oder die Art. und Vena circumflexa ilium superficialis (SMITH et al. 1972) von Bedeutung sein. Eine schmale Basis erhöht die Beweglichkeit des Lappens.

Bei den gestielten Lappen unterscheidet man Verschiebe- und Wanderlappen. Verschiebelappen werden direkt neben dem Gewebsdefekt entnommen; sie haben nur einen Lappenstiel. In einem Verschiebelappen kann, wenn durch den Lappenstiel unversehrte Nerven führen, die Sensibilität erhalten bleiben. Ein typisches Beispiel für Verschiebelappen bietet die Z-Plastik.

Ein Wanderlappen ist ein länglicher Lappen mit zwei Stielen. Die eine Lappenbasis wird für zwei bis drei Wochen abgeklemmt, dann durchschnitten und an einer entfernter gelegenen Stelle des Körpers eingepflanzt. Wenn nach weiteren drei Wochen die Lappenbasis hier, im Empfängergebiet, eingewachsen ist, kann die zweite Lappenbasis durchtrennt werden und der Lappen an der neuen Stelle eingepaßt werden.

Die Innervation eines Wanderlappens geht verloren, es sei denn, die Nerven werden gezielt erhalten. Einen derartigen Ausnahmefall schildert ORTICOCHEA (1972): Bei der von ihm entwickelten Methode einer Penisplastik aus Gewebsmaterial vom Oberschenkel werden die Nerven freipräpariert und subkutan zur Empfängerregion vor der Symphyse geführt.

Der Rundstiel- oder Rollappen ist ein in der plastischen Chirurgie allgemein gebräuchlicher Wanderlappen, bei dem, meist nur um Infektionen zu vermeiden, die Ränder eingerollt und vernäht werden. Rollappen werden bei vielen Methoden einer Penisplastik verwandt.

2. Bei den freien Hauttransplantationen wird nur Epidermis und Dermis übertragen. Von einem Vollhaut- oder Wolfe-Krause-Lappen spricht man, wenn die gesamte Dermis erfaßt wird. Bei den Spalthaut- oder Thierschlappen wird zwischen $^1/_4$ und $^3/_4$ der Dermis übertragen. Größere Hauttransplantate werden mit dem Dermatom von Bauch oder Oberschenkel gewonnen. An der Entnahmefläche eines Spalthautlappens bleiben Epithelreste um die Haarwurzeln in den tieferen Dermisschichten zurück; diese Epidermisreste sorgen für eine schnelle Epithelisierung der gesamten Entnahmefläche, allerdings nicht ohne Narbenbildung.

Freie Hauttransplantate haften zunächst nur durch ein Fibrinnetz auf der Empfängerfläche und werden durch Plasmazirkulation ernährt. Falls das Transplantat angenommen wird, sprossen nach einigen Tagen Gefäße ein. Die Farbe des Transplantates wird dann rosiger, die Verbindung zur Unterlage fester.

Liegen im Wundgebiet Infektionen vor, so wird ein freies Hauttransplantat in der Regel nicht angenommen. Ein gestielter Lappen könnte hingegen, nach Wundexzision, verwandt werden. Weitere Voraussetzungen für eine erfolgreiche Übertragung eines freien Hauttransplantates sind absolute Hämostase, sorgfältige Fixierung des Transplantats auf dem Untergrund, Immobilisierung des Wundgebietes und ein Antibiotikaschutz. Grundsätzlich gilt für freie Hauttransplantate: je dünner, um so geringer die Ansprüche an die ernährende Unterlage und an einen raschen Gefäßanschluß.

Die funktionellen und kosmetischen Ergebnisse dünner Spalthauttransplantate reichen jedoch nicht für jeden Zweck aus. Vollhautlappen sind dehnbarer, anpassungsfähiger und mechanisch stärker zu beanspruchen, Eigenschaften, wie sie vor allem im Bereich des Gesichts oder der Handinnenfläche erforderlich sind. Bei Kindern transplantiert, kann ein Vollhautlappen mitwachsen.

Spalthauttransplantate behalten ein stärker verändertes Aussehen; sie machen außerdem innerhalb von sechs bis zwölf Monaten einen Reifungsprozeß durch, bei dem sie um 30–50% schrumpfen.

Eine besondere Form der Spalthauttransplantate ist das *„mesh graft"*, ein Spalthauttransplantat, das maschinell so eingeschnitten wird, daß es sich wie ein Netz ausbreiten läßt und eine größere Fläche bedecken kann. Die Zwischenräume schließen sich durch sekundäre Epithelisierung.

Die Indikationen für ein „mesh graft" sind (Cramer u. Chong 1973):
1. eine begrenzte Entnahmefläche,
2. ein infiziertes Wundgebiet, das andere Transplantate nicht zuläßt,
3. Schwierigkeiten bei der Immobilisierung und
4. eine komplizierte Form der Empfängerfläche.

Die 2., 3. und 4. Bedingung ist im Bereich des Perineums erfüllt, und „mesh grafts" sind hier, nach Ansicht der beiden oben genannten Autoren, oft indiziert.

Haut, die zur Deckung einer *Penisdenudation* verwandt wird, sollte möglichst fein, geschmeidig, dehnbar und fettfrei sein. Die Oberflächensensibilität sollte erhalten bleiben. Diese Kriterien werden von den verschiedenen Hauttransplantaten in unterschiedlichem Maße erfüllt.

Gestielte Lappen von Bauch und Oberschenkel sind zwar als Penishautersatz verwandt worden (Sangmit 1975; Stoll u. Dreyer 1975), die meisten Autoren lehnen jedoch dieses Verfahren ab. Die Lappen sind so unförmig dick, daß sie ein Kohabitationshindernis darstellen können. Als kosmetisch besonders ungünstig hat sich die haarige Haut der Schamregion erwiesen.

Sinnvoll kann es hingegen sein, den denudierten Penis vorübergehend in einen subkutanen Tunnel der unteren Bauchwand zu implantieren (Culp 1977; Stoll u. Dreyer 1975), z.B. wenn auch die Skrotalhaut fehlt und kein Dermatom zur Verfügung steht, einen Spalthautlappen zu schneiden. Die Glans wird durch eine Querinzision aus der Bauchhaut herausgeführt, der Harn muß über einen Katheter suprapubisch abgeleitet werden. Durch die Implantation wird eine sekundäre Infektion des Wundgebietes verhindert und es werden günstige Voraussetzungen für spätere Hautübertragungen geschaffen.

Freie Vollhauttransplantate werden im Genitalbereich nicht zur Deckung von Hautdefekten verwandt; sie sind jedoch gut brauchbar zur Rekonstruktion einer Urethra.

Penishaut, die nach vollständiger Durchtrennung aller Gewebsbrücken wieder replaziert wird, geht, wie praktische Erfahrungen zeigen, in jedem Fall unter (Schellmann 1971; Quilichini 1973; Culp 1977). Auf dieses Problem wird bei den Anmerkungen zur Wundexzision noch einmal eingegangen.

Spalthaut ist sehr gut geeignet zur Deckung von Hautdefekten am Penis. Eine normale Oberflächensensibilität fehlt zwar in allen freien Hauttransplantaten, die dünnen Spalthauttransplantate behindern jedoch am wenigsten die erhalten gebliebene Sensibilität, und nach einigen Monaten sind auch wieder protektive Wahrnehmungen möglich.

Bei der Wiederherstellung des *Skrotums* geht es weniger um kosmetische Gesichtspunkte als darum, für die Hoden möglichst physiologische Bedingungen zu schaffen. Das normale Skrotum hält die Hoden auf einer Temperatur, die wesentlich unter der des Körperinneren liegt. Bei höheren Temperaturen sistiert alsbald die Spermiogenese.

Culp u. Huffmann (1956) haben festgestellt, daß die Temperatur im Skrotum bei 31,7 °C liegt. Gleiche Wärmeverhältnisse herrschen auch in den oberflächlichen Schichten des subkutanen Fettgewebes der Oberschenkel. Die Temperaturen in der Leistenbeuge unterscheiden sich dagegen kaum von der Körperkerntemperatur.

Die therapeutische Konsequenz ist, die denudierten Hoden keinesfalls in die Leistenbeuge zu implantieren sondern in die Oberschenkelhaut oder die Bedeckung mit nicht zu dicken gestielten Lappen vorzunehmen.

Die Aufbereitung von Skrotalhaut zu einem freien Vollhauttransplantat wurde nur in einem Fall beschrieben (Gibson 1973). Die Haut wurde auf die Hoden zurückverpflanzt; zwei Drittel des Transplantates überlebten und heilten im Verlauf von sechs Wochen an.

Spalthaut ist für die Deckung von Skrotalhautdefekten nicht so gut geeignet, wie die gestielten Lappen vom Oberschenkel es sind. Wegen der unregelmäßigen Form der Hoden ist es schwieriger als am Penis, den für ein freies Transplantat erforderlichen innigen Kontakt zur Unterlage herzustellen.

2. Operationstechnik bei Penisdenudationen

Wundausschneidung

Es mag verwunderlich klingen, doch eine vollständige Denudation des Penis stellt keine so diffizilen Probleme wie eine teilweise Denudation, die noch eine Exzision verbliebener Hautreste erforderlich macht.

Masters (1973) empfiehlt, Penishaut zur Deckung eines Defektes nur dann zu gebrauchen, wenn dieser sehr klein ist und spannungsfrei geschlossen werden kann. Schon bei etwas größeren Verletzungen rät er zu einer Abdeckung mit Hauttransplantaten, entweder Spalthaut oder Präputialhaut.

Salvatierra (1969) erwähnt, daß er Defekte, die nicht spannungsfrei geschlossen werden konnten, einfach offen belassen habe. Oft trat eine spontane Epithelisierung ein, so daß ein operatives Vorgehen nicht mehr notwendig war.

Bei ausgedehnteren Verletzungen, insbesondere allen Verletzungen, die mehr als den halben Pensisumfang einbeziehen, fordert Masters (1973): Der Defekt sollte in eine *komplette* Denudation umgewandelt werden, die distal durch eine kleine Hautmanschette an der Corona und proximal durch den penoskrotalen Übergang begrenzt ist.

Auch Buzelin et al. (1971) halten es für illusorisch, ein gutes Resultat zu erhoffen, wenn ein Hautrest, der nur noch distal an der Glans befestigt ist, reponiert wird. Im Unterschied zu Masters (1973) wollen sie aber gut vaskularisierte Hautreste proximal, an der Penisbasis, erhalten.

Die Begründung für die radikale Bereinigung des Wundgebietes liegt darin, daß die Blutversorgung der Penishaut durch oberflächliche Gefäße von proximal her erfolgt. Außerdem wird durch die Verletzung die Lymphdrainage unterbrochen.

Nach der Reponierung entwickelt sich ein starkes Ödem im distalen Hautrest, das dann monatelang bestehen bleiben kann. Das Vorhautödem gleicht unter Umständen dem bei Paraphimosen und macht dann eine Spaltung des dorsalen Vorhautblattes erforderlich (Zbylski 1973).

Häufig entwickelt sich eine Hautnekrose, die dann allerdings nicht das Präputium einbezieht.

Die einen Autoren empfehlen nun, nur so wenig Präputialhaut zu erhalten, daß das Hauttransplantat daran fixiert werden kann. Wir schließen uns aus eigener Erfahrung dieser Empfehlung an. Andere belassen etwas mehr und versuchen eine kleine Vorhaut zu bilden, die dann als Hautreservoir für die Schrumpfungsprozesse des Transplantats und für Erektionen dienen soll.

Die großzügige Wundexision, die Ödem und Nekrose vorbeugen soll, kann unbesorgt durchgeführt werden. Skrotal- und Spalthauttransplantate heilen schon nach sechs bis acht Tagen ein und bringen hervorragende Endresultate.

Im Gegensatz zu den oben genannten Autoren fordert Boeminghaus (1971) allerdings: „Jedes noch erhaltene Stückchen Haut muß geschont und zur Deckung herangezogen werden." Es finden sich auch einige wenige Berichte, in denen ein solches Vorgehen nicht scheiterte. Capuano et al. (1972) schildern den Fall eines Patienten, dessen Penishaut an der Basis zirkulär ausgerissen war; distal, am Präputium, war jedoch die Hautkontinuität voll erhalten geblieben. Die Haut wurde zurückgestreift, und sie ist tatsächlich auch im Verlauf von 24 Tagen angeheilt, allerdings nicht ohne im Bereich der Penisbasis in einen pränekrotischen Zustand zu geraten. Die Autoren postulieren eine gewisse Blutversorgung von den tiefen Penisarterien her, rückläufig durch die Präputialhaut. (Vergleichbare Beobachtungen finden sich auch bei Mandres u. Kayser 1973; Caby u. Poiget 1968; Sharma et al. 1973).

Ein Argument für dieses Vorgehen kann sich aus der Situation ergeben, daß die Skrotalhaut verloren gegangen ist und kein Dermatom zur Verfügung steht, den Spalthautlappen zu schneiden. In diesem Fall kann man die Penishaut als einen natürlichen Verband betrachten, unter dem sich das Granulationsgewebe entwickeln kann, und dabei hoffen, daß sie vielleicht auch anwächst. Nach der Wundbereinigung sollte sich gleich eine Deckung des Defektes anschließen. Ansonsten können sich stärkere Narbenkontrakturen ausbilden, die zu Deformation und Fixation des Gliedes und zu Behinderung und Schmerzen bei der Erektion führen (BOEMINGHAUS 1971). Außerdem mindern sekundäre Superinfektionen die Erfolgsaussichten für spätere plastisch-chirurgische Maßnahmen.

Skrotalhautplastik (Abb. 5a–c)

Ein einfaches und komplikationsloses Verfahren, einen denudierten Penis zu bedecken, ist es, ihn subkutan in das Skrotum zu verlagern. Nach drei Wochen, wenn die Skrotalhaut auf der Dorsalseite des Penis angewachsen ist, wird er wieder befreit. Man schneidet dabei beiderseits des Gliedes so viel Skrotalhaut mit heraus, daß damit die Ventralseite des Penis bedeckt werden kann.

Um den Penis in das Skrotum zu verlagern, werden auf der Ventralseite des Skrotums zwei horizontale Schnitte im Abstand der Länge des denudierten Penissegments angelegt. Dabei entsteht ein Hautstreifen, unter dem der Penis durchgefädelt wird. Die Glans schaut am unteren Ende des Skrotums hervor, eine Katheterisierung der Urethra ist daher nicht derforderlich. Die Schnittränder des Skrotalhautstreifens werden mit den Rändern der Penishaut vernäht.

BUZELIN et al. (1971) empfehlen, bei der Befreiung des Penis aus der Skrotalhaut einen kleinen Kunstgriff anzuwenden, durch den Narbenkontrakturen im penoskrotalen Winkel verhütet werden. Die beiden vertikalen Schnitte parallel zum Penis, mit denen dieser befreit wird, werden asymmetrisch zur Mittellinie angelegt. Auf diese Weise wird die Naht auf der Ventralseite des Penis zur einen, die auf dem Skrotum zur anderen Seite hin verschoben. An der Penisbasis liegt eine kleine Quernaht.

Spalthauttransplantat (Abb. 5d)

Von den Avulsionstraumen wird oft nicht nur der Penis, sondern auch das Skrotum betroffen. In diesen Fällen muß ein Spalthauttransplantat zur Deckung der Penisdenudation herangezogen werden.

Das Transplantat wird mit einem Dermatom an einer möglichst unbehaarten Zone der Bauch- oder Oberschenkelhaut entnommen. Die Größe soll ungefähr den Maßen eines erigierten Penis entsprechen; BUZELIN et al. (1971) geben als Richtwerte 10 cm Breite und 15 cm Länge an, CULP (1977) empfiehlt 10×20 cm.

Die beiden längeren Schnittkanten des Transplantates werden dorsal auf dem Penis durch eine Naht vereinigt. Außerdem wird das Transplantat mit den proximal und distal am Penisschaft verbliebenen Hauträndern vernäht.

Die dorsale Naht kann gradlinig oder, um eine Narbenkontraktur zu vermeiden, gezackt angelegt werden. Bei der gezackten Naht gehen ungefähr zwei Zentimeter der Lappenbreite verloren.

Narben im Winkel zwischen Penis und Bauchhaut beziehungsweise Penis und Skrotum lassen sich vermeiden, indem der Hautlappen seitlich um einige Zentimeter eingeschnitten wird. Die Nähte an den Rändern des Transplantats werden so etwas mehr nach kranial, in die Schamregion beziehungsweise auf die vordere Skrotalfäche verlagert.

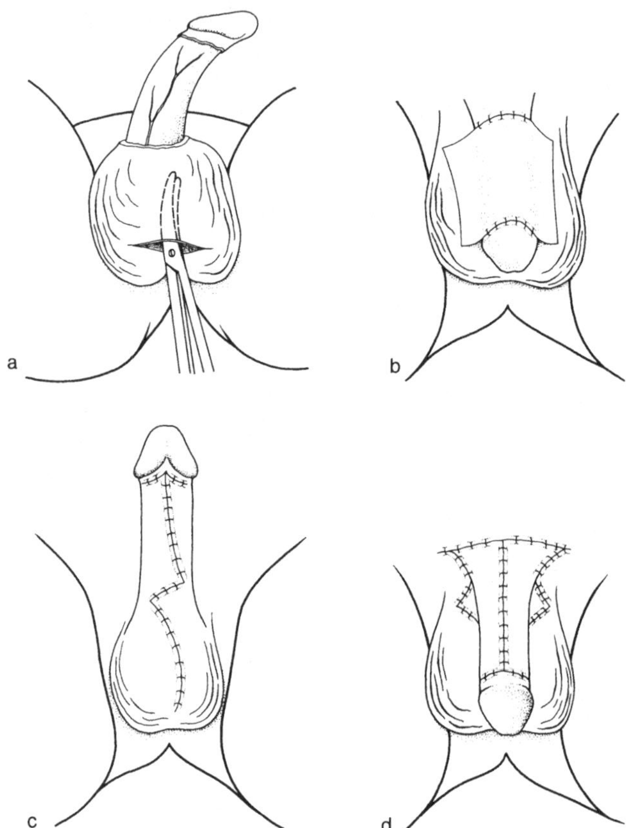

Abb. 5a–d. Penisdenudation. **a** Skrotalhautplastik durch Einbetten des Penisschaftes in die Skrotalhaut. **b** Schnittführung am Skrotum bei der Befreiung des Penis in der zweiten Operation. **c** Aufrichtung des Penis mit Z-Naht an der Ventralseite nach Lösung aus der Skrotalhaut. **d** Spalthauttransplantat am Penisschaft. *Wichtig:* möglichst weitgehende Abtragung des proximalen Präputialsaumes bis zur Corona glandis. Dorsale Naht am Transplantat, seitliche Inzisionen an der Penisbasis. (Modifiziert nach Buzelin et al. 1971)

Es ist recht schwierig, ein Spalthauttransplantat von 15×10 cm zu schneiden; leichter ist ein Hautstreifen von 30 cm Länge und 5 cm Breite zu gewinnen. In der Mitte des Streifens wird ein Schnitt angelegt, die Glans hindurch gezogen, und die Ränder der Inzision werden mit dem Rest des Präputiums vernäht. Die Längsnähte liegen seitlich am Penis.

Nach der Hauttransplantation wird am besten ein Schaumstoff-Kompressionsverband angelegt und der Penis senkrecht suspendiert. Zur Ruhigstellung sollten Medikamente verabreicht werden, die geeignet sind, die Frequenz der Erektionen zu vermindern, z.B. hoch dosierte Benzodiazepinderivate, Antiandrogene oder weibliche Geschlechtshormone.

Einfacher ist es, in der akuten Phase nach dem Unfall die Hoden nur unter die Oberschenkelhaut zu verlagern und die Wunde zu schließen. Ein neues Skrotum kann später, unter besseren Bedingungen der lokalen Blutversorgung und mit nur minimalem Operationsrisiko, wiederhergestellt werden. Dazu werden dann gestielte Lappen vom Oberschenkel benutzt, und zwar die Hautpartien, unter denen die Hoden implantiert worden sind.

Spalthauttransplantate (Abb. 7a und b)

Die Hoden werden zunächst mit einigen Catgut-Stichen einander angenähert, damit sie nur eine einzige Masse bilden. Dann werden sie mit Chrom-Catgut am Damm fixiert. Die Winkel des dreieckigen Hautdefektes werden geschlossen (Abb. 7a und b). Die Hoden werden nun, möglichst faltenfrei, mit einem Spalthauttransplantat überdeckt. Das Transplantat wird an den Wundrändern angenäht; außerdem muß mit einigen Stichen dafür gesorgt werden, daß es mit seiner gesamten Fläche den beiden Hoden aufliegt, statt Unebenheiten der Empfängerfläche zu überspannen.

Zum gleichen Zweck wird nach der Operation ein Schaumstoff-Kompressionsverband angelegt.

3. Operationstechnik bei Skrotalhautdefekten

Anders als bei den Penisdenudationen besteht bei den Verletzungen des Skrotums absolute Einigkeit darüber, daß die Wundexzision möglichst sparsam erfolgen soll (Abb. 6). Die Skrotalhaut ist sehr dehnbar, es besteht daher die Möglichkeit, mit nur kleinen Resten einen großen Defekt zu decken. Später dehnt sich der neue Skrotalsack. Die Naht darf allerdings nicht unter zu großer Spannung stehen, eine Nekrose der gesamten Skrotalhaut könnte die Folge sein (CABY u. POIGET 1968).

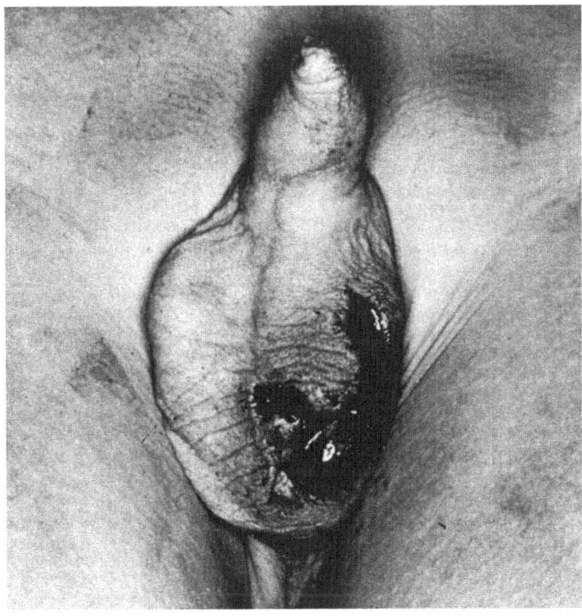

Abb. 6. Skrotalhautdefekt nach Sturz auf Fahrradlenker

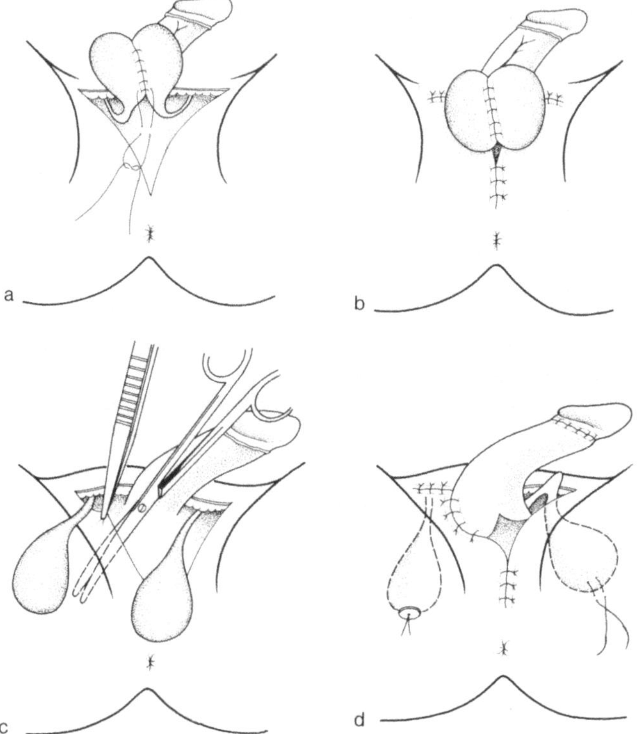

Abb. 7a–d. Denudation der Hoden. **a, b** Deckung der Hoden mit Spalthaut. Fixierung der Hoden aneinander und am Damm, Verschluß der Dammwunde. **c, d** Verlagerung der Hoden unter die Haut der Oberschenkel. (Modifiziert nach Buzelin et al. 1971)

Ist der Defekt so groß, daß er nicht mit den Resten des Skrotums abgedeckt werden kann, so bestehen drei Möglichkeiten: Spalthauttransplantate, die Verlagerung der Hoden unter die Haut der Oberschenkel und gestielte Lappen.

Mit den Spalthauttransplantaten oder den gestielten Lappen kann man in einer Sitzung zum Ziel gelangen. Man geht aber, besonders mit den Spalthauttransplantaten, ein hohes Nekroserisiko ein, das besser vermieden wird.

Verlagerung der Hoden unter die Oberschenkelhaut (Abb. 7c und d)

Für eine Implantation der denudierten Hoden ist am besten das subkutane Fettgewebe an der Innenseite der beiden Oberschenkel geeignet.

Die Taschen werden mit einem stumpfen Instrument vom Wundrand aus gebildet. Sie sollten nicht zu weit vorne liegen, um die Hoden nicht Bagatellverletzungen auszusetzen. Außerdem sollten sie sich auf unterschiedlichem Niveau befinden, sowohl in anterio-posteriorer als auch in kranio-kaudaler Richtung, damit sich die Hoden nicht bei jedem Schritt berühren. In der geeigneten Position werden die Hoden durch die Haut fixiert.

Die Dammwunde wird geschlossen; eventuell wird dabei ein Spalthauttransplantat gebraucht.

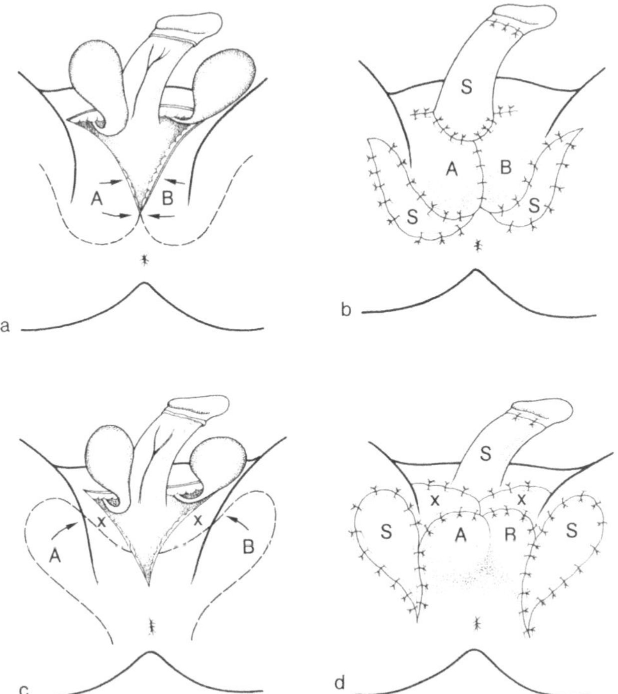

Abb. 8a–d. Bildung eines Skrotums aus gestielten Lappen in einer Sitzung. **a, b** Lappenstiel ventral, gleichzeitig Spalthauttransplantate am Penisschaft und im kaudalen Wundwinkel. **c, d** Lappenstiel dorsal S = Spalthauttransplantat. (Modifiziert nach BUZELIN et al. 1971)

Manche Patienten sollen sich mit den in die Oberschenkel verlagerten Hoden so wohl fühlen, daß eine zweite Operation nicht mehr erforderlich ist.

Bildung eines Skrotums aus gestielten Lappen

In dieser operativen Situation ist, so stellten BUZELIN et al. (1971) fest, dem Erfindungsgeist des Chirurgen freier Lauf gegeben.

Man kann schon in einer Sitzung zum Ziel kommen, indem man unmittelbar nach dem Unfall eine Skrotalplastik aus zwei gestielten Lappen bildet.

Es wird dazu die Haut direkt neben dem Dammdefekt, in der Beuge zwischen Genitalbereich und Oberschenkel benutzt (Abb. 8a und b). Die Lappen haben eine abgerundete Form, der Hautstiel zeigt nach ventral. Die Lappen werden zur Mitte hin, über die Hoden, verlagert und mit den medialen Rändern aneinandergenäht. Die Hautdefekte an der Entnahmestelle müssen durch Spalthauttransplantate abgedeckt werden.

Eine andere Möglichkeit, in nur einer Operation ein neues Skrotum zu bilden, liegt in folgendem Vorgehen: Wie bei der oben beschriebenen Methode werden zwei Lappen gebildet, die Lappenbasis liegt in diesem Fall aber zum Anus hin (Abb. 8c und d). Es erscheint fraglich, ob die beiden kleinen gestielten Hautlappen an der Penisbasis (×) überleben können.

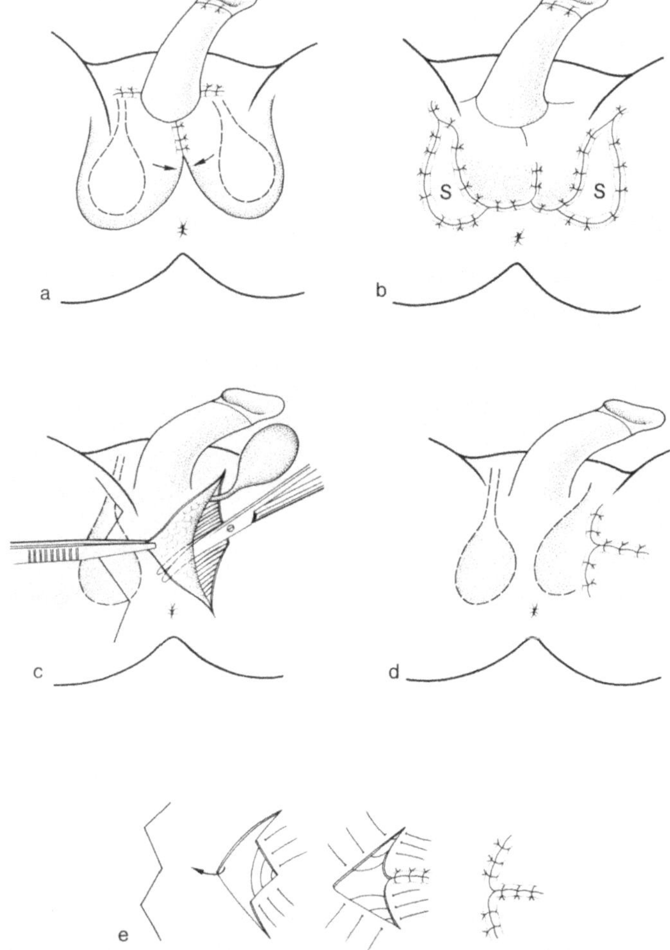

Abb. 9a–e. Bildung eines Skrotums nach Verlagerung der Hoden in die Haut der Oberschenkel. **a, b** Gestielter Lappen, Omega-förmiger Schnitt. **c, d, e** Verschiebeplastik, M-förmiger Schnitt. (Modifiziert nach Buzelin et al. 1971)

Hat man die Hoden zunächst unter die Haut der Oberschenkel verlagert, so kann das neue Skrotum aus einem einzigen breiten, gestielten Hautlappen gebildet werden (Abb. 9a und b). Die Entnahmefläche ist der Hautbereich, unter dem die Hoden implantiert worden sind. Die Schnittführung wird als omega-förmig beschrieben. Die Entnahmeflächen werden mit Spalthaut abgedeckt. Die Erfolgschancen sind bei dieser Methode größer, als wenn man versucht, unmittelbar nach dem Unfall schon ein neues Skrotum zu bilden. Zu diesem frühen Zeitpunkt ist die Dammwunde noch nicht verheilt. Deshalb müssen zwei relativ schmale, lange Hautlappen seitlich des Defektes gebildet werden, in denen die Blutversorgung schlechter ist als in dem einen, breitbasigen Lappen der zuletzt beschriebenen Methode.

Nach Implantation in die Oberschenkelhaut können die Hoden auch durch eine Verschiebeplastik zurückverlagert werden. Die typischen gestielten Lappen brauchen nicht gebildet zu werden; eine Spalthautübertragung auf Entnahmeflächen entfällt. Die Operation muß allerdings, im Abstand von acht Tagen, für jeden Hoden einzeln ausgeführt werden. Man legt über dem Hoden einen M-förmigen Schnitt an, mobilisiert die Haut im Dammbereich und verlagert hierhin den Hoden. Der Schnitt wird nun so vernäht, daß die Haut am Oberschenkel straff zusammengefaßt wird, dafür am Damm der entstandene Hautüberschuß ein kleines Skrotum bildet (Abb. 9c, d und e).

II. Verbrennungen

Verbrennungen des äußeren Genitale erfolgen meist zusammen mit großflächigen Verbrennungen des Unterleibes und der Oberschenkel. Typische Ursachen sind Verbrühungen oder Kleiderbrand.

MUIR u. MORGAN (1973, Mount Vernon Zentrum für Plastische Chirurgie) haben innerhalb eines Jahres 133 Patienten mit Verbrennungen behandelt. In immerhin 10 Fällen war das äußere Genitale mitbetroffen.

Die Haut des Penis ist so dünn, daß sie bei Verbrennungen meist in ihrer gesamten Dicke zerstört ist. Die Skrotalhaut zeigt hingegen große Regenerationstendenzen. Selbst bei tiefen Verbrennungen können in den Falten und um die Haarbälge herum epitheliale Elemente erhalten bleiben, von denen dann die Heilung ausgeht.

Die große Gefahr bei Verbrennungen im Genitalbereich ist die der Infektion durch Keime aus der benachbarten Analregion, z.B. durch den Problemkeim Pseudomonas aeruginosa.

Bei Penisverbrennungen empfehlen MUIR u. MORGAN (1973), so früh wie möglich die Harnröhre zu katheterisieren. Später kann sich ein Penisödem entwickeln, das andernfalls zu schweren Behinderungen der Miktion führen würde. Heute würde dem Harnröhrenkatheter eine suprapubische Fistel (Einmalset) vorgezogen. Im Falle eines sehr starken Ödems muß die Haut durch Entlastungsschnitte gespalten werden.

Größere Verbrennungen im Genitalbereich sind nicht zur frühen Wundexzision geeignet. Man sollte besser drei Wochen abwarten, um das Ausmaß der Verletzung genauer bestimmen zu können. Die konservative Therapie in diesen Wochen muß vor allem auf die Verhütung von Infektionen ausgerichtet sein.

Bei Kindern sollten die Wunden unverbunden an der Luft trocknen (MUIR u. MORGAN 1973). Bei Erwachsenen können antiseptische Verbände, z.B. mit Sulfonamiden, nötig werden, weil sonst verwundete Hautflächen aufeinanderlägen und eine feuchte, infizierte Kammer bildeten. CULP (1977) hält es in jedem Fall für günstiger, die Wundfläche abzudecken und mit 0,5prozentiger Silbernitratlösung stets feucht zu halten.

Leichtere Narbenkontrakturen können mit einer Z-Plastik behoben werden, in anderen Fällen müssen Spalthauttransplantate eingesetzt werden. Bei Narben an der Penisbasis können u.U. gestielte Skrotalhautlappen verwandt werden.

C. Penisverletzungen

I. Allgemeine Wundversorgung – Verband und Lagerung – Urethraverletzungen und Urethrafremdkörper

Kleinere Kontusionen und Rißwunden sind die häufigsten Penisverletzungen (Abb. 10). Sie lassen sich wie ähnliche Verletzungen in anderen Körperregionen nach dem üblichen Schema problemlos versorgen: Wundtoilette, Hämostase, möglichst primärer Wundverschluß, Tetanusprophylaxe und bei eingetretener Wundinfektion Chemotherapie.

Auf die Problematik der Verletzungen der Penishaut ist schon eingegangen worden (s. Abschnitt B.I.2). Die wichtigsten Grundsätze waren: Keinesfalls einen Hautdefekt unter Spannung schließen, die zirkuläre Einschnürung führt zu Ödemen und Hautnekrosen. Statt dessen den Defekt durch freie Hauttransplantate, gestielte Skrotalhautlappen decken oder einfach offen belassen. Bei ausgedehnten Hautverlusten großzügige Wundexzision.

Fasziendefekte werden ähnlich wie Penisrupturen behandelt: Sie sollten genäht werden, sofern dies ohne Abwinklung des Penis möglich ist.

Bei Schwellkörperverletzungen muß die Wundbereinigung im Hinblick auf die spätere erektile Potenz möglichst schonend erfolgen. Zbylski (1973) empfiehlt, auf die Entfernung kleinster Fremdkörper aus dem Schwellkörpergewebe ganz zu verzichten. Narbenstränge in den Schwellkörpern lassen sich nicht entfernen, ohne eine noch stärkere Narbenbildung auszulösen oder es müssen Transplantate eingefügt werden.

Verband und Lagerung können nach Penisverletzungen zu einem Problem werden. Boeminghaus (1971) hat bei der Behandlung zahlreicher derartiger Verletzungen während des letzten Krieges die folgenden Erfahrungen gemacht.

Ein Wickelverband ist grundsätzlich ungünstig, weil er die fortlaufende Kontrolle der Hautdurchblutung behindert und die Gefahr einer Zirkulationsstörung mit sich bringt. Da jedoch diese Nachteile bei jedem Verband in abgeschwächtem Maße gegeben sind, sollte man (außer bei Spalthauttransplantationen) ganz auf einen Verband verzichten.

Die normale Lagerung des Penis auf dem Skrotum ist jedoch ebensowenig zu empfehlen. Die Abknickung des Gliedes an seiner Wurzel begünstigt Zirkulationsstörungen und Ödembildung. Außerdem herrscht zwischen Penis und Skrotum der Zustand einer feuchten, infizierten Kammer, was sich besonders ungünstig bei Verletzungen an der Penisunterseite auswirken würde.

Die beste Lösung dieser Probleme bietet die senkrechte Elevation des Gliedes beim liegenden Patienten. Durch die Vorhaut wird ein Nylonfaden gestochen, und dieser wird über einen Gummiring an einem Gestell aufgehängt, das über dem Unterleib des Patienten plaziert worden ist. Der Gummiring soll ein Minimum an Bewegungsspielraum geben; er kann durch Rollen und Gegengewichte ersetzt werden.

Mit dem Wattekranzverband hat Boeminghaus (1971) nicht so gute Erfahrungen gemacht, wie mit der oben geschilderten Konstruktion. Auch beim Wattekranzverband kann der Penis noch in sich zusammensinken.

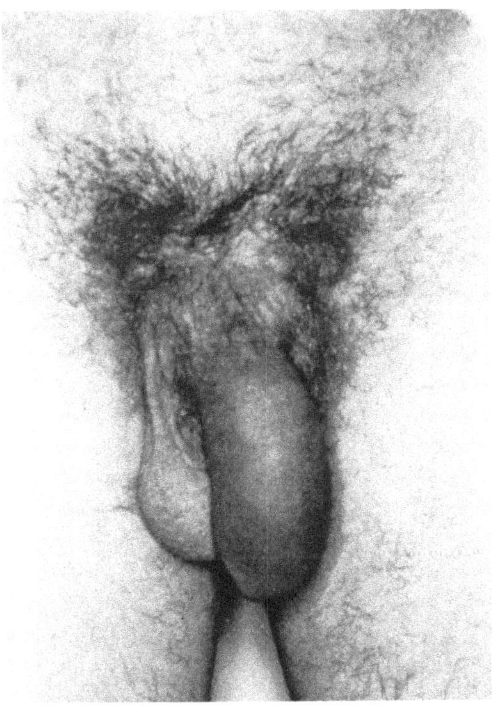

Abb. 10. Peniskontusion. Das gleiche Bild kann aber auch bei der Penisruptur oder Urethraverletzung entstehen

Auf die Gefahren, die Druckverbände in sich bergen, wird im Abschnitt „Strangulationsverletzungen" (C.II) noch hingewiesen werden.

Eine schwerwiegende, sogar lebensgefährliche Komplikation von Penisverletzungen ist die *Urethrazerreißung.*

Die Möglichkeit einer Beteiligung der Urethra ist bei allen Stich- und Schußverletzungen des Genitalbereiches gegeben. Eine sorgfältige Wundexploration ist deshalb immer erforderlich, auch bei den sogenannten Bagatelltraumen. MADERSBACHER (1974) schildert den Fall, daß eine unscheinbare Stichverletzung an einem Stacheldraht die Urethra eröffnet hatte (Abb. 11).

Die stumpfen Traumen, die am häufigsten zu einer Urethralazeration führen, sind die Penisruptur und die sogenannte Straddle-Verletzung.

Der über dem Diaphragma gelegene Anteil der Urethra und der Blasenhals werden bei einer Gewalteinwirkung gegen das äußere Genitale nicht mehr betroffen; Verletzungen der proximalen Urethra sind meist durch Beckenfrakturen bedingt.

Leitsymptome einer Harnröhrenverletzung sind Blutung aus der Harnröhre oder Hämaturie, Miktionsschmerz oder Harnverhaltung, sowie Hämatomausbreitung an Damm, Skrotum, Unterbauch und Penis, entsprechend den eröffneten Faszienräumen.

Durch das Hämatom, das sich üblicherweise um die Urethra herum ausbildet, kann u.U. beim ersten Miktionsversuch der Harn nicht abfließen, sondern es kommt nur zum Druckanstieg im Verletzungsbereich und zum Einpressen von

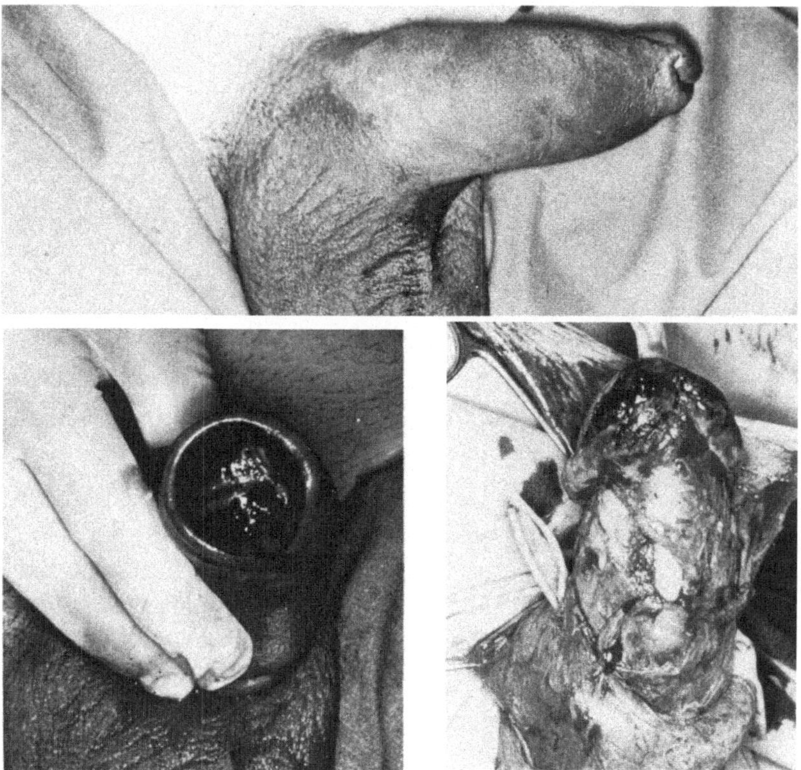

Abb. 11. Schwere Penisverletzung (Masturbation?). Äußerlich zunächst nur das Bild der Kontusion. Nach Zurückstreifen des Präputiums Hämatom und Verletzung der Glans penis. Nach Mobilisierung der Haut am Penisschaft Darstellung einer Harnröhrenverletzung (inliegend gelber Katheter)

Harn in die Wunde. Damit ist die Gefahr einer Phlegmone des infiltrierten Gewebes gegeben. MADERSBACHER (1974) zieht die Konsequenz, daß bei einem Verdacht auf eine Harnröhrenverletzung schon im Rahmen der Erstversorgung der Harn suprapubisch abgeleitet werden sollte.

Die Problematik der Urethrachirurgie ist dem Urologen bekannt durch die Behandlung von angeborenen Mißbildungen oder von Strikturen. Auch zur Behandlung von Verletzungen der penilen und der perinealen Urethra kann zwischen mehreren Techniken, die „auf unterschiedlicher philosophischer Überzeugung gründen" (DEVINE et al. 1977), gewählt werden.

Die Vorgehensweise, die von relativ vielen Autoren (z.B. BOEMINGHAUS 1971; CARLTON 1976; DEVINE et al. 1977; HERWIG et al. 1970; TURNER-WARWICK 1973; ZBYLSKI 1973) befürwortet und überzeugend begründet wird, läßt sich wie folgt charakterisieren:

Diagnose durch Urethrogramm absichern, nicht aus diagnostischen Gründen katheterisieren;

konservative Therapie nur bei kleinsten Verletzungen der Urethra, bei denen keine Urinextravasation vorliegt;

sonst: Wundtoilette mit Ausräumung von Hämatomen und Extravasat, Ausspülen der Wunde, Exzision devitalisierten Gewebes, großzügige Drainage des Wundgebietes;

primäre Urethranaht nur in bestimmten, günstig gelagerten Fällen (siehe die anschließenden Erläuterungen), Harnröhren-Verweilkatheter nach primärer Urethranaht möglichst vermeiden, suprapubische Harnableitung;

bei komplizierteren Urethraverletzungen die Urethrastümpfe in die äußere Haut einnähen (I. Sitzung der Johanson-Plastik), sekundäre Wiederherstellung der Urethra.

Erläuterungen

Das retrograde *Urethrogramm* sollte mit einem wasserlöslichen, verdünnten Kontrastmittel durchgeführt werden. Die Kontrastmittelextravasation sollte durch Röntgenkontrollen während der Injektion auf ein Minimum begrenzt werden. Größere Mengen eines konzentrierten Kontrastmittels können Gewebsnekrosen verursachen (TURNER-WARWICK 1973).

Von einer *Katheteruntersuchung* sollte bei Verdacht auf eine Harnröhrenlazeration abgesehen werden. Die Katheterspitze könnte in einem Riß hängenbleiben und die Verletzung vergrößern, eventuell auch Keime in die Wunde einbringen. Außerdem kann durch eine geglückte Katheterisierung der Harnblase nicht einmal eine vollständige Urethraruptur ausgeschlossen werden.

Eine *konservative Therapie* kann nur bei minimalen Urethraeinrissen, bei denen es nicht zur Urinextravasation gekommen ist, durchgeführt werden. Nach BOEMINGHAUS (1971) braucht nichts weiter unternommen zu werden, wenn der Verletzte unbehindert urinieren kann. CARLTON (1976) u. DEVINE et al. (1977) empfehlen bei leichten Urethraverletzungen eine Antibiotikaprophylaxe und einen Harnröhrenkatheter. Der Katheter soll nur den Harnabfluß sichern, er bildet keine Leitschiene für die Heilung. Folglich kann er auch besser durch eine suprapubische Zystostomie ersetzt werden; BOEMINGHAUS (1971) hält diese Form der Harnableitung auch bei den leichteren Harnröhrenverletzungen für indiziert.

Die instrumentellen Harnröhrenverletzungen sind meist so harmlos, daß sie konservativ behandelt werden können. Auf jede weitere Einführung von Instrumenten sollte verzichtet werden, sie würden die vorhandene Läsion von neuem aufreißen.

Bei Urethraverletzungen mit Urinextravasation ist die Freilegung des Wundgebietes und die *Wundtoilette* von besonderer Bedeutung.

BOEMINGHAUS (1971) stellt fest: „Seit ich (B.) bei einer an sich geringfügigen Harnröhrenverletzung aus dem anfänglichen kleinen Hämatom trotz suprapubischer Harnableitung innerhalb von 36 h eine tödlich endende Phlegmone sich entwickeln sah, bin ich zu der prophylaktischen Spaltung auch des geringfügigsten Verletzungshämatoms bei Harnröhrenrupturen übergegangen. ... Ist sie (die Phlegmone) bereits eingetreten, bestehen bereits Ödem und Rötung an Damm, Skrotum und Glied, dann können nur rigorose Spaltungen des ganzen infiltrierten Bezirks bis weit in das Gesunde und Vermeidung jeder Sekret- und Harnstauung in Verbindung mit zuverlässiger Harnableitung die Gefahr bannen und das Leben retten."

Die Gefahr einer Harninfiltration besteht nur wenige Tage, bis im Wundgebiet Granulationen auftreten und das Gewebe abdichten.

Kleinere Urethraeinrisse können mit einer *primären Naht* versorgt werden. Auch bei einer vollständigen Durchtrennung der Urethra kann unter bestimmten Voraussetzungen eine primäre Reanastomosierung durchgeführt werden.

Die Urethrastümpfe müssen proximal und distal der Verletzung mehrere Zentimeter weit mobilisiert werden, um so eine spannungsfreie Naht zu ermöglichen. Die Stümpfe werden angefrischt, einen Zentimeter tief gespalten (Inzisionen um 180 Grad versetzt) und über einen Katheter vernäht. Das Urethrasegment, das bei der Wundexision entfernt werden muß, darf nicht mehr als 1–1,5 cm lang sein. Wegen der Überlappung an der Anastomose wird dann die Urethra schon um 2–2,5 cm verkürzt. Nach der Versorgung der Urethra wird der Harnröhrenkatheter entfernt, der Harn suprapubisch abgeleitet und das Wundgebiet gut drainiert.

Neben einer begrenzten Länge des exzidierten Segmentes müssen für eine primäre Urethrarekonstruktion noch weitere Voraussetzungen erfüllt sein. DE-VINE et al. (1977) sind der Meinung, daß eine Urethranaht nur einem Operateur mit Erfahrungen in der Chirurgie des Dammbereiches möglich ist. Der Unerfahrene sollte sich auf die lebensnotwendige Wundtoilette, die suprapubische Harnableitung und die Implantation der Urethrastümpfe in die äußere Haut beschränken.

Manche Fälle sind zur primären Reanastomosierung nicht geeignet, weil es unmöglich ist zu bestimmen, wie weit die traumatisierte Urethra überleben kann.

BOEMINGHAUS (1971) rät von jeder primären Harnröhrennaht ab, wenn das Wundgebiet infiziert ist. Als infiziert betrachtet er alle nicht ganz frischen Verletzungen, bei denen durch einen Miktionsversuch Harn in das Wundgebiet eingepreßt worden ist, außerdem alle Schußverletzungen.

War eine primäre Urethranaht nicht durchführbar, wurden die Urethrastümpfe in die äußere Haut implantiert, so bereitet die *Harnableitung* keine weiteren Probleme: In den hinteren Harnröhrenstumpf kann ein Katheter eingelegt werden.

Gegen einen Harnröhrenverweilkatheter nach einer primären Urethrarekonstruktion werden jedoch von vielen Autoren starke Bedenken geäußert. Der Katheter soll keinen Vorteil bringen, sondern nur durch die eitrige Urethritis, die früher oder später sicher eintritt, die Wundheilung verschlechtern und außerdem Strikturen bis weit über das Verletzungsgebiet hinaus bedingen.

Eine Indikation für einen Harnröhrenkatheter ist nur bei den Rupturen der Pars posterior der Urethra gegeben. Er dient in diesen Fällen u.a. als Schienungsrohr für den Granulationskanal zwischen den auseinanderklaffenden Stümpfen. Diese Indikation läßt sich keinesfalls auf die Verletzungen der anterioren Urethra übertragen.

Bei Urethraverletzungen werden manchmal besonders dicke Katheter eingeführt, um so Strikturen an der Verletzungsstelle vorzubeugen. Dicke Katheter sind jedoch noch mehr von Nachteil als normal starke: Die äußere Harnröhrenöffnung umschließt den Katheter so eng, daß das Sekret aus Harnröhre und Wunde nicht abfließen kann und tief in das traumatisierte Gewebe eindringt oder zur Entstehung paraurethraler Abszesse führt.

Ein weiteres Argument gegen die Verwendung von Harnröhrenverweilkathetern liefert BOEMINGHAUS (1971): Ein Katheter kann die Blase nie vollständig entleeren. Kommt es nun zu spontanen Blasenkontraktionen, so wird der Urin neben dem Katheter in die Harnröhre gepreßt und infiltriert zusammen mit dem eitrigen Harnröhrensekret das Wundgebiet. Eine spontane Miktion wäre in dieser Hinsicht weniger gefährlich.

Alle genannten Nachteile eines normalen Katheters entfallen bei einem nicht zu dicken, fenestrierten Harnröhrenkatheter. TURNER-WARWICK (1973) sieht sogar Vorteile gegenüber der suprapubischen Zystostomie: Harnröhren- und Wundsekret aus dem Raum zwischen Katheter und Urethra werden nicht nur gut abgeleitet, es soll hier auch ein Spüleffekt

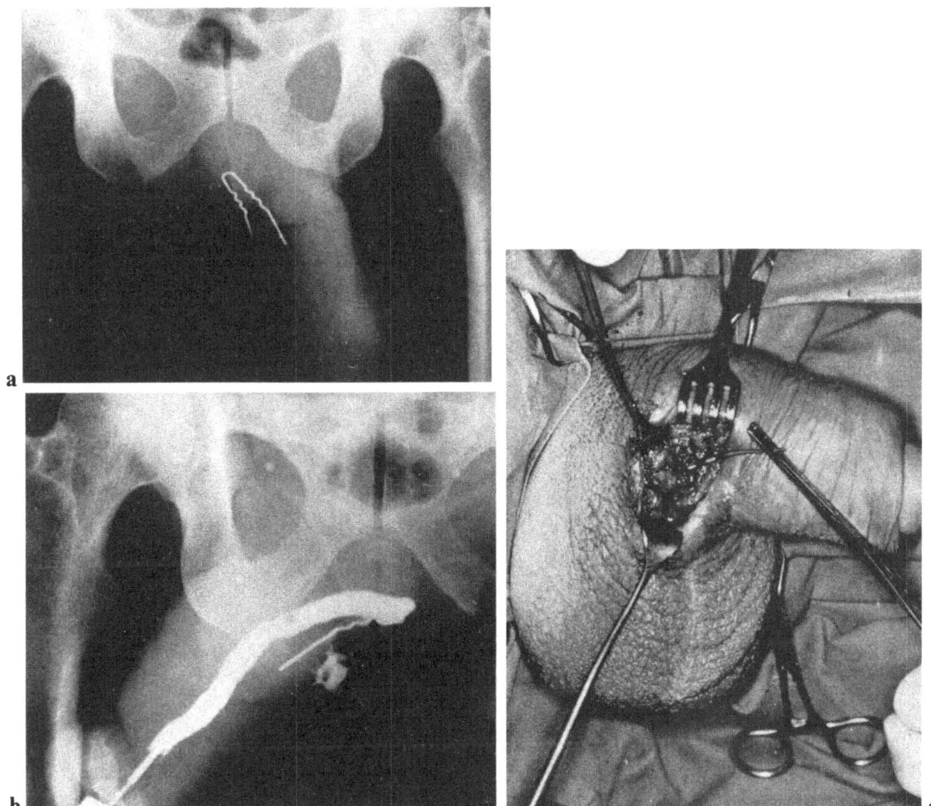

Abb. 12a–c. a Urethrafremdkörper (Haarnadel) im Penisschaft. **b** retrogrades Urethrogramm: Kontrastmittelaustritt durch einen feinen Fistelgang entlang der Nadel. **c** Operative Entfernung der Nadel

durch den Harnfluß erreicht werden. Eine Blasenspülung kann auch mit dem fenestrierten Katheter durchgeführt werden, der perforierte Anteil muß dazu in die Blase vorgeschoben werden.

Eine einfache Alternative zur suprapubischen Harnableitung und zum fenestrierten Katheter beschreibt CARLTON (1976): Die Harnröhrenverletzung wird mit einer möglichst wasserdichten Naht verschlossen, und nur für 24–48 Std wird ein Harnröhrenkatheter eingelegt. Danach läßt man den Patienten wieder normal urinieren.

Eine gar nicht so seltene Form der Urethratraumatisierung ist die durch *Fremdkörper,* die im Rahmen masturbatorischer Handlungen in die Urethra eingeführt werden (Abb. 12a–c). Die Symptome sind ein therapieresistenter Infekt, Mikrohämaturie, Penisödem und Harnverhaltung. Schwerwiegende Komplikationen bilden der Urethralabszeß oder die Urosepsis, die tödlich verlaufen kann (RATHERT u. OSTERLOH 1975). Spätfolgen sind Stein- und Strikturbildung.

Bei den Fremdkörpern handelt es sich relativ häufig um längliche Gegenstände wie Wachskerzen oder Bleistifte (Abb. 13a und b). Der Nachweis röntgen-

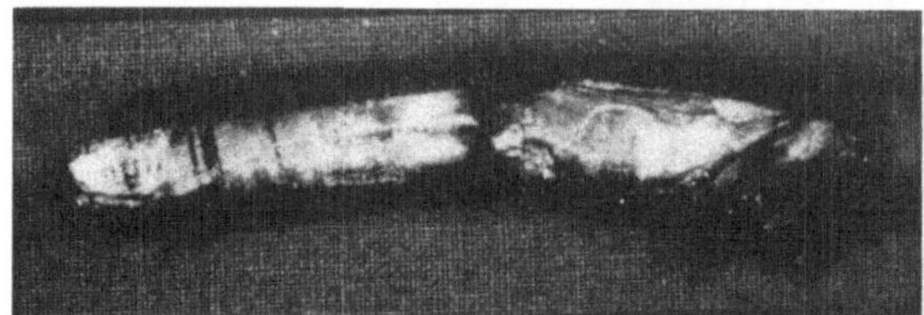

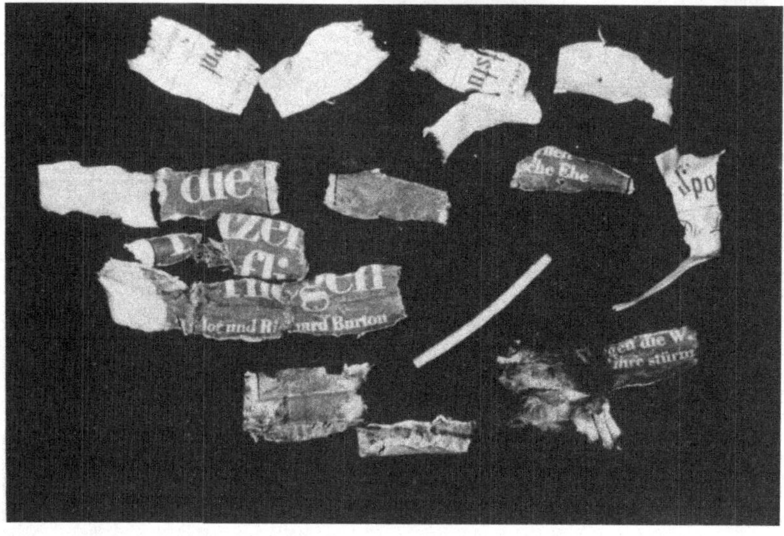

Abb. 13a, b. a Harnröhrenfremdkörper **b** Bestandteile des Harnröhrenfremdkörpers: Streichhölzer mit Umwickelung durch Zeitungsausschnitte über Filmschauspieler. Bei dem 60jährigen Patienten wurden wiederholt Fremdkörper aus der Harnröhre entfernt. Eine psychiatrische Konsultation erfolgte nicht. Später führte ein Fremdkörper zur Urinphlegmone mit tödlichem Ausgang

negativer, noch nicht inkrustierter Fremdkörper kann Schwierigkeiten bereiten. Vom Patienten sind kaum Informationen zu erhoffen. Nicht zuletzt im Hinblick auf die Möglichkeit eines unerkannten Harnröhrenfremdkörpers empfiehlt Vahlensieck (1968), bei „unklaren Beschwerden" im Bereich des Urogenitale ein Urogramm und, bei unauffälligem Befund, eine Urethro-Zystoskopie durchzuführen. Ein typisches Beispiel schildert die Abb. 14.

Die Entfernung der Fremdkörper erfolgt transurethral, durch Urethro- oder durch Zystostomie.

Patienten, die häufiger wegen eines Harnröhrenfremdkörpers behandelt werden müssen, bedürfen auch einer psychiatrischen Therapie. Zum Problem der Harnröhrenfremdkörper aus psychiatrischer Sicht liegt eine Studie von Mitchell (1968) vor. Die beiden Patienten, auf die sich die Studie stützt, werden als unreife, impulsive, passive, paranoide Persönlichkeiten geschildert. Beide hatten schon Jahre bevor sie durch Harnröhrenfremdkörper auffielen Selbstverstümmelungen im Genitalbereich durchgeführt. Mitchell (1968) diskutiert zwei psychische Mechanismen, die möglicherweise das Fehlverhalten unmittelbar bedingten: Zum einen die Fixierung an die urethralerotische Stufe der Entwicklung,

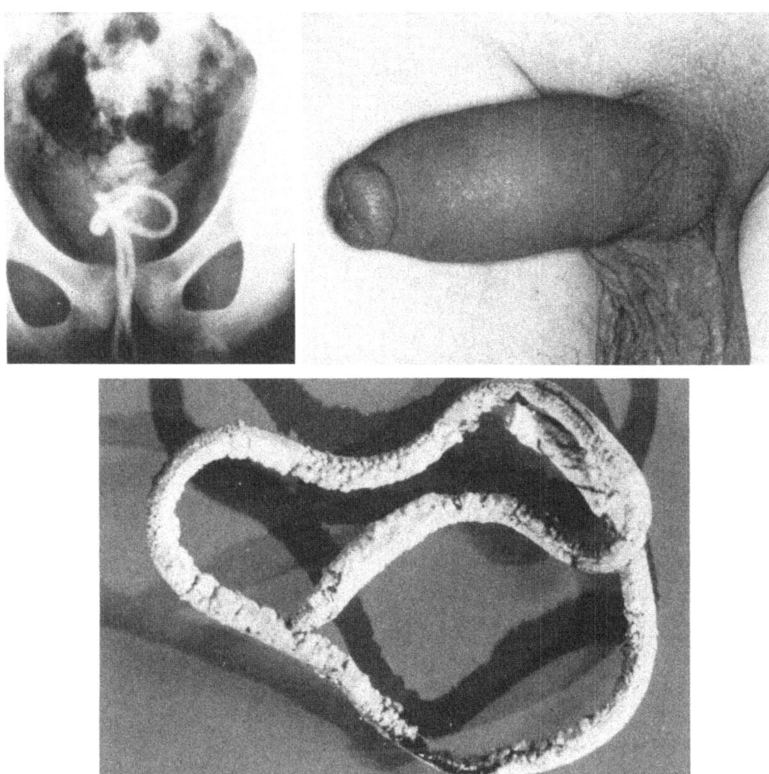

Abb. 14. Penisödem bei einem 16jährigen Jungen durch inkrustrierten Fremdkörper in Blase und Harnröhre

zum anderen eine feminine Identifikation, die ihren Ausdruck darin sucht, daß sie den Penis zu einem empfangenden (=weiblichen) Organ macht.

II. Strangulationsverletzungen des Penis

Die Penisstrangulationen gehören zu den vergleichsweise häufigen Verletzungen im Genitalbereich. Schon 1945 sind 114 Fälle aus der Weltliteratur zusammengetragen worden (HOFFMANN u. COLGY, zit. nach GALLEHER u. KISER 1961).

Je nach Lebensalter führen die unterschiedlichsten *Ursachen* zu dieser Verletzung. ROSEFSKY (1967) berichtet, daß bei einem Neugeborenen ein Plastibell-Zirkumzisionsring zu einer Nekrose der äußeren Glansschichten geführt hat. Der Ring war wahrscheinlich ausreichend groß gewählt worden, ist dann aber durch ein Penisödem ungeklärter Ursache zu eng geworden (Abb. 15). Weitreichendere Schäden wurden in einigen Fällen beobachtet, in denen vergessen worden war, den Zirkumzisionsring rechtzeitig zu entfernen. Bei Säuglingen ist es vorgekommen, daß ein Haar oder ein Faden von den Pflegepersonen unbemerkt den Penis abgeschnürt hat. Als Ursache einer Penisstrangulation

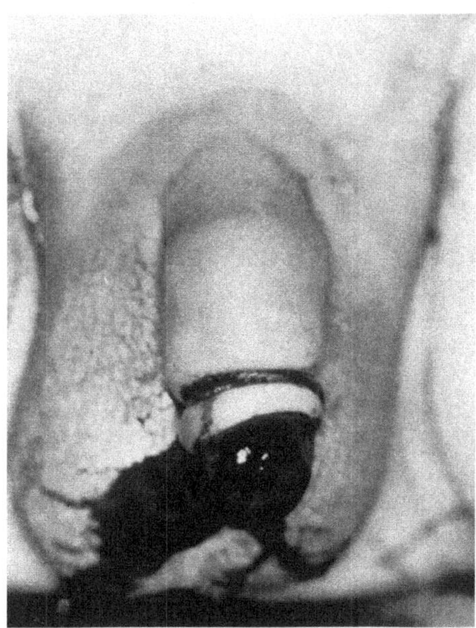

Abb. 15. Ödem und Hämatom sowie partielle Nekrose der Glans penis nach Dislokation des Ringes einer sogenannten Beschneidungshilfe (Plastibell) in den Sulcus coronarius

im Kindesalter wurde in einigen Fällen eine Enuresis angegeben; durch das Anbringen eines straffen Gummiringes wollten die Patienten das beschämende Einnässen verhindern. Andere Kinder fügen sich im Spiel eine Strangulationsverletzung zu, ohne noch recht zu wissen, warum eigentlich. Bei jungen Ehemännern soll der Ehering ein bevorzugtes Corpus alienum sein, ein Aberglaube mag eine Rolle spielen. Relativ häufig werden Penisstrangulationen bei älteren Männern beobachtet; sie erfolgen meist im Rahmen autoerotischer Manipulationen. Oft wird angegeben, daß Trunkenheit im Spiel gewesen sei. Die letztgenannte Patientengruppe sucht erst sehr spät den Arzt auf, dann nämlich, wenn die Angst vor dem Gliedverlust noch größer als die Beschämung geworden ist.

Die ersten *Symptome* einer Strangulationsverletzung sind Schmerzen, Zyanose und Ödem des Gliedes. Das Ödem ist der Grund dafür, daß es dem Patienten nicht mehr gelingt, den Fremdkörper selbst abzustreifen. Später stellt sich zumeist ein Taubheitsgefühl ein, es ist als ein Zeichen der Schädigung der sensiblen Nerven zu werten.

Die Schmerzunempfindlichkeit ermöglicht es auch nur dem Patienten, den Arztbesuch tagelang hinauszuzögern. Bei Säuglingen und Kleinkindern können die Strangulationen wegen ihrer Schmerzlosigkeit unbemerkt bleiben.

So kann es geschehen, daß der Arzt mit fortgeschrittenen Stadien wie Nekrose und Gangrän, Harnverhaltung, traumatischer Hypospadie und Amputation konfrontiert wird. Außer den lokalen Veränderungen pflegen die Strangulationen keine Symptome hervorzurufen.

Myers u. Kelalis (1973) nehmen an, daß von den zahlreichen Ursachen, die eine Penisgangrän bedingen können, die Strangulationen die häufigste sind. Pathophysiologische Voraussetzung einer Gangrän ist, daß nicht nur die oberflächlichen Gefäße, sondern auch die mit ihnen anastomosierenden tiefen Arterien abgedrückt werden.

Je nachdem, um welche Art von Fremdkörper es sich handelt, wie groß sein innerer Durchmesser ist und wie lange er einwirkte, bereiten die diagnostischen, die technischen oder die eigentlich therapeutischen Maßnahmen die größten Probleme.

Es scheint vielleicht nicht ganz einsehbar, bei Strangulationsverletzungen des Penis von *diagnostischen Problemen* zu sprechen. Doch selbst einer ärztlichen Untersuchung kann eine Haarsträhne oder ein Faden entgehen, wenn sich der Fremdkörper tief in den stark angeschwollenen Penis eingeschnürt hat.

FARAH u. CERNY (1973) und SUMMER u. GUIRA (1973) berichten von zwei Säuglingen, bei denen ein Faden bzw. ein Haar den Penisquerschnitt nahezu vollständig durchtrennt hatte. Erstaunlicherweise war in beiden Fällen noch eine ausreichende Blutversorgung des distalen Penissegments erhalten geblieben, und es konnte nach Anfrischung der epithelisierten Wundflächen reanastomosiert werden.

Besteht keine absolute Sicherheit, daß der Fremdkörper mit der Pinzette vollständig entfernt wurde, so empfehlen KERRY u. CHAPMAN (1973) eine kleine Inzision in der durch die Einschnürung entstandenen Hautfalte, und zwar senkrecht zum erwarteten Fremdkörper. Der Schnitt wird in den Bereich zwischen einem Corpus cavernosum und dem Corpus spongiosum gelegt, also lateral-inferior am Penisquerschnitt. Die dorsalen Nerven und Gefäße werden so geschont. Eine Urethraverletzung muß sorgsam vermieden werden.

Die *Entfernung von Metallringen* kann erhebliche technische Schwierigkeiten mit sich bringen. Einige können noch mit einer Zange aufgesprengt werden, für andere braucht man eine Säge. Geeignet ist z.B. die Gigli-Säge. Der Penis muß bei der Arbeit vor Verletzungen geschützt werden indem unter dem Metallring, an der Stelle an der gesägt wird, eine Sonde durchgeschoben wird.

Doch alle Sägen versagen an gehärtetem Stahl. LANG (1935) schildert, wie man zwei Stunden lang unter dauernder Kühlung einen Kugellagerring mit einem Diamant-Karborund-Schleifrad entfernt hat (Abb. 16).

BROWNING u. REED (1969) beschreiben eine ganz andere, elegante Methode, einen Stahlring vom Penis zu entfernen: Der Ring befand sich direkt hinter der Glans. Der innere Durchmesser betrug 2 cm, der Durchmesser der cyanotischen, ödematösen Glans 4–5 cm. Zunächst injizierte man 150 Einheiten Hyaluronidase an mehreren Punktionsstellen in die Glans. Daraufhin floß durch die Punktionswunden dunkles Blut ab, und die Glans wurde etwas weicher. Dann wurde mit Hilfe einer feinen, gebogenen Pinzette ein dicker Seidenfaden unter dem Ring durchgezogen. Der Seidenfaden wurde langsam, in dichten, parallelen Windungen um die Glans gewickelt, und zwar von proximal nach distal. Die Glans wurde dadurch bis auf den inneren Durchmesser des Ringes komprimiert, außerdem stark verlängert. Wiederum trat dunkles Blut durch die Punktionswunden aus.
Der Ring konnte nun dadurch entfernt werden, daß der Seidenfaden vom proximalen Ende her abgewickelt wurde und dabei den Ring vor sich herschob. Im Verlauf von 24 Std gewann der Penis sein normales Aussehen wieder.

Bisweilen sehen sich die Ärzte gezwungen, blutige Methoden anzuwenden, einen Ring zu entfernen. LANG (1935) schildert ein Verfahren, durch ausgiebige Inzisionen der Haut und Massage das Lymphödem zum Abschwellen zu bringen und dann den Ring zu entfernen.

SCHELLHAMMER u. DONNELLY (1973) kamen bei ihrem Patienten mit dieser Methode nicht zum Ziel. Sie sahen allerdings durch die Inzisionen, daß nur die Haut und das subkutane Gewebe von dem Ödem erfaßt waren, nicht die Schwellkörper. Also entfernten

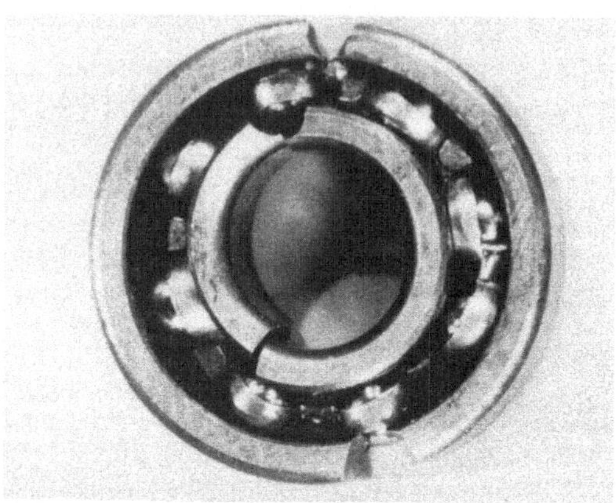

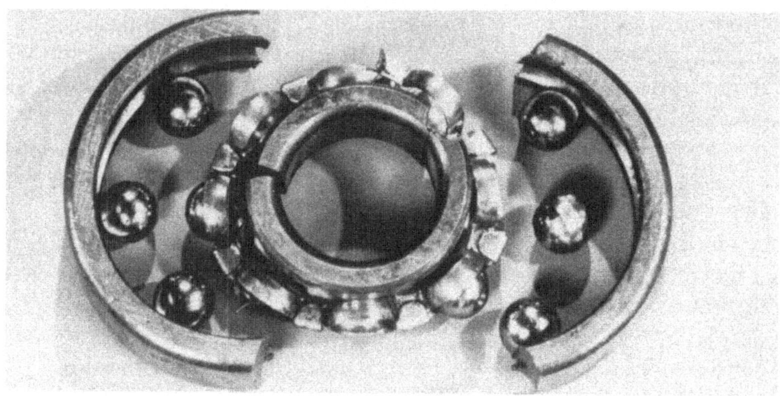

Abb. 16. Vom Penis nur durch die Haushandwerker mit einer elektrischen Säge zu entfernender Kugellagerring (Freundlicherweise zur Verfügung gestellt von Prof. Dr. St. Lymberopoulos, Bardenberg)

sie die gesamte Haut des Penisschaftes bis zur tiefen Faszie und konnten nun den Ring abstreifen. Nach 10 Tagen wurde das Granulationsgewebe mit einem Spalthauttransplantat abgedeckt; das Endresultat war gut (vergleichbare Fallbeschreibung: Tiwari et al. 1977).

Die *Therapie* nach der Entfernung des Fremdkörpers besteht in den meisten Fällen nur darin, zu beobachten, wie sich der Penis spontan wieder erholt. Hat sich eine Nekrose oder eine Gangrän entwickelt, so wird empfohlen, zunächst unter dem Schutz einer Chemotherapie die Demarkation des abgestorbenen Gewebes abzuwarten (Myers u. Kelalis 1973; Markland u. Merrill 1972). So soll vermieden werden, daß Gewebe entfernt wird, das sich später vielleicht doch noch als lebensfähig erwiesen hätte.

Eine besondere Form der Penisstrangulation sei noch erwähnt: Kraus u. Tessler (1973) berichten einen Fall, in dem ein *Druckverband* nach einer operativen Priapismusbehandlung eine Gangrän verursachte. Es handelte sich um eine Shunt-Operation zwischen den Corpora cavernosa und der Vena saphena magna (Operation nach Grayhack et al. 1964). Der Verband wurde mehrmals täglich gewechselt.

Dabei bemerkte man am vierten Tag eine kleine, oberflächliche Hautnekrose. Innerhalb von zwei Wochen entwickelte sich eine Gangrän des gesamten distalen Penisdrittels. Da die Grenzen der Gangrän genau mit denen des Druckverbands übereinstimmen, nehmen die Autoren an, daß die Gangrän in erster Linie druckbedingt war.

Bei drei ähnlichen, in der Literatur beschriebenen Fällen vermuten Kraus u. Tessler (1973) denselben Zusammenhang zwischen Druckverband und Gangrän.

Sie empfehlen deshalb, auf den Druckverband ganz zu verzichten. Keinesfalls aber darf er die Glans bedecken, weil dann eine Zyanose nicht rechtzeitig bemerkt werden kann. Der venöse Abfluß aus dem Penis kann statt durch einen Druckverband auch durch eine Kinder-Blutdruckmanschette unterstützt werden, die in regelmäßigen Zeitabständen aufgeblasen wird. Grayhack et al. (1964) beschrieben diese Maßnahme schon in der ersten Darstellung ihrer Operationsmethode.

III. Penisruptur

Bei der Penisruptur, manchmal nicht ganz korrekt Penisfraktur genannt, handelt es sich um einen Einriß in die Tunica albuginea und des angrenzenden Corpus cavernosum (Abb. 17). In ungefähr 30% der Fälle ist das Corpus spongiosum und die Urethra mitbetroffen. Ursache einer Penisruptur ist immer eine Abknickung des erigierten Penis.

Eine Auswertung von 58 Fallbeschreibungen der Weltliteratur (Meares 1971) ergab, daß die Rupturen in einem Drittel der Fälle während des Koitus erfolgen, ansonsten durch die verschiedensten Traumen, z.B. Umlagerung während des Schlafes in die Bauchlage, manuelle Manipulationen mit dem Ziel einer Detumeszenz, Stoß an harten Gegenständen.

Oft hören die Patienten im Augenblick der Verletzung ein leises, knackendes Geräusch und verspüren dabei einen starken, genau lokalisierbaren Schmerz. Es folgt eine Detumeszenz des Gliedes, begleitet von einem Abklingen der Schmerzen.

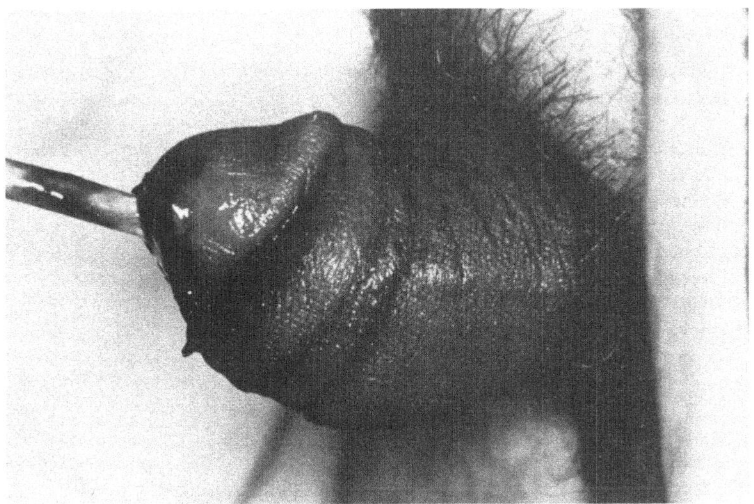

Abb. 17. Penisruptur mit Verletzung der Urethra nach Koitus

In Frühfällen ist der Defekt der Tunica albuginea palpabel (Fleck u. Fleck 1974). Später entwickelt sich über dem Defekt eine bindegewebig begrenzte Einblutung in die Subkutis, die dann als weiche, fluktuierende Masse getastet werden kann. Bisweilen führt die Penisruptur auch zu erheblichen Schwellungen. Eine diffuse Ekchymose kann den gesamten Penis, Skrotum, Perineum und die Innenfläche der Oberschenkel mit einbeziehen (Kotowicz u. Leemans 1974; Meares 1971). In manchen Fällen ist der Penis an der Stelle der Ruptur zur Gegenseite hin abgebogen.

Durch die Injektion eines Kontrastmittels in die Corpora cavernosa kann der Riß in die Tunica albuginea genau lokalisiert werden. Dieser diagnostische Eingriff ist indiziert, wenn die Ruptur wegen eines diffusen Hämatoms nicht palpiert werden kann, eine operative Korrektur jedoch angestrebt wird. Eine genaue Lokalisierung kann allerdings noch während der Operation vorgenommen werden. Eine Inzision der Haut dorsal in der Mittellinie oder zirkulär an der Corona glandis ermöglicht es, Haut und Unterhautgewebe soweit zurückzuschieben, daß beide Corpora cavernosa abgetastet werden können (Hudson 1975).

Die konservative *Therapie* einer Penisruptur besteht in der Einführung eines Katheters oder besser einer suprapubischen Harnableitung, Schienung des Penis, Eispackungen, Antiphlogistika und Kortikosteroidsalben. Außerdem werden eine Antibiotikaprophylaxe und die Verabreichung von Medikamenten empfohlen, die geeignet sind, Erektionen zu unterdrücken. Eine chemische Wundbereinigung durch Enzympräparate (Hyaluronidase, Streptokinase, Streptodornase) kann versucht werden (Gross et al. 1971).

Bei der konservativen Therapie treten in immerhin 10% der Fälle Spätkomplikationen wie Deformierung, schmerzhafte oder geschwächte Erektionen auf. Der Krankenhausaufenthalt dauert durchschnittlich 14 Tage (Meares 1971).

Die anzustrebende operative Therapie besteht in einer Inzision der Haut unter Schonung der dorsalen Gefäße und Nerven, einer Ausräumung des Hämatoms und der Naht der Tunica albuginea. Eine Drainage der Wundhöhle ist nicht erforderlich. Zur Schienung und Entlastung der Naht sollte ein Verband angelegt werden. Alle Maßnahmen der konservativen Therapie können zusätzlich noch angewandt werden.

Die oben erwähnten Autoren berichten übereinstimmend, daß die Operation leicht durchführbar ist und ausschließlich gute Resultate bringt. Bei größeren Defekten der Tunica albuginea kann ein Faszien- oder Präputialhauttransplantat eingefügt werden, um einer Penisdeviation vorzubeugen. Die Patienten können nach durchschnittlich 7–10 Tagen das Krankenhaus verlassen.

Der *operativen* Therapie wird in den Veröffentlichungen der letzten Jahre eindeutig der Vorzug gegeben. Das Operationsrisiko ist gering, der Krankenhausaufenthalt wird verkürzt, das Spätergebnis ist in jedem Fall gut.

Nur Farah et al. (1978) sprechen sich für eine konservative Therapie in den Fällen aus, in denen keine Urethrabeteiligung vorliegt. Sie gehen davon aus, daß wenn nur in 10% der Fälle Spätkomplikationen berichtet werden, die konservative Therapie also gute Erfolgsaussichten von 90% habe. Ihrer Meinung nach soll kein überflüssiges Operationsrisiko eingegangen werden, und Spätkomplikationen lassen sich noch immer mit guten Erfolgsaussichten operieren.

FARAH et al. (1978) bringen in ihrem Artikel auch zwei Beispiele von Spätkomplikationen, drei weitere Fälle schildern DÉNES et al. (1977) und ZENTENO
(1973).

Der Riß in der Tunica albuginea war nicht in jedem Fall ausreichend verheilt.
Die Folgen waren „Pseudodivertikel", bei Erektionen außerdem pulsierende
Schmerzen und Abknickung zur Gegenseite. ZENTENO (1973) schildert, wie eine
derartige Abwinkelung durch ein Autotransplantat aus der Fascia lata behoben
werden kann. In anderen Fällen ist eine direkte Naht der Tunica albuginea
möglich.

Bindegewebig organisierte Hämatome von bis zu Hühnereigröße werden
beschrieben. Sie lassen sich leicht exzidieren.

Narbenkontrakturen können zu einer Abwinkelung des Penis zur Seite der
Ruptur führen. In einem von FARATH et al. (1978) beschriebenen Fall wurde
nach der Exzision des Narbengewebes ein Hauttransplantat in den Defekt eingesetzt.

IV. Penisamputationen

Unter dem Begriff traumatische Penisamputation werden Verletzungen beschrieben, bei denen das gemeinsame, vordringliche Problem ein mehr oder
weniger ausgedehnter Verlust an Schwellkörpergewebe ist, und somit vergleichbare therapeutische Maßnahmen erforderlich sind.

1. Ätiologie

a) Unfall

Die Amputationen sind meist Folge einer Schnittverletzung. Aus diesem
Verletzungsmechanismus ergibt sich, daß sich eine Amputation kaum als Ar-
beits- oder Verkehrsunfall ereignen kann. In der gesamten Literatur der Jahre
1969 bis 1977 ist nur ein Fall einer unfallbedingten Penisamputation erwähnt;
sie ereignete sich bei einem Autounfall (HORTON et al. 1977).

Im Kriege werden Penisamputationen relativ häufig, und zwar als Folge
einer Minen- oder Schußverletzung, beobachtet (s. Einleitung Abschnitt A).

b) Kriminelle Handlung

Gezielte Penisamputationen von fremder Hand werden vereinzelt berichtet.
Motive sind z.B. Eifersucht (BLUM 1938) und Rache (GAISFORD u. HANNA 1965);
andere Ursachen sind sexuelle Perversionen (SCHULMAN 1973) oder akute Psychosen (WESTMAN u. ZARWELL 1975; SLOSBERG et al. 1978).

c) Ärztlicher Eingriff

Mit dem Begriff „iatrogene Penisamputation" sind hier nicht die gezielten
Amputationen wegen bösartiger Geschwulstbildungen gemeint, sondern die ver-
sehentlichen. Der im Alltagsleben durch seine Lage gut geschützte Penis wird
im Operationssaal dem Wirkungskreis solch potentiell gefährlicher Instrumente
wie dem Skalpell oder Elektrokauter ausgesetzt. Bei der Häufigkeit von Zirkum-

zisionen und Operationen in der Leistengegend geschieht dabei bisweilen ein Mißgeschick.

Price (1952) erwähnt einen Extremfall: Im Verlauf einer Hernienoperation wurde der komplette Penis amputiert.

Aus der Verletzungssituation ergaben sich glücklicherweise optimale Bedingungen für die erfolgreiche Reanastomosierung. Ehrich (1929) berichtet die Amputation eines Segments von vier Zentimetern Länge. Gaisford u. Hanna (1965) und Shulman et al. (1964) von Glansamputationen; ebenfalls anläßlich von Zirkumzisionen.

Schwerwiegende Verletzungen sind bei *Zirkumzisionen* mit dem *elektrischen Messer* aufgetreten. Schon 1945 haben Hamm u. Kanthak (1949) zwei Fälle geschildert. Nach der Zirkumzision ist bei den beiden Säuglingen der Penis bis auf Skrotalniveau abgestoßen worden. Die Ärzte, die die Zirkumzision durchführten, hatten beide das elektrische Messer zum erstenmal für diesen Zweck verwandt und sich eine einfache, blutungsfreie Operationsmethode erhofft. (Weitere Erwähnungen genau gleichartiger Fälle: Byars u. Trier 1958; Neveu et al. 1971; Adams 1973; Money 1975, 2 Fälle; s.a. Abb. 18a–e). Die hier aufgeführten Fälle sind aus der gesamten Weltliteratur der vergangenen Jahrzehnte zusammengetragen worden. Es handelt sich also bei den iatrogenen Penisamputationen um wirkliche Raritäten, selbst wenn man annehmen muß, daß sich kein Arzt drängt, eine erfolgte Amputation zu publizieren.

Die Öffentlichkeit interessiert sich inzwischen jedoch sehr für derartige Einzelfälle, und man kann selbst Illustriertenbeiträge zum Thema der iatrogenen Penisamputation entnehmen: Für eine versehentlich amputierte Penisspitze soll ein achtjähriger Junge aus Maryland, USA, eine Entschädigung von 1,8 Millionen Mark erhalten haben. In Deutschland wurde in einem ähnlichen Fall (Abb. 18) dem Patienten die Summe von 150000 DM zugesprochen. Dagegen liegt der Rekordsatz für eine schwere Hirnschädigung in Deutschland bei 100000 DM (Der Spiegel Nr. 17/1977).

d) Selbstbeschädigung

Die Selbstbeschädigung ist eine sehr häufig beschriebene Ursache einer Penisamputation.

Selten handelt es sich dabei um eine ungewollte Verletzung bei abwegiger Triebbefriedigung (A).

Meist wird die Penisamputation in einer nicht lustbetonten Krisensituation als gezielte Handlung durchgeführt (B).

A) Zu den unbeabsichtigten „Penisamputationen" zählen die Strangulationsverletzungen (s. C II), die zu einer Nekrose des gesamten Penis führen können.

Sehr häufig sind in den letzten Jahren Verletzungen nach Masturbation mit einem Staubsauger (Abb. 19) beobachtet worden. Durch die Flügel des Rotors kommt es zu Zerschlagungen der Glans, der Unterdruck kann die Penishaut abledern. (Rathert u. Osterloh 1975).

Durch einen Staubsaugerventilator oder den Unterdruck kann sogar die Glans penis vollständig abgetrennt werden. Tuerk u. Weir (1971) schildern solch einen Fall. Sie scheinen allerdings die Erklärung des 16jährigen Jungen, er habe mit dem Staubsauger seine Wäsche von Metallspänen reinigen wollen, für glaubhaft zu halten.

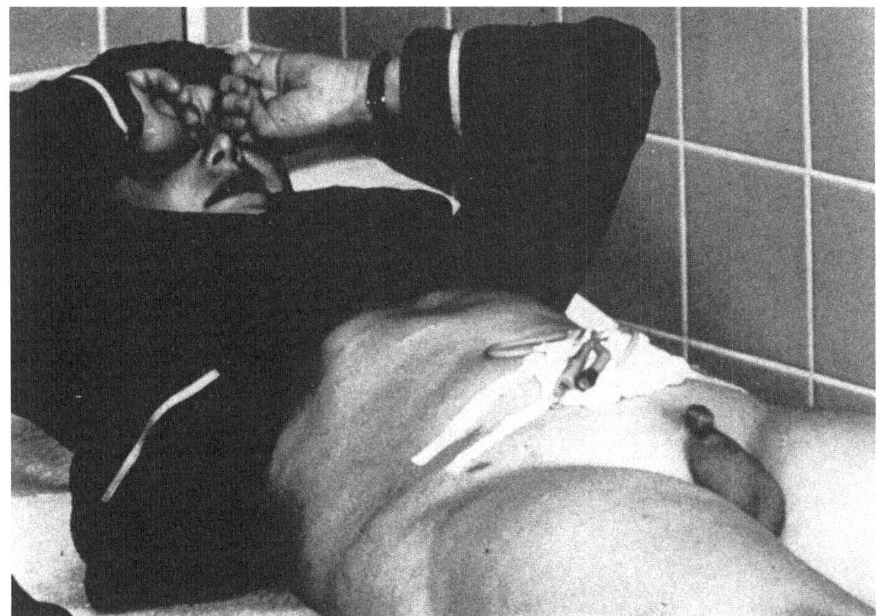

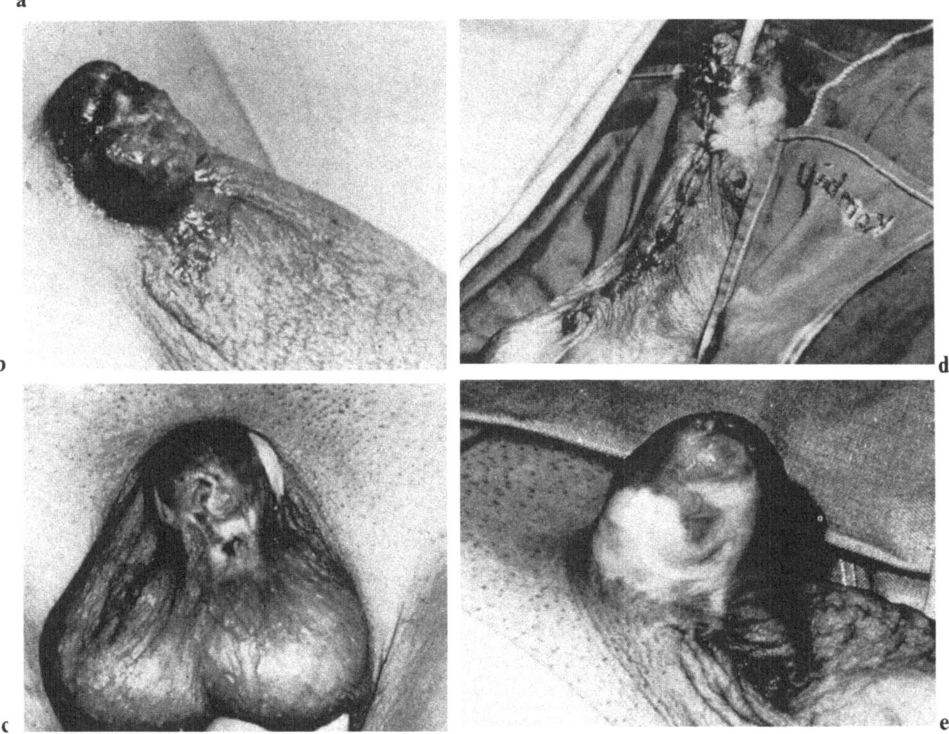

Abb. 18 a–e. Penisnekrose nach Zirkumzision mit dem Elektrokauter. **a** Zustand nach Nekrose der Glans penis und nahezu des gesamten Penisschaftes. **b** Zustand mit suprapubischer Harnableitung. **c** Zwei Jahre später, nach Ausbildung narbiger Verwachsungen. **d** und **e** Zustand nach Penisstumpfmobilisierung, Verlagerung des Ostium urethrae auf die Penisspitze und Mobilisierung aus der Skrotalhaut (Cecil). (Freundlicherweise zur Verfügung gestellt von Prof. Dr. MOORMANN, Trier)

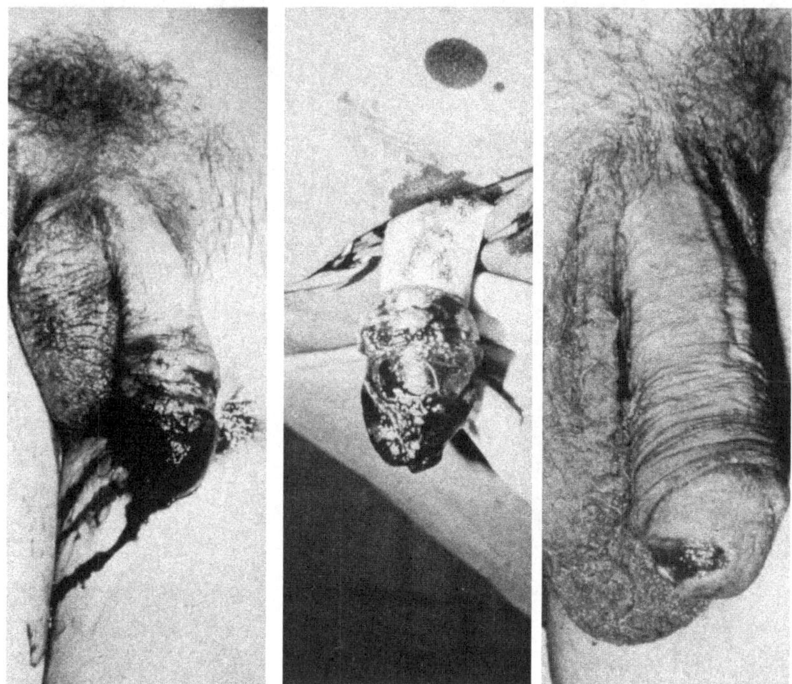

Abb. 19. Penisverletzungen nach masturbatorischen Praktiken mit dem Staubsauger. (Freundlicherweise zur Verfügung gestellt von Prof. Dr. B. Binnendijk und Dr. J.A.P. Hooykaas, Groningen, Holland)

Die Masturbationsverletzungen können bei zwar psychisch alterierten, doch sozial unauffälligen Patienten beobachtet werden. Rathert u. Osterloh (1975) stellen fest: „Nicht immer kann exakt geklärt werden, ob es sich lediglich um eine Masturbationsverletzung im Rahmen sexueller Befriedigung handelt, oder ob eine gezielte Selbstbeschädigung vorliegt. ... Diese Männer zwischen 45 und 70 Jahren sehen sich durch die Massenmedien einem reichhaltigen, attraktiven Sexualangebot gegenüber, dem die sexuelle Wirklichkeit bzw. Möglichkeit meist nicht gerecht werden kann. Weiterhin kann die Furcht vor Impotenz bis zu genitalzerstörerischen Masturbationspraktiken führen, um eine körperliche Begründung für die versagte Sexualität zu erhalten."

Der Psychiater Lange (1960) sieht als Ursachen genitalzerstörender Masturbationspraktiken Schwachsinn, Hysterie und Psychosen.

Berlin u. Grueneberg (1948) nehmen an, daß bei diesen Patienten sowohl die sadistischen als auch die masochistischen Komponenten der Handlung als Quelle sexueller Erregung dienen.

B) Von den oben beschriebenen Selbstbeschädigungen werden die gezielten Verstümmelungen des Genitalbereiches unterschieden. Sie werden weit radikaler durchgeführt, als es versehentlich bei der Masturbation geschehen kann. In psychiatrischen Veröffentlichungen werden einige Fälle ausführlich diskutiert (z.B. Blacker u. Wong 1963; Cleveland 1956; Kushner 1967; Liebner u.

WILKENS 1970). Eine statistische Auswertung von 53 englischsprachigen Fallbeschreibungen genitaler Selbstverstümmelungen gibt ein Beitrag von GREILSHEIMER u. GROVES (1979). Die genannten Psychiater legen wenig Wert auf die Unterscheidung zwischen Penisamputation und Kastration; die Motive sind vergleichbar.

Auch urologisch ausgerichtete Veröffentlichungen, besonders die, die über eine Reanastomosierung berichten, erwähnen als Ursache der Amputation eine Selbstbeschädigung (KENYON u. HYMAN 1953; GALLEHER u. KISER 1961; MENDEZ et al. 1972; ENGELMAN et al. 1974; COHEN et al. 1977; HEYMAN et al. 1977; KLIPPEL et al. 1980).

Als Ursache der genitalen Selbstverstümmelungen ergab die Untersuchung von GREILSHEIMER u. GROVES (1979) in 46 der 53 Fälle eine Psychose. Dabei handelte es sich in 27 Fällen um eine Schizophrenie, in 10 Fällen um eine Zyklothymie (4 Patienten in einer manischen Phase) und in 9 Fällen um organisch oder toxisch bedingte Psychosen (4 Patienten akute Alkoholpsychose, 3 Patienten Epilepsie, 2 Patienten organische Hirnschädigung).

Unter den 7 nicht psychotischen Patienten befanden sich 3 Transsexuelle, die anderen 4 wurden unter der Diagnose „Charakterstörung" zusammengefaßt.

In 10 der 53 Fälle ergab die Anamnese, daß schon zuvor genitale Selbstverstümmelungen praktiziert worden waren.

Eine akute Alkoholintoxikation lag in insgesamt 13 Fällen vor. Dem Alkohol mag die Rolle eines auslösenden Faktors zukommen, der eine Schwächung der Ich-Kontrolle und der normalen Schutzmechanismen gegen die bizarren Selbstverstümmelungen mit sich bringt.

Vor dem Hintergrund der genannten seelischen Krankheiten zeigen die Kasuistiken nun tiefenpsychologische Entwicklungen auf, die in den genitalen Selbstverstümmelungen gipfeln. Zwei Motive tauchen immer wieder auf: a) der unbewältigte, schuldhaft empfundene Triebanspruch, dem durch die Entmannung die Grundlage entzogen werden soll und b) die gestörte Geschlechtsidentität.

Es seien zur Erläuterung einige Fallbeispiele umrissen:

a) LEJOUR u. FLAMENT (1968) schildern den Fall eines 26jährigen Psychasthenikers, der im Konflikt mit inzestuösen Wunschgedanken und schuldhaft empfundenen Masturbationspraktiken lebt, und der diesen Konflikt mit einer neurotischen Handlung, der Penisamputation „löst".

KUSHNER (1967) beschreibt zwei schizophrene Patienten, deren Schuldgefühle sich um Trunksucht, Aggressivität, Masturbation und Promiskuität bzw. um unbewußte homosexuelle Neigungen drehten. Beide Patienten befaßten sich wegen ihres Sündenbewußtseins intensiv mit der Religion und wurden durch diese wiederum in ihrem Wunsch nach „Reinigung" bestärkt.

Die Schuldgedanken kreisen nicht immer so eng um das gegenwärtige Triebleben. LANGE (1960) schildert ein Beispiel einer pathologischen Verarbeitung einer längst vergangenen, verdrängten Episode des sexuellen Lebensbereiches. Der 60jährige Patient beschäftigt sich während einer Involutionsdepression mit einer Abtreibung, zu der er in seiner Jugend aktive Beihilfe geleistet hatte. Zur Sühne schneidet er sich den Penis ab.

b) BLACKER u. WONG (1963) geben die Fallbeschreibungen von vier psychotischen Patienten, bei denen eine gestörte Geschlechtsidentität die unmittelbare Ursache einer genitalen Selbstverstümmelung ist. Die Autoren haben bei allen vier Patienten, außerdem bei 5 in der Literatur beschriebenen Fällen, einige auffallende Merkmale der Kindheitsentwicklung und des Charakters feststellen können:

Den Patienten hatte während der Kindheit eine männliche Person gefehlt, mit der sie sich hätten identifizieren können. Die Mütter wurden als dominierend und einengend geschildert, sie drängten ihre Söhne in eine passiv- unterwürfige, masochistische Haltung. Diese Haltung übertrugen die Patienten auf spätere sexuelle Beziehungen, meist zu älteren

Frauen. Alle vier Patienten entwickelten eine stark feminine unbewußte Geschlechtsidentität, die sich in ihren Träumen, unter Alkoholeinwirkung und während der akuten psychotischen Phasen deutlich zeigte. Sie konnte außerdem durch psychologische Tests belegt werden. Die eigenen, männlichen Genitalorgane lehnten die Patienten ab und empfanden die Penektomie als Erleichterung.

Blacker u. Wong (1963) unterscheiden diese Patienten mit ihrer gestörten Geschlechtsidentität streng von Transsexuellen. Transsexuelle sind sich ihrer Geschlechtsidentität sicher und bewußt, nur daß es sich um die des anatomisch anderen Geschlechts handelt. Sie unternehmen im allgemeinen keine Selbstverstümmelungen sondern suchen die Hilfe eines Chirurgen auf. Nur wenn sie keinen Arzt finden, der bereit ist, die Geschlechtsumwandlung durchzuführen, dann können sie in ihrer Verzweiflung sich selbst entmannen.

Für das Gefühl der Erleichterung, das eine Selbstverstümmelung den Patienten im ersten Augenblick verschaffen kann, gibt Haack (1970) eine mögliche Deutung: Die Selbstverstümmelung läßt sich als ein therapeutischer Akt verstehen, in dem ein Teil des Körpers beseitigt wird im Interesse der Balance des Gesamtorganismus. Haack (1970) spricht von einem „biologischen Pars-pro-toto-Prinzip".

In einer Anzahl von Fällen wich die zunächst empfundene Erleichterung der rationalen Erkenntnis dessen, was eigentlich geschehen war. Es folgten Reue, Depression und der Wunsch nach Reanastomosierung. Weil ein solcher Meinungsumschwung möglich ist, sollten Chirurg und Psychiater versuchen, auch Patienten, die von sich aus keine Einsicht besitzen, zur Einwilligung in eine Reanastomosierung zu bewegen. Nur den *Transsexuellen* täte man durch diese Operation *keinen Gefallen,* weil sie den Anstoß zu bisher versagten, geschlechtsverändernden statt -erhaltenden Operationen geben wollten.

Menninger (1938) gibt einen weiteren Ansatz zum Verständnis der Selbstverstümmelungen: Er spricht von der Penisamputation als einer Form des „fokussierten Selbstmordes", der weitere Verstümmelungen, ja sogar den Selbstmord nach sich ziehen kann. Das „Pars-pro-toto-Prinzip" (Haack 1970) hätte in diesen Fällen also versagt.

Der Patient, dessen Fall Greilsheimer u. Groves (1979) berichten, scheint Menninger (1938) zu bestätigen. Zum Thema Selbstmord befragt antwortet er: „I already killed myself, at least symbolically". Die statistische Untersuchung der beiden letztgenannten Autoren ergab allerdings, daß nur 5 der 53 Patienten akut suizidgefährdet waren, und nur einer nach erfolgreicher Reanastomosierung Selbstmord beging.

So fremd diese Reaktionsweisen genitaler Selbstbeschädigung erscheinen, haben sie doch auch – zumindest ansatzweise – einen größeren historischen und rituellen Hintergrund in der Beschneidung und insbesondere der Klitorektomie bzw. Vulvektomie, mit der in Afrika noch immer Millionen Mädchen mutiliert werden.

2. Therapie

Ziel der Behandlung von verstümmelnden Penisverletzungen ist die Wiederherstellung von Aussehen und Funktion. Unter den Funktionen des Penis sind dabei im einzelnen die Erektion, Kohabitation, Ejakulation und die sexuelle Erregbarkeit zu verstehen, außerdem die Miktion.

Die einzelnen Funktionen werden von den Patienten und auch unter Ärzten unterschiedlich stark gewertet. Es gibt z.B. Patienten, die sich daran gewöhnt haben, durch eine perineale Fistel zu urinieren, und die komplizierte, von Strikturen und Infektionen bedrohte Urethraplastiken ablehnen (MORALES et al. 1956; BOEMINGHAUS 1971).

Anderen Patienten erscheint ein derartiger Zustand untragbar. Der Arzt muß also im Gespräch mit dem Patienten entscheiden, welche Therapie eingeschlagen wird.

Die Bedeutung des kosmetischen Aspekts darf nicht unterschätzt werden. Ein Patient kann durch die Angst, sein körperlicher Defekt würde erkannt, tief verunsichert werden. Jugendliche schließen sich vom Umgang mit Gleichaltrigen aus und meiden den Schulsport oder Schwimmveranstaltungen. Später ergeben sich Schwierigkeiten in den Umkleide- und Duschräumen der Fabriken, von sexuellen Kontakten ganz zu schweigen. Doch nicht nur vor den Mitmenschen sondern auch vor sich selbst hilft es dem Patienten, ein äußerlich normales Genitale zu haben. Das Gefühl, wie alle Männer einen Penis zu besitzen, bestärkt ihn in seinem Selbstverständnis und schützt ihn vor psychischen Alterationen.

Nur aus dieser Bedeutung des kosmetischen Aspekts läßt sich erklären, daß Patienten langwierige Phalloplastikoperationen auch dann nicht bereuen (zumindest nicht nach den Angaben der behandelnden Ärzte), wenn weder eine Urethrarekonstruktion durchgeführt worden ist noch Erektionen möglich sind und auch keine Innervation des neuen „Penis" vorhanden ist.

Im Bezug auf die organischen Voraussetzungen, einen Orgasmus zu erleben, sind die Maßnahmen der plastischen Chirurgie alle relativ bedeutungslos. MONEY (1961) bestätigt diese Aussage durch eine Untersuchung an Patienten nach Penektomie (maligne Geschwulstbildung) oder Klitorektomie (Hermaphroditismus). Die Veränderung, die die plastische Chirurgie bewirkt, liegt darin, ob der Patient den Orgasmus durch manuelle Stimulation des Penisstumpfes und der benachbarten Hautareale oder bei einem äußerlich normalen Koitus erlebt.

Die wiederherstellenden Operationen können somit das Eheleben beeinflussen; bei den Vorbesprechungen sollte daher die Ehefrau hinzugezogen werden. Eventuell ergeben sich dabei auch unterschiedliche Wertungen des Defekts. CUMMINGS (1975) erwähnt in diesem Zusammenhang eine Studie, nach der eine große Mehrheit der Männer zwischen 20 und 40 Jahren den Penis für den wertvollsten Teil des Körpers halten, während aber den Frauen zwischen 20 und 70 die Zunge als wichtigstes Organ erscheint.

Die Möglichkeiten der Behandlung einer Penisamputation sind vielfältig: Einfache Wundversorgung, Reanastomosierung des distalen Penissegments, Mobilisation des Penisstumpfes, Penisplastiken, ja sogar die Umerziehung und chirurgisch-endokrinologische Umwandlung zum anderen Geschlecht.

Welche der Methoden im Einzelfall durchführbar sind und welche die am besten geeignete ist, ergibt sich aus den folgenden, nähreren Beschreibungen.

a) Wundversorgung

Eine Wundversorgung wie unten beschrieben muß in allen Fällen einer traumatischen Penisamputation durchgeführt werden, es sei denn, eine Reanastomosierung des distalen Penissegments kann erfolgen.

Ziel der Wundversorgung ist zunächst die Hämostase. Die Blutungen aus dem Penisstumpf können so stark sein, daß hämorrhagische Schockzustände eintreten. Nach Anlegen einer Staubinde wird die dorsale Gefäßgruppe ligiert und werden die Corpora cavernosa verschlossen, z.B. durch eine Matratzennaht.

Die Penishaut wird mobilisiert und je nachdem, wie die Hautreste es zulassen, vernäht.

Der Urethrastumpf muß gespalten und mit der Haut vernäht werden. Die Schaffung eines funktionsfähigen Ostium urethrae externum ist das größte Problem der Wundversorgung. In der Literatur werden langwierige Leidensgeschichten von Stenosen und Harnwegsinfekten, Bougierungen und Meatostomien beschrieben (z.B. Neveu et al. 1971).

b) Reanastomosierung

Ist das distale Penissegment noch in gutem Zustand erhalten, so ist die Reanastomosierung die Methode der Wahl. Im wesentlichen handelt es sich dabei um die Annäherung von Urethra, Septum pectiniforme, Tunica albuginea, Faszien und Haut. Nähte der dorsalen Gefäße und Nerven sollten nach Möglichkeit durchgeführt werden, sind aber nicht obligat.

Von einigen Autoren werden Bedenken gegen eine Reanastomosierung geäußert, z.B. sie sei undurchführbar (Persky u. Hoch 1972) oder sogar schädlich, weil sie nur das Infektionsrisiko erhöhe (Kenyon u. Hyman 1953). Um derartige Bedenken noch vor einer Shilderung des therapeutischen Vorgehens auszuräumen, soll zunächst über einige Reanastomosierungen berichtet werden.

Ergebnisse

Engelman et al. (1974) haben 11 Fälle der Weltliteratur zusammengetragen, die für eine vergleichende Auswertung ausreichend genau beschrieben waren; zwei eigene Fallbeschreibungen konnten sie hinzufügen. Die 13 Fälle sind recht unterschiedlich gelagert; es liegen verschiedene Verletzungsmechanismen vor, in einigen Fällen ist nur die Glans, in anderen der gesamte Penis amputiert worden, außerdem ist in vier Fällen nicht der Penisquerschnitt vollständig durchtrennt worden. Eine Gefäß- oder Nervennaht war in keinem der Fälle durchgeführt worden.

Die Miktion durch das reanastomosierte Segment war in allen 13 Fällen möglich. Von den 11 erwachsenen Patienten berichten 7 über gute, 4 über verminderte Erektionen. Auch über die Immissions- und Ejakulationsfähigkeit liegen positive Angaben vor. Eine Rückkehr der Sensibilität wurde in 10 Fällen beobachtet, allerdings nur stark vermindert. Die beiden Patienten von Mendez et al. (1972) schätzen sie auf 50% ein, eine exaktere Quantifizierung ist nicht möglich.

Die häufigsten Komplikationen waren Hautnekrosen, sie wurden in immerhin 8 der 13 Fälle beobachtet. Diese Komplikationen sind an sich auch zu erwarten, wenn man bedenkt, daß die Blutversorgung der Haut über oberflächliche Gefäße von proximal her erfolgt (vgl. B.I.2: Penisdenudationen). In 2 der 8 Fälle mit Hautnekrosen wurden partielle Nekrosen der Glans beobachtet. Zyanose und Ödem gingen den Hautnekrosen voraus. Die Exzision des demarkierten Gewebes nach 2–3 Wochen legte ein gesundes Granulationsgewebe frei, das problemlos abgedeckt werden konnte.

Urethranekrosen traten in 2 Fällen ein, Strikturen 5mal, in einem Fall eine Fistel.

Von Cohen et al. (1977) stammt die erste Beschreibung einer Reanastomosierung, bei der erfolgreich Gefäß- und Nervennähte durchgeführt wurden. Der Patient hatte sich mit einem Rasiermesser das Glied unmittelbar vor dem

Skrotum abgeschnitten. Die Operation wurde nach einer 11stündigen Ischämiezeit durchgeführt, das Ergebnis war ausgezeichnet. Unmittelbar nach Wiederherstellung der Gefäße gewann das Glied eine gute kapilläre Durchblutung zurück.
Es bildete sich keinerlei Nekrose aus. Drei Monate nach der Anastomosierung
war die Sensibilität soweit zurückgekehrt, daß leichte Berührungs- und Schmerzreize an der Glans wahrgenommen werden konnten.

HEYMAN et al. (1977) gelang eine Naht der dorsalen Penisarterien, die Venen konnten
aber nicht identifiziert werden und auch eine Nervennaht wurde nicht durchgeführt. die
kapilläre Blutfüllung war gut, doch traten eine venöse Stase und ein Ödem auf. Im Nahtbereich bildete sich eine Urethrafistel. Die Sensibilität wird als recht gut angegeben, die
Erektionsfähigkeit war geschwächt.

Über einen fehlgeschlagenen Versuch einer Reanastomosierung berichten GAISFORD
u. HANNA (1965). Der Patient befand sich zum Zeitpunkt der Operation in einem sehr
schlechten Allgemeinzustand. Die Autoren führen den Mißerfolg jedoch in erster Linie
darauf zurück, daß man etwas planlos versuchte, Gefäße entlang der Urethra und in
der Haut zu anastomosieren, statt gezielt Urethra-, Schwellkörper- und Hautkontinuität
wiederherzustellen.

Voraussetzungen

Voraussetzung für eine Reanastomosierung ist selbstverständlich, daß sich
der Patient in einem Allgemeinzustand befindet, der größere operative Maßnahmen als die bloße Wundversorgung zuläßt. Ein hämorrhagischer Schockzustand
ist keine Kontraindikation, er kann ausreichend schnell behoben werden. Der
lokale Gewebsschaden darf nicht zu groß sein.

Das amputierte Penissegment muß sich in einem guten Zustand befinden.
Erfolgreiche Reanastomosierungen ohne Gefäßnaht wurden nach einer
Ischämiezeit von bis zu sechs Stunden, mit Gefäßnaht noch nach elf Stunden
durchgeführt. Bei günstigen Aufbewahrungsbedingungen für das distale Segment
dürfte eine Reanastomosierung noch nach achtzehn Stunden zum Erfolg führen.
(ENGELMAN et al. 1974; DEVINE et al. 1977).

DEVINE et al. (1977) fordern außerdem, daß die Reanastomosierung nur in
einem Krankenhaus erfolgen sollte, in dem auch (mikrochirurgische) Gefäßund Nervennähte durchgeführt werden können. Die Gefäßnähte bringen theoretisch sehr viel bessere Überlebenschancen für Haut, Urethra und Glans; der
Fall von COHEN et al. (1977) scheint dies zu bestätigen. Mit einer Nervennaht
läßt sich wahrscheinlich die Sensibilität verbessern. Sollte ein Transport in ein
Krankenhaus, in dem Gefäß- und Nervennähte durchgeführt werden können,
nicht möglich sein, so darf das aber keinesfalls von einer Reanastomosierung
abhalten.

Vorbereitung des Penissegments

Das amputierte Penissegment wird bis zur Anastomosierung am besten in
Laktat-Ringerlösung gelegt. Der Lösung können Heparin (1 000 i.U. pro 100 ml)
und Antibiotika zugesetzt werden. Mit einer Lösung gleicher Zusammensetzung
können auch die dorsalen Penisarterien durchspült werden. Das Gefäß wird
von außen mit Eis gekühlt. Frostschäden wie z.B. durch direkten Kontakt
mit dem Kühlmittel (Eis) müssen vermieden werden.

Operatives Vorgehen

In der von Cohen et al. (1977) geschilderten erfolgreichen Operation waren zunächst die Urethra und die Tunica albuginea genäht worden. Nachdem so eine mechanische Stabilisierung erzielt worden war, wurden die Gefäße und Nerven anstomosiert.

Heyman et al. (1977) haben sich zunächst um Gefäß- und Nervennähte bemüht, und dann erst Tunica albuginea und Urethra versorgt. Devine et al. (1977) empfehlen auch diese Vorgehensweise. Sie stützen sich dabei allerdings nur auf Erfahrungen mit der Reanastomosierung von Fingern.

Eine *Anfrischung der Wundflächen* war in vielen der beschriebenen Fälle nicht erforderlich. Blutungen aus dem Penisstumpf können durch Anlegen einer Staubinde beherrscht werden. Gefäße werden nur dann ligiert, wenn abgeklärt ist, daß sie nicht reanastomosiert werden.

Eine suprapubische oder perineale *Harnableitung* sollte vor Operationsbeginn angelegt werden.

Die *Urethra* wird über einem Katheter genäht, der nach der Operation wieder entfernt wird. Die Stümpfe können angeschrägt oder gespalten werden.

Das *Schwellkörperseptum* und die *Tunica albuginea* werden End-zu-End wiedervereinigt. Devine et al. (1977) schlagen Z-Plastik-Inzisionen in die Tunica albuginea vor, um zirkulären Narbenkontrakturen vorzubeugen. Eine derartige Komplikation wurde allerdings noch nicht berichtet, die Maßnahme scheint also überflüssig zu sein.

Eine Wiederherstellung der tiefen Penisarterien ist nicht erforderlich. Nekrosen im Bereich der Corpora cavernosa wurden nicht berichtet. Die Blutversorgung über die Schnittfläche der Schwellkörper scheint gut zu sein, anders wären die erfolgreichen Reanastomosierungen ohne Gefäßnähte nicht erklärbar.

Für eine *Gefäßnaht* unter dem Operationsmikroskop kommen die dorsalen Gefäße in Betracht. Unter der tiefen Penisfaszie, auf der Tunica albuginea liegen die meist unpaarige V. dorsalis penis profunda und die paarige A. dorsalis penis, die zur Glans ziehen. Lateral der genannten Gefäße liegt der paarige N. dorsalis penis. Auf der tiefen Penisfaszie liegt paarig oder unpaarig die V. dorsalis penis superficialis.

Cohen et al. (1977) haben die beiden Arterien (0,5 mm Durchmesser), aber nur eine Vene, die unpaarige V. dorsalis penis superficialis (3 mm Durchmesser) anastomosiert. Der Durchmesser der Vene schien im Verhältnis zu den beiden Arterien ausreichend groß, und die tiefe Vene wurde mit der Absicht nicht wiederhergestellt, einer Stagnation des Blutflusses und einer Thrombose vorzubeugen.

Devine et al. (1977) halten es für sinnvoll, die Gefäß- und Nervenstümpfe, die anastomosiert werden sollen, zu mobilisieren. Sie nehmen an, daß es unter Umständen erforderlich sein kann, die Schwellkörper zu verkürzen, um sicher spannungsfreie Nähte zu erhalten.

Die Kontinuität der beiden dorsalen *Nerven* (1 mm Durchmesser) haben Cohen et al. (1977) mit jeweils nur einer Einzelnaht wiederhergestellt. Wie effektiv dieses Verfahren war, läßt sich nach den Angaben zur Sensibilität nicht bestimmen. Engelman et al. (1974) und Devine et al. (1977) empfehlen, die einzelnen Nervenfaserbündel wieder zu vereinen.

Werden keine Gefäßnähte durchgeführt, so ist es sehr fraglich, ob die *Haut* überlebt oder, zumindest teilweise, nekrotisch wird. ENGELMAN et al. (1974) sehen gute Chancen, wenn die Ischämiezeit nicht mehr als zwei Stunden betragen hat, oder wenn die Haut nicht vollständig durchtrennt worden war. Sie empfehlen, in den anderen Fällen den Penis gleich zu denudieren und unter die Skrotalhaut zu implantieren. Erprobt worden ist dieses Verfahren noch nicht. MENDEZ et al. (1972) warnen vor einer Implantation in das Skrotum; sie könnte zu Spannungen im Bereich der Schwellkörpernähte führen, die die Blutzufuhr behindern und so das gesamte distale Penissegment gefährden würden. Die von ENGELMAN et al. (1974) erwogene Möglichkeit einer Blutzufuhr vom Skrotum durch die Penisfaszien hindurch bezweifeln sie. Da es keine Schwierigkeiten bereitet, nekrotische Haut zu exzidieren und die Wundfläche zu bedecken, sollte man kein Risiko für den Erhalt des gesamten Implantats eingehen.

Postoperative Behandlung

Postoperativ empfehlen ENGELMAN et al. (1974) Breitspektrumantibiotika, um die Entwicklung einer Urethrastriktur zu verhindern.

Wurden keine Gefäßnähte durchgeführt, so braucht auch keine Behandlung mit Antikoagulantien durchgeführt zu werden. Über Thrombosen wurde nicht berichtet. In manchen Fällen, z.B. dem von SCHULMAN (1973) geschilderten, muß wegen zusätzlicher Verletzungen sowieso von einer Herabsetzung der Blutgerinnungsfähigkeit abgesehen werden.

COHEN et al. (1977) gaben, um die reanastomosierten Gefäße vor einer Thrombosierung zu schützen, niedermolekulare Dextraninfusionen, Acetylsalicylsäure und, 24 Stunden nach der Operation, Heparin. Diese Therapie mußte beendet werden, als Blutungen aus dem Orificium urethrae externum und in das subkutane Gewebe des Penis auftraten. Die Blutungen kamen nach Absetzen der Medikation prompt zum Stillstand. COHEN et al. (1977) ziehen die Schlußfolgerung, daß Antikoagulantien nach einer Penisreimplantation eventuell kontraindiziert sind, und zwar weil die großen Schnittflächen der Schwellkörperkavernen zu Blutungen neigen, und das lockere Bindegewebe solchen Blutungen keinen Gewebsturgor entgegensetzt. Ein Vorschlag, die Durchblutung im reanastomosierten Penis zu verbessern, liegt von BUX et al. (1978) vor. Die Autoren berichten über zwei Anastomosierungen ohne Gefäßnähte. In den ersten Tagen nach der Operation führten sie zweimal täglich Schwellkörperpunktionen durch. Dabei konnten zunächst einige Kubikzentimeter dunklen Blutes aspiriert werden, gefolgt von arterialisiertem Blut. Die Schwellkörperpunktionen wurden abgesetzt, als nach wenigen Tagen auf Anhieb hellrotes Blut aspiriert werden konnte.

Nach erfolgreicher Reanastomosierung darf keinesfalls die Behandlung des Grundleidens, der Psychose, außer Acht gelassen werden. GREILSHEIMER u. GROVES (1979) berichten von einem Patienten, dem in einer achtstündigen Operation der Penis mit Gefäß- und Nervennähten reanastomosiert worden war. Doch nur kurze Zeit nach dem Erwachen riß der Patient die Nähte wieder auf und ein zweiter chirurgischer Eingriff wurde erforderlich, diesmal gefolgt von einer Haloperidol-Verabreichung.

c) Penisstumpfmobilisation

Bei einer Penisstumpfmobilisation wird das Schwellkörpergewebe aus der Dammregion zugunsten des sichtbaren Penisstumpfes vorverlagert. Die beiden Urethrakurvaturen werden dabei abgeflacht.

Das Schwellkörpergewebe muß zunächst aus seinen bindegewebigen Fixierungen befreit werden, d.h. die Ligamenta fundiforme und suspensorium penis werden durchtrennt; außerdem können die Corpora cavernosa von den Schambeinästen gelöst werden und kann die dorsale Fixierung des Corpus spongiosum, die urethro-rektale Faszie, durchschnitten werden. Das Schwellkörpergewebe wird dann vorgezogen, in der neuen Lage fixiert und mit Haut bedeckt.

Die Penisstumpfmobilisation, wie sie hier beschrieben ist, stellt ein Verfahren dar, den Zustand nach einer traumatischen Amputation, also einem Verlust an Schwellkörpergewebe, zu verbessern. Es handelt sich nicht darum, nach einer Verbrennung oder Denudation nur die Narbenstränge zu lösen. Ebenfalls nicht gemeint ist die Aufrichtung des Gliedes, wie sie bei einem Patienten mit einer Hypospadie erforderlich sein kann. Die scheinbare Verlängerung des Penis erfolgt in diesen Fällen durch die Extirpation des derben, medianen Bindegewebsstreifens. Anschließend erfolgt eine Deckung des Hautdefekts durch Verschiebelappen.

Bei den angeborenen Mißbildungen im Genitalbereich, z.B. den Epispadien, können auch Verkümmerungen des Gliedes, also echte Substanzdefekte beobachtet werden. Bischoff (1972, 1973) empfiehlt in diesem Fall, Rollappen vom Oberschenkel her auf den Defekt zu verlagern. Eine Penismobilisation im Sinne einer Vorverlagerung des Schwellkörpergewebes wird im Zusammenhang mit angeborenen Mißbildungen nicht diskutiert.

Der Nachteil der Penismobilisation gegenüber den Penisplastiken ist, daß je nach Technik nur 3–8 cm Länge (bei nicht erigiertem Glied) gewonnen werden. Der wesentliche Vorteil ist, daß dieser Penis tatsächlich auch aus Schwellkörpergewebe besteht, und daß die Sensibilität erhalten bleibt.

Die Penismobilisation ist vor allem in den Fällen zu empfehlen, in denen nur ein kürzerer Abschnitt des Penis verlorengegangen ist. Hier kann durch ein relativ einfaches Verfahren wieder ein normales Aussehen und die volle Funktionsfähigkeit erreicht werden.

Auf einen Penisstumpf sollte jedenfalls nicht voreilig eine Penisplastik aufgepflanzt werden. Arneri (1973), der selbst in mehreren Fällen eine Penisrekonstruktion nach dem von Gillies u. Harrison (1948) beschriebenen Verfahren durchgeführt hat, hält Penisplastiken in den Fällen eines teilweisen Verlustes nicht für indiziert und empfiehlt sie nur bei vollständiger Amputation. Seine Begründung lautet, daß Erektionsfähigkeit und Sensibilität auch in einem Penisstumpf erhalten bleiben und einen durchaus befriedigenden Koitus ermöglichen können. Man kann noch hinzufügen, daß eventuell auftretende Schwierigkeiten durch eine Mobilisierung des Penisstumpfes zu beheben sind.

Bei vollständigem Penisverlust kann zwar auch eine Schwellkörpermobilisation durchgeführt werden, sie ist dann aber in ihrer Operationstechnik komplizierter als eine der einfachen Penisplastikoperationen. Allerdings soll auch bei der Schwellkörpermobilisation nach Blum (1938) die Erektionsfähigkeit erhalten bleiben, und es wird nichts über eine Beschädigung des sensiblen N. dorsalis penis berichtet.

Die Penismobilisation wird in der Literatur nicht oft beschrieben, und wenn, dann meist nur anhand von Einzelfällen. Alle Angaben besitzen also keine statistische Aussagekraft; dennoch lohnt es sicherlich, die gemachten Ansätze weiter zu verfolgen.

BOEMINGHAUS (1971) beschreibt das folgende Verfahren: Von den Fixierungen des Penis wird allein die an der Symphyse durchtrennt. Als Zugang kann ein Schnitt an der dorsalen Peniswurzel gewählt werden. Es besteht dann allerdings die Gefahr, daß sich ein Penisödem entwickelt. Deshalb rät BOEMINGHAUS (1971), vom Damm her, einige Zentimeter neben der Mittellinie, einzugehen. Die Haut für die vorverlagerten Schwellkörper kann dadurch gewonnen werden, daß an der Peniswurzel dorsal und ventral je eine Längsinzision angelegt, wird, die dann quer vernäht wird.

Das durchschnittliche Ergebnis bei einer Penismobilisation dieser Art war eine Verlängerung des Penis um 3 cm in erschlafftem Zustand.

HAMM u. KANTHAK (1949) haben Penisstumpfmobilisationen bei zwei Säuglingen durchgeführt. Der Penis war in beiden Fällen nach einer Beschneidung mit Hochfrequenzstrom der Nekrose anheimgefallen. Das Ostium urethrae externum lag im Skrotalniveau.

Um das Ostium herum wurde ein kreisförmiger Schnitt mit einem Durchmesser von 1,5 cm angelegt. Dann wurde die Penisfaszie soweit freigelegt, daß die Schwellkörperstümpfe hervorgezogen werden konnten. Der Penisschaft wurde mit einem Spalthauttransplantat abgedeckt.

Das Endresultat war nach den Angaben der Autoren ein annähernd normal aussehender Penis mit einer später wahrscheinlich normalen Funktionsfähigkeit. Damit wäre ein etwas besseres Ergebnis erzielt worden als BOEMINGHAUS (1971) mit einer vergleichbaren Technik erreicht. Eventuell sind bei Säuglingen günstigere Bedingungen für eine Stumpfmobilisation gegeben.

MAYAT (1960) hat eine Penisstumpfmobilisation beschrieben, die in drei Operationsstufen durchgeführt wird. Zunächst wird ein Rollappen aus der seitlichen Bauchhaut gebildet. In der zweiten Operation werden die Schwellkörper mobilisiert. Um den Penisschaft mit Haut zu bedecken, wird der obere Stiel des Rollappens durchtrennt, das Fett aus dem Rollappen entfernt und der so entstandene Hautschlauch über den Penisstumpf gezogen. Die Urethramündung wird mit den Rändern einer kleinen Inzision am Rollappen vernäht. Der Harn muß über einen Katheter abgeleitet werden. In einer dritten Sitzung wird der anfänglich untere Stiel des Rollappens, jetzt die Penisspitze, befreit. Zweifelhaft ist, ob die Bedeckung des mobilisierten Stumpfes mit einem Rollappen Vorteile bringt gegenüber Spalthauttransplantaten.

Die Operation nach MAYAT (1960) ähnelt der Penisplastikoperation nach BOGORAS (1936); in beiden Fällen werden Rollappen aus der seitlichen Bauchwand verwandt. Doch braucht bei der Penisstumpfmobilisation keine Urethra gebildet zu werden, ein großes Problem wird damit umgangen. Außerdem ist das erhalten gebliebene Schwellkörpergewebe durch die Mobilisierung besser genutzt worden, so daß Erektionen ohne versteifende Implantete möglich waren.

Das Ergebnis einer Stumpfmobilisation kann eventuell aber durch ein solches versteifendes Implantat weiter verbessert werden. LOEFFLER (1973) erwähnt in einer Arbeit, die an sich das Thema der erektilen Impotenz behandelt, daß ein zu kurzer Penis folgendermaßen verlängert werden kann: Das Ligamentum suspensorium wird durchtrennt, und dann werden in beide Corpora cavernosa Plastiken (Silikonstäbe) implantiert, die von der dorsalen Schwellkörperinsertion am unteren Schambeinast bis zur Penisspitze reichen und die Penisspitze etwas vorschieben (vgl. Abschnitt C 9).

BLUM (1938) hat eine recht komplizierte komplizierte Operationstechnik beschrieben, durch die der Penisschaft aber in nur einer Operation erheblich verlängert werden kann. Dem von Blum (1938) behandelten Patienten war der Penis direkt vor dem Skrotum abgeschnitten worden, das Ostium urethrae externum war sogar unter das Skrotalniveau retrahiert worden.

Blum (1938) hat zunächst die urethro-rektale Faszie durchtrennt, den Bulbus penis um 3 cm vorverlagert und in der neuen Position fixiert. Dann wurde die Insertion des linken Corpus cavernosum am Schambein gelöst. Der hintere Anteil des Schwellkörpers konnte dadurch um 180 Grad nach vorn gedreht werden und in dieser Lage am Corpus spongiosum fixiert werden. Er bildete nun die Penisspitze. Der neue Penisschaft wurde durch gestielte Hautlappen abgedeckt. Der Penisstumpf war um 8 cm verlängert worden, in erigiertem Zustand betrug seine Länge 10–12 cm. Nach einer Genesungszeit von einem Jahr waren Erektionen und Kohabitationen wieder befriedigend möglich.

d) Penisplastiken

Eine Penisplastik ist nur bei einem vollständigen Verlust der Pars mobilis des Penis indiziert. Wie schon aus der Diskussion um die Penisstumpfmobilisation hervorgeht, sollte sie nicht bei teilweisem Penisverlust durchgeführt werden.

Die Penisplastikoperationen lassen sich in leicht veränderter Form nach einer vollständigen Amputation des Schwellkörpergewebes wegen eines bösartigen Geschwürs oder bei transsexuellen Patientinnen durchführen. Nur die Operation nach Goodwin u. Scott (1952) setzt einen Penisstumpf voraus.

Penisplastiken ohne Urethrarekonstruktion sind relativ einfach durchzuführen. Es werden nur Rollappen aus der Oberschenkel- oder Skrotalhaut gebildet, die dann auf den Penisstumpf überpflanzt werden. Morales et al. (1956) haben über 5 in dieser Art behandelte Patienten berichtet. Nach den Worten der Autoren ist den Patienten wieder ein befriedigendes Sexualleben ermöglicht worden.

Die meisten Operateure bemühen sich jedoch, eine Penisplastik mit Urethra zu bilden.

Die Tabelle 3 gibt eine Übersicht über fünf verschiedene Methoden einer Penisplastikoperation mit Urethrarekonstruktion.

Bei den Plastiken nach Bogoras (1936) und nach Gillies u. Harrison (1948) wird die Möglichkeit geschildert, gleich ein Stück Rippenknorpel zur Versteifung der Plastik zu implantieren (heute würde wahrscheinlich statt Knorpel eine Silikonprothese verwandt). Bei den anderen drei Verfahren, besonders dem nach Orticochea (1972), muß dafür noch eine weitere Operation angesetzt werden.

Wird der gestielte Lappen zur Bildung der Penisplastik unmittelbar neben dem Penisstumpf entnommen, so können durch den Stiel hindurch sensible und motorische Nerven erhalten bleiben. In den Wanderlappen ist hingegen eine Reizwahrnehmung nur in Ansätzen möglich. Lejour u. Flament (1968) und Arneri (1973) geben an, daß sich im Verlauf von Monaten eine gewisse sensible Innervation ausgebildet habe, allerdings wurde nie der Zustand vor der Verletzung erreicht. Die Sensibilität entwickelte sich von proximal nach distal; wahrscheinlich handelte es sich um das Aussprossen von Nervenendigungen.

Tabelle 3. Methoden zur Penisplastik

Erstbeschreibung	Zur Penisplastik verwandtes Gewebe	Zur Urethrarekonstruktion verwandtes Gewebe	Nervenversorgung	Operationsstufen
BOGORAS (1936)	Bauchhaut	Skrotalhaut oder freies Transplantat	durchtrennt	4
GILLIES u. HARRISON (1948)	Bauchhaut	Bauchhaut	durchtrennt	4
GOODWIN u. SCOTT (1952)	Skrotalhaut und Anteile des M. cremaster	Skrotalhaut	erhalten (Skrotalnerven)	2
KAPLAN u. WESSER (1971)	Oberschenkelhaut	Skrotalhaut	erhalten (Ramus femoralis nervi genitofemoralis)	2
ORTICOCHEA (1972)	Oberschenkelhaut und M. gracilis	Haut der Inguinalregion und des Perineums	erhalten (sensibler und motorischer Ast des N. obturatorius)	4

Die Bildung der Urethra bringt oft Komplikationen wie Nekrose, Strikturen und Fisteln mit sich.

Behaarte Haut prädisponiert zur Konkrementbildung und zu Infektionen (BOXER 1975). Bauchhaut kann gegenüber Skrotalhaut den Vorteil haben, daß eine unbehaarte Urethra gebildet werden kann. Doch auch eine Urethraplastik aus Skrotalhaut hat ihre Vorteile: Es ist keine zirkuläre Anastomosierung mit dem Urethrastumpf erforderlich und damit die Gefahr einer Striktur nur in geringerem Maße gegeben. Eine stark vernarbte Bauchhaut ist ungeeignet.

Hinsichtlich des kosmetischen Aspekts wird gefordert, daß die Penisplastiken von Form, Größe und Farbe her möglichst natürlich aussehen sollen. Was „natürlich" ist, bestimmt somit weitgehend der persönliche Geschmack des Chirurgen.

Die Bauchhautplastiken und erst recht die aus Oberschenkelhaut und -muskel sehen etwas unförmig aus. Die besonders großen Ausführungen werden damit begründet, daß man versucht habe, die Plastik einem erigierten Penis anzugleichen. Die Plastiken aus Bauch- oder Oberschenkelhaut bilden außerdem einen lebhaften Farbkontrast zur dunklen Haut und Behaarung der Genitalregion. YOUNG et al. (1971) empfanden das Aussehen einer Bauchhautplastik als so unbefriedigend, daß sie sie denudierten und mit Skrotalhaut bedeckten.

Doch auch an Skrotalhautplastiken wird Kritik geübt: Sie sollen zu klein sein, die Oberfläche zu dunkel und zu faltig.

Die Anzahl der Operationen, die physische und psychische Belastung des Patienten und der Zeitaufwand bis zur endgültigen Fertigstellung der Plastik variieren ganz erheblich und dabei nicht einmal unbedingt proportional zum Enderfolg.

Orticochea (1972) gibt als Mindestzeitraum zwischen erster und vierter Operationsstufe (Penisplastik ohne Implantat) 10 Monate an. Bei der ersten Operation werden, zur Verkürzung der Operationszeit, gleichzeitig zwei chirurgische Teams benötigt.

Für die Gilliesplastik wird als untere Grenze ein Zeitraum von 4 Monaten angegeben.

Die Zeiten können allerdings noch sehr viel höher liegen. Zwischen den Operationsstufen muß immer erst der Wundverschluß, das Abklingen entzündlicher Reaktionen und die Ausbildung einer neuen Gefäßversorgung abgewartet werden. Diese Prozesse benötigen sehr unterschiedlich viel Zeit.

Kaplan u. Wesser (1971) konnten ihre Patienten schon nach drei Wochen mit einem sensibel innervierten Penis nach Hause entlassen.

Bogoras beschrieb 1936 zum ersten Male ein Verfahren einer Penisrekonstruktion. Er war folgendermaßen vorgegangen:

1. In der ersten Phase wurde aus einem 10 cm breiten Hautstreifen der seitlichen Bauchwand ein doppelt gestielter Rollappen (Filatow-Lappen) gebildet. In den oberen Anteil wurde ein Stück Rippenknorpel eingeführt.

2. Nach allmählicher Drosselung der Blutzufuhr wurde der kraniale Lappenstiel durchtrennt und auf den angefrischten Penisstumpf aufgepflanzt. Der eingelagerte, etwas überstehende Knorpel konnte zwischen die Schwellkörperstümpfe eingefügt werden.

3. Der noch mit der Bauchwand zusammenhängende kaudale Lappenstiel wurde nach allmählicher Drosselung der Blutzufuhr abgetrennt. Er bildete nun die Penisspitze.

4. Auf der Unterseite des neugeschaffenen Penis wurde durch Hautlappen aus dem Skrotum ein Harnröhrenkanal gebildet.

Die Penisplastik ermöglicht es dem Patienten, den Harn im Strahl zu entleeren und den Geschlechtsverkehr auszuüben.

Boeminghaus (1971) hat das Verfahren nach Bogoras (1936) etwas verbessert:

1. Der Hautlappen wird weiter kaudal, in der Unterbauchregion parallel zum Leistenband gebildet. Die Haut ist hier gut verschieblich und der Defekt kann immer primär durch Vereinigung der Wundränder verschlossen werden. Der Rollappen wird über einem Metallstab oder einem Katheter von 22 Charr. gebildet.

2. Nachdem sich im Inneren des Rollappens ein Granulationskanal gebildet hat, wird aus einem freien Spalthautlappen (Thiersch-Lappen) ein Hautkanal über einem Katheter gebildet und in den Rollappen eingefügt.

3. Wie 2 bei Bogoras.

4. Wie 3 bei Bogoras, letzte Stufe.

Die von Gillies u. Harrison 1948 beschriebene Methode wird heute sehr häufig angewandt. Zunächst wird eine Urethra gebildet und dann, um die Urethra herum, ein Rollappen für den Penis an sich. Auf das Prinzip zweier ineinander liegender Rollappen stützen sich alle später beschriebenen Techniken.

1. Auf der Bauchhaut, lateral des Nabels werden drei Inzisionen angelegt, die von kranial-lateral nach kaudal-medial verlaufen (Abb. 20a). Die am weitesten lateral liegende ist ungefähr 15 cm lang, die anderen beiden jeweils 22 cm. Der Abstand beträgt 4,5 bzw. 10 cm.

Aus dem 4,5 cm breiten lateralen Hautareal wird die Urethra gebildet, indem die Ränder mobilisiert und über einem Katheter zusammengenäht werden (Abb. 20c). Die epithelisierte Oberfläche kommt auf der Innenseite der Röhre zu liegen.

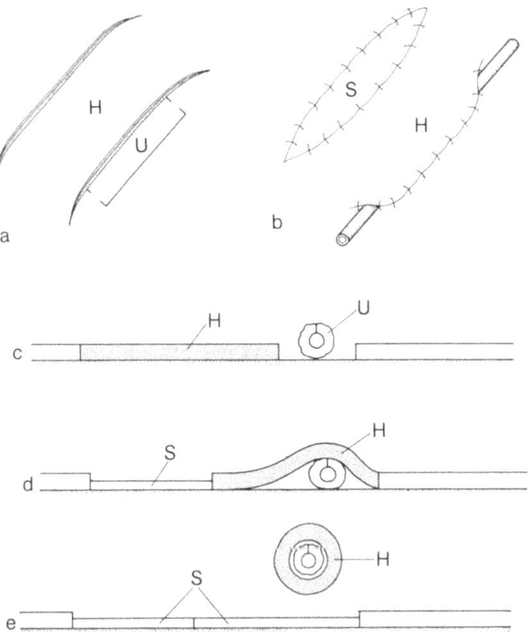

Abb. 20 a–e. Penisplastik nach GILLIES (1948) **a** Schnittführung zur Gewinnung des Hautlappens. **b** Bedeckung der über einem Katheter gebildeten Urethra mit einem doppelt gestielten Hautlappen. **c–e** Querschnittsdarstellung, stark schematisiert. **c** Bildung der Urethra über einem Katheter. **d** Bedeckung der Urethra (entsprechend Abb. b) **e** Abbildung des doppelt gestielten Rollappens. U = Material für die Urethra (4,5 × 15 cm) H = Hautlappen zur Bildung der Penisplastik (10 × 22 cm) S = Spalthauttransplantat. (Abb. a und b nach EVANS 1973; c–e modifiziert nach LEJOUR und FLAMENT, 1968)

Der 10 cm breite, 22 cm lange Hautstreifen medial der Urethra wird mobilisiert und nach lateral, über die Urethra verlagert (Abb. 20b und d). Die Ernährung erfolgt über die beiden Hautbrücken von kranial und von kaudal her. Der Hautdefekt, der durch die Verschiebung des doppelt gestielten Lappens entsteht, wird durch Spalthauttransplantate bedeckt.

2. Nach drei Wochen wird der 10 cm breite Hautstreifen über der Urethra durch zwei Inzisionen parallel zur Urethra mobilisiert und mitsamt dieser angehoben.

Die beiden Lappenstiele bleiben dabei erhalten. Der Hautstreifen wird nun um die Urethra herum zusammengerollt und vernäht (Abb. 20e). Das Epithel des Rollappens kommt außen zu liegen. Die Entnahmefläche wird mit Spalthaut bedeckt.

3. Nach weiteren vier Wochen wird der obere der beiden Hautstiele des Rollappens gelöst und an den Penisstumpf und die Urethramündung anastomosiert. (Fehlt der Penisstumpf, so kann eine etwas längere Plastik am Perineum anastomosiert werden.) Der Urin sollte suprapubisch oder perineal abgeleitet werden.

4. Nach zwei bis drei Monaten wird der verbliebene, ehemals untere Hautstiel durchtrennt und zur Penisspitze geformt. Dieser kleine Eingriff ist unter Lokalanästhesie durchführbar.

GILLIES u. MILLARD (1957) haben eine Alternative zur 3. und 4. Operationsstufe beschrieben. Voraussetzung ist ein Urethraostium in der Symphysenregion. Der Rollappen wird so angelegt, daß sein unterer Stiel in unmittelbarer Nähe der Urethramündung liegt. In einer einzigen Operation wird der obere Stiel des Rollappens durchtrennt und der untere durch einen halbkreisförmigen Schnitt soweit gelöst, daß die Plastik nach medial-kaudal, auf den Penisstumpf rotiert werden kann. Bei diesem Vorgehen bleibt der untere Hautstiel zur Hälfte erhalten. Die Hautbrücke enthält die Vasa epigastrica superficiales und die Lymphdrainage der Penisplastik.

In einer letzten Operation kann in dem neu gebildeten Penis eine versteifende Prothese implantiert werden. In manchen Fällen ist ein solches Implantat jedoch nicht erforderlich, zumindest nicht in den ersten Monaten, weil der Penisersatz aufgrund von Ödem und Fibrose ausreichende Steifheit besitzt. Evans (1973) rät davon ab, schon in der zweiten Operation, bei der Bildung des Rollappens die Prothese einzulegen, weil dadurch die Spannung erhöht und die Blutzirkulation vermindert wird. Ein Knorpelimplantat ist außerdem selbst nekrosegefährdet. Die von anderen Autoren empfohlene Fixierung eines Knorpelimplantats zwischen den Stümpfen der Corpora cavernose hält Evans (1973) für nur schwer realisierbar und außerdem für relativ bedeutungslos.

Evans (1973) berichtet über 9 Patienten, die nach der Gillies-Methode behandelt worden waren, 5 davon von Gillies persönlich.

In jedem Fall war eine unbehinderte Miktion möglich, nennenswerte Urethrastrikturen traten nicht auf. Urethranekrosen wurden nicht beobachtet. Diese Komplikation kann aber auftreten, insbesondere wenn der Rollappen unter Spannung steht, weil im 2. Operationsschritt nicht ausreichend Fettgewebe aus dem Lappen entfernt wurde.

Die Penisspitze heilt nach der letzten Operation wegen der schlechten Blutzirkulation nur langsam ab.

Nach der Gillies-Plastik bleiben ausgedehnte Vernarbungen zurück, die auf einer Seite des Abdomens vom Rippenbogen bis zur Leistenregion reichen.

5 der 9 Patienten ist durch die Operation wieder ein befriedigender Koitus ermöglicht worden, ein Patient hält ihn für nur unbefriedigend und 3 haben ihn nicht versucht.

Die Innervation der Penisplastik ist schlecht. Einer der Patienten hat sich den „Penis" sieben Jahre nach der Operation mit einer Wärmflasche unbemerkt so sehr verbrannt, daß die Hälfte verlorenging und wieder ersetzt werden mußte.

Lejour u. Flament (1968) haben ihren Patienten ebenfalls nach der von Gillies u. Harrison (1948) beschriebenen Methode behandelt. Von ihnen stammt die bereits erwähnte Beobachtung, daß sich von einem relativ langen Penisstumpf ausgehend nach distal eine Innervation der Penisplastik ausbildete. Die Grenze der Sensibilität schritt dabei vom 6. bis zu. 8. Monat um einen Zentimeter vor.

Arneri (1973) beschreibt eine Methode, die in den Grundzügen der von Gillies u. Harrison (1948) entspricht, jedoch einige Verbesserungen aufweist.

1. Auf der Bauchhaut, etwa handbreit neben dem Leistenband, werden zwei parallele Schnitte von 18 cm Länge angelegt, der Abstand beträgt 3 cm. Neben dem so entstandenen Hautstreifen wird die Haut unterminiert und von beiden Seiten her über dem Streifen zusammengezogen. Die Naht muß durch besondere Vorrichtungen von Spannung entlastet werden.

Von dem subkutan versenkten Hautstreifen ausgehend bildet sich in den nächsten Wochen eine durchgängige, vollständig epithelisierte Urethra, eine Tatsache, die auch bei einigen Hypospadie-Operationen genutzt wird.

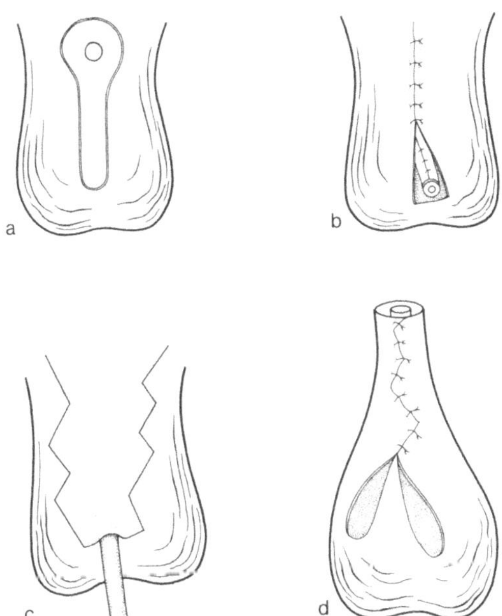

Abb. 21 a–d. Penisplastik nach Goodwin und Scott (1952) **a** Schnittführung zur Bildung der Urethra am Skrotum. **b** Versenkung der Urethra unter die Skrotalhaut. **c** Befreiung der Harnröhre aus dem Skrotum. **d** Abschließende Hautnaht auf der Beugeseite der Penisplastik. (Modifiziert nach Boeminghaus 1971)

2. Um die Urethra herum wird ein Rollappen gebildet. Unter der äußeren Oberfläche des Rollappens, also ventral der Urethra wird ein Stück Rippenknorpel implantiert.

3. und 4. wie bei Gillies. Der Rippenknorpel bzw. Silikonstab wird zwischen die Stümpfe der Corpora cavernosa eingepflanzt. Sollte der Rollappen nicht biegsam genug sein, um direkt an den Penisstumpf anastomosiert zu werden, so dient das Handgelenk als Carrier.

Arneri (1973) hat 7 Patienten mit gutem Erfolg operiert. Die Bauchhaut wird nicht ganz so stark vernarbt wie bei der Originalmethode, weil nur eine geringere Hautfläche mit Spalthaut bedeckt werden muß. „Erektionen" der Plastik waren in 4 Fälle möglich, in denen ein etwas längerer Schwellkörperstumpf erhalten geblieben war.

Eine Nachuntersuchung ergab, daß sich im Verlauf von zwei Jahren eine gewisse sensible Innervation entwickelt hatte.

Goodwin u. Scott (1952) haben eine ganz anders geartete, einfachere und für den Patienten schonendere Methode, einen Penisersatz zu bilden, beschrieben (Abb. 21 a–d).

1. Der Harn wird zu Beginn der Operation perineal oder suprapubisch abgeleitet. Die Harnröhre wird aus der Skrotalhaut nach der Thiersch-Duplayschen Technik gebildet (Abb. 21 a): Lateral und cranial um den Penisstumpf herum wird ein Hautschnitt angelegt; die Schnittenden werden im Abstand von 15–20 mm zueinander abwärts, parallel zur Raphe des Skrotums weitergeführt. Die Ränder des umschnittenen Hautbezirkes werden über einem Katheter zu einer Urethra vereinigt.

Die Skrotalhaut lateral der Urethra wird beidseits unterminiert und über der neuen Harnröhre vereinigt (Abb. 21 b). Nach 10 Tagen kann der Patient durch die neue Harnröhre urinieren.

2. Die Harnröhre wird nun aus dem Skrotum befreit und der Penis gebildet.

Zunächst wird ein Katheter in die Urethra eingeführt. Dann werden beidseits der Urethra zwei Längsschnitte angelegt; sie können gerade oder, zur Verhütung von Narbenkontrakturen, gezackt geführt werden (Abb. 21 c).

Der so umschnittene Bezirk muß eine Breite von wenigstens 8–10 cm haben. Die Inzisionen müssen so tief wie ohne Beschädigung der Hoden möglich erfolgen, damit genut Gewebsmaterial für den Penis zur Verfügung steht. Der mobilisierte mittlere Anteil der Hodenhüllen, der die neue Harnröhre enthält, wird nach kranial, auf den Bauch gelagert und auf der Beugeseite des damit geschaffenen „Penis" vernäht (Abb. 21 d). Das Skrotum kann ohne Schwierigkeiten geschlossen werden.

Die Länge der Penisplastik entspricht der des Skrotums. Durch Z-Plastiken kann noch Länge hinzugewonnen werden. Ein Implantat kann die Kohabitationsfähigkeit wiederherstellen.

Der mediale Bereich der Skrotalhaut soll nach Angaben der Autoren nur so wenig behaart sein, daß keine Entzündungen der Urethra auftreten.

Der Vorteil der Methode nach Goodwin u. Scott (1952) gegenüber den früher beschriebenen liegt darin, daß sie relativ leicht durchzuführen ist und daß die sensiblen Nerven der Skrotalhaut erhalten bleiben (Boxer 1975).

Kaplan u. Wesser (1971) haben eine Methode beschrieben, die gezielt für eine sensible Innervation der Penisplastik sorgt, einfach durchzuführen ist und ein kosmetisch befriedigendes Resultat liefert (Abb. 22 a–d).

1. Der Harn wird durch einen in der Urethra liegenden Katheter abgeleitet. Die Urethra wird aus einem Streifen der vorderen Skrotalhaut wie bei Goodwin u. Scott (1952) geschildert gebildet.

Die Urethra wird dann mit einem gestielten Lappen vom Oberschenkel bedeckt. Die Basis des Lappens liegt über dem Leistenband (Abb. 22 a und b). In dem Lappenstiel bleibt der Ramus femoralis nervi genitofemoralis erhalten. Der Hautlappen wird an den lateralen Rändern der beiden Skrotalinzisionen angenäht (Abb. 22 c). Der Oberschenkelhautdefekt wird durch Spalthauttransplantate abgedeckt.

2. Zwei Wochen nach der ersten Operation kann der gestielte Lappen mit der darunter liegenden Urethra vom Skrotum gelöst werden. Die Ränder werden unter der Urethra, auf der Ventralseite des „Penis" geschlossen (Abb. 22 d). In einer dritten Sitzung kann noch eine Silikonprothese implantiert werden.

Als Beweis dafür, daß die Innervation erhalten bleibt, wird angegeben, daß durch Berührung des „Penis" der Cremasterreflex ausgelöst werden kann.

Die von Orticochea (1972) beschriebene Methode einer Penisrekonstruktion ist am schwierigsten durchzuführen. Ihre Besonderheit liegt darin, daß ein motorisch innervierter Muskel (M. gracilis) in der Penisplastik enthalten ist, durch den willkürlich „Erektionen" herbeigeführt werden können. (Erektion heißt in diesem Zusammenhang eine Aufrichtung der Plastik durch Muskelzug, nicht aber eine gesteigerte Durchblutung von Schwellkörpergewebe.)

Eine Erektion war bei den anderen Penisplastiken nur dann möglich, wenn das Implantat zwischen ausreichend langen Stümpfen der Schwellkörper befestigt werden konnte; ansonsten mußte die Plastik manuell angehoben werden.

Die komplizierte Operationstechnik soll im folgenden nur kurz umrissen werden.

1. In dem von Orticochea (1972) beschriebenen Fall handelt es sich um einen Patienten, bei dem wegen eines Peniskarzinoms die Schwellkörper vollständig entfernt worden waren

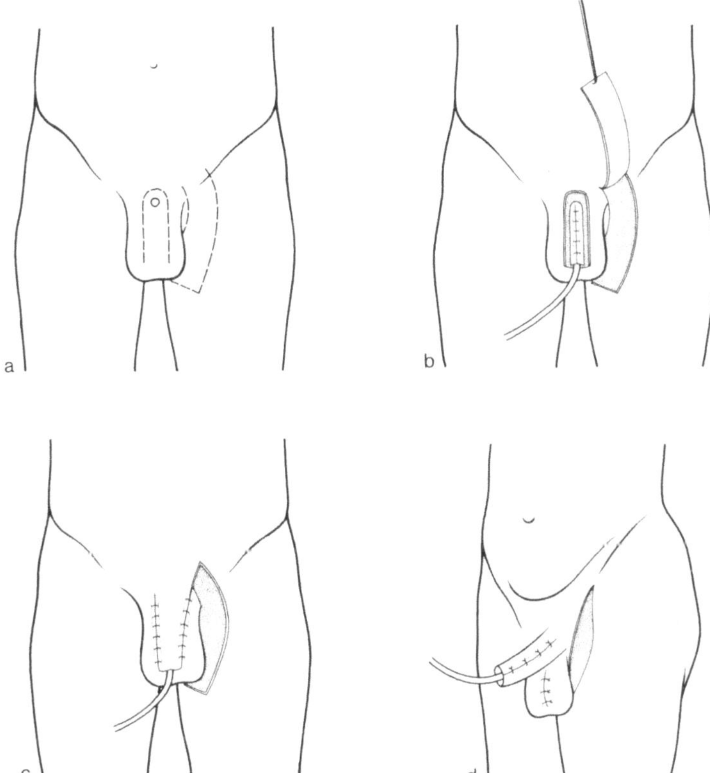

Abb. 22a–d. Penisplastik nach K*aplan* und W*esser* (1971) **a** Schnittführung. **b** Bildung der Urethra über einem Katheter, Vorbereitung eines gestielten Lappens vom Oberschenkel. **c** Zustand nach Beendigung der ersten Operationsstufe. **d** Zustand nach der zweiten Operation mit Aufrichtung des Gliedes

und das Ostium urethrae externum im hinteren Dammbereich lag. Deshalb werden zwei Urethrarollappen gebildet und unter die Haut verlagert. Der eine liegt in der Leistenbeuge, der andere zwischen Skrotum und Oberschenkel.

An der medialen Fläche des anderen Oberschenkels wird ein Haut-Muskel-Rollappen gebildet; die Länge beträgt 18 cm, der Umfang 9–13 cm. Die Blutversorgung des Lappens erfolgt über zwei Stiele vom Oberschenkel her.

Der Ursprung des im Rollappen enthaltenen M. gracilis wird von der Symphyse und dem unteren Schambeinast gelöst und an der unteren Rektusscheide befestigt. Dabei muß der Nervenast, der das Transplantat motorisch und sensibel versorgt, freigelegt werden und vom Foramen obturatum um den unteren Schambeinast herum zum neuen Muskelursprung geführt werden. Der Nerv wird mit einem kleinen gestielten Hautlappen bedeckt. Es besteht die Gefahr einer Nervenschädigung, die die aufwendige Operation sinnlos machen würde. O*ricochea* (1972) gibt an, daß bei seinem Patienten vorübergehende Nervenschädigungen aufgetreten seien.

2. Vier bis sechs Monate später wird der posteriore Anteil der neugebildeten Urethraröhre am Urethrastumpf in der Dammregion anastomosiert und durch das Skrotum hindurch zur Peniswurzel geführt. Der obere der beiden Gefäßstiele der Plastik wird durchtrennt.

3. Nach weiteren zwei Monaten erfolgt die nächste Operation. Der Harn wird suprapubisch abgeleitet. Der untere, letzte Stiel des Rollappens wird durchtrennt. Dann wird der

Lappen der Länge nach gespalten; ebenso wird die Haut über dem in der Leistenbeuge liegenden Urethraanteil gespalten. Die Ränder der Inzision am Penis werden mit denen in der Leistenbeuge vereinigt, d.h. der Penis wird auf die Urethra aufgenäht. Die beiden Urethraabschnitte werden anastomosiert.

4. Nach nochmals 4–6 Monaten wird der Penis mitsamt Urethra aus der Leistenbeuge befreit und auf der ventralen Seite verschlossen.

Die Kohabitation ist nun wieder möglich. Die Operationen werden aber erst im Zusammenhang mit der fünften und letzten sinnvoll.

5. Nach einem weiteren halben Jahr wird eine T-förmige Silikonprothese implantiert.

Der vier Zentimeter lange Querbalken liegt waagerecht vor der Symphyse. Der Längsbalken wird in den Penis implantiert; er liegt dort zwischen dem M. gracilis an der Dorsalseite und der Urethra an der Ventralseite der Plastik.

Der Längsbalken des Implantats ist in der Mitte in einem leichten Winkel von 173 Grad nach oben, zum M. gracilis hin abgeknickt.

An der Prothesenspitze wird das distale Ende des M. gracilis mit einem nicht resorbierbaren Material befestigt. Die Länge der Prothese muß dabei so angepaßt werden, daß der Muskel unter leicher Spannung steht und durch seine Kontraktion die Penisspitze anheben kann.

Als Endresultat gibt Orticochea (1972) normale Miktion, Aussehen, Sensibilität und die Fähigkeit zu normalen Erektionen an.

Liest man die Schilderung der Phalloplastikoperation nach Orticochea (1972), so können einem Bedenken kommen, ob allein versucht wurde, das Interesse des Patienten zu wahren, oder ob es sich um ein Beispiel eines medizinischen Perfektionismus handelt, der unbedingt noch das Unmögliche möglich machen will.

In der Literatur, werden keine grundsätzlichen Bedenken gegen eine Penisplastikoperation geäußert; nur Arneri (1973) weist darauf hin, daß sie im Fall einer teilweisen Amputation nicht indiziert ist. Es ist dennoch zu überlegen, ob es noch zu verantworten ist, einen Mann Monate wegen einer Penisplastik im Krankenhaus zu halten. Wird der Patient $1^1/_2$ Jahre wegen einer Plastik behandelt, die von vornherein nur einen sehr unvollkommenen Ersatz bilden kann, wie hoch muß ihm dann erst sein Verlust erscheinen.

Vielleicht ist es besser, zwar einerseits Verständnis für den Schmerz des Patienten zu zeigen, andererseits aber auch den Patienten im Gespräch darauf hinzuweisen, daß mit den paar Zentimetern vielleicht seine Koitusfähigkeit, noch lange aber nicht seine Männlichkeit und erst recht nicht sein Wert als Mensch verlorengegangen sind.

Dann sollte zunächst daran gedacht werden, ob nicht durch eine Penisstumpfmobilisation, eventuell unter Verwendung eines Silikonimplantates, die Potentia coeundi wiederhergestellt werden kann. Abgesehen vom Erhalt der Sensibilität sind auch rein psychologische Vorteile denkbar.

Mit einer Phalloplastik kann nur das kosmetische Problem befriedigend gelöst werden. Dem Patienten und seiner Partnerin dürfte der kleine Unterschied zwischen Penis und Plastik doch stets bewußt bleiben und das Verhalten bestimmen. Evans (1973) gibt wie bereits erwähnt an, daß 3 von 9 Patienten einen Koitus erst gar nicht versucht haben, einer ihn für nur unbefriedigend hält.

Das kosmetische Problem liegt in erster Linie darin, den Defekt vor Fremden, z.B. in Gemeinschaftsunterkünften oder beim Schwimmen, zu verbergen. Eine breite Narbenzone von den Rippen bis zur Leistenbeuge ist dazu nicht unbedingt geeignet, sondern wird der Anlaß zu manch peinlicher Frage sein. Geeignet scheinen nur die Plastiken nach GOODWIN u. SCOTT (1952) und nach KAPLAN u. WESSER (1971) zu sein, die aus Skrotalhaut bzw. einem gestielten Lappen vom Oberschenkel her bestehen. Diese Plastiken auch nur lassen sich in einem vertretbaren Zeitraum erstellen.

e) Geschlechtsumwandlung

Tritt die traumatische Penisamputation schon im Säuglings- oder Kleinkindalter ein, so stellt sich die Frage, ob für den Patienten eine Umwandlung zum weiblichen Geschlecht eine befriedigendere Lösung darstellt als die Beibehaltung des genetisch bestimmten Geschlechts.

Die chirurgischen Maßnahmen bestehen in einer frühzeitig durchgeführten Kastration und Korrektion des Penisstumpfes. Später muß noch eine Vaginoplastik durchgeführt werden. Die Orgasmusfähigkeit soll bei diesen Maßnahmen nicht verlorengehen.

Von dem Alter an, in dem sonst die Pubertät eintritt, muß eine lebenslange Hormontherapie durchgeführt werden. Sie führt zu einer vollständigen Ausbildung der sekundären weiblichen Geschlechtsmerkmale.

Psychische Voraussetzung für eine Geschlechtsumwandlung ist, daß noch keine ausgeprägte Geschlechtsidentität entwickelt worden ist. Wenn die Geschlechtsrolle erst einmal festgelegt ist, so ist eine Umstellung nur unter großen Anpassungsschwierigkeiten möglich.

Der Einfluß der verschiedenen Geschlechtshormone auf die Psyche ist bislang nur ansatzweise untersucht und abgeklärt worden. Einige dieser Untersuchungen weisen darauf hin, daß die Geschlechtsidentität durch die pränatale Testosteronexposition des männlichen Individuums beeinflußt wird. (BRÄUTIGAM 1977; WESTMAN u. ZARWELL 1975; YOUNG et al. 1971). Fetal androgenisierte Mädchen bevorzugen statistisch signifikant Spiele mit intensiver körperlicher Entfaltung. Sie werden von ihrer Umgebung als Wildfänge (tomboys) charakterisiert. Nicht selten ist der Wunsch vorhanden, Junge zu sein, oder liegt eine Ambivalenz im Bezug auf diese Frage vor. Man nimmt an, daß unter Androgeneinfluß in der fetalen und frühkindlichen Phase ein zunächst geschlechtsneutral angelegtes hypothalamisches Sexualzentrum in Richtung auf männliche Verhaltensschemata determiniert wird.

Neben diesen körperlichen Faktoren besteht sicherlich ein starker Einfluß von Lernprozessen auf das Geschlechtsrollenverhalten. Diese Aussage wird z.B. durch Untersuchungen an Intersexuellen bestätigt, die fast immer ein der anerzogenen Rolle konformes Verhalten zeigen. Die Lernprozesse beginnen schon in der frühsten Lebensphase („Es ist ein Junge!"), und noch vor Abschluß des ersten Lebensjahres kann sich eine Geschlechtsidentität manifestieren.

MONEY (1975) hat Geschlechtsumwandlungen bei 45 genetisch männlichen Kindern durchgeführt. In 43 Fällen lag eine angeborene Mißbildung des äußeren Genitale vor, in 2 Fällen handelte es sich um eine traumatische Amputation.

Besonders ausführlich beschreibt MONEY (1975) den Fall eines Kindes, das im Alter von 7 Monaten (im Jahr 1966) bei einer Beschneidung den gesamten Penis verlor.

Als das Baby 17 Monate alt war, wurde beschlossen, es als Mädchen aufzuziehen und Name, Haartracht und Kleidung wurden geändert.

Mit 21 Monaten erfolgte die Kastration.

Das Mädchen ist seitdem über 9 Jahre hin beobachtet worden. Ihre Entwicklung konnte mit der eines eineiigen Zwillingsbruders verglichen werden.

Das Mädchen unterscheidet sich in ihrem Verhalten eindeutig von ihrem Bruder: Sie kopiert ihre Mutter im Haushalt, bevorzugt Mädchenspielsachen und ist reinlicher als der Junge. Sie ist von ihrem Mädchensein voll überzeugt und freut sich auf eine spätere Mutterrolle (durch Adoption eines Kindes).

Das Mädchen zeigt allerdings auch die oben erwähnten „tomboy"-Eigenschaften. Sie ist relativ widerspenstig, zeigt eine überschäumende physische Energie und ist in Mädchengruppen die dominierende Persönlichkeit.

Money (1975) charakterisiert ihr Verhalten zusammenfassend als das eines normalen, aktiven kleinen Mächens. Dieses bislang gute Ergebnis konnte wahrscheinlich nur aufgrund der intakten Familiensituation erzielt werden, die ein klassisches Beispiel für geschlechtsrollenkonformes Verhalten zeigt und damit die Möglichkeit der Identifizierung bietet. Außerdem war die Mutter bereit und fähig, gezielt auf die Entwicklung der Geschlechtsidentität hinzuwirken.

In dem von Westman u. Zarwell (1975) beschriebenen Fall handelt es sich um einen Jungen, dem im Alter von $5^1/_2$ Wochen die psychotische Mutter den Penis abgeschnitten hatte. Die Länge des Stumpfes beträgt im erigierten Zustand 1 cm und wird ausgewachsen 5–7,5 cm (ebenfalls erigiert) erreichen.

Mit 15 Monaten wurde das Kind den Autoren vorgestellt, die über eine Geschlechtsumwandlung entscheiden sollten. Sie sprachen sich nach sorgfältiger Abwägung der medizinischen, psychologischen, juristischen und ethischen Gesichtspunkte dagegen aus, den Jungen zum Mädchen zu wandeln.

Ausschlaggebend war für die Entscheidung der Autoren, daß bei dem Jungen schon eine ausgeprägte männliche Geschlechtsidentität vorhanden war.

Der Vorteil einer Geschlechtsumwandlung hätte darin gelegen, daß der offensichtliche Defekt des äußeren Genitale in einen verborgenen umgewandelt worden wäre, der der Umgebung und dem Kind selber nicht hätte bewußt werden müssen. Später wäre eine äußerlich ungestörte Kohabitation möglich gewesen, ein Orgasmus hätte u.U. auch ohne Klitoris erreicht werden können.

Wird das Kind als Junge aufgezogen, so sehen die Autoren eine Gefahr psychischer Konflikte: Das Kind wird lernen müssen, mit einem offensichtlichen Handicap zu leben. Später wird ein Koitus nur nach einer Penisplastikoperation oder mit mechanischen Hilfsmitteln vollziehbar sein. (Die Autoren erwägen nicht, schon beim Kind eine Penisstumpfmobilisation durchführen zu lassen. Der vorhandene relativ lange Stumpf würde gute Ausgangsbedingungen bieten.)

Trotz aller Probleme wird dem Mann später, so meinen die Autoren, ein befriedigendes Sexualleben bei voller Fertilität möglich sein.

Gegen eine Geschlechtsumwandlung sprechen schwerwiegendere Argumente. Das Kind würde unter der frühen Hospitalisierung leiden müssen. Auch bei lebenslanger Hormontherapie könnte sich kein Menstruationszyklus einstellen. Die Fertilität ginge verloren, und dadurch könnte sowohl das Selbstwertgefühl als auch ein befriedigendes Sexualleben gefährdet werden.

Weitere Probleme würden wahrscheinlich auftauchen, wenn dem heranwachsenden Mädchen erklärt werden muß, warum eine Vaginoplastik durchgeführt wird. Es ist fraglich, ob eine Geschlechtsumwandlung dem Patienten immer verborgen bleiben kann und ob ein Mädchen oder eine Frau imstande ist, das Wissen darum zu verarbeiten.

Die Autoren stellen auch die Frage, ob sie in der gegebenen Situation überhaupt dazu berechtigt sind, eine Kastration durchzuführen und den Patienten zu lebenslanger Hormonsubstitution zu verurteilen. Ohne Geschlechtsumwandlung bleibt dem Patienten theoretisch die Möglichkeit erhalten, letztlich selbst über sein Schicksal zu entscheiden.

V. Penisluxation

Die traumatische Penisluxation oder Penisdislokation ist eine Verschiebung des Penis unter die Haut der Schambeinregion oder des Skrotums. Die Verletzung wird nur selten beobachtet und kann ohne Schwierigkeiten durch konservative oder operative Reposition behoben werden.

SHIRAKI u. TRICHEL (1969) haben vier Fälle einer unfallbedingten Penisluxation zusammengetragen. In jedem Fall war die Penisluxation Folge einer starken, stumpfen Gewalteinwirkung auf das äußere Genitale. Dabei löst sich die Penishaut mit der oberflächlichen Faszie von der tiefen Faszie in einer relativ gefäßfreien Bindegewebsschicht. Während der Gewalteinwirkung bleibt die Penishaut an der Glans befestigt und wird nach innen umgestülpt. Dort, wo normalerweise ein Penis zu sehen ist, führt nur noch eine Art Hautröhre in das Unterhautfettgewebe.

Die Penisluxation kann durch einen Abriß der Haut von der Glans kompliziert werden. Der Patient darf in diesem Fall nicht vor der Wundversorgung urinieren, weil dann eine Urinphlegmone entstehen könnte.

Nach KLOSTERHALFEN (1971) entsteht die Penisluxation fast ausnahmslos bei der Kohabitation. Die Vorhaut reißt um die Corona glandis ab, der Penis gleitet subkutan aus seiner Hautmanschette und verlagert sich in die Schamgegend oder ins Skrotum.

VI. Traumatische sklerosierende Lymphangitis

Bei der traumatisch bedingten sklerosierenden Lymphangitis liegt folgendes Krankheitsbild vor: Im Sulcus coronarius oder seltener auf dem Dorsum penis parallel zu den Venen befinden sich derbe, knotige oder strangförmige Strukturen. Die histologischen Untersuchungen ergeben ein großes, fibrotisches Lymphgefäß. Entzündungszellen sind kaum vorhanden. Die durchscheinende gelbliche Lymphe ist manchmal bei der Inspektion erkennbar. Die inguinalen Lymphknoten sind nicht vergrößert.

Die Ursache der Erscheinungen ist die traumatische Verlegung eines Lymphgefäßes. Im allgemeinen handelt es sich dabei um das Trauma eines wiederholten Geschlechtsverkehrs. Eine gewisse Prädisposition ist anzunehmen, weil manche Patienten wiederholt betroffen sind.

Die geschwollenen Lymphgefäße bereiten nur selten Beschwerden und verschwinden, wenn der Penis geschont wird, nach ungefähr drei Wochen.

Ball u. Pickett (1975) und Lassus et al. (1972) haben im Zeitraum von wenigen Monaten mehrere Fälle einer sklerosierenden Lymphangitis beobachtet. Die Autoren nehmen deshalb an, daß die Erkrankung nicht so selten ist, wie es nach der Zahl der Literaturangaben den Anschein haben kann. Sie glauben, daß die meisten Erkrankten nur keinen Arzt aufsuchen, und wenn sie ihn konsultieren, nicht unbedingt die Diagnose einer sklerosierenden Lymphangitis gestellt wird.

Die eigentliche Bedeutung der Erkrankung liegt in den zahlreichen Möglichkeiten einer Fehldeutung der Symptome und in den sich daraus ergebenden Behandlungsmaßnahmen wie strikte Bettruhe oder Antikoagulantien. Die Autoren berichten, daß die Patienten unter den Diagnosen Peyroniesche Krankheit, Karzinom, Geschlechtskrankheit, am häufigsten jedoch mit der Diagnose Thrombophlebitis der oberflächlichen Venen überwiesen werden.

Veränderungen am Penis, die äußerlich denen bei einer sklerosierenden Lymphangitis ähnlich sehen, können auch artifiziell entstanden sein. Nitidandhaprabhas (1975) berichtet von 16 thailändischen Patienten, die sich Perlen aus Glas oder Edelstein unter die dorsale Penishaut haben implantieren lassen. Der soziale Status bestimmt die Wahl des Materials, ob Glas, ob Diamant. Die Fremdkörperimplantationen scheinen in Thailand recht häufig zu sein; sie sind in der Literatur unter der Bezeichnung „APN = artificial penile nodule" bekannt.

Die Operationen werden von medizinischen Laien durchgeführt. Die Fremdkörper werden mit Jod desinfiziert und heilen ohne Komplikationen ein. Eine psychische Störung liegt bei den Patienten offensichtlich nicht vor; Ziel der Fremdkörperimplantation ist eine gesteigerte Stimulation der Partnerin.

VII. Priapismus

Als Priapismus wird eine nicht libidinöse schmerzhafte maximale Dauererektion bezeichnet (Abb. 23). Die Erektion kann Tage bis Monate andauern. Wird nicht eine rechtzeitige Behandlung durchgeführt, so ist eine dauernde Impotenz die Folge.

Die Ergebnisse von Schwellkörperpunktionen mit der Entnahme von Blut- oder Gewebsproben erlauben einige Aussagen zur Pathogenese des Priapismus, doch sind der Beginn des pathologischen Geschehens und damit die Ätiologie des Priapismus noch wenig abgeklärt.

Tscholl (1975) lehnt deshalb auch alle Versuche einer ätiologischen Klassifikation ab. Er empfiehlt, sich mit einer kasuistischen Zuordnung zu begnügen und von „Priapismus bei dieser oder jener Krankheit" zu sprechen. Oft ist allerdings auch eine kasuistische Zuordnung nicht möglich, und es bleibt nichts, als auf die Bezeichnung idiopathisch auszuweichen.

Trotz aller Unklarheiten sind einige Autoren (z.B. Hinman 1960; Boeminghaus 1971; Wagenknecht 1974; Persky u. Kursh 1977) der Meinung, daß auch ein Trauma zu den Umständen gehört, die die Entwicklung eines Priapismus bedingen können oder zumindest begünstigen.

Einige *Fallbeschreibungen,* in denen ein Genitaltrauma zu Dauererektionen oder Priapismus führte, seien wiedergegeben. Grace u. Winter (1968) haben

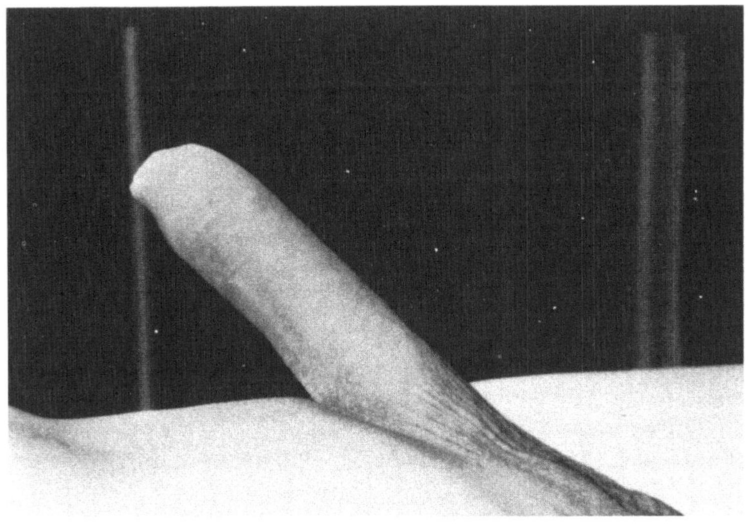

Abb. 23. Priapismus bei einem 23jährigen Mann

eine Studie über 23 Priapismusfälle veröffentlicht; sie führen einen davon auf ein stumpfes Trauma im Bereich des Schambeins zurück. Das Trauma bedingte eine Schwellung der proximalen Penishälfte. Nach sieben Tagen entwickelte sich der Priapismus, der dann bei konservativer Therapie 22 Tage lang bestand. Spätresultate liegen nicht vor.

SCHELLMANN (1971) erwähnt bei der Schilderung von zwei Avulsionstraumen, daß in beiden Fällen Dauererektionen auftraten, die sich auch durch hohe Valiumdosen nicht unterdrücken ließen. Der Autor spricht nicht von Priapismus; Angaben zur späteren Erektionsfähigkeit liegen nicht vor.

TIWARI et al. (1977) beschreiben eine Strangulationsverletzung des Penis. Um den Metallring zu entfernen, wurde die ödematöse und gangränöse Penishaut exzidiert, und der Penis wurde anschließend mit Spalthaut bedeckt. Nach dieser Operation trat eine 10tägige, als Priapismus bezeichnete Dauererektion auf. Die Spätuntersuchung ergab eine normale Erektionsfähigkeit. Wegen dieses guten Endergebnisses kann bezweifelt werden, ob wirklich das voll ausgebildete Krankheitsbild des Priapismus vorgelegen hatte, d.h. ob die entsprechenden histologischen Veränderungen eingetreten waren. Eventuell handelte es sich nur um ein rein funktionelles Geschehen; die Bezeichnung Dauererektion, die SCHELLMANN (1971) in zwei vergleichbaren Fällen wählt, wäre dann zutreffender.

WAGENKNECHT (1974) schildert sieben Priapismusfälle, einer davon durch ein lokales Trauma ausgelöst. Als Therapie wurde die Grayhack-Operation durchgeführt. Das Endresultat war nur unbefriedigend, und eine Penisprothese wurde implantiert.

WEAR et al. (1977) stellen einen Fall vor, in dem der Priapismus durch ein stumpfes Trauma ausgelöst worden war. Der Patient wurde erfolgreich behandelt, nachdem die Dauererektion bereits 9 Tage lang bestanden hatte. Die

Spätuntersuchung ergab eine fast normale Erektionsfähigkeit. Bei einer Schwellkörperpunktion kurz vor der erfolgreichen Behandlung konnte hellrotes Blut aspiriert werden. Vergleicht man diesen Befund mit den im folgenden noch geschilderten Ergebnissen der Untersuchung von Hinman (1960), so muß man zu dem Schluß kommen, daß kein typischer Fall eines länger bestehenden Priapismus vorlag. Das gute Ergebnis der Behandlung unterstützt diese Annahme.

Persky u. Kursh (1977) schildern sieben durch ein stumpfes Trauma bedingte Priapismusfälle. Vier Patienten wurden konservativ behandelt, drei operativ. Bei allen Patienten traten in der Folgezeit nur noch stark geschwächte Erektionen auf. Im Bereich des Traumas blieben narbenartige Verhärtungen tastbar.

Zur *Pathogenese* des Priapismus liegt eine detaillierte Untersuchung von Hinman (1960) vor. Die dabei gewonnenen Befunde haben bislang noch unumstrittene Gültigkeit.

Der Priapismus entwickelt sich aus einer Dauerektion, die zu Beginn sexuell lustbetont sein kann, nicht aber sein muß. Vom Priapismus betroffen sind die Corpora cavernosa, nicht aber das Corpus spongiosum. Diese Tatsache kann vielleicht zur Unterscheidung zwischen einer Dauererektion und dem eigentlichen Priapismus herangezogen werden.

Die Corpora cavernosa enthalten dunkles, hochvisköses Blut, das allerdings frei von Blutgerinnseln ist. Hinman (1960) konnte diesen Befund regelmäßig erheben, er bildet das früheste objektive Unterscheidungskriterium zu einer normalen Erektion. Die Veränderung des Blutes zeigt, daß eine Stase des Blutes in den Schwellkörpern vorliegt, die nur durch eine Behinderung des Abflusses aus den Schwellkörperkavernen bedingt sein kann. Die durch die Stase erhöhte Blutviskosität kann ihrerseits die Stase begünstigen.

Die Shunt-Operationen stellen die venöse Drainage der Schwellkörper wieder her und können so die Fortentwicklung des Priapismus und seine Spätfolgen verhindern.

Nach der Aspiration des dunklen Blutes füllen sich im Frühstadium des Priapismus die Corpora cavernosa prompt wieder mit hellem, arteriellem Blut. Der arterielle Zufluß ist also noch ungestört. Eine Detumeszenz des Gliedes tritt nach der Blutaspiration nur vorübergehend ein. Der Reiz, der zur Erektion geführt hat, scheint fortzuwirken.

Besteht der Priapismus bereits mehrere Tage lang, so folgt der Aspiration nicht mehr das Einströmen arterialisierten Blutes. Eine gewisse Verkleinerung des Gliedes kann erreicht werden, allerdings nicht bis zur normalen Größe. Eine Biopsie in diesem Priapismusstadium zeigt, daß die Schwellkörpertrabekel ödematös verdickt sind und das Lumen der Kavernen vollkommen ausfüllen.

Im Spätstadium des Priapismus kommt es zu einer Hyalinisierung und Fibrosierung der ödematösen Kavernenwände und zu einem Verschluß der Arteriolen, der die Ursache der bleibenden Impotenz ist.

Anders als zur Pathogenese liegen zur *Ätiologie* des Priapismus kaum gesicherte Erkenntnisse vor.

Hinman (1960) nimmt an, daß sich der Priapismus aus einer verlängerten Erektion heraus entwickelt. Seine Vorstellungen von einer normalen Erektion stützen sich hauptsächlich auf eine Untersuchung von Conti (1952).

Die Erektion entsteht durch eine Zunahme der Blutmenge und des Blutdrucks in den Schwellkörpern; dieser Vorgang wird von parasympathischen Fasern aus dem Sakralmark gesteuert. CONTI (1952) mißt muskulären Intimapolstern, die durch Anspannung das Gefäßlumen verengen können, eine entscheidende Bedeutung für die Entstehung einer Erektion bei. Die Schwellkörperarterien sind bei erschlafftem Glied durch solche Polster geschlossen und das Blut fließt durch arterio-venöse Anastomosen ab. (Nur wenige Äste dienen der Ernährung des Schwellkörpergewebes und gehen in Kapillaren über, Vasa privata). Zur Erektion kommt es durch Öffnung der Arterien und Verschluß der Anastomosen. Das Blut fließt jetzt in die Schwellkörperkavernen. Die unmittelbar an die Kavernen anschließenden Venen werden verengt. CONTI (1952) nimmt an, daß der venöse Abfluß aus dem erigierten Penis ungefähr dem aus dem erschlafften Glied entspricht.

HINMAN (1960) stellt nun die Hypothese auf, daß die Intimapolster in den Venen, die schon bei einer normalen Erektion eine relative Stase des Blutes bedingen, eventuell auch die Ursache einer irreversiblen venösen Obstruktion sind, die dann zum Priapismus führt.

HINMAN (1960) hält es weiterhin für nicht ausgeschlossen, daß der venöse Blutfluß bei einer Erektion außerdem durch die Kompression der Venen gegen die tiefe Penisfaszie vermindert wird.

Auch TSCHOLL (1975) stellt fest, daß man aus kasuistischen Betrachtungen den Eindruck gewinnen kann, daß jede pathologisch verlängerte Erektion in einen Priapismus übergehen kann.

TSCHOLL (1975) setzt allerdings andere Schwerpunkte als CONTI (1952) bei der Bewertung der Mechanismen, die zur physiologischen Erektion beitragen. „Sämtliche beschriebenen, aber nie bewiesenen Schleusen- und Sperrsysteme sind hierzu überflüssig.“ Durch eine Steigerung der Blutzufuhr wird zunächst der venöse Abfluß überfordert, und erst auf erhöhtem Druckniveau kommt es zum Ausgleich zwischen dem erhöhten Zufluß und dem ebenfalls um das 10–35fache gesteigerten Abfluß. TSCHOLL (1975) kann keine Erklärung geben, wie sich aus der vermehrten Durchblutung bei der normalen Erektion die Stase beim Priapismus entwickelt. „Wie das Ödem (der Schwellkörpertrabekel) entsteht, wissen wir nicht.“

Die Faktoren, die möglicherweise einen Priapismus verursachen, lassen sich nach ihren unterschiedlichen Angriffspunkten in zwei Gruppen ordnen (HINMAN 1960; BOEMINGHAUS 1971; TSCHOLL 1975): Neurologische Störungen, die zu einer verlängerten Erektion führen, und lokale Zirkulationsstörungen, die den Abfluß des Blutes aus den Schwellkörpern erschweren.

Zu den neurologischen Störungen, die eine Dauerektion und einen sich daraus entwickelnden Priapismus auslösen können, zählen Erkrankungen wie Querschnittslähmungen, Tumoren des ZNS, multiple Sklerose und Tabes dorsalis. Auch funktionelle Erkrankungen des Gehirns und Rückenmarks werden genannt, z.B. Psychosen und Neurasthenie. Umstritten ist die Bedeutung eines intensiven Geschlechtsverkehrs.

Eine pathologische Reizung des Erektionszentrums aus der Urogenitalregion soll ebenfalls die Entwicklung von Dauererektionen und Priapismus begünstigen. Als Ursache der Reizung werden entzündliche Erkrankungen, Steinleiden und endoskopische Untersuchungen genannt. Einen vergleichbaren pathologischen Reizzustand, der zu Dauererektionen führte, bilden wahrscheinlich die von Schellmann (1971) geschilderten Avulsionstraumen und die von Tiwari et al. (1977) durchgeführte Exzision der Penishaut nach Strangulationsverletzung.

Eine Störung der Blutzirkulation durch eine Erhöhung der Blutviskosität ist wahrscheinlich die Ursache für das gehäufte Auftreten eines Priapismus bei hämatologischen Allgemeinerkrankungen. Grade u. Winter (1968) haben von 23 Priapismusfällen 6 auf eine Sichelzellanämie und 3 auf Leukosen zurückgeführt. (Außerdem: 11mal idiopathischer Priapismus, 2mal Blasentumor, 1mal Trauma).

Priapismusfälle bei Beckenvenenthrombosen sind vereinzelt berichtet worden. Tscholl (1975) bezweifelt allerdings, daß die Thrombose allein Ursache des Priapismus gewesen ist, denn es liegt auch eine Fallbeschreibung vor von einer Thrombose der tiefen Penisvenen, die zwar ein Penisödem, Zyanose und Gangrän bedingte, nicht aber einen Priapismus.

Auch die Traumen, die in erster Linie den venösen Abfluß aus dem Penis behindern, nämlich die Strangulationsverletzungen, führen nicht zu Erektionen oder zum Priapismus. In dem von Tiwari et al. (1977) beschriebenen Fall trat der Priapismus erst nach Entfernung der Penishaut und des Metallringes auf. Die Beobachtung, daß eine Abflußbehinderung in den größeren Venen keine Erektion hervorruft, stimmt mit der Vorstellung überein, daß für die Erektion die gesteigerte arterielle Blutzufuhr ausschlaggebend ist.

Metastasen im Penis sind häufig durch einen Priapismus kompliziert. Sowohl eine Abflußstörung als auch eine pathologische Reizung des Sakralmarkes kommen nach Tscholl (1975) als ursächliche Mechanismen in Frage.

Die Priapismusfälle nach stumpfen Traumen der Genitalregion werden darauf zurückgeführt, daß es zu Venenzerreißungen kommt und daß Hämatome und Ödeme die Zirkulation behindern (Persky u. Kursh 1977). Eine neurologische Komponente ähnlich wie bei den Penismetastasen scheint denkbar.

Als *Therapie* des Priapismus bieten sich konservative und operative Maßnahmen an. Ihr Ziel muß es sein, möglichst schnell die Stase des Blutes in den Schwellkörpern aufzuheben.

Wagenknecht (1974) hält einen Priapismus im Anfangsstadium für spontan reversibel. Nach 36 Std hat sich jedoch schon das Ödem der Schwellkörpertrabekel entwickelt, und nach dem 6. Tag beginnt die Sklerosierung, die eine bleibende Impotentia coeundi nach sich zieht.

Eine ursächliche *konservative* Therapie ist in den wenigsten Fällen möglich und ist auch dann nur von zweitrangiger Bedeutung für die schnelle Beseitigung des Priapismus. Bei der Sichelzellanämie kommen Bluttransfusionen in Frage, bei Leukosen rasch wirkende Zytostatika, bei einer gesicherten Beckenvenenthrombose eine medikamentöse Fibrinolyse.

Im wesentlichen besteht die konservative Therapie aber in der Punktion der Corpora cavernosa und Heparinspülungen. Zusätzliche Maßnahmen sind vasomotorisch wirksame Pharmaka, regionale oder allgemeine Anästhesieverfahren und Sedierung.

Eine mechanische Kompression mit einer Blutdruckmanschette erscheint Chiari (1979) sinnlos, weil die Erkrankung auf ein arterielles Überangebot zurückgeht. Ist der angewandte Druck niedriger als der arterielle Blutdruck, ist eine zusätzliche venöse Stauung die Folge. Ist er höher, kommt es zur Ischämie des Gliedes. Auf Penisnekrosen nach einem Druckverband wurde bereits hingewiesen (Abschnitt C2).

Sind die Schwellkörper durch Punktionen und Spülungen entleert worden, so sollte nach CHIARI (1979) versucht werden, durch eine kräftige Prostatamassage ein Wiedereintreten der Erektion zu verhindern. Die Erfolgsaussichten sind jedoch nur gering.

TSCHOLL (1975) hat 13 Patienten konservativ behandelt, nur einer blieb potent. Für den Autor steht deshalb fest: Die konservative Therapie ist lediglich ein fataler Zeitverlust.

Eine konservative Therapie muß nach HINMAN (1960) fehlschlagen, weil sie nicht die venöse Drainage wiederherstellt, also nicht den aus der Stase des Blutes entstehenden Circulus vitiosus durchbrechen kann.

Diese Bedingung erfüllen die *Operationen* nach GRAYHACK et al. (1964) und nach QUACKELS (1964). Die Operation nach GRAYHACK et al. (1964) besteht in einer möglichst beidseitig durchgeführten Anastomosierung der Corpora cavernosa mit der Vena saphena (Abb. 24). QUACKELS (1964) empfiehlt, über einen perinealen Zugang eine beidseitige Anastomosierung zwischen den Cor-

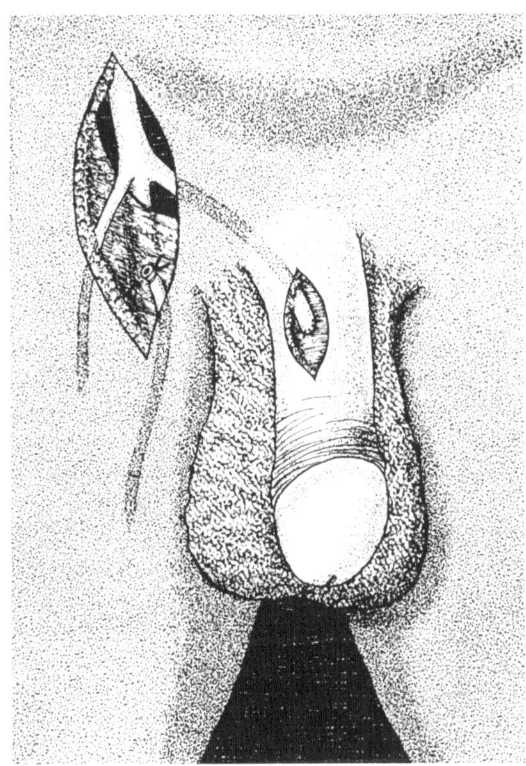

Abb. 24. Operationstechnik nach GRAYHACK: Subkutaner Durchzug der freigelegten Vena saphena und Anastomosierung mit dem Corpus cavernosum. (WAGENKNECHT 1974)

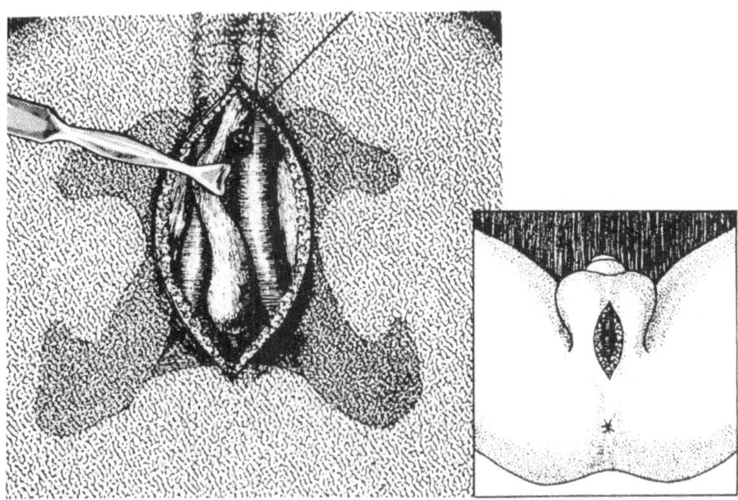

Abb. 25. Operationsmethode nach Quackels: Schnittführung und Anastomosentechnik zwischen Corpus cavernosum und Corpus spongiosum. (Wagenknecht 1974)

pora cavernosa und dem vom Priapismus nicht betroffenen Corpus spongiosum durchzuführen (Abb. 25). Ein Bestehenbleiben der Shunts behindert die Erektionsfähigkeit nicht.

Die Ergebnisse der Operationen sind variabel und hängen vom Zeitpunkt des Eingriffes ab. Wagenknecht (1974) hat die Veröffentlichungen über 25 Priapismusfälle, die nach der Grayhack-Methode behandelt worden waren, ausgewertet. In 13 dieser Fälle blieb die Erektions- und Kohabitationsfähigkeit erhalten. Tscholl (1975) konnte mit der Methode nach Grayhack nur in 2 von 8 Fällen ein positives Ergebnis erzielen.

Der Shunt nach Quackels (1964) scheint in dieser Hinsicht leistungsfähiger zu sein. Darwish et al. (1974) berichten, daß von 4 nach diesem Verfahren operierten Patienten 3 potent blieben, von 4 nach Grayhack operierten Patienten blieb hingegen nur einer potent. Sacher (1972) operierte 12 Patienten nach Quackels, 9 davon mit gutem Erfolg.

Eine neue Methode der Priapismusbehandlung stammt von Winter (1978). Wie bei dem von Quackels (1964) beschriebenen Verfahren erfolgt die venöse Drainage der Corpora cavernosa über das Corpus spongiosum. Der Shunt wird aber nicht in einer Operation angelegt sondern dadurch, daß mit einer Biopsienadel das Septum zwischen den Schwellkörpern durchstochen wird (Abb. 26).

Der Eingriff kann bei leichter Sedierung und Lokalanästhesie erfolgen. Die Punktionswunde liegt an der Penisspitze dorsal des Urethraostiums. Zunächst werden von dieser einen Punktionswunde aus die beiden Corpora cavernosa mit physiologischer Kochsalzlösung gespült. Heparin kann der Lösung zugesetzt werden. Dann geht man erneut durch die Punktionswunde mit einer Biopsienadel ein und stanzt Fisteln in das Septum, das in der Ebene der Corona glandis zwischen den Corpora cavernosa und dem Corpus spongiosum liegt. Eine oder

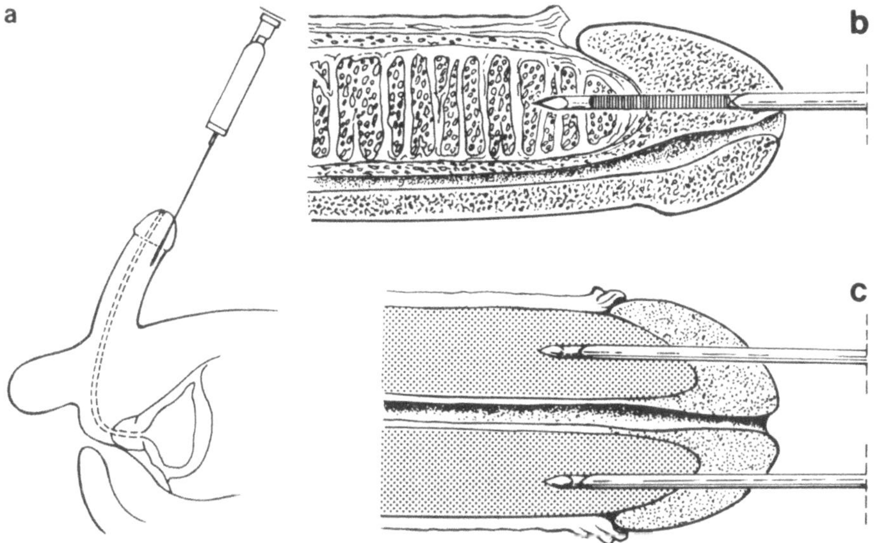

Abb. 26a–c. Priapismusbehandlung mit Biopsienadel. **a** Seitliche schematische Darstellung des Genitale mit liegender Biopsienadel, **b** seitlicher Längsschnitt mit geöffneter Biopsienadel im Detail, **c** dorsaler Längsschnitt. Zwei getrennte senkrechte Biopsien auf jeder Seite der Glans sind zu empfehlen. Die Biopsie erfordert einen ziemlichen Kraftaufwand beim Durchstoßen der Tunica. Eine schräge Punktion beider Corpora cavernosa von einem Einstich in der Glans birgt die Gefahr der seitlichen Perforation im Penisschaft. (HILD 1980)

zwei Fisteln pro Corpus cavernosum reichen. Sie führen sofort zu einer Beendigung der Dauererektion. Die Punktionswunde muß vernäht werden.

WINTER (1978) hat zwei Patienten, bei denen der Priapismus jeweils drei Tage lang bestanden hatte, nach der oben geschilderten Methode behandelt. Nach dem Eingriff waren beide impotent; einer der Patienten war es allerdings auch schon vor der Operation gewesen. Es ist nicht anzunehmen, daß die Behandlung erst die Impotenz verursacht habe; die Erfahrungen aus den Operationen nach QUACKELS (1964) sprechen dagegen.

Die entscheidenden Vorteile des Therapievorschlages liegen darin, daß er einfach und schnell durchzuführen ist. Der Patient braucht keine Operationsvorbereitung; nicht unwichtig, wenn man bedenkt, daß die Erfolgsaussichten hinsichtlich der Potentia coeundi mit jedem Tag sinken. Der Patient braucht nicht stationär aufgenommen zu werden.

Nach SIGEL et al. (1978) wäre die Anastomose zwischen den beiden verschiedenen Schwellkörpern mittels Punktionsstanze die Methode der Wahl, sollten sich die Anfangserfolge in größerem Umfang bestätigen. CHIARI (1979) berichtet, daß die Fistelbildung bei vier von fünf Patienten zur dauerhaften Beseitigung des Priapismus ausreichte. Er empfiehlt, vor einer Shunt-Operation nach GRAY-HACK et al. (1964) zunächst diese Methode zu versuchen.

Zwei weitere Shunt-Verfahren seien noch erwähnt: Der *äußere Shunt* zwischen Schwellkörper und Armvene mit Hilfe eines Redon-Drains und die Anastomose zwischen Schwellkörper und Vena dorsalis penis. Erfahrungen an einem größeren Krankengut fehlen (CHIARI 1979).

Anders als die bisher beschriebenen Behandlungsmethoden beeinflußt die nach WEAR et al. (1977) nicht die venöse Schwellkörperdrainage sondern die arterielle Blutzufuhr. In dem schon oben näher beschriebenen Fall einer traumatisch bedingten Dauererektion zeigte das Angiogramm, daß die linke Arteria pudendalis stärker erweitert war als die rechte. Durch Embolisation der linken Arterie mit autologem Fibrin konnte die Dauererektion beendet werden. Eine Spätuntersuchung ergab eine fast normale Erektionsfähigkeit, wahrscheinlich war der Embolus rekanalisiert worden. Größere Erfahrungen mit dieser Methode liegen nicht vor, es scheint jedoch nicht ausgeschlossen, daß die A. pudendalis für immer undurchgängig bleibt und eine Impotentia erectionis resultiert.

Nach PERSKY u. KURSH (1977) reichen alle bislang beschriebenen konservativen und operativen Maßnahmen im Falle eines traumatisch bedingten Priapismus nicht aus. Wie bereits erwähnt konnten in den von ihnen geschilderten 7 Fällen keine guten Ergebnisse erzielt werden, auch nicht bei rechtzeitig durchgeführter Operation.

Die Autoren nehmen an, daß es sich bei den narbenartigen Veränderungen, die im Bereich der Schwellkörper getastet werden konnten, um bindegewebig organisierte Blutungen handelt. Sie nehmen an, daß diese Narbenstränge ähnlich wie die Bindegewebshypertrophien bei der Pcyronieschen Krankheit das Einströmen von Blut in die Schwellkörper behindern und so Ursache der Erektionsschwäche sind. Die Hämatome am Ort des Traumas sollten deshalb durch Aspiration oder direkten chirurgischen Zugang ausgeräumt werden. Eventuell, so hoffen die Autoren, kann dadurch auch ein für die Entstehung des Priapismus bedeutsamer Faktor ausgeschaltet werden.

VIII. Induratio penis plastica

Bei der *Induratio penis plastica* ist wie beim Priapismus die *Ätiologie* nicht abgeklärt, und es stellt sich auch hier die Frage, ob die Krankheit durch ein Trauma bedingt sein kann.

Die Induratio penis plastica, auch *Peyroniesche Krankheit* genannt, ist eine Bindegewebshypertrophie im Bereich des Penis. Sie tritt am häufigsten bei Männern im sechsten Lebensjahrzehnt auf. Zumeist am Dorsum penis können platten- oder strangförmige fibröse Verhärtungen gefühlt werden. Sie sind fest mit der Tunica albuginea verbunden, die Haut über ihnen ist verschieblich. Das Ausmaß der Veränderungen läßt sich durch eine röntgenologische Darstellung der Corpora cavernosa näher bestimmen.

Die Patienten sind bei erschlafftem Glied beschwerdefrei. Bei der Erektion kommt es zu einer Abknickung des Gliedes, so daß u.U. ein Koitus unmöglich wird. 60% der Patienten klagen über Ziehen und Schmerzen (LUDVIK 1976). Eine partielle Schlaffheit des Gliedes durch eine Behinderung der Blutzufuhr ist möglich.

SMITH (1966, 1969) hat die *Histologie* des gesunden Penis und die Veränderungen bei der Induratio penis plastica untersucht. Der normale Penis weist unter der Tunica albuginea, gut abgrenzbar vom erektilen Gewebe eine dünne Schicht lockeren Bindegewebes auf. Es ist reich an Hyaluronsäure und enthält keine elastischen Fasern.

Der erste pathologische Befund in den Frühstadien einer Induratio penis plastica war eine Vaskulitis in der beschriebenen Bindegewebsschicht. Um die Gefäße lagerten sich Lymphozyten und Plasmazellen an. In den Anfangsstadien der Erkrankung konnten weiterhin Endothelproliferationen, perivaskuläre Fibrosen und das Auftreten von elastischen Fasern beobachtet werden. Mit Fortschreiten der Krankheit nehmen die fibrösen Formationen zu, die lymphatischen Zellansammlungen werden weniger. In Fällen einer lange bestehenden Erkrankung fand SMITH (1966) sogar Knorpel- und Knochengewebe einschließlich Knochenmark vor.

Die *Ursache* einer Induratio penis plastica ist unbekannt. Man nimmt an, daß es sich um die lokale Manifestation einer Systemerkrankung handelt. Dafür spricht, daß 60% der Patienten mit einer Induratio penis plastica im Verlauf ihres Lebens an Dupuytrenscher Kontraktur erkranken. Eine familiäre Veranlagung wird als wahrscheinlich angesehen (LUDVIK 1976).

Als möglicherweise krankheitsauslösend werden zahlreiche Faktoren diskutiert: Vitamin-E-Mangel, Störungen des Serotoninstoffwechsels (Karzinoid-Syndrom), Urethritis, Diabetes mellitus, Gicht, Arthritis, Nebennierenrindenunterfunktion, Geschlechtskrankheiten, Arteriosklerose und sogar psychische Probleme auf sexuellem Gebiet (BILLIG et al. 1975). Nach dieser Aufzählung erscheint es nahezu selbstverständlich, daß der eine oder der andere Autor auch ein Trauma als auslösenden Faktor in Betracht gezogen hat.

Als *Trauma* kommen wiederholte kleinste Verletzungen, wie sie sich beim Geschlechtsverkehr ereignen können, in Frage. Die Ruptur kleiner Gefäße führt zu Mikrohämatomen, die durch eine Fibrose ersetzt werden. Eventuell werden dabei pathologische Fibrosen initiiert (BILLIG et al. 1975; LUDVIK 1976).

Die Theorie der chronischen Mikrotraumen wird von SMITH (1969) unterstützt. Der Autor hat bei 100 zufällig aufeinanderfolgenden Autopsien histologische Untersuchungen des Penis vorgenommen. In keinem der Fälle hatte eine klinisch manifeste Induratio penis plastica vorgelegen.

Dennoch fand SMITH (1969) in 23 Fällen entzündliche Veränderungen in der lockeren Bindegewebsschicht unter der Tunica albuginea. Die Veränderungen glichen denen im Frühstadium einer erwiesenen Peyronieschen Krankheit: perivaskuläre Entzündung, lymphatische Zellen, knötchenförmige Fibrosen.

Für SMITH (1969) war in diesen 23 Fällen eine Peyroniesche Krankheit evident vorhanden. Er zieht die Schlußfolgerung, daß wenn eine Krankheit in einem so hohen Prozentsatz auftritt, sie einen allgemein verbreiteten ätiologischen Faktor haben muß, der zusammen mit anderen, noch unbekannten Faktoren zur klinischen Störung führt.

Versicherungsrechtlich interessanter ist die Frage, ob die Induratio penis plastica durch ein einmaliges Trauma bedingt sein kann. Sie müßte in diesen Fällen abgegrenzt werden von einer physiologischen Narbenbildung. Normale Narben sind schmerzfrei und bilden nicht die typischen palpablen Plaques. Gegen eine Peyroniesche Krankheit spricht außerdem, wenn die Veränderungen bei einem Patienten weit unter dem sechsten Lebensjahrzehnt auftreten.

SMITH (1966) fand bei 26 Fällen mit klinisch erwiesener Peyroniescher Krankheit in 3 Fällen einen Hinweis auf eine Verursachung durch ein Trauma. Es handelte sich um eine Penisoperation, eine Straddle-Verletzung und um einen Insektenstich genau an der Stelle, an der sich später ein Plaque entwickelte. Leider liegen keine Angaben darüber vor, wie häufig bei einem gesunden Vergleichskollektiv derartige Verletzungen berichtet werden.

Chesney (1975) untersuchte 250 Patienten mit einer Induratio penis plastica. In 9 Fällen ergab die Anamnese ein Trauma, in 5 Fällen ereignete es sich bei nicht erigiertem Glied, 4mal bei einem Koitusversuch. In diesen 4 Fällen war es wahrscheinlich zu einer Penisruptur gekommen. Die Plaques wiesen in 2 der 4 Fälle Verkalkungen auf. Damit dürften sich zumindest diese beiden Fälle von den oft erstaunlich ausgedehnten Fibrosen nach einer Penisruptur (s. Abschnitt C 3) eindeutig unterscheiden. Chesney (1975) diskutiert nicht weiter die Frage eines ursächlichen Zusammenhangs zwischen dem Trauma und der Peyronieschen Krankheit.

Ney et al. (1976) berichten einen weiteren Fall: Der 46jährige Patient erlitt ein nicht unerhebliches stumpfes Trauma am Dorsum penis. An der Stelle der Verletzung entwickelte sich ein Plaque und nach dessen Abheilung eine leichte Atrophie. Eine Entschädigung (Arbeitsunfall) wurde nicht gewährt, weil keine radiologische Dokumentation des Krankheitsverlaufs vorlag. Die Autoren wollen mit dieser Fallschilderung auf die Bedeutung der Kavernosographie hinweisen.

Die Beurteilung einer *Therapie* ist im Falle der Induratio penis plastica recht schwierig und so kommt es, daß zahllose Verfahren nebeneinander praktiziert werden. Von keiner Behandlungsmethode kann behauptet werden, sie greife an der Ursache des pathologischen Geschehens an, weil diese ja nun noch unbekannt ist.

Auch gegenüber Erfolgsmeldungen mit dieser oder jener Therapie muß man skeptisch bleiben, nach Williams u. Thomas (1970) hat die Peyroniesche Krankheit auch unbehandelt eine Tendenz, zumindest zum Stillstand zu kommen. Oft aber bessert sie sich oder geht spontan in eine Heilung über. Andere Autoren geben allerdings für den natürlichen Verlauf eine weniger gute Prognose.

Mit statistischen Methoden lassen sich die Beurteilungsschwierigkeiten auch nicht ohne weiteres lösen, weil die Krankheit für aussagekräftige Statistiken zu selten auftritt.

Im folgenden seien nur die am häufigsten angewandten Therapieverfahren erwähnt, einen größeren Überblick gibt die Veröffentlichung von Billig et al. (1975).

Die Injektion von Glukokortikoiden zusammen mit einem Lokalanästhetikum wird in Frühfällen empfohlen. Nach Boeminghaus (1971) ist vor allem eine funktionelle Besserung hinsichtlich der Kohabitation zu erhoffen, der objektive Befund ändert sich nur selten.

Ionisierende Strahlen sollen nach Ludvik (1976) rasch die Schmerzen beseitigen und eine gute Besserung des objektiven Befundes bringen. Williams u. Thomas (1970) konnten allerdings keinen Unterschied im Endergebnis zwischen einem unbehandelten Patientenkollektiv und einem mit ionisierenden Strahlen behandelten feststellen. Die Strahlendosis lag zwischen 600 und 1 600 rad und wurde innerhalb von sechs Tagen appliziert. Die Besserungen des Befundes stellten sich erst Monate und Jahre nach Beendigung der Behandlung ein. Nach Billig et al. (1975) liegen Berichte vor, daß Bestrahlungen trotz adäquater Abdeckung der Hoden zur Impotenz geführt haben sollen.

Gute Ergebnisse werden auch von Behandlungen mit Vitamin-E und mit Ultraschall berichtet. Bei beiden Verfahren sind wesentliche Nebenwirkungen nicht zu fürchten (Billig et al. 1975; Ludvik 1976).

Von einer operativen Entfernung der Plaques wird oft abgeraten. Die wichtigste Begründung ist, daß die postoperative Narbenbildung den Zustand nur verschlechtern soll.

POUTASSE (1973) jedoch kann von 36 Operationen berichten, die für alle Patienten wieder befriedigende sexuelle Beziehungen ermöglichten, obwohl es sich durchweg um fortgeschrittene Krankheitszustände gehandelt hatte.

POUTASSE (1973) lehnt es sogar ab, die frühen Krankheitsstadien, in denen noch entzündliche Infiltrate vorliegen, zu operieren, denn in diesen Fällen befürchtet er die Initiierung einer fibrösen Reaktion. Außerdem operiert der Autor nur die Patienten, bei denen ein abgrenzbarer Bindegewebsstrang sichtbar die Streckung des Gliedes behindert. In der Operation wird nur die dickste Stelle des Plaques reseziert, nicht hingegen seine feineren Ausläufer. Der durch die Operation entstehende Defekt der Tunica albuginea wird nicht verschlossen, sondern nur die darüberliegenden Faszien und die Haut.

Als mögliche Spätfolgen der Operation nennt der Autor eine schwache Erektion im Bereich der entfernten Plaques und eine Schädigung der Penisnerven.

IX. Penisimplantate zur Beseitigung einer Impotentia coeundi

Ein Trauma kann das Schwellkörpergewebe an sich oder die arterielle Blutzufuhr so sehr schädigen, daß der Patient die Potentia erectionis verliert. In anderen Fällen bleiben narbige Veränderungen im Schwellkörpergewebe zurück, die bei Erektionen zu einer starken Deviation des Gliedes führen. Narben im Schwellkörpergewebe lassen sich nach BOEMINGHAUS (1971) nicht entfernen, ohne daß noch größere zurückbleiben.

Beckenbrüche oder Verletzungen im Bereich der hinteren Urethra führen in 50% der Fälle über eine Gefäß- oder Nervenschädigung zur Impotenz (GIBSON 1970).

Weitere häufige organische Ursachen einer Impotenz sind Priapismus, Induratio penis plastica, Diabetes mellitus, Beckenoperationen, neurologische Erkrankungen, Angiopathien.

In den genannten Fällen ist eine ursächliche Therapie der Impotentia coeundi nicht möglich; allein die Implantation einer Prothese kann die Beischlaffähigkeit wiederherstellen.

Im Falle einer psychisch bedingten Impotenz scheint die Psychotherapie die einzig sinnvolle Behandlung zu sein. PEARMAN (1972) wählt deshalb zur Operation nur Patienten aus, deren Impotenz organisch bedingt ist, und die außerdem eine starke Libido, normale Sensibilität des Penis und Orgasmusfähigkeit aufweisen. Sie müssen das Operationsrisiko kennen und dennoch die Implantation wünschen. Außerdem müssen sich die Patienten darüber im klaren sein, daß die Immissionsfähigkeit nur eine von vielen Voraussetzungen für ein befriedigendes Geschlechtsleben ist und die anderen nicht ersetzen kann.

Andere Autoren berichten allerdings auch von sehr guten Ergebnissen bei einer psychisch bedingten Impotenz. SMALL (1978) hält es für sinnvoll zu operieren, wenn eine Psychotherapie, wie es oftmals der Fall ist, erfolglos geblieben ist. Eventuell liegt darin, daß „Versagenssituationen" ausgeschlossen werden und ein normales Geschlechtsleben aufgenommen werden kann, auch ein gewisser psychotherapeutischer Effekt.

Auch FALGE (1979) befürwortet Penisprothesen in den Fällen einer psychisch fixierten Impotentia erectionis nach erfolgloser Psychotherapie.

Zunächst nun einige Anmerkungen zu den *Materialien,* die bei den Penisprothesen verwandt werden können.

Die ersten Implantate zur Beseitigung einer erektilen Impotenz wurden im Zusammenhang mit Penisplastiken geschildert. Eine Statistik von Lejour u. Flament (1968) zeigt, daß im Zeitraum von 1936–1968 in die Penisplastiken am häufigsten ein Stück autologer Rippenknorpel implantiert worden ist, weiterhin wurden verwandt Acryl (3mal), Rinderknorpel (2mal) und autologer Knochen (1mal).

Die Versuche, Rinderknorpel zu implantieren, sind heute indiskutabel. Autologer Rippenknorpel soll nur in einem Fall zu einer Komplikation geführt haben: Das Implantat verbog sich. Noch Evans (1973) und Arneri (1973) empfehlen, in eine Gillies-Plastik ein Stück Rippenknorpel zu implantieren. Doch dürfte es heute, da sehr gut geeignete Kunststoffe zur Verfügung stehen, veraltet sein, autologes Gewebe zu verwenden. Loeffler u. Sayegh (1960) berichten, daß Knochenimplantate langsam abgebaut werden und daß Knorpel zwar bestehen bleibt, aber in 25% der Fälle erweicht und sich verformt.

Die beiden zuletzt zitierten Autoren haben 1968 ein Kunststoffimplantat aus Acryl (Plexiglas) vorgestellt. Dieses Material ist zwar gut gewebsverträglich, doch auch starr und spröde. Das Implantat kann zu mechanischen Irritationen bis hin zur Drucknekrose führen, besonders im Gewebe um die Enden des Implantats. Schlechte Erfahrungen wurden mit der Implantation von Acrylprothesen in eine Penisplastik gemacht (Goodwin u. Scott 1952; Morales et al. 1956).

Als das Material der Wahl wird heute Silikon genannt. Es ist weniger starr als Acryl, doch ebenso gewebsfreundlich.

Der *Form* nach lassen sich die zahlreichen Prothesen in drei Gruppen fassen: 1. stabförmige unpaarige Prothesen, die in die Pars pendulans penis implantiert werden, 2. paarige Implantate, die von der Penisspitze bis zum Ansatz der Corpora cavernosa am unteren Schambeinast reichen und 3. komplizierter gebaute Prothesen wie das Gabelimplantat nach Tudoriu (1972) oder die Prothese nach Scott et al. (1973).

1. Die erste Beschreibung einer Kunststoffprothese zur Beseitigung einer erektilen Impotenz stammt von Loeffler u. Sayegh (1960). Es handelte sich um eine 7,5 cm lange, im Querschnitt T-förmige, perforierte Acrylprothese. Loeffler selbst beteiligte sich an der Entwicklung einer stabförmigen Silikonprothese, für die Pearman (1972) dann eine neue Methode der Implantation beschrieb.

Durch eine dorsale Inzision wird die Prothese in die lockere Bindegewebsschicht zwischen der Tunica albuginea und den beiden Corpora cavernosa eingelagert. Da die Prothese gut biegsam ist, reicht eine relativ kurze Inzision.

Bis 1974 wurden 24 Fälle von Komplikationen nach Implantation einer stabförmigen Silikonprothese berichtet (Jacobs u. McCullough 1974). Die meisten dieser Angaben stammen von Pearman (1972). Auch wenn die Gesamtzahl der durchgeführten Operationen unbekannt ist, so darf man doch annehmen, daß es sich bei den 24 Fällen nur um einen geringen Prozentsatz handelt.

Die Prothese kann eine Irritation des Gewebes über der Prothesenspitze hervorrufen, insbesondere wenn sie zu lang oder zu wenig abgerundet ist (7 Fälle). Herniationen der Prothese durch die Tunica albuginea wurden 3mal beobachtet. Aseptische Nekrosen im Bereich des Sulcus coronarius und Ausstoßung des Implantats durch die Nekrose sind in weiteren 3 Fällen aufgetreten; eine Ausstoßung durch die Urethra ebenfalls in 3 Fällen. Außerdem können Hämorrhagien, Lymphödeme und Infektionen auftreten.

Loeffler (1973) berichtet, daß bei ungefähr 200 Implantationen, die er oder ihm bekannte Operateure wie Pearman durchgeführt haben, es 5mal zu einer Extrusion des Implantats gekommen ist, 3mal handelte es sich dabei um querschnittsgelähmte Patienten.

Nach Falge (1979) ist die zentrale Pearman-Prothese heute obsolet. Sie weist jedoch auch einige Vorteile gegenüber den paarigen Prothesen auf. Der

Penis wird nicht in einem dauererigierten Zustand gehalten. Auch nach einem Priapismus läßt sich die Prothese leicht implantieren. Das Schwellkörpergewebe wird nicht zerstört; ein Umstand, der vielleicht bei jüngeren Patienten mit einer „psychisch fixierten" Impotenz (FALGE 1979) berücksichtigt werden sollte.

2. 1975 beschrieben SMALL et al. (1975) die paarige Small-Carrion-Prothese. Sie wird heute, so FINNEY (1977), wahrscheinlich am häufigsten verwandt.

Paarige Prothesen waren auch schon früher beschrieben worden; das Neue an der Small-Carrion-Prothese ist, daß sie Länge und Durchmesser des Gliedes so vergrößert, daß ein Zustand ähnlich einer Erektion erreicht wird. Der Durchmesser der Prothese beträgt bis zu 1,3 cm, also erheblich mehr, als mechanisch erforderlich ist. Die Prothesen stehen in verschiedenen Längen bis zu 21 cm zur Verfügung. Die Größe, die im Einzelfall implantiert wird, richtet sich nach der Länge der Corpora cavernosa. Die Prothesenspitze sollte die Glans leicht nach vorne drücken. Das Material der Prothese, Silikon, ist so verarbeitet, daß es in seiner Konsistenz ungefähr einem erigierten Glied entspricht.

Die Prothese wird durch einen Dammschnitt implantiert. Das Schwellkörpergewebe muß, bevor die Prothese eingeführt werden kann, mit Hegarschen Stiften dilatiert werden. Es wird dabei größtenteils zerstört. Bei Zuständen nach einem Priapismus kann es schwierig oder unmöglich sein, die Prothese in das fibrosierte Gewebe zu implantieren (SMALL 1978).

1978 konnte SMALL (1978) über 160 Patienten berichten. Das Endergebnis der Implantationen wird in 152 Fällen als sehr gut bezeichnet, in 5 Fällen als gut und 3mal als schlecht. Eine Antibiotikaprophylaxe scheint die Anzahl der Komplikationen stark zu vermindern. In zwei Fällen führte eine Infektion zu einer Ausstoßung des Implantates. In einem weiteren Fall, es handelte sich um einen Diabetiker, kam es zu einem Schwellkörperabszeß und zu einer Sepsis, die es erforderlich machten, die Prothese wieder zu entfernen und Inzisionen und Drainagen in der Dammregion anzulegen.

Die Prothese soll nach Angaben von SMALL (1978) weich genug sein, daß das Glied in der normalen Lage auf dem Skrotum getragen werden kann. Bekleidungsprobleme sollen nicht entstehen.

Die Prothese kann während der Operation noch auf die passende Länge zurechtgestutzt werden.

Hinsichtlich dieser letzten beiden Aussagen kam FINNEY (1977) zu einem anderen Ergebnis; er änderte deshalb die Small-Carrion-Prothese etwas ab. In dem Prothesenabschnitt, der im Bereich der Peniswurzel zu liegen kommt, wurde ein weicheres Silikon verarbeitet, so daß eine Art Scharnier entstand. Die beim Geschlechtsverkehr so vorteilhafte Stabilität der Small-Carrion-Prothese soll dabei nicht verlorengehen.

Der im Dammbereich liegende, dünnere Anteil der Prothese weist Einkerbungen auf, die die Verkürzung der Prothese zur Anpassung während der Operation erleichtern sollen. FINNEY (1977) operierte 20 Patienten mit gutem Erfolg.

Eine andere Weiterentwicklung der Small-Carrion-Prothese ist die Silikon-Silber-Prothese, die JONAS (1978) beschreibt. In die Prothese ist ein Silberdrahtgeflecht eingelegt, das durch Dauerbiegung weder nachhärtet noch ermüdet bzw. bricht. Es dient dazu, die Rückstellkraft des Silikon-Kautschuks aufzuheben und somit die Prothese in den verschiedenen Positionen stabil zu halten. Der operative Zugang erfolgt an der Dorsalseite des Penis in Höhe des Sulcus coronarius. Dadurch ist ein ausreichendes Aufbougieren des distalen Korpusendes gewährleistet und ein Abknicken der Glans wird verhindert. Jonas (1978) operierte 6 Patienten mit gutem Erfolg.

Eine weitere Entwicklung auf dem Gebiet der paarigen Penisprothesen ist die nach Tudoriu und Falge (Falge 1979). Im Bereich der Peniswurzel ist ein unidirektionales Metallgelenk eingelagert. Auf den Silikonzylindern im Bereich der Pars pendulans penis sind Draconpatches angebracht. Sie bilden Adhäsionsflächen zur Entlastung der Stützpunkte proximal und distal.

Tudoriu (1972) u. Falge (1979) haben an bisher etwa vierhundert operierten Männern gute Erfahrungen gemacht.

3. Das Gabelimplantat nach Tudoriu (1972) ist eine paarige Teflonprothese mit einer Querverstrebung im distalen Penisabschnitt. Die Länge der Prothese entspricht der der Corpora cavernosa, in deren lateraler Randzone sie zu liegen kommt. Nach Ludvik (1976) ist das Gabelimplantat besonders gut geeignet, eine Verkrümmung des Penis nach der operativen Therapie der Peyronieschen Krankheit zu verhüten; insgesamt konnte sich die Prothese jedoch nicht durchsetzen (Jonas 1978).

4. Operativ sehr aufwendig ist die Implantation einer Prothese, wie sie Scott et al. (1973) beschrieben haben. Die Prothese besteht aus zwei Silikonschläuchen in der Länge der Corpora cavernosa. Im Normalzustand sind diese Schläuche leer, es liegt dann keine „Erektion" des Gliedes vor. In der hinteren Rektusscheide befindet sich ein Flüssigkeitsreservoir, das durch Schläuche im Leistenkanal mit zwei im Skrotum verborgenen Pumpbällen verbunden ist. Mit ihrer Hilfe kann die Flüssigkeit in die Schläuche in den Corpora cavernosa gepumpt werden. Gleichzeitig mit der Versteifung nimmt der Penis die Stellung des erigierten Organs an.

Man kann sich vorstellen, daß diese komplizierte Prothese defektanfällig ist. Furlow (1978) berichtet, daß bei 63 Patienten allein 20 mechanisch bedingte Komplikationen eintraten. Die Anzahl der Komplikationen nahm allerdings im Verlauf der Zweijahresperiode mit den Verbesserungen an der Prothese ab.

Treten Infektionen auf, so breiten sich diese entlang der gesamten Prothese aus.

Weitere Nachteile sind nach Falge (1979) die hohen Kosten (über DM 5000,—) und die Schrumpfungstendenz der Albuginea durch den Fremdkörperreiz.

D. Verletzungen im Skrotalbereich

I. Stumpfes Hodentrauma. Kontusion – Hämatozele – intrakapsuläres Hämatom – Ruptur

Im Skrotalbereich sind die stumpfen Traumen die häufigsten Verletzungen. Ursache sind z.B. Sportunfälle (besonders: american football), Straßenverkehrsverletzungen, Straddleinjuries, Tritte und Schläge in die Genitalregion. Das Durchschnittsalter der Patienten liegt bei 23 Jahren (Benhamou u. Cukier 1969).

Wird der Hoden durch eine von vorne-unten, rasch einwirkende Gewalt getroffen, so kann er u.U. trotz seiner Verschieblichkeit in den Hodenhüllen nicht mehr ausweichen sondern wird gegen das Widerlager des Os pubis gequetscht. Die Folge sind dann Hodenverletzungen verschiedenen Schweregrades.

Die Gefährlichkeit der Hodentraumen liegt darin, daß es zu einer Zunahme des Gewebedrucks kommen kann, und daraus folgend zu einer Behinderung der Blutzirkulation und einer irreversiblen Schädigung des sauerstoffmangelempfindlichen Hodengewebes.

Der Ductus deferens wird bei den stumpfen Traumen des Skrotalbereiches nicht mitverletzt. Die Epididymis kann in seltenen Fällen betroffen sein.

Bis 1970 sind nach SCHULMAN (1972) wenig mehr als 79 Fälle einer Hodenruptur in der Weltliteratur beschrieben worden. Andererseits konnten MASSON et al. (1971) in ihrem Haus allein innerhalb von sechs Monaten 7 Fälle einer Hodenruptur beobachten. Vergleichbare Zahlen bringen die meisten Autoren, die über Hodentraumen berichten, zu der Annahme, daß die niedrige Zahl der Veröffentlichungen nicht die tatsächliche Häufigkeit der Verletzungen widerspiegelt. Vor allem dürfte oft Art und Ausmaß der Verletzungen verkannt worden sein. Die schwerwiegenden Hodenverletzungen wie intrakapsuläres Hämatom oder Ruptur können leicht als einfache Kontusion oder als Hämatozele unterschätzt werden. Auch werden angesichts des schmerzhaften, geschwollenen Skrotums oft Diagnosen wie Epididymitis, Orchitis und Hodentorsion gestellt. Die letzte Diagnose hat dabei für den Patienten die günstigsten Konsequenzen, nämlich die operative Exploration und Therapie.

Offene Hodenverletzungen kann man als weniger gefährlich bezeichnen, weil sie im allgemeinen einer sorgfältigen chirurgischen Exploration unterzogen werden.

1. Differentialdiagnose stumpfer Hodenverletzungen

a) Kontusion

Im einfachsten Fall liegt als Folge des stumpfen Hodentraumas nur eine unkomplizierte Kontusion vor. Kennzeichen sind die intakte Tunica albuginea und das Fehlen eines intrakapsulären Hämatoms. Die Kontusion geht spontan in eine Restitutio ad integrum über. Die Verletzung kann wie alle stumpfen Hodentraumen sehr schmerzhaft sein und sogar zum Kollaps führen. Die Schmerzen strahlen in die Leistengegend und in den Unterbauch aus. Die Palpation ergibt einen intakten Hoden, der nicht oder nur unwesentlich geschwollen ist. Eine Hämatozele fehlt.

Die Hodenkontusion kann von einer Ekchymose des Skrotums begleitet sein, die eine Palpation des Hodens zumindest ohne Allgemeinanästhesie unmöglich macht. Unter einem Hämatom der Skrotalhüllen kann sich aber leicht ein Hämatom des Hodens verbergen.

Bei Bettruhe und leichter analgetischer Behandlung müssen alle Symptome bald verschwunden sein, ansonsten ist eine schwerwiegendere Verletzung zu vermuten.

b) Hämatozele

Unter einer traumatischen Hämatozele versteht man eine unfallbedingte Einblutung zwischen die beiden Blätter der Tunica vaginalis. Die traumatische Hämatozele ist zu unterscheiden von einer symptomatischen Hämatozele, bei der ein Hodentumor vorliegt, der nach einem geringfügigen Trauma oder spontan zu bluten beginnt (Abb. 27).

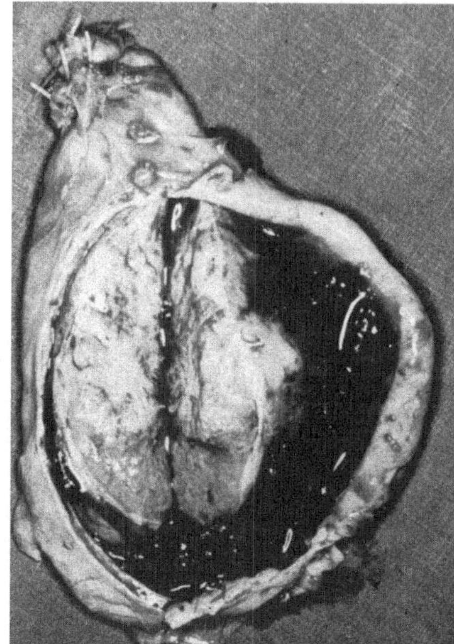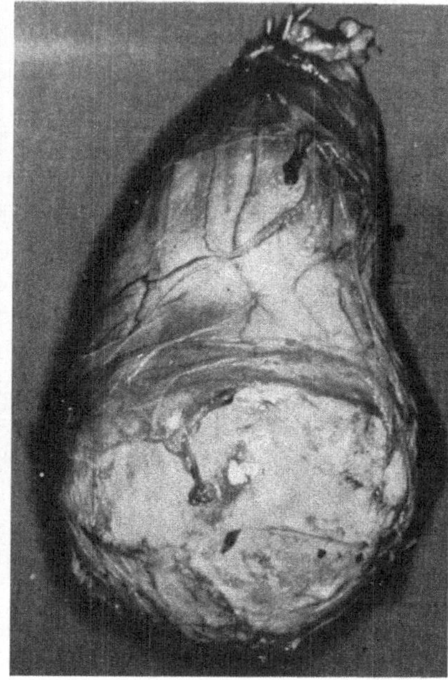

Abb. 27. Symptomatische Hämatozele bei Seminom

Die Hämatozele läßt sich als eine schmerzhafte Masse palpieren. Der Hoden ist nicht abgrenzbar. Mit Hilfe der Diaphanoskopie kann man die Hämatozele von einer Hydrozele unterscheiden. Die Punktion ergibt in den ersten Stunden nach dem Trauma dünnflüssiges Blut, danach schwarze Koagula. Im Spätstadium werden diese bindegewebig organisiert, und es kommt zu starken Verschwielungen der Tunica vaginalis.

Die Hämatozele kann reaktive Entzündungserscheinungen hervorrufen wie Rötung und Schwellung des Skrotums. Diese Symptome führen dann zu den Diagnosen Orchitis oder Epididymitis. Das Punktat ist allerdings steril, sofern nicht durch wiederholte Punktionen Keime eingebracht worden sind.

Die Hämatozele ist eine regelmäßige Begleiterscheinung einer Hodenruptur. Masson et al. (1971) bezweifeln daher sogar, ob sie als eigenes Krankheitsbild ohne eine Ruptur überhaupt existiert. Del Villar et al. (1973) haben allerdings in 22 Fällen eines stumpfen Hodentraumas viermal allein die Diagnose „Hämatozele" gestellt; alle Diagnosen sind dabei durch eine chirurgische Exploration abgesichert worden. Nähere Auskunft über den Ursprung der Blutungen wird in ihrer Veröffentlichung nicht gegeben.

Nach stumpfen Hodentraumen, die *konservativ* behandelt werden, wird häufig eine *Atrophie des Hodens* beobachtet. Es ist nicht eindeutig geklärt, ob der Druck, den eine Hämatozele auf das Hodengewebe ausübt, ausreicht, diese Atrophien zu verursachen, oder ob eine Verletzung des Hodens an sich die Ursache ist (Del Villar et al. 1973).

c) Intrakapsuläres Hämatom

Das intrakapsuläre Hämatom ist, verglichen mit einer Hodenruptur, nur recht selten zu beobachten. Es kann jedoch noch schneller als diese zu einer Druckatrophie des Hodens führen und ist außerdem schwer von einer einfachen Kontusion zu unterscheiden.

Unter einem intrakapsulären Hämatom ist eine Blutung in das Hodenparenchym bei unversehrter Tunica albuginea zu verstehen. Die Blutung führt zu einem raschen Druckanstieg innerhalb der straffen Bindegewebskapsel des Hodens und dadurch zu einer Nekrose des gesamten Parenchyms. Die Verletzung bereitet mehrere Tage, ja Wochen lang starke, kontinuierliche Schmerzen.

Die Ergebnisse der Inspektion und Palpation scheinen in keinem Verhältnis zum Schweregrad des Krankheitsbildes zu stehen. Eine Ekchymose oder Hämatozele braucht sich nicht zu entwickeln. Der Hoden ist in diesem Fall gut tastbar. Er wird als verhärtet, leicht angeschwollen und dabei asymmetrisch deformiert geschildert. Der Patient reagiert sehr schmerzempfindlich auf die Palpation des verletzten Hodens.

d) Hodenruptur

Bei der Hodenruptur handelt es sich um einen Riß der Tunica albuginea, der meist nur wenige Zentimeter lang ist, aber auch zirkulär um den Hoden verlaufen kann (Abb. 28a und b). Die Kraft, die für eine Hodenruptur aufgebracht werden muß, beträgt nach experimentellen Untersuchungen 50 kp (WESSON 1946).

Durch den Riß in der Tunica albuginea fällt das Hodenparenchym in das Cavum scroti vor. Die Inkarzeration zwischen den straffen Rändern der Tunica albuginea bedingt schon bald eine hämorrhagische Infarzierung dieses prolabierten Gewebes. Eine starke Blutung aus dem Hodenparenchym führt im allgemeinen zur Hämatozele.

Unbehandelt geht die Hodenruptur in einen vollständigen Untergang des Hodengewebes über. Mehrere Mechanismen spielen dabei wahrscheinlich eine Rolle.

Das durch die mechanische Gewalt zerquetschte Gewebe wird sofort absterben, ebenso das von der Blutzufuhr abgeschnittene Gewebe. Der erhöhte Druck auf das Hodenparenchym, durch Hämatome und vielleicht auch durch Hämatozelen bedingt, führt im Verlauf der nächsten Tage zu Zirkulationsstörungen und weiteren Schäden.

Blut und nekrotisches Gewebe werden in der Regel bindegewebig organisiert, so daß später ein kleiner, harter Hoden tastbar ist. Der zertrümmerte Hoden kann aber auch vollständig eliminiert werden, und es bleibt nur noch ein leeres Skrotalfach zurück (McCORMACK et al. 1966).

Die Entzündungserscheinungen nach einer Hodenruptur sind meist Reaktionen auf nekrotisches Gewebe, bakterielle Infektionen liegen in der Regel nicht vor.

Die Frage, ob Autoimmunphänomene bei den Entzündungserscheinungen und der Atrophie des verletzten Hodens eine Rolle spielen, ist noch ungeklärt.

Die *Schmerzen* nach einer Hodenruptur weisen einen *typischen Verlauf* auf. Der Patient empfindet im Augenblick der Verletzung einen starken, stechenden Schmerz, der alsbald aber wieder nachläßt. Der Betroffene kann z.B. sein Fuß-

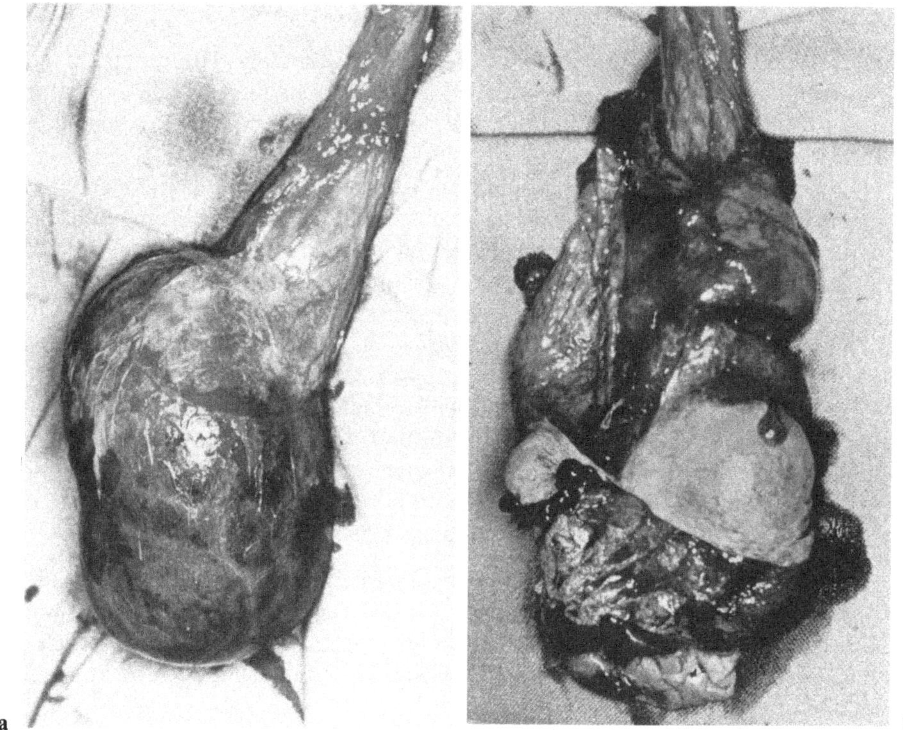

Abb. 28 a, b. Hodenruptur durch stumpfes Trauma. **a** vor Eröffnung der Hodenhüllen, **b** nach Eröffnung der Hodenhüllen mit Hervortreten des Hodengewebes durch die Ruptur

ballspiel noch beenden und nach Hause gehen. Ursache dieser relativ schmerzarmen Periode ist wahrscheinlich die Druckentlastung durch den Kapselriß. Beim intrakapsulären Hämatom findet man jedenfalls nicht dieses vorübergehende Nachlassen der Schmerzen. Gleichzeitig mit der Entwicklung einer Hämatozele kehren bei der Hodenruptur die Schmerzen wieder zurück.

Die Hodenruptur kann von Allgemeinsymptomen wie Übelkeit und Erbrechen, Blutdruckabfall und Kollapsneigung begleitet sein. Es sollen lebensbedrohliche Kreislaufzustände eingetreten sein.

Das *Leitsymptom* einer Hodenruptur ist die Hämatozele, oft begleitet von einer Ekchymose und einem ausgedehnten Ödem der Skrotalhaut. Man kann allerdings nicht eine Hodenruptur ausschließen nur weil eine Hämatozele fehlt; es sind Fälle einer „trockenen" Hodenruptur beschrieben worden (Neidhardt et al. 1971; McCormack et al. 1966). Der Defekt der Tunica albuginea konnte in diesen Fällen getastet werden.

Bei einer in der Literatur beschriebenen Hodenruptur (Cassie 1956) lag ein Seminom des betroffenen Hodens vor. Benhamou u. Cukier (1969) halten es deshalb für erforderlich, vor Beginn einer operativen Behandlung nach einem Hodentumor zu forschen, indem z.B. die gonadotropen Hormone bestimmt werden, eine Lungenaufnahme angefertigt wird und Lymphknoten nach Metastasen abgetastet werden. Mit Hormonbestimmungen sind hier die minutenschnell durchzuführenden Schwangerschaftsteste gemeint.

Nach MASSON et al. (1971) soll es sich in 16% der publizierten Fälle einer Hodenruptur um einen nicht deszendierten Hoden gehandelt haben, meist um einen Hoden in inguinaler Lage. Ektopische Hoden sind also in besonderem Maße stumpfen Traumen ausgesetzt.

Therapie

In der Praxis ist es schwer wenn nicht unmöglich, die oben geschilderten Krankheitsbilder sicher voneinander abzugrenzen. BENHAMOU u. CUKIER (1969) haben deshalb die Grundregel aufgestellt: *„Stumpfe Skrotaltraumen gleich welchen Schweregrades erfordern eine baldige chirurgische Exploration"*. Der kleine, unkomplizierte Eingriff der Freilegung des Hodens ist die Voraussetzung für eine exakte Diagnose und meist zugleich der erste Schritt einer ursächlichen Therapie, die allein schwere Folgezustände verhüten kann. Sollte der Eingriff sich als therapeutisch überflüssig erweisen, so hat er immerhin doch auch keinen Schaden stiften können. Muß ein stumpfes Hodentrauma aus versicherungsrechtlichen Gründen begutachtet werden, so ist es von Vorteil, sich auf die Ergebnisse einer chirurgischen Exploration stützen zu können.

WARDEN u. SCHELLHAMMER (1978) berichten über den Fall einer bilateralen Hodenruptur, die aber nur einseitig Symptome aufwies. Die kontralaterale Ruptur wurde zufällig bei der chirurgischen Exploration entdeckt. Die Autoren schlagen deshalb vor, in jedem Fall einer Ruptur beide Hoden zu untersuchen.

Als Therapie wird bei stumpfen Hodentraumen oft konservatives Vorgehen gewählt: Bettruhe und Hochlagerung des Hodens, Eispackungen, Analgetika und Antiphlogistika, Antibiotika. Die Symptome lassen sich so auch ein wenig lindern und einer Infektion wird vorgebeugt, doch letztlich erfolgreich kann diese Behandlung nur bei einfachen Kontusionen sein, die auch ohne jede Behandlung spontan ausheilen.

Bei allen anderen Variationen einer stumpfen Hodenverletzung ist die möglichst frühzeitige operative Wundbereinigung die einzig logische Therapie. Sie besteht in der Freilegung des Hodens, der Ausräumung der Blutkoageln und des nekrotischen Gewebes, der Hämostase und der Wiederherstellung der anatomischen Strukturen. Einige Gesichtspunkte der operativen Therapie sollen im folgenden näher erläutert werden.

Schnittführung

Der Hoden kann durch einen inguinalen oder einen skrotalen Schnitt freigelegt werden. Der skrotale Zugang darf nicht gewählt werden, wenn ein Verdacht auf ein Neoplasma des Hodens besteht. In diesem Fall müßten die Gefäße des Funiculus spermaticus isoliert und unterbunden werden, bevor weitere Manipulationen am Hoden erfolgen. Der Inguinalschnitt wird von manchen Autoren auch dann vorgezogen, wenn kein Tumorverdacht besteht, weil in diesem Bereich eine bessere Hautdesinfektion möglich ist. Dennoch wählen die meisten Autoren einen Skrotalschnitt, weil er einen direkteren Zugang ohne weitere Traumatisierungen gewährt. Wundinfektionen werden in den Fallbeschreibungen zum Thema Hodentrauma nicht erwähnt.

Wundausschneidung

Hämatome der Hodenhüllen und Hämatozelen werden selbstverständlich ausgeräumt. Gross (1969) nimmt an, daß diese Maßnahmen allein den Krankheitsverlauf auch dann günstig beeinflussen können, wenn keine Hodenruptur vorliegt, also der Eingriff nicht unbedingt erforderlich war.

Das Ausmaß der Exzision von Hodenparenchym hängt davon ab, wieweit im Einzelfall das Gewebe irreversibel geschädigt zu sein scheint.

Bei einem kurzen Einriß in die Tunica albuginea muß das durch den Bruchspalt hervorgetretene, inkarzerierte Gewebe entfernt werden.

Nach einer zirkulär verlaufenden Ruptur kann eventuell das Hodenparenchym vollständig erhalten werden (Neidhardt et al. 1971).

Liegt ein intrakapsuläres Hämatom vor, so muß die Tunica albuginea gespalten und das Blutgerinnsel beseitigt werden. Unter dieser Dekompression kann u.U. beobachtet werden, wie das gräuliche, blutleere Hodenparenchym Farbe wiedergewinnt und zu bluten beginnt.

In Spätfällen eines Hodentraumas kann eine Semikastraktion erforderlich sein, um so den Krankheitsverlauf abzukürzen. Aus kosmetischen Gründen sollte sie in Form einer Pulpektomie durchgeführt oder ein Silikonimplantat eingesetzt werden. Gross (1969) erwähnt in diesem Zusammenhang, daß direkt unter der Tunica albuginea Zellen erhalten bleiben können, die Androgene sezernieren.

Nach der Wundexzision muß eine peinlich genaue Blutstillung durchgeführt werden.

Wundverschluß

Die meisten Autoren pflegen nach einer Inzision oder Ruptur die Tunica albuginea zu verschließen. Dabei darf es keinesfalls wieder zu einer Druckerhöhung innerhalb der Bindegewebskapsel kommen. Eine großzügige Exzision an sich lebensfähigen Gewebes ist besser, als das gesamte Parenchym der Gefahr einer Drucknekrose auszusetzen. Um die Tunica albuginea spannungsfrei zu schließen, kann auch ein Stück der Tunica vaginalis in den Defekt eingesetzt werden.

Neidhardt et al. (1971) empfehlen, zwischen den einzelnen Stichen der Naht etwas Abstand zu lassen; dem Wundsekret wäre so ein Abfluß aus der Tunica albuginea heraus ermöglicht und es könnte sich keinesfalls ein intrakapsuläres Hämatom entwickeln.

Preston (1970) schlägt sogar vor, den Riß nicht nur nicht zu vernähen, sondern im Gegenteil mehrere zusätzliche Entlastungsschnitte anzulegen. Dieser Therapievorschlag erinnert an die Versuchsanordnung der tierexperimentellen Untersuchung von Raitsina u. Nilovsky (1967): Ein Teil des Hodens wurde reseziert und die Tunica albuginea offen belassen. Die Autoren hatten herausgefunden, daß dieses Vorgehen geeignet war, eine sogenannte posttraumatische Aspermatogenese hervorzurufen, eine Störung der Hodenfunktion die histologisch der Autoimmun-Orchitis gleicht. (Näheres Abschnitt D.V2).

Im Cavum scroti sollte für den ersten postoperativen Tag ein Drain eingelegt werden. Die Tunica vaginalis wird wiederhergestellt. Sie kann als zusätzliche Gleit- und Schutzschicht für den Hoden betrachtet werden. Die Entwicklung einer Hydrozele ist unwahrscheinlich; eine Resektion der Tunica albuginea ist ohnehin in den ödematösen Skrotalhüllen nur schwer durchführbar.

Nachbehandlung

Da es noch ungeklärt ist, ob bei einer Hodenruptur durch die aus den Tubuli seminiferi austretenden Spermien eine Autoimmunreaktion ausgelöst werden kann, ist auch die Frage nicht geklärt, ob eine Glukokortikoid-Nachbehandlung sinnvoll ist (MASSON et al. 1971). Im Tierexperiment lassen sich zwar durch ein mechanisches Trauma Autoimmunreaktionen auslösen, und diese Reaktionen können unter ansonsten gleichen Bedingungen durch Kortikosteroide unterdrückt werden (RAITSINA u. NILOVSKY 1967), dennoch werden beim Menschen regelmäßig auch ohne immunsuppressive Behandlung gute Ergebnisse verzeichnet.

Zeitpunkt der Operation

Die Operation sollte so früh wie möglich erfolgen, ehe irreversible Schäden eingetreten sind. DEL VILLAR et al. (1973) haben 11 Patienten innerhalb der ersten 3 Tage nach der Traumatisierung operiert und dabei nur eine Orchidektomie durchführen müssen. Bei einer zweiten Gruppe von ebenfalls 11 Patienten wurde die Operation nach 3–35 Tagen durchgeführt, und es waren immerhin 5 Orchidektomien erforderlich. GROSS (1960) kam anhand einer Untersuchung an 34 Patienten zu ähnlichen Aussagen.

Ergebnisse

Die Ergebnisse einer Operation nach einem stumpfen Hodentrauma sind in jedem Fall eine Linderung der Schmerzen, die oft schon tagelang den Patienten quälten, und das Einsetzen der Heilung.

Als Spätresultat bei rechtzeitiger Operation wird von den meisten Autoren ein nur geringgradig verkleinerter Hoden beschrieben, wobei die Verkleinerung ungefähr der Exzision an Hodengewebe entspricht.

Atrophien trotz einer Operation sind erheblich seltener als bei konservativer Behandlung. Derartige Einzelfälle sind allerdings beschrieben worden (NEIDHARDT et al. 1971; McCORMACK et al. 1966); eine Erklärung kann nicht gegeben werden.

Aussagen über die Spätfolgen hinsichtlich der Fertilität erlauben zwei Fälle einer bilateralen Hodenruptur.

BERNADI u. AGUGLIARO (1959) stellten mehrere Monate nach der Verletzung eine Oligospermie bei geringer Motilität der Spermien fest.

POHL et al. (1968) konnten nach einer anfänglichen Oligospermie eine Erholung der Spermatogenese beobachten. Nach 20 Wochen war eine Normospermie wieder erreicht (Ejakulatvolumen 6 ml, Spermienzahl 76 Mill./ml, gute Motilität).

Über die Spätfolgen einer unilateralen Hodenruptur könnte allein eine Hodenbiopsie eindeutige Auskunft geben; Veröffentlichungen über eine derartig eingreifende Nachuntersuchung liegen bislang nicht vor.

II. Hodendislokation

Unter einer traumatischen Hodendislokation versteht man die gewaltsame Verlagerung des Hodens aus dem Skrotalfach. Der Hoden muß zuvor normal deszendiert gewesen sein. Er darf nach dem Einwirken der mechanischen Gewalt nicht spontan wieder die normale Lage einnehmen. Neun Fälle einer bilateralen und ungefähr 40 einer unilateralen Dislokation sind bis 1975 beschrieben worden (Boardman 1975).

Die Hodendislokation ist meist Folge eines Verkehrsunfalls. Der Hoden wird dabei durch eine starke, stumpfe Gewalt aus dem Skrotum gepreßt, z.B. durch ein Rad, das über die Beckenregion fährt, oder durch die Kräfte, die bei dem plötzlichen Abbremsen eines Motorrades auf die Genitalregion einwirken. Gleichzeitig mit der Hodendislokation treten meist schwerwiegendere Verletzungen wie Oberschenkel- oder Beckenfrakturen ein, die dann die Aufmerksamkeit auf sich ziehen.

Der Hoden kann durch eine anatomische Öffnung oder entlang von Faszienschichten seine abnorme Position erreichen. Es lassen sich oberflächliche und tiefe Positionen unterscheiden. In der Literatur sind folgende oberflächliche Lagen beschrieben worden: Leistenregion (12mal), Schamregion (9), Penis (3), Damm (2) und Oberschenkel (1). Seltener sind die Dislokationen in die Tiefe, in den Leistenkanal (3), die Bauchhöhle (2) und sogar bis in das Acetabulum des Hüftgelenks (2) (Zahlenangaben nach Morgan 1965).

Es kann nicht ausgeschlossen werden, daß ein Spasmus des M. cremaster bei den relativ häufigen Dislokationen in die Leistenbeuge und in die Schamregion beteiligt ist.

Der Hoden an sich wird bei der Dislokation nicht verletzt, wohl aber kann er vom Nebenhoden abgerissen werden. Die inneren Schichten der Hodenhüllen werden zusammen mit dem Hoden verlagert; sie können Quetschungen und Zerreißungen aufweisen.

Voraussetzung für die Dislokation ist ein Riß des Gubernaculum testis (Hunteri) am kaudalen Pol des Hodens. Eine Invagination des Skrotums ist ungewöhnlich. Der Riß des Gubernaculums und der darin enthaltenen Gefäße kann zu einem Skrotalhämatom führen.

Die meisten Patienten mit einer Hodendislokation lokalisieren die Schmerzen in die Leistenbeuge. Wie auch bei anderen stumpfen Hodentraumen können vegetative Begleitsymptome wie Übelkeit und Erbrechen auftreten.

Das Skrotum kann so verschwollen sein, daß das Fehlen des Hodens gar nicht bemerkt wird. Die Diagnose wird besonders schwierig, wenn der Hoden in die Tiefe verlagert worden ist.

Der Lokalbefund nach einer Hodendislokation ähnelt dem nach einer Hodenruptur, in beiden Fällen kann ein Skrotalhämatom oder eine Hämatozele vorliegen.

Differentialdiagnostisch muß weiterhin eine Hodentorsion in Betracht gezogen werden.

Ob jemals ein Descensus stattgefunden hat oder ob ein Fall von Kryptorchismus vorliegt, kann aus der Beschaffenheit der Skrotalhaut ersehen werden. Im ersten Fall zeigt das Skrotum, auch wenn es momentan leer ist, die normale, ausgebuchtete Form; der Skrotalsack beim Kryptorchismus ist hingegen kleiner und straffer.

Nach Abklingen der akuten Symptome scheint eine Hodendislokation gut zu tolerieren zu sein. SETHI u. SINGH (1967) berichten jedenfalls von einem Patienten, der mit einem ins Präputium dislozierten Hoden eine normale Vita sexualis führte.

Die ideale Therapie ist eine sofortige geschlossene Reposition des luxierten Hodens. Nach wenigen Stunden entwickeln sich nämlich Ödeme und Hämatome der Faszien um den Hoden und innerhalb des Kanals, durch den der Hoden seinen Weg genommen hat. Ein zweiter Versuch einer geschlossenen Reposition kann nach dem Abklingen dieser Schwellungen unternommen werden, ungefähr am vierten Tag. Kalte Kompressen können den Vorgang beschleunigen.

Die Schwierigkeit einer geschlossenen Reposition liegt darin, den sogenannten dritten Leistenring zu überwinden. Es handelt sich dabei um einen Faszienring am Eingang des Skrotums, durch den normalerweise eine Luxation des Hodens verhindert wird.

Spätstadien lassen sich nur noch operativ reponieren, durch Verwachsungen der traumatisierten Faszien ist der Hoden in seiner abnormen Lage fixiert.

Nach einer Untersuchung von MORGAN (1965) über 32 Hodenluxationen, die reponiert wurden, gelang die geschlossene Reposition nur in 7 Fällen.

Eine Orchidopexie sollte bei der Operation durchgeführt werden; bei konservativer Behandlung kann darauf verzichtet werden.

Die Spätergebnisse nach der Reponierung sind gut. Der Hoden bleibt in normaler Position und behält die normale Größe.

Wird keine Reposition durchgeführt, so ist wegen der außerhalb des Skrotums höheren Körpertemperaturen eine Hemmung der Spermatogenese zu erwarten.

In einem der in der Literatur beschriebenen Fälle entwickelte sich zwei Jahre nach der Dislokation in die Bauchhöhle ein Seminom (SCHUERER-WALDHEIM 1932).

III. Penetrierende Traumen des Skrotalbereiches

1. Offene Hodentraumen

Offene Hodentraumen sind meist Folge einer Stich-, Schuß- oder Minenverletzung (s.a. Abschnitt A). Diese Traumen kann man als eine Kontusion, ein Hämatom oder eine Ruptur des Hodens bei gleichzeitiger Eröffnung des Skrotums charakterisieren. Das Problem der eigentlichen Hodenverletzung bleibt dominierend, durch die Hautverletzung wird nur das Infektionsrisiko erhöht.

Die Behandlung muß mit einer sorgfältigen Wundexploration eingeleitet werden: *Eine relativ kleine Skrotumverletzung kann der Eingang einer großen inneren Verletzung sein.* Die Wunde wird eröffnet, der Funiculus spermaticus auf Gefäßverletzungen hin untersucht, die Lebensfähigkeit des Hodens überprüft. Eine Urethrabeteiligung muß ausgeschlossen werden.

Es schließen sich Wundreinigung, Exzision, Hämostase und Zurückverlagerung des Hodens ins Skrotum an.

Boeminghaus (1971) empfiehlt, Hodenfragmente, die noch einen geweblichen Zusammenhang haben, nicht zu entfernen und immer, auch bei nicht aseptischen Verhältnissen, durch einige lockere Kapselnähte den Zusammenhang des Organs wiederherzustellen. Der Autor hält es allerdings für zwecklos, völlig abgerissene Hodenfragmente wieder anzunähen.

Zbylski (1973) schlägt vor, den Hoden nach der Reponierung ins Skrotum zu fixieren, um Torsionen vorzubeugen. Das Skrotum läßt sich meist wieder gut verschließen, auch wenn der Defekt wegen der Kontraktilität der Haut zunächst sehr ausgedehnt zu sein scheint. Ein Drain muß im Skrotum belassen werden. Die Maßnahmen bei ausgedehnten Denudationen sind schon beschrieben worden (Abschnitt B.I).

2. Skrotalgangrän

Durch Entzündungen des Skrotums können trotz Antibiotikatherapie schwere, lebensbedrohliche Krankheitsbilder hervorgerufen werden. Die Infektion breitet sich leicht in den lockeren Bindegewebsschichten des Skrotums aus und kann ausgedehnte Substanzverluste nach sich ziehen.

Typische Ursachen einer Skrotalgangrän sind Urininfiltrationen nach Urethraruptur oder ein Erisypel, das von kleineren Hautdefekten seinen Ausgang nimmt.

Die Deckung des Defekts nach einer Skrotalgangrän kann erst erfolgen, wenn ein Stadium sauberer Granulation erreicht ist.

3. Verlust der Hoden: Reimplantation – Hodenprothesen

Ein unfallbedingter Hodenverlust ist selten. Er kann bei ausgedehnten Verletzungen des Genitalbereiches wie den Minenverletzungen eintreten.

Bisweilen wird von gezielten Auto- oder Heteromutilationen berichtet. Die Motive einer Selbstkastration sind schon im Zusammenhang mit den Penisamputationen erörtert worden.

Nach einer Kastration kann die Therapie, so nehmen Schmitz u. Wilkens (1970) an, nur in der Ausräumung des Skrotalhämatoms, Ligatur der Arteria testicularis und dem Wundverschluß bestehen.

In dem von Evins et al. (1977) beschriebenen Fall waren die Hoden in gutem Zustand erhalten geblieben. Die Autoren haben den Versuch unternommen, *Hodengewebe zurück zu implantieren,* um dem Patienten die Hormonsubstitution zu ersparen.

Der Patient, er litt an einer Schizophrenie, hatte sich unter dem Einfluß von Halluzinationen mit einem Rasiermesser kastriert. Die Hoden wurden von den behandelnden Chirurgen in Scheiben geschnitten und subkutan in die Oberschenkel eingepflanzt. Sechs Monate nach der Kastration lagen die Serum-Testosteronwerte weit unter dem Normalbereich. Eine Biopsie zeigte eine nahezu vollständige Nekrose des Autotransplantates. Zellen der Spermatogenese oder Leydigsche Zellen wurden nicht gefunden, nur einige Sertolizellen waren noch erhalten geblieben. Die Nekrosezone war umgeben von zahlreichen Granulozyten und Histiozyten, in denen sich Einschlüsse von Gewebsabbauprodukten nachweisen ließen.

Auch wenn dieser Versuch einer Reimplantation von Hodengewebe fehlgeschlagen ist, so verwerfen die Autoren dennoch nicht ihre Idee. Sie halten es weiterhin für denkbar, daß die Androgensekretion durch ein Autotransplantat erhalten bleiben kann. Vorgeschlagen wird die Implantation dünner Scheiben oder ein *mikro-gefäßchirurgischer* Eingriff.

Über eine mikro-gefäßchirurgische Reimplantation eines Hodens wurde bislang im Zusammenhang mit einem traumatischen Hodenverlust noch nicht berichtet. Einem in der plastischen Chirurgie erfahrenen Arzt dürfte es jedoch keine größeren Schwierigkeiten bereiten, die Arteria und Vena testicularis zu reanastomosieren.

Aus kosmetischen und damit psychologischen Gründen kann nach einem Hodenverlust eine *Prothese* implantiert werden. Zahlreiche verschiedene Materialien sind für diesen Zweck erprobt worden, und am besten scheint wie auch bei den Penisprothesen Silikon geeignet zu sein. Dieses Material kann im Autoklaven sterilisiert werden, ruft keinerlei Gewebsreaktion hervor und gleicht von seinem spezifischen Gewicht und seiner Elastizität her einem echten Hoden.

In eiligen Fällen kann aus der Gefäßchirurgie ein Segment einer künstlichen Arterie besorgt werden, um daraus einen Hodenersatz zu formen.

Die Prothese wird durch einen Schnitt direkt unterhalb des äußeren Leistenringes implantiert. Einige im Handel erhältliche Prothesen können durch eigens dafür vorgesehene Laschen in vertikaler Position fixiert werden. Bei den anderen Prothesen sollte eine zirkuläre Tabakbeutelnaht direkt oberhalb der Prothese angelegt werden, damit diese ihre Position beibehält. Das Skrotum kann, ohne einen Drain einzulegen, geschlossen werden.

Die Implantation einer Prothese ist nur ein kleiner Eingriff. Der Patient kann am nächsten Tag das Krankenhaus verlassen. Die Resultate sind gut, sofern nicht Verunreinigungen in die Wunde hineingetragen worden sind (PRENTISS u. SORENSEN 1973). Nur eine einzige Veröffentlichung (GORDON u. SCHWARTZ 1979) berichtet über eine Komplikation. Am oberen Pol der Prothese war ein rechteckiges Stückchen Dracongewebe angebracht zur Fixierung der Prothese. Dieses harte, rauhe Dracongewebe war drei Jahre nach der Implantation durch das Skrotum nach außen gedrungen. Die Autoren empfehlen, mit einer Schere die Ecken des Dracon-Zipfels abzurunden.

4. Funiculus spermaticus

Isolierte Verletzungen des Ductus deferens, der Gefäße oder der Nerven im Bereich des Funiculus spermaticus werden als Unfallfolge nicht beobachtet. Die Verletzungen sind meist iatrogen bedingt, und zwar im Zusammenhang mit einer Leistenherniotomie oder einer Funikulolyse und Orchidopexie. Als Komplikation bei Vasektomien treten starke Blutungen in das Skrotum auf (RATHERT 1980).

Versehentliche Unterbindungen (PETRES et al. 1973) und Durchtrennungen (CONDON u. NYHUS 1971) des *Ductus deferens* sollen bei Operationen in der Leistenregion vorkommen.

Die meist nur einseitige Durchtrennung gefährdet nach CONDON u. NYHUS (1971) zwar nicht die Potentia generandi, dennoch empfehlen die Autoren, sogleich eine Reanastomosierung durchzuführen. Die Enden des Ductus deferens werden angeschrägt und über einem Splint im Lumen des Samenleiters (einem

Kunststoffaden) vernäht. Der Splint wird nach außen geführt und nach der Heilung entfernt. Zur Wiedervereinigung der Stumpfenden reichen zwei gegenüberliegende Einzelnähte mit einem feinsten resorbierbaren Faden aus. Es muß darauf geachtet werden, daß die Nähte ausschließlich in der Muskularis liegen; das Zylinderepithel des Samenleiters darf nicht verletzt werden.

Die Erfolgsquoten werden im allgemeinen mit weniger als 50% angegeben. Nur Fallon et al. (1978) berichten ein erheblich besseres Ergebnis. Sie haben 41 Patienten operiert und 35 davon nachuntersuchen können. Bei 29 Patienten (83%) ließen sich Spermatozoen im Ejakulat nachweisen. Die Autoren hatten im Grunde nach dem oben beschriebenen Standardverfahren gearbeitet, dabei aber besonderen Wert darauf gelegt, daß keine Spermien in den Nahtbereich gelangen. Spermagranulome an der Stelle der Reanastomosierung sollen die häufigste Ursache eines Fehlschlages sein.

Die Autoren empfehlen, keinesfalls spermienhaltige Flüssigkeit aus dem Nebenhoden herauszupressen, um so zu überprüfen, wie dicht die Naht ist. Außerdem schlagen sie vor, den Versuch zu unternehmen, durch Spülungen den Nahtbereich von Spermien zu säubern.

Bei Verletzungen im distalen Bereich des Ductus deferens können statt einer End-zu-End-Anastomose Vasoepididymostomien oder Vasoorchidostomien durchgeführt werden.

Die im Leistenkanal verlaufenden *Nerven,* der N. ilioinguinalis und der Ramus genitalis nervi genitofemoralis, außerdem der N. iliohypogastricus oberhalb des Leistenkanals können bei Bruchoperationen durchschnitten werden. Sensibilitätsausfälle währen nicht lange, weil sich die Innervierungsgebiete stark überlappen und periphere Kreuzverbindungen bestehen.

Condon u. Nyhus (1971) halten daher eine Nervennaht, die ohnehin nur schwer durchführbar ist, für überflüssig. Die Nervenenden sollten aber ligiert werden, damit das Neurolemm verschlossen wird, und sich das Amputationsneurom nur innerhalb dieser Nervenscheide entwickelt. Die aussprossenden Nervenfasern können dann keine Verwachsungen mit den Muskeln und Faszien der Umgebung eingehen und sind weniger irritabel. Werden die Nerven von Nähten eingefangen, so können Bewegungsschmerzen und sogar permanente Schmerzen resultieren.

Verletzungen der *Blutgefäße* im Funiculus spermaticus können eine sofortige Nekrose oder eine allmähliche Atrophie des Hodens bedingen.

Dubin u. Amelar (1971) haben eine Statistik über 1294 subfertile Patienten einer Fünfjahresperiode erstellt. In 16 Fällen lag nach Meinung der Autoren eine Hodenatrophie als Folge einer Bruchoperation im Kindesalter vor.

Der Hoden erhält Blut aus drei Gefäßen, der Arteria testicularis (aus der Aorta abdominalis), der A. cremasterica (aus der Ar. epigastrica inferior) und aus der A. ductus deferentis (aus der A. umbilicalis).

Zwischen der A. testicularis und der A. ductus deferentis besteht immer eine Anastomose, und zwar über die A. epididymica, die im Samenstrang aus der A. testicularis abzweigt. Außerdem anastomosieren fast regelmäßig kleinere Gefäße in Höhe des Nebenhodenschwanzes und gelegentlich auch im Bereich des Nebenhodenkopfes. Die A. ductus deferentis anastomosiert im Bereich des Nebenhodenschwanzes mit der A. cremasterica. Zu den Rami scrotales der

Aa. pudendae externae bestehen Anastomosen außerhalb des oberflächlichen Leistenringes.

Die Gefäße sollten nach Möglichkeit geschont werden. Wird dennoch ein kleineres der genannten Gefäße zerrissen, so braucht es nach CONDON u. NYHUS (1971) nur ligiert zu werden; die Wiederherstellung wäre zu schwierig.

Sogar bei einer isolierten Unterbindung der A. testicularis sehen einige Autoren noch keine Gefährdung des Hodens. Nach LUDVIK (1976) gewährleisten die erwähnten Anastomosen eine ungestörte Ernährung des Hodens, wenn die Durchtrennung der A. testicularis proximal der Abzweigung der Anastomosen erfolgt.

CONDON u. NYHUS (1971) halten eine Unterbindung der A. testicularis auf dem Niveau des tiefen Leistenringes für ungefährlich. Sie weisen allerdings darauf hin, daß im weiteren Verlauf der Operation die Kollateralkreisläufe geschont werden müssen und der Hoden deshalb nicht aus dem Skrotum gelöst werden darf.

Eine ungünstigere Prognose als die oben genannten Autoren stellen RODECK u. NIKOLAI (1966). Sie unterscheiden nicht, ob die Verletzung der A. testicularis proximal oder distal des Abganges der Anastomosen erfolgt, sondern fordern: „Ist dagegen im Samenstrang die Arteria spermatica durchtrennt, muß die Ablatio testis ausgeführt werden. Andernfalls kann die notwendigerweise folgende Hodennekrose zur langdauernden Fistelung und Sequestration des Hodens führen".

Zu den Möglichkeiten der Gefäßchirurgie s. Abschnitt D.III.3, Verlust der Hoden.

IV. Erkrankungen des Skrotalinhaltes mit eventuell traumatischer Verursachung

1. Hodentorsion

Bei der Hodentorsion handelt es sich um eine Drehung des Funiculus spermaticus. Die weniger gebräuchliche Bezeichnung Samenstrangtorsion wäre deshalb korrekter. In Abhängigkeit vom Drehungsgrad des Samenstranges kommt es zu einer mehr oder weniger starken Drosselung der Blutgefäße und zu einer hämorrhagischen Infarzierung des Hodenparenchyms. Innerhalb weniger Stunden treten irreversible Schäden ein. Die Torsion muß deshalb so schnell wie möglich diagnostiziert und behoben werden (RATHERT 1980).

Das klinische Bild gleicht dem bei einer akuten Epididymitis oder Orchitis, die darum häufig statt einer Hodentorsion diagnostiziert werden. Die Hodentorsion ist jedoch eine ausgesprochene Erkrankung des Kindesalters, während die entzündlichen Erkrankungen meist erst nach der Pubertät auftreten.

Das erste Symptom der Torsion ist der plötzlich einsetzende starke Schmerz, der mit Übelkeit und Erbrechen einhergehen kann. Von VAHLENSIECK (1959) als „Hodenkolik" bezeichnet. Bald kommt es zum Anschwellen des Hodens mit Rötung und Ödem der Skrotalhaut.

Zwei typische Symptome unterscheiden die Torsion von der Epididymitis:
1. Es liegt bei der Torsion ein Hodenhochstand vor. Ursache sind die Verdrehung des Samenstranges und die reflektorische Cremasterkontraktion (Brunzelsches Zeichen).
2. Das Anheben des Hodens führt zu einem Schmerzzuwachs und nicht wie bei einer entzündlichen Erkrankung zu einer Entlastung (Prehnsches Zeichen). Fieber, Pyurie und Leukozytose fehlen. Ebenso fehlt die lokale Temperaturerhöhung, die bei den entzündlichen Erkrankungen durch die Thermographie festgestellt werden kann.

Neuerdings erlauben auch Isotopenuntersuchungen eine sichere Differenzierung zwischen Torsion und Orchitis (SIGEL et al. 1978). Eine überflüssige chirurgische Exploration kann durch diese Methode evtl. vermieden werden.

Bei einer frischen Hodentorsion kann eine konservative Behandlung, d.h. die manuelle Detorquierung unter Lokalanästhesie zum Erfolg führen. Es bleibt dann aber die Gefahr einer späteren Retorsion bestehen.

Gelingt die konservative Behandlung nicht auf Anhieb oder ist das Ergebnis eines solchen Versuchs nicht eindeutig gesichert, so muß operiert werden. Nach Freilegung und Detorquierung kann sehr bald das Wiedereinsetzen der arteriellen Durchblutung beobachtet werden. Tritt der Farbumschlag von der Zyanose in einen helleren, rötlichen Farbton nicht innerhalb von 15–20 min ein, so muß eine irreparable Schädigung angenommen und die Indikation zur Semikastration gestellt werden (GÖDDE 1971). Nach der operativen Reposition werden beide Hoden, also auch der der Gegenseite, vorbeugend fixiert.

Ursache einer Torsion ist eine übermäßige Beweglichkeit des Hodens, die bedingt sein kann durch das Fehlen des Gubernaculums, abnorme Weite der Tunica vaginalis oder Veränderungen im Bau und Faserverlauf des Kremasters. (ALBRECHT 1962; LUDWIG u. NURI 1972; RODECK u. NIKOLAI 1966).

Bei diesen Voraussetzungen führen unbedeutende äußere Einwirkungen wie plötzliche Bewegungen, abdominelle Muskelanspannungen oder seltener direkte Gewalteinwirkung zur Torsion. GÖDDE (1971) berichtet, daß in drei eigenen Fällen die Anamnese ein geringfügiges Trauma ergab. In diesen Fällen waren der extreme Schmerz und die rasch zunehmenden Allgemeinsymptome, die in keinem Verhältnis zum vorhergehenden Bagatelltrauma standen, ein Hinweis auf eine Hodentorsion.

Ein Trauma kann also die Entstehung einer Torsion auslösen, die eigentliche Ursache ist es nicht.

2. Hydatidentorsion

Die Hydatidentorsion (Abb. 29) ist hinsichtlich einer traumatischen *Entstehung* ähnlich wie eine Hodentorsion zu beurteilen (ALBRECHT 1962). Es handelt sich bei der Hydatidentorsion meist um eine Torsion der Appendix testis, selten der Appendix epididymis und nur ganz vereinzelt um die Torsion des Paradidymis oder eines Vas aberrans (SKOGLUND et al. 1970).

Eine Hydatidentorsion ist im Kindesalter keine seltene Erkrankung. KAPLAN u. KING (1970) haben in einer 12-Jahresperiode 68 Kinder wegen eines akuten, geschwollenen Skrotums behandelt. 34mal lag eine Hodentorsion vor und immerhin in 28 Fällen eine Hydatidentorsion.

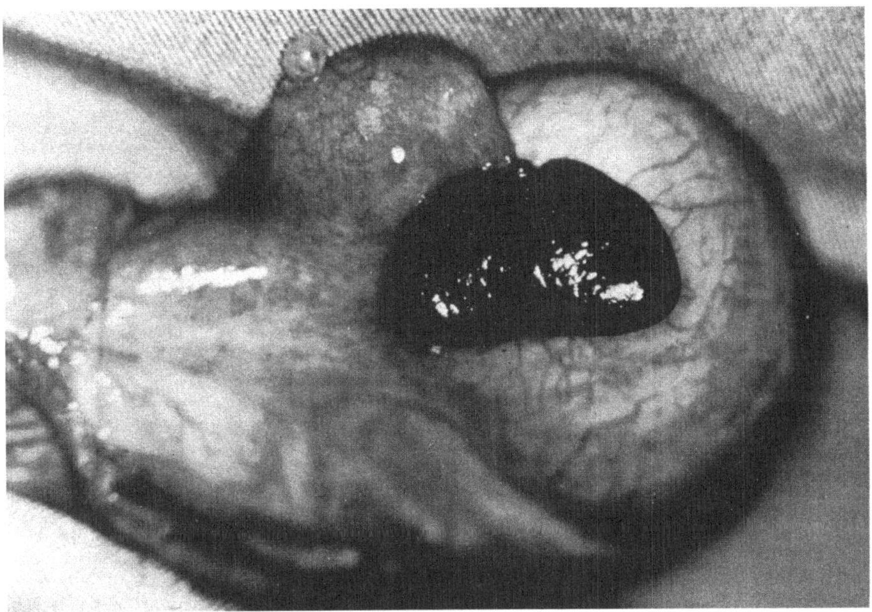

Abb. 29. Traumatische Hydatidentorsion. Blutstrotzende pralle Hydatide. Oben erhaltene Hydatide. (RATHERT 1980)

Eine Hydatidentorsion kann sich spontan zurückdrehen oder in eine Nekrose der Hydatide übergehen.

Die Hydatidentorsion wird von plötzlich einsetzenden Schmerzen begleitet, die tagelang anhalten können, aber meist nicht so stark wie die bei einer Hodentorsion sind. Regelmäßig entwickelt sich ein Skrotalödem und eine Hydrozele. Übelkeit und Erbrechen sind im Unterschied zur Hodentorsion selten. Die Hydatide kann durch das Skrotum *bläulich* durchschimmern und kann als kleine, schmerzempfindliche Masse palpiert werden.

Liegt das klinische Bild einer Hydatidentorsion vor, so muß durch eine Freilegung des Hodens eine Hodentorsion sicher ausgeschlossen werden. Damit ist dann auch die Therapie der Hydatidentorsion eingeleitet, die Resektion der Hydatide. So wird der Schmerz behoben und der Krankenhausaufenthalt verkürzt. Einer weiteren Torsion ist vorgebeugt.

Nach SKOGLUND et al. (1970) kann die Hydatidentorsion durch körperliche Aktivität oder ein direktes Skrotaltrauma ausgelöst werden.

OECONOMOPOULOS u. CHAMBERLAIN (1960) haben 26 Patienten näher untersucht; 20 hatten sich die Hydatidentorsion beim Sport zugezogen. In keinem Fall ergab die Anamnese einen direkten Schlag auf das Skrotum.

3. Hodentumoren

Traumen werden von bis zu 38% der Patienten mit einem Hodentumor angegeben (WURSTER 1976). Ein ursächlicher Zusammenhang zwischen den

Traumen und der Entstehung von Hodentumoren wird dennoch von den meisten Autoren verneint.

Da die Geschwulst meist unmittelbar im Anschluß an ein Trauma entdeckt wird, kann in der Mehrzahl der Fälle angenommen werden, daß sich die Rolle des Traumas darin erschöpft, die Aufmerksamkeit auf einen bereits neoplastisch vergrößerten und damit der Traumatisierung leichter zugänglichen Hoden zu lenken.

Doch auch für die Fälle, in denen zwischen dem Trauma und der Tumormanifestation ein gewisser Zeitraum verstrichen ist, kommen Heising u. Engelking (1978) nach einer umfangreichen Literaturauswertung zu der klaren Aussage: „Es gibt keinen Kausalzusammenhang zwischen mechanischem Trauma und Hodentumor. ... Es kann heute als gesichert gelten (germ-cell theory), daß der Impuls zur malignen Fehlentwicklung die multipotente Keimzelle trifft, also vorgeburtlich eintrifft".

Im Tierexperiment ist versucht worden, durch verschiedenste Traumen Hodentumoren zu erzeugen. Diese Arbeiten konnten bislang keine endgültige Klarheit schaffen (Wurster 1976).

Willis (1934) hat Rattenhoden den verschiedensten mechanischen und chemischen Traumen ausgesetzt. Ein Tumorwachstum ist dadurch nicht ausgelöst worden.

Ganina (1964) hingegen gelang es, die Entstehung gutartiger und bösartiger Geschwülste durch ein mechanisches, geschlossenes Trauma anzuregen. 35 geschlechtsreife Albinoratten wurden einem einmaligen, einseitigen Hodentraume ausgesetzt, weitere 15 Tiere einem beidseitigen Trauma. Die Tiere wurden mit Kortison vorbehandelt und erhielten nach dem Trauma regelmäßig Injektionen von Testosteron und Vitamin E. Nach 450 Tagen wurden 2 Seminome, 2 Leydigzelltumoren und 1 papilläres Adenom gefunden. Die traumatisierten Hoden zeigten neben dystrophischen Veränderungen Hyperplasien des Keimepithels.

Eine andere Gruppe von 120 Tieren wurde nicht medikamentös behandelt. Bei diesen Tieren konnte weder durch ein einmaliges noch durch ein wiederholtes Trauma die Entstehung eines Tumors des Keimdrüsenepithels ausgelöst werden; nach 450 Tagen wurden nur ein Leydigzelltumor und ein Mesotheliom der Tunica vaginalis testis beobachtet.

Bei 15 Tieren einer anderen Versuchsserie von Ganina (1964) wurde ein Hoden vollständig und der andere zum größeren Teil entfernt. Hormone oder Vitamin E wurden nicht verabreicht. Tumoren oder tumoröse Veränderungen wurden bei 8 Tieren festgestellt. Eine Proliferation der Leydigschen Zwischenzellen trat bei fast allen Tieren auf. Die Proliferation des Keimdrüsenepithels ging in zwei Fällen bis zur Entwicklung eines Seminoms. Die Frage, welche Rolle die wahrscheinlich erhöhte Gonadotropinsekretion in diesen Fällen gespielt haben mag, wird nicht erörtert.

Ein Kausalzusammenhang zwischen Trauma und Hodentumor besteht nach Heising u. Engelking (1978), wie oben bereits erwähnt, nicht. Doch schließen die Autoren nicht die Möglichkeit einer Verschlimmerung und die Auslösung einer Metastasierung aus.

Als Verschlimmerung eines bestehenden Hodentumors kann nach Meinung der Autoren nur eine traumatisch bedingte Vergrößerung des tumorösen Areals anerkannt werden. Die lokale Ausbreitung könnte durch Abriß oder Verdrängung von Tumorgewebe eintreten. Prognostisches und damit gutachterliches Interesse hätte die Vergrößerung des tumorösen Areals, d.h. die Infiltration des Skrotums, nur dann, wenn sie tatsächlich zu Lymphknotenmetastasen in der ersten regionären Station, den Lymphonodi inguinales superficiales, geführt hätte.

Die Auslösung einer Metastasierung durch ein mechanisches Trauma ist bei bestehendem Hodentumor nicht auszuschließen, es sei denn, eine Metastasierung kann überhaupt ausgeschlossen werden. Dazu wäre eine Untersuchung der Lungen und der retroperitonealen Lymphknoten erforderlich. Wenn Metastasen nachgewiesen wurden, kann nicht entschieden werden, ob die Metastasierung spontan erfolgte oder durch das mechanische Trauma hervorgerufen wurde.

ALBRECHT (1962) empfiehlt, das beschleunigte Wachstum oder die Metastasierung des Tumors durch ein Trauma zurückhaltend zu beurteilen, weil Hodentumoren schon normalerweise schnell wachsen und sehr rasch zu einer lymphogenen und hämatogenen Absiedlung führen.

Auch wenn die Mehrzahl der Autoren eine traumatische Verursachung der Hodentumoren für sehr unwahrscheinlich oder ausgeschlossen hält, so gibt es doch einzelne Fallbeschreibungen (z.B. JANTSCHEW et al. 1963; THIELE u. SPANGENBERG 1965; RODECK u. NIKOLAI 1966), in denen ein ursächlicher Zusammenhang zwischen Trauma und Tumorentstehung angenommen worden ist. In den geschilderten Fällen wurde der Zusammenhang sozialrechtlich, nicht aber strafrechtlich oder zivilrechtlich anerkannt.

Der Vorgang der Karzinogenese verläuft in drei Abschnitten:
1. Die Initiierung, d.h. die Einwirkung der spezifischen Karzinogene,
2. die Latenzperiode und
3. die Phase der Tumormanifestation mit der beginnenden Geschwulstausbreitung.

Zu den Karzinogenen, die ein Tumorwachstum initiieren können, gehören nach EDER (1974) chemische Agentien, Strahlen und onkogene Viren. Mechanischen Einwirkungen kommt in aller Regel keine ursächliche, sondern nur unter bestimmten Umständen eine indirekt fördernde Rolle, nämlich die eines Promotors, zu. Promotoren führen zu einer Steigerung der Zellvermehrung und dadurch zu einer Verkürzung der Latenzperiode. Die Latenzperiode kann so verkürzt werden, daß eine Tumorentwicklung, die sonst nicht erlebt worden wäre, noch in die Lebenszeit fällt. Der Promotor wird dann zu einem Realisationsfaktor. Zu den Promotoren zählt EDER (1974) chemisch-physikalische Reize (z.B. chronische Arsenwirkung, langdauernde Sonneneinstrahlung), Hormone und die chronische Regeneration, wie sie an der Portio und am Rande von Narben, Ulzera und chronisch-entzündlichen Prozessen auftritt.

RODECK u. NIKOLAI (1966) führen 3 Fälle an, in denen ein chronisches, leichtes Trauma die Tumorentstehung wahrscheinlich verursacht hat. Die mechanische Gewebsirritation erfolgte durch schlecht angepaßte Prothesen nach Oberschenkelamputation bzw. durch ein Bruchband. In einem Fall lag ein Sarkom vor, die beiden anderen Tumoren werden nicht näher bezeichnet.

THIELE u. SPANGENBERG (1965) berichten über einen Fall, in dem ein halbes Jahr nach einer schweren Hodenprellung ein Hodenkarzinom sich manifestierte. Sie nehmen an, daß ein latenter Geschwulstkeim bereits vorhanden gewesen war, der durch das Trauma zu erhöhter Proliferation angeregt wurde. Das Trauma war maßgeblich in die Tumormanifestation eingeschaltet. Die Autoren geben zwar zu, daß wahrscheinlich auch ohne Trauma die Hodengeschwulst aufgetreten wäre, das aber erst zu einem wesentlich späteren Zeitpunkt. THIELE u. SPANGENBERG (1965) weisen darauf hin, daß das Trauma in wissenschaftlicher Deutung nicht die eigentliche Ursache der Tumorentstehung gewesen ist, versicherungsrechtlich aber als maßgebliche und richtungsweisende Verschlimmerung einem ursächlichen Faktor gleichgesetzt werden kann.

Jantschew et al. (1963) haben eine Untersuchung an 46 an einem Seminom erkrankten Patienten durchgeführt. In 8 Fällen ergab die Anamnese ein erhebliches Trauma in der Hodengegend 1–7 Monate vor der Diagnosestellung. Die Autoren nehmen nicht nur an, daß das Trauma die Rolle eines Promotors spielen kann, sondern auch, daß es wie ein Karzinogen einen Hodentumor initiieren kann.

Die aktive Proliferation könnte die Entstehung einer Mutante malignen Charakters bedingen und ihre Lebensfähigkeit ermöglichen.

In Begutachtungsfällen ist nach Jantschew et al. (1963) ein ätiologischer Zusammenhang nur dann zu vermuten, wenn:

1. der Kranke vor dem Trauma vollständig gesund war,
2. die Neubildung sich an derselben Stelle entwickelt hat, an der das Trauma erlitten wurde,
3. das Trauma stark genug war, um eine erhebliche entzündliche, reparative Proliferation zu bewirken,
4. die histologische Struktur des Tumors derart ist, daß sein Erscheinen mit den Regenerationsprozessen in der traumatisierten Gegend in Verbindung gebracht werden kann und
5. sich der Tumor innerhalb einer bestimmten Frist entwickelt, die den Ansichten der einzelnen Autoren zufolge einen Monat bis vier Jahre betragen kann.

4. Hydrozelen

Hydrozelen werden dem Kausalitätsbedürfnis des Laien und der Häufigkeit geringfügiger Hodensacktraumen entsprechend nicht selten auf eine direkte Gewalteinwirkung zurückgeführt. Andererseits jedoch heilen die meisten erheblichen Quetschungen des Hodens ohne Ausbildung einer Hydrozele ab.

Nach Rodeck u. Nikolai (1966) ist es denkbar, daß die nach Quetschungen notwendigen Reparationsvorgänge im Sinne einer aseptischen Entzündung zu einem Wasserbruch führen können.

Wainstein u. Persky (1971) haben festgestellt, daß die fibrinolytische Aktivität pro Quadratzentimeter bei normaler Tunica vaginalis testis dreimal so hoch ist wie bei der Tunica vaginalis aus einem Hydrozelensack. Gestützt auf eine Untersuchung von Porter u. McGregor (1969), die ergab, daß experimentell die fibrinolytische Aktivität mesothelialer Oberflächen durch chemische und durch mechanische Traumen vermindert werden kann, ziehen Wainstein u. Persky (1971) die Schlußfolgerung, daß Hydrozelen durch ein indirektes, nicht näher bekanntes Trauma bedingt sein können.

Für die Anerkennung eines Unfallzusammenhanges ist nach Rodeck u. Nikolai (1966) zu fordern:

1. Erheblichkeit des Traumas,
2. zeitlicher Zusammenhang (4–5 Wochen, seltener 2–3 Monate),
3. Ausschluß eines Infektes.

Ein Infekt von Hoden oder Nebenhoden muß ausgeschlossen werden, weil diese Erkrankungen von sich aus häufig zu symptomatischen Hydrozelen führen.

5. Varikozelen

Varikozelen entstehen meist aufgrund einer anlagebedingten Wandschwäche des Plexus pampiniformis. Die Venenerweiterungen können außerdem auch symptomatisch bei Nierentumoren auftreten.

Eine unfallbedingte, dem Nierentumor vergleichbare Abflußbehinderung könnte durch ausgedehnte Vernarbungen in der Inguinalregion oder durch Thromben ausgelöst werden. Die Entstehung einer Varikozele durch ein direktes Hodentrauma ist nicht vorstellbar (ALBRECHT 1962).

6. Epididymitis, Orchitis

Entzündliche Erkrankungen des Skrotalinhaltes beruhen meist auf einer mikrobiellen Infektion. Davon abzugrenzen sind die entzündlichen Erscheinungen nach stumpfen Hodentraumen, die die Resorption nekrotischen Materials und die Regenerationsvorgänge begleiten. Ebenfalls abzugrenzen ist die Autoimmun-Orchitis, eine Immunantwort gegen körpereigene Spermien.

Die Epididymitis ist meist bakteriell bedingt und entsteht vorwiegend über das Lumen des Ductus deferens durch Reflux von infiziertem Urin aus der Urethra und von Sekret aus den Adnexen. Auch eine hämatogene Entstehung als Folge metastatischer Verschleppung von Erregern bei einer Allgemeininfektion oder bei Vorliegen eines lokalen Infektionsherdes ist möglich (LUDWIG u. NURI 1972).

Ein ursächlicher Zusammenhang zwischen posttraumatischer Epididymitis und Trauma kann angenommen werden, wenn die Verletzungen instrumentelle Untersuchungen der Urethra und Dauerkatheter erforderlich machten. Diese Manipulationen fördern einen Infekt und seine Ausbreitung in den Ductus deferens.

Bei einer posttraumatischen Epididymitis kann es sich auch um das Aufflakkern alter, latenter Infektionen im Nebenhoden oder um sekundäre Infektionen über den Ductus deferens handeln (ALBRECHT 1962). Die eigentliche Ursache der posttraumatischen Epididymitis wäre in diesem Fall eine latente, bisher asymptomatisch verlaufene Urogenitalinfektion und nicht das Trauma. Der Unfall kann versicherungsrechtlich nur als Verschlimmerung einer bereits bestehenden Erkrankung oder als Gelegenheitsursache angesehen werden.

Es müssen im Einzelfall Schwere und Ausdehnung der bereits vorhandenen infektiösen Urogenitalerkrankung und Stärke des Hodentraumas gegeneinander abgewogen werden.

RODECK u. NIKOLAI (1966) empfehlen, Zurückhaltung in der Anerkennung einer posttraumatischen Epididymitis. Nach einer von GEKHMAN (1959) erstellten Statistik haben von 1 010 Patienten mit einer unspezifischen Nebenhodenentzündung 193 (19,1%) ein Trauma als Ursache angegeben. Von diesen „posttraumatischen" Fällen konnten 53 näher untersucht werden. Bei 51 fanden sich entzündliche Veränderungen der inneren Harnwege oder der Adnexe. Diese Untersuchung bestätigt die Ansicht, daß die eigentliche Ursache der posttraumatischen Epididymitis eine Urogenitalinfektion ist.

Bei den Orchitiden handelt es sich um virale (Parotitis epidemica) oder bakterielle Infektionen (z.B. Tuberkulose), die sich auf hämatogenem Wege hier angesiedelt haben.

Eine kanalikuläre Ausbreitung vom Nebenhoden auf den Hoden ist aufgrund eines im Nebenhoden vorhandenen Ventilmechanismus außerordentlich erschwert. Epididymitiden bleiben meist auf den Nebenhoden beschränkt (Schirren u. Thiesenhausen 1972).

Nach Albrecht (1962) sind vereinzelt Orchitiden als metastatische Erkrankungen nach Skrotaltraumen beobachtet worden. Als Grundleiden lag Typhus oder eine Sepsis vor. Der Autor erklärt das Phänomen damit, daß im Blut kreisende Keime sich an dem traumatisch bedingten „Locus minoris resistentiae" angesiedelt haben.

Ein weiterer Erklärungsversuch posttraumatischer Orchitiden ist, daß stumpfe Hodentraumen alte entzündliche Erkrankungen wieder zum Aufflackern bringen.

V. Autoallergische Reaktionen gegen Sperma und Hodengewebe

Jedes Individuum besitzt normalerweise gegen körpereigenes Gewebe eine *immunologische Toleranz*. Dieser Mechanismus kann unter bestimmten Bedingungen versagen. Die Folge ist die Bildung von Antikörpern, die körpereigenes Gewebe angreifen können. Die Autoantikörperbildung gegen Sperma und Hodengewebe wird unter anderem durch Hodentraumen und durch Samenwegsverschlüsse ausgelöst.

Die *Immuntoleranz* gegen körpereigenes Gewebe ist nach Humphrey u. White (1972) keine genetisch bedingte Reaktionsunfähigkeit, sondern sie entsteht und wird unterhalten durch den dauernden Kontakt des Antigens mit dem reifenden Immunapparat. Immuntoleranz besteht also nicht gegen Gewebe, die wie Spermien während der Embryonalphase noch gar nicht vorhanden waren. Ebenfalls kann das Gewebe nicht als körpereigen toleriert werden, das zwar während der Embryonalphase vorhanden war, das aber vom Kontakt mit immunkompetenten Zellen abgeschlossen ist, z.B. Gehirnbestandteile, kristallines Protein der Augenlinse, Thyreoglobulin. Im Tierexperiment lassen sich gegen alle diese Gewebe ohne Schwierigkeiten Autoimmunphänomene erzeugen, und auch einige Erkrankungen der betreffenden Organe beim Menschen werden auf Autoantikörper zurückgeführt.

Antigene Eigenschaften besitzen Spermien, die Zellen der Spermatogenese und das Spermaplasma aus den akzessorischen Drüsen. Die Antigene des Spermiums zeigen verschiedene Antigenizität und Lokalisation. Auf der Oberfläche des Spermienkopfes haften die sogenannten „spermatozoa coating antigens" aus den akzessorischen Drüsen. Akrosom, Hals-, Verbindungsstück und Schwanzteil tragen die eigentlichen Antigene des Spermiums. Die gegen diese Antigene gerichteten Antikörper entfalten unterschiedliche Wirkungen: Spermienagglutination, -immobilisierung, Zytolyse und anaphylaktische Reaktionen (Günther 1969). Spermaagglutinine und -immobilisine können Ursache von Fertilitätsstörungen bei intakter Spermiogenese sein. Die Spermaagglutinine beeinflussen nicht die Vitalität der Spermien. Spermatotoxine lassen sich bei der Autoimmunorchitis nachweisen. Eventuell sind die Immobilisine mit den Toxinen gleichzusetzen, und nur die Nachweismethoden unterscheiden sich (Schill 1977). Noch relativ unerforscht ist die Bedeutung zellulärer Immunreaktionen.

Die Ergebnisse der Untersuchungen zum Problem autoallergischer Erkrankungen des Hodens auch im Zusammenhang mit Traumen bieten im Augenblick noch eine Fülle von nur schwer vergleichbaren Einzelbefunden. Das Sperma und die Zellen der Spermatogenese besitzen, wie bereits erwähnt, eine Vielzahl verschiedener Antigene, die die Bildung unterschiedlicher Antikörper induzieren. Weder Antigen noch Antikörper sind biochemisch exakt definiert. Die Befunde werden stark beeinflußt durch die jeweils angewandten serologischen Techniken, die sich in Spezifität (Kreuzreaktionen) und Empfindlichkeit unterscheiden. Die Versuchsbedingungen tierexperimenteller Untersuchungen variieren außerordentlich: verschiedene Versuchstiere, Antigenzubereitungen, Zeitabläufe. Unterschiedliche Antigendosierungen können zu qualitativ unterschiedlichen Aussagen führen. Die Ergebnisse innerhalb einer standardisierten Versuchsreihe weisen oft keine hohe Signifikanz auf. Zu diesen technischen Problemen kommen grundsätzliche Unklarheiten zum Ablauf immunologischer Reaktionen hinzu.

Experimentelle Untersuchungen am Menschen sind selbstverständlich nur in wenigen Ausnahmesituationen durchgeführt worden, z.B. an Patienten, die wegen eines Prostatakarzinoms kastriert werden mußten. Die Befunde stehen nicht in Widerspruch zu denen aus tierexperimentellen Arbeiten (MANCINI 1974).

1. Fertilitätsstörungen bei intakter Spermatogenese

Als Ursache männlicher Fertilitätsstörungen haben in den letzten Jahren die agglutinierenden und die immobilisierenden *Spermatozoen-Antikörper* eine große Bedeutung erlangt. Es handelt sich dabei um humorale Antikörper, die passiv mit dem Serum übertragbar sind. Sie bedingen keine Veränderungen der Spermiogenese im Hoden (GÜNTHER 1969). Ihr Auftreten ist auch im Zusammenhang mit Traumen zu beurteilen.

Bei 1 224 Patienten mit Fertilitätsstörungen hat HAENSCH (1973) in 63 Fällen Spermaagglutinine im Serum nachweisen können (Objektträgerspermaagglutinin-Nachweis; makroskopische Spermaagglutininmethode nach Kibrick, Belding und Merrill). Etwa die Hälfte der 63 Patienten wiesen normale Spermatozoenzahlen auf. In diesen Fällen kann der Spermaagglutininbefund eine fertilitätsmindernde Bedeutung haben.

Sind Spermaantikörper nachgewiesen worden, so darf dieser Befund nicht mit einer Verminderung oder Aufhebung der Fertilität gleichgesetzt werden (GÜNTHER 1969). JOHNSON (1970) hat nach Untersuchungen am Meerschweinchen eine peritubuläre Barriere beschrieben, die sowohl den Kontakt des Spermatozoenantigens mit immunkompetenten Zellen verhindert, als auch die Passage von Immunglobulinen in die Tubuli seminiferi und ableitenden Samenwege limitiert.

Nach einer von BRENT u. HOLBOROW (1974) herausgegebenen Veröffentlichung werden Spermaagglutinine am häufigsten bei „unerklärlicher" Unfruchtbarkeit gefunden. Die Autoren geben eine signifikante Korrelation zwischen zirkulierenden Antikörpern und dem Ausbleiben der Vaterschaft an. Der ursächliche Zusammenhang besteht allerdings zum Vorhandensein von Antikörpern um Samenplasma. Hier ließen sich mit den Methoden der Immunfluoreszens Antikörper dann nachweisen, wenn die Serumantikörper zur Klasse IgA gehörten, den Immunglobulinen der äußeren Sekretion.

Die Bildung von humoralen Antikörpern gegen Spermien kann verschiedene Ursachen haben, denen gemeinsam ist, daß sie zu einer gesteigerten Spermienresorption führen.

Haensch (1973) hat bei 2200 Patienten mit Fertilitätsstörungen in 101 Fällen Spermatozoenantikörper im Serum mit Hilfe der Immunfluoreszens nachgewiesen. Die Anamnesen ergaben in diesen Fällen:

Tabelle 4. Anamnese bei Infertilität mit Spermatozoenantikörpern (Haensch 1973)

	Anzahl der Fälle (gesamt: 101)	Häufigkeit im Vergleichskollektiv
Anamnese o.B.	45	
Gonorrhoe	9	3,8%
Epididymitis	13	
Prostatitis	3	
Harnwegsinfekt	2	
Nierensteine	2	
Tuberkulose	4	5,4%
Mumpsorchitis	8	1,4%
Hodenschwellung	5	
Hodentrauma	10	4,4%

Die Gruppe der spezifischen und unspezifischen Nebenhodenentzündungen ist auffallend stark vertreten. Der bakteriellen Entzündung kann die Bedeutung eines Adjuvans beigemessen werden.

Ein Trauma wurde von 10% der Patienten mit Spermatozoen-Antikörpern angegeben gegenüber einer allgemeinen Häufigkeit von 4,4%. Bei jedem der 10 Patienten mit Antikörperbefund war das Hodentrauma massiv gewesen, stets mit Skrotalhämatom und mehrwöchiger Genesungsdauer. Anscheinend sind nicht nur agglutinierende und immobilisierende Antikörper gebildet worden, denn nur in 2 Fällen war das Spermiogramm normal. In 4 Fällen lag eine Oligozoospermie, in 3 Fällen eine Azoospermie vor. Ergebnisse histologischer Hodenuntersuchungen werden nicht berichtet.

Nur in 2 der 10 Fälle hatte es sich um eine penetrierende Verletzung gehandelt. In den übrigen 8 Fällen mit stumpfer Gewalteinwirkung hat wahrscheinlich allein das Gewebstrauma das Autoimmungeschehen ausgelöst; eine bakterielle Entzündung ist nicht anzunehmen. Einmal ausgelöst kann die Bildung von Autoantikörpern über viele Jahre weiterwähren.

Doch nicht nur unfallbedingte Traumen, sondern auch ausgedehnte *Hodenbiopsien* sollen zur Antikörperbildung führen können (Brent u. Holborow 1974). Ludvik (1976) weist darauf hin, daß Hodenbiopsien nicht ohne klare Indikation vorgenommen werden dürfen, weil in seltenen Fällen die Bildung von Antikörpern ausgelöst werden kann.

Auf diese Reaktionen sind evtl. auch die überraschenden Fertilitätsstörungen nach Spermatozelenoperationen zurückzuführen (Chiari u. Drujan 1980). Sie unterstreichen die Forderung nach atraumatischen operativen Techniken im Skrotal-Genitalbereich.

Mit hoher Wahrscheinlichkeit resultiert aus Verlegungen und Unterbindungen des Ductus deferens die Bildung von Spermatozoenantikörpern. Näheres zu diesem Problem im Abschnitt D.V.3.

2. Autoimmun-Orchitis (AIO)

Das Krankheitsbild der Autoimmun-Orchitis ist in der andrologischen Praxis
bisher noch unbekannt. Dennoch kann man annehmen, daß es sich bei der
AIO um ein klinisches Krankheitsbild handelt, das nur wegen des akuten, äußerlich symptomarmen Verlaufes nicht diagnostiziert wird (GÜNTHER 1972; JOHN-
SON et al. 1975).

Im Tierversuch wurde schon vor 50 Jahren eine AIO erzeugt. Die optimale Methode
besteht in der Injektion von homologem oder autologem Hodenhomogenat in komplettem
Freundschen Adjuvans. (Komplettes Freundsches Adjuvans: Wasser-in-Öl-Emulsion eines
Antigens, der abgetötete Mycobacteria tuberculosis zugegeben werden).

Das typische histologische Bild einer AIO sieht folgendermaßen aus (HUMPH-
REY u. WHITE 1972): Zunächst nehmen die reifen Spermien ab und schwinden
schließlich ganz. Die unreifen Zellen der Spermatogenese schwellen an und
aggregieren zu mehrkernigen Riesenzellen, die frei in den Tubuli seminiferi
liegen. 10 Tage nach Injektion sind diese Veränderungen deutlich, wenn auch
nur herdförmig bei Freibleiben großer Gebiete. Später, etwa zum Ende der
3. Woche sind einige Tubuli völlig zellfrei, in anderen sieht man vielkernige
Zellen. Danach erst, wie manche Autoren betonen, treten interstitielle Infiltrationen von Lymphozyten, Makrophagen, reifen und unreifen Plasmazellen auf.
MANCINI (1974) fügt dieser Schilderung noch hinzu, daß an den Leydigschen
Zwischenzellen oder den Bindegewebszellen keine morphologischen oder funktionellen Veränderungen auftreten. Die Zerstörung des Keimepithels führt zu
einer vorübergehenden Sterilität, nach einigen Monaten normalisiert sich dann
das Spermiogramm.

Wird das Hodenhomogenat zusammen mit inkomplettem Freundschen Adjuvans (keine
Mykobakterien zugesetzt) verabreicht, so wird zwar die Antikörperbildung stimuliert, aber
keine Hodenläsion induziert.
Dem kompletten Adjuvans werden verschiedene Bedeutungen zugemessen. Nach
HUMPHREY u. WHITE (1972) stimulieren Mykobakterien vor allem die zellvermittelte Immunantwort. Hieraus wird gefolgert, daß vor allem die zellvermittelte Reaktion vom Spättyp
für die Schäden verantwortlich ist, allerdings nicht ausschließlich, denn Spermienreifestörun-
gen treten schon vor den mononukleären interstitiellen Infiltrationen auf. Versuche, eine
AIO durch passiven Transfer entweder von Immunzellen oder von Antiseren zu produzieren,
ergaben keine eindeutigen Ergebnisse (JOHNSON et al. 1975). Man kann jedoch sagen, daß
Immunseren ohne gleichzeitige Injektion eines Adjuvans niemals eine AIO erzeugten, während ein Transfer von Immunzellen eher dazu in der Lage war.
Nach JOHNSON et al. (1975) haben Versuchsergebnisse noch eine weitere Funktion des
Freundschen Adjuvans ergeben als nur die Stimulierung des Immunsystems. Adjuvantien
sollen die Permeabilität der Gefäße und der immunologischen Barriere um die Tubuli
seminiferi und die ableitenden Samenwege erhöhen. Zusammen mit Adjuvantien können
passiv übertragene Immunseren eine AIO erzeugen.

Die immunologische Barriere, die normalerweise die Spermatozoen vor Antikörpern und vor Immunzellen schützt, kann nun offensichtlich auch durch
ein *mechanisches Trauma* geschwächt werden.

Zunächst seien einige Befunde wiedergegeben, die die immunologische Barriere näher
charakterisieren. Werden geschlechtsreife Meerschweinchen mit homologem Hodenhomogenat in komplettem Freundschen Adjuvans immunisiert, so können die autoimmunologisch
bedingten Schäden zunächst nur in den ableitenden Samenwegen beobachtet werden. Sie

breiten sich anschließend erst auf den Hoden aus. Johnson (1970) zieht die Schlußfolgerung, daß die immunologische Barriere um die Tubuli seminiferi wirkungsvoller ist, als die in der Rete testis und in den Ductuli efferentes. Die Ausbreitung des pathologischen Geschehens erfolgt seiner Meinung nach dadurch, daß die entzündlichen Prozesse, die in den ableitenden Samenwegen entstehen, in den benachbarten Tubuli seminiferi zu einer erhöhten Gewebspermeabilität und einer autokatalytischen Ausbreitung des Schadens führen.

Bei noch nicht geschlechtsreifen Meerschweinchen befinden sich die Spermatozoen ausschließlich in den Tubuli seminiferi und noch nicht in der Rete testis. Johnson (1970) sieht nun seine Hypothese dadurch bestätigt, daß bei diesen jungen Tieren eine Immunisierung mit Hodenhomogenat in komplettem Freundschen Adjuvans in der Regel nicht zu einer Hodenschädigung führt; und das, obwohl wie bei den geschlechtsreifen Tieren Antikörper gebildet werden, und die in den Tubuli seminiferi liegenden Spermatozoen ein wirksames Antigen bilden.

Johnson (1970) gelang es nun zu zeigen, daß auch bei den nicht geschlechtsreifen Tieren autoimmunologisch bedingte Hodenschäden auftreten, wenn nach der Immunisierung noch eine Schwächung der immunologischen Barriere herbeigeführt wird. Dazu geeignet war u.a. ein *Trauma,* das darin bestand, daß der Hoden mehrfach mit einer sterilen Nadel durchstochen wurde.

Die Versuchsbedingungen weisen eine gewisse Ähnlichkeit mit der Situation auf, die vorliegt, wenn wegen eines Verschlusses der ableitenden Samenwege Antikörper gebildet worden sind, und dann eine Hodenbiopsie durchgeführt wird.

Von den zahlreichen weiteren Methoden, im Tierversuch eine AIO zu erzeugen, sollen im folgenden nur die genannt werden, die eventuell Aussagen zulassen über autoimmunologische Reaktionen auf ein Hodentrauma beim Menschen. Die Rolle der Adjuvantien im Tierversuch können beim Menschen natürlich entstandene Entzündungen übernehmen (Haensch 1973).

Raitsina u. Nilovsky (1967) haben in ihren Versuchen 15 Meerschweinchen und 2 Affen einen halben Hoden entfernt. In dem verbleibenen Organrest entwickelten sich die gleichen Veränderungen wie bei der klassischen AIO, die bei einem Vergleichskollektiv durch die Injektion von Hodenhomogenat in komplettem Freundschen Adjuvans erzeugt wurde. Die pathologischen Veränderungen nach der Resektion eines halben Hodens entwickelten sich allerdings etwas schneller. Eine Untersuchung der verbliebenen Hodenhälften der beiden Affen nach einem Jahr ergab, daß die Tubuli nur Spermatogonien und pathologisch veränderte Spermatozyten enthielten. Die Basalmembran der Tubuli war verdickt, das Interstitium mit zahlreichen Lymphozyten infiltriert. Die Leydigschen Zwischenzellen waren intakt geblieben. Der unverletzte Hoden zeigte keine Veränderungen. Humorale Antikörper wurden nachgewiesen.

Aus der Veröffentlichung geht leider nicht hervor, aus welcher Absicht heraus die Tunica albuginea nicht vernäht wurde, und welche Veränderungen sich entwickelt hätten, wenn dies geschehen wäre. Man kann aber annehmen, daß wenn nach einer Hodenruptur das prolabierte Gewebe exzidiert worden ist und die Tunica albuginea nicht vernäht wird, sondern sogar noch Entlastungsschnitte angelegt werden, daß sich unter diesen Umständen ebenfalls eine AIO im traumatisierten Hoden entwickelt.

Mancini (1974) hat Meerschweinchenhoden einem akuten mechanischen Druck ausgesetzt. Der verletzte Hoden zeigte nach 2 Wochen Hämorrhagien, Nekrosen, die Zerstörung eines Großteils der Tubuli und Infiltrationen segmentkerniger Leukozyten. Im Verlauf der folgenden 6 Wochen traten Makrophagen, Mono- und Lymphozyten und juvenile

Fibroblasten auf, in einigen Fällen kam es zur Granulombildung. Schließlich ersetzte ein fibrotischer Prozeß die meisten Tubuli seminiferi. Auch im nicht traumatisierten Hoden der Gegenseite wurden vorübergehende fokale Läsionen des Keimepithels und geringe Infiltrate mononukleärer Zellen beobachtet. Immunologische Testungen ergaben zu diesem Zeitpunkt nur eine schwach positive Überempfindlichkeit vom Spättyp. MANCINI (1974) hält eine autoimmunologische Verursachung der Phänomene für denkbar, fordert allerdings vor einer endgültigen Aussage noch weitere Beweise.

Thermische Verletzungen sind sehr effektive Stimuli für eine AIO. Im Unterschied zu mechanisch geschädigtem Gewebe induziert thermisch geschädigtes ohne weitere Adjuvantien starke Läsionen im kontralateralen Hoden. MANCINI (1974) erzeugte kontralaterale Schäden, indem er einen Hoden mit 1 ml kochender physiologischer Kochsalzlösung infiltrierte; ZAPPI et al. (1973) indem sie mit flüssigem Stickstoff eine kleine Nekrose setzten.

RAPAPORT et al. (1969) vermuten, daß durch thermische Verletzungen entweder intrazelluläre Antigene freigesetzt werden oder extrazelluläre so verändert werden, daß sie stärker wirken.

Eine posttraumatische AIO ist eventuell die Ursache der verminderten Spermienzahlen in den von HAENSCH (1973) geschilderten Fällen (s. Abschnitt D.V.1).

3. Klinische Konsequenzen

Die klinisch therapeutischen Konsequenzen aus den Erkenntnissen der Immunologie sollen nach LÜDERS (1976) darin bestehen, schwere *Hodentraumen* primär mit ausreichend hohen Glukokortikoiddosen zu behandeln. Andernfalls befürchtet er eine Antikörperbildung und eine Schädigung der Spermatogenese. RAITSINA u. NILOVSKY (1967) ist es im Tierversuch gelungen, eine posttraumatische Hodenatrophie, die sich unter ansonsten gleichen Bedingungen bei einer Kontrollgruppe entwickelte, durch Kortisongaben zu verhüten.

Allerdings können nach Hodentraumen (wie im Abschnitt D.I geschildert) auch ohne eine derartige Behandlung gute Ergebnisse erzielt werden.

Verschlüsse der ableitenden Samenwege führen mit hoher Wahrscheinlichkeit zur Bildung von Spermatozoenantikörpern, die die *Fertilität* herabsetzen können. Bei Vasektomien ist diese Tatsache bedeutungslos, es sei denn, die Fertilität sollte durch eine Vaso-Vasostomie wiederhergestellt werden.

Die Antikörperbildung kann hingegen eine unerwünschte Nebenwirkung bei unfallbedingten Samenwegsverschlüssen sein. LÜDERS (1976) empfiehlt, Verschlüsse der ableitenden Samenwege schnell zu beseitigen, gegebenenfalls unter zusätzlicher immunsuppressiver Therapie. Er fürchtet, daß sich aus der Bildung der Spermatozoenantikörper ein eigengesetzlich ablaufender Prozeß entwickeln kann, der mittelbar zu schweren Störungen der Spermatogenese und irreparabler Infertilität führt.

Die Frage, ob Spermatozoenantikörper mit anderen körpereigenen Gewebsantigenen reagieren und dadurch *Autoimmunerkrankungen* erzeugen können, kann zur Zeit nicht endgültig beantwortet werden (SCHILL 1977). Somit ist auch noch nicht entschieden, ob die *Vasektomie* eine vollkommen ungefährliche Methode der Kontrazeption ist. Es liegen einzelne Beobachtungen vor, die auf die Möglichkeit einer Kreuzreaktion zwischen Spermatozoenantikörpern und anderen Geweben hinweisen; andererseits aber spricht die klinische Erfahrung gegen diese Befürchtungen. Zur Erläuterung der Problematik seien einige Befunde histologischer und immunologischer Untersuchungen wiedergegeben.

Bei einer Unterbrechung der ableitenden Samenwege kommt es schon bald zu einem massiven Sekretstau. Als dessen Folge flacht das Epithel in den ableitenden Samenwegen und in den Tubuli des Hodens ab, und einzelne Spermatozoen durchbrechen die Basalmembran. Sie rufen innerhalb der Tubuluswand eine zelluläre entzündliche Reaktion hervor, die die Tubuluswand zerstört und weitere Spermatozoen in das intertubuläre Parenchym eindringen läßt. Es bilden sich chronisch entzündliche Granulome mit Leukozyten, Histiozyten sowie reichlich Lymphozyten. Die Spermiogenese in den benachbarten Tubuli ist retardiert. Im Biopsiematerial von Patienten mit Samenwegsverschlüssen konnte Lüders (1976) immunhistologisch Antikörper zwischen den basalen Zellen des spermiogenetischen Keimepithels und im Bereich der Tubuluswand nachweisen. Die Immunkomplexe fanden sich gehäuft in den Basalmembranschichten. Nach Lüders (1976) besteht möglicherweise eine antigene Ähnlichkeit zwischen Spermatozoenbestandteilen und Tubulusmembranen.

Zur Frage, welche Spermatozoenentikörper in welchem Maße nach einer *Vasektomie* gebildet werden, hat Schill (1977) zahlreiche Veröffentlichungen ausgewertet.

Nach Vasektomie lassen sich Spermaagglutinine bei etwa 50% der Männer nachweisen. Im Vergleichskollektiv von fertilen und infertilen Männern werden diese Antikörper fast nie bzw. nur sehr selten gefunden.

Spermaimmobilisine werden bei etwa 25% der Vasektomierten gefunden, während sie im Vergleichskollektiv ebenfalls fast nie vorkommen.

Spermatotoxine werden nach einer Vasektomie nicht regelmäßig, sondern nur vereinzelt ausgebildet. Sie lassen sich sowohl bei vasektomierten Männern als auch im Vergleichskollektiv nur selten nachweisen. Schill (1977) weist darauf hin, daß zytotoxische Antikörper bei Autoimmunerkrankungen und bei der IO nachgewiesen werden können.

Mittels Immunfluoreszenz lassen sich schon vor der Vasektomie bei 61% der Probanden Spermatozoenantikörper nachweisen. Es handelt sich dabei wahrscheinlich um kreuzreagierende Antikörper gegen mikrobielle Antigene. Bei den Patienten, bei denen vor der Vasektomie keine Antikörper nachweisbar sind, lassen sich 2 Monate postoperativ in 25% der Fälle und 6–9 Monate nach Vasektomie in 55% der Fälle Antikörper nachweisen (Tung 1975).

In Tierversuchen konnte in einigen Fällen eine Kreuzreaktion zwischen Spermatozoenantikörpern und Gehirn-, Speicheldrüsen- oder Nebennierengewebe beobachtet werden. Raitsina u. Nilovsky (1967) beobachteten z.B. als zufälliges Nebenergebnis an einem Affen Zeichen einer allergischen Enzephalomyelitis nach Immunisierung mit homologen Hoden in komplettem Freundschen Adjuvans.

Schill (1977) gelang es allerdings nicht, Kreuzreaktionen zwischen menschlichen Spermaagglutininen und -immobilisinen und Gewebsextrakten verschiedener Organherkunft zu erzeugen. Er schließt sich der weit verbreiteten Auffassung an, daß die eigentlichen Spermatozoenantigene organspezifisch und nur schwach immunogen sind.

Johnson et al. (1975) und Brent u. Holborow (1974) verweisen dagegen auf Untersuchungen, nach denen im Anschluß an eine Vasektomie die Entwicklung von schwachen Antikörpern gegen Thyreoglobulin und gegen Nukleoproteine beobachtet wurden.

Eine klinische Beobachtung zur Frage der Induktion autoaggressiver Erkrankungen durch eine Vasektomie liegt von ROBERTS (1968) vor. Der Autor beschreibt sechs Patienten, bei denen innerhalb von Monaten bis Jahren nach der Vasektomie Erkrankungen auftraten wie rezidivierende Thrombophlebitiden, multiple Sklerose und komplexe Krankheitsbilder mit Fieber, allgemeiner Lymphknotenvergrößerung, wiederholten Infektionen, Glomerulonephritis, interstitieller Lungenfibrose, Hyperinsulinismus. Es wurde nicht versucht, Autoantikörper als Ursache der Phänomene nachzuweisen. Statistisch gesehen besitzen die Einzelbeobachtungen von ROBERTS (1968) keine Aussagekraft.

HOWARD u. JAMES (1973) untersuchten 43 Männer 3–6 Monate nach der Vasektomie. Weder die Anamnese noch die Laborbefunde (C-reaktives Protein, Rheumafaktor, Antinukleäre Faktoren, Rapid-Plasma-Reagin-Test auf Syphilis) ergaben einen Hinweis auf eine autoaggressive Erkrankung.

SCHILL (1977) berichtet, daß die Beobachtung von etwa 150 Patienten, die sich im Verlauf der letzten 4 Jahre einer Vasektomie unterzogen haben, keine Anhaltspunkte für Autoimmunerkrankungen ergab. Weitere Langzeituntersuchungen an noch größeren Patientengruppen werden die endgültige Klärung bringen müssen.

E. Verletzungen des äußeren weiblichen Genitale

Verletzungen der weiblichen Genitalorgane sind nur in seltenen Fällen für den Urologen von Interesse. Die Patientinnen werden meist vom Gynäkologen oder Unfallchirurgen behandelt.

Als Ursache von Traumen des weiblichen Genitale kommen operative Eingriffe und Geburten (im folgenden nicht berücksichtigt) sowie Koitusverletzungen, Abtreibungsversuche und Unfälle in Frage. Häufiger als das äußere wird dabei das innere Genitale betroffen. Die Verletzungen des äußeren Genitale sind zudem meist nur recht banal. Übereinstimmend sagen die Statistiken aus, daß die eigentlichen Unfälle nur einen sehr kleinen Anteil an der Gesamtzahl der Verletzungen haben (CHARBERT et al. 1972; MÖBIUS 1975; SCHWALM 1966).

Stumpfe Verletzungen des äußeren Genitale entstehen meist als sogenannte Straddle-Verletzungen, seltener durch brutale Mißhandlungen mit Schlägen oder Fußtritten.

In dem lockeren, reich vaskularisierten Bindegewebe bilden sich leicht Hämatome, die sich in die Tiefe und unter die Haut ausdehnen können und bisweilen ein groteskes Aussehen annehmen. Die Urethralöffnung bleibt unverletzt, wird aber durch das Hämatom zur Seite gedrängt oder verdeckt. Eine mögliche Komplikation ist die Thrombusbildung im Bereich des traumatisierten Gewebes; sie trat in 3 der 4 von CHARBERT et al. (1972) behandelten Fälle ein.

Die Behandlung sollte konservativ sein. Punktion und Inzision des Hämatoms erhöhen die Infektionsgefahr und sind meist überflüssig, weil das Hämatom gewöhnlich in wenigen Tagen resorbiert wird. Die konservative Therapie besteht

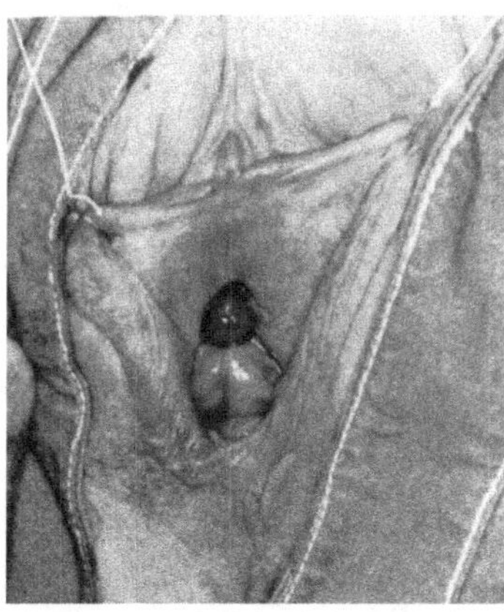

Abb. 30. Sogenannter Urethraprolaps bei einer 68jährigen Frau

in einer suprapubischen Blasenentleerung, einer Eisblase und feuchten Umschlägen, außerdem in der Verabreichung von Antiphlogistika.

Chirurgisches Vorgehen kann durch eine starke, persistierende Hämorrhagie gerechtfertigt sein. Hämatomausräumung und Tamponade der Hämatomhöhle sind sicher möglich; es kann allerdings bezweifelt werden, ob eine Ligatur der retrahierten Gefäße durchführbar ist.

Bei den *Rißverletzungen* des äußeren Genitale handelt es sich meist um Deflorationsverletzungen, die im allgemeinen nur harmlos sind. CHARBERT et al. (1972) berichten allerdings, daß es bei 3 von 12 Patientinnen zum hämorrhagischen Schock kam.

Dammrisse entstehen beim Stuprum, vor allem bei Kindern, sowie bei den Pfählungsverletzungen. Häufig dringt der Pfahl aber in die Vagina ein, ohne irgendwelche Spuren am Damm oder am Scheideneingang zu hinterlassen. Innerlich entstehen dabei u.U. schwere Verletzungen: Perforation der Vagina, des Peritoneums, Zerreißungen von Darm, Leber, Zwerchfell. Eine sorgfältige Inspektion der Vagina muß durchgeführt werden. Bei Verdacht auf Perforation wird eine Laparotomie und Revision der Bauchhöhle erforderlich.

Der *Urethraprolaps* ist in seiner Ätiologie noch nicht vollständig abgeklärt. KAMAT et al. (1969) nehmen an, daß Traumen bei der Verursachung eine Rolle spielen. Die Traumen treffen entweder direkt die äußere Urethraöffnung oder bedingen den Urethraprolaps indirekt durch eine intraabdominale Druckerhöhung. Möglicherweise prädisponieren anatomische Besonderheiten. Das Krankheitsbild konnte mit einer Häufigkeit von 1:2880 unter den Einweisungen in eine Kinderklinik beobachtet werden, meist bei Mädchen im Alter von 8–15 Jahren.

Die Inspektion zeigt eine dunkelrote, blutende Fleischmasse, die um 1–2 cm aus dem Urethraostium prolabiert ist (Abb. 30). Eine Harnverhaltung kann entstehen.

Die Therapie sollte darin bestehen, die vorgefallene Schleimhaut zu entfernen, ansonsten muß mit einer Wiederholung des Prolaps gerechnet werden. Die Schleimhaut kann exzidiert werden; einfacher ist es jedoch, über einem Katheter eine Seidenligatur anzulegen, die zum Absterben der Schleimhaut führt.

Owens u. Morse (1968) haben 42 Patientinnen nach der zweiten Art behandelt. Die Resultate waren gut, eine Anästhesie nicht nötig.

Literatur

Adams L (1973) Thirteen unusual cases: circumcision burn. In: Horton CE (ed) Plastic and reconstructive surgery of the genital area. Little, Brown and Company, Boston

Albrecht KF (1962) Stumpfes Hodentrauma und Erkrankungen im Skrotalbereich. Urologe 1:320–324

Allgöwer M, Krupp S (1973) Plastische Chirurgie. In: Allgöwer M, Allgemeine und spezielle Chirurgie, 3. Aufl. Springer, Berlin Heidelberg New York

Aquiliana JN (1972) Traumatic luxation of the testis. Minn Med 55:449–450

Arneri V (1973) Reconstruction of the penis – II. In: Horton CE (ed) Plastic and reconstructive surgery of the genital area. Little, Brown and Company, Boston, pp 477–482

Ball TP, Pickett JD (1975) Traumatic lymphangitis of the penis. Urology 6:594–597

Benhamou G, Cukier J (1969) Les traumatismes du testicule et de ses annexes. Laval méd 40:1005–1012

Berlin LM, Grueneberg J (1948) Genital self-mutilations by mental patients. J Urol 59:635–640

Bernadi G, Agugliaro JP (1959) Ruptura traumatica de ambos testiculos. Rev Arg Urol 28:81 (zit. nach Meidhardt et al. 1971)

Billig R, Baker R, Immergut M, Maxted W (1975) Peyronie's disease. Urology 6:409–418

Bischoff P (1972) Die plastischen wiederherstellenden Eingriffe an der hypospadischen Harnröhre und bei der Exstrophie der Harnblase. Teil I. Paediat Prax 11:399–405

Bischoff P (1972) Die plastisch wiederherstellenden Eingriffe an der hypospadischen Harnröhre und bei der Ekstrophie der Harnblase. Paediat Prax; Teil I: 11:399–410, Teil II: 12:51–59 (1973)

Blacker KII, Wong N (1963) Four cases of autocastration. Arch Gen Psychiatry 8:169–176

Blum V (1938) A case of plastic restoration of the penis. Mt Sinai J Med 4:506–511

Boardman KP (1975) A case of traumatic bilateral superficial dislocation of the testis. Injury 7:44–46

Boeminghaus H (1971) Urologie, Operative Therapie – Indikation, Klinik, 4. Aufl, Bd II. Werk Verlag Dr. Edmund Banaschewsky, München-Gräfelfing

Bogoras N (1936) Über die volle plastische Wiederherstellung eines zum Koitus fähigen Penis. Zentralbl Chir 63:1271

Boxer RJ (1975) Reconstruction of the male external genitalia. Surg Gynecol Obstet 141:939–944

Bräutigam W (1977) Sexualmedizin im Grundriß. Thieme, Stuttgart

Brent L, Holborow J (eds) (1974) Immunological aspects of infertility. Prog Immunology II 2:405–408

Browning WH, Reed DC (1969) A method of treatment for the incarceration of the penis. J Urol 101:189–190

Bux R, Carroll P, Berger M, Yarbrough W (1978) Primary penile reanastomosis. Urology 11:500–503

Buzelin JM, Talman JC, Auvigne J, Mathevet JC (1971) Traitement des avulsions cutanées péno-scrotales. Ann Urol 5:263–272

Byars LT, Trier WC (1958) Some complications of circumcision and their surgical repair. AMA Arch Surg 76:477–482

Caby F, Poiget R (1968) Avulsion traumatique totale de la peau des organes génitaux masculins. Académie de Chirurgie, Seance du 6 mars 1968, S 258–261

Capuano G, Larcher J, Bourg M (1972) Avulsion cutanée traumatique complète des organes génitaux externes masculins. Ann Chir 26:329–334

Carlton CE (1976) Genitourinary trauma. Tex Med 72:35–48

Castanares S, Belt E (1968) Surgical reconstruction of the penis in skin losses, using scrotum skin. Br J Plast Surg 21:253–257

Cassic GF (1956) Rupture of the testis: Seminoma. Br J Urol 28:283–287

Charbert P, Racinet C, Benbassa A (1972) Traumatismes non obstétricaux de la vulve et du vagin. Rev Franc Gynéc 67:303–314

Chesney J (1975) Peyronie's disease. Br J Urol 47:209–212

Chiari R (1979) Priapismus – ein akuter Notfall. Notfallmedizin 5:458–461

Chiari R, Drujan B (1980) Spermatozelenoperation und Fertilität. Urologe [A] 19:268–271

Cleveland S (1956) Three cases of self-castration. J Nerv Ment Dis 123:386–391

Cohen BE, May JW, Daly JSF, Young HH (1977) Successfull clinical reimplantation of an amputated penis by microneurovascular repair. Plast Reconstr Surg 59:276–279

Condon E, Nyhus LM (1971) Complications of groin hernia and of hernial repair. Surg Clin North Am 51:1325–1336

Conti G (1952) L'érection du penis humain et ses bases morphologicovasculaires. Acta Anat (Basel) 14:217–222

Cramer LM, Chong JK (1973) Resurfacing the perineum. In: Horton CE (ed) Plastic and reconstructive surgery of the genital area. Little, Brown and Company, Boston

Culp DA (1977) Genital injuries: Etiology and initial management. Urol Clin North Am 4:143–156

Culp DA, Huffmann WC (1956) J Urol 76:436

Cummings V (1975) Amputees and sexual dysfunction. Arch Phys Med Rehabil 56:12–13

Darwish ME, Atassi B, Clark SS (1974) Priapism: Evaluation of treatment regimens. J Urol 112:92–94

Dénes FT, Netto NR, Srougi M, Menezes de Gòes G (1977) Traumatic rupture of the corpora cavernosa. Int Urol Nephrol 9:317–320

Devine CJ, Devine PC, Horton CE (1977) Anterior urethral injury: Etiology, diagnosis, and initial management. Urol Clin North Am 4:125–131

Dresner ML (1973) Torsed appendage, diagnosis and management: Blue dot sign. Urology 1:63–66

Dubin L, Amelar RD (1971) Etiologic factors in 1294 consecutive cases of male infertility. Fertil Steril 22:469–474

Eder M (1974) Pathologie des Wachstums und der Differenzierung. In: Eder M, Gedigk P, Lehrbuch der allgemeinen Pathologie und der pathologischen Anatomie, 29. Aufl. Springer, Berlin Heidelberg New York

Ehrich WS (1929) Two unusual penile injuries. J Urol 21:239–243

Engelman ER, Polito G, Perley J, Bruffy J, Martin DC (1974) Traumatic amputation of the penis. J Urol 112:774–778

Evans AJ (1973) Reconstruction of the penis – I. In: Horton CE (ed) Plastic and reconstructive surgery of the genital area. Little, Brown and Company, Boston

Evins SC, Whittle T, Rous SN (1977) Self-emasculation: Review of the literature, report of a case and outline of the objectives of management. J Urol 118:775–776

Ezell WW, Smith EI, McCarthy RP, Thompson IM, Habib HN (1969) Mechanical traumatic injury to the genitalia in children. J Urol 102:788–792

Falge P (1979) Die fixierte Impotenz – Erfolgreiche Behandlung mit Penisimplantaten. Der informierte Arzt 7:32–36

Fallon B, Jacobo E, Bunge RG (1978) Restoration of fertility by vasovasostomie. J Urol 119:85–86

Farah R, Cerny JC (1973) Penis tourniquet syndrome and penile amputation. Urology 2:310–311

Farah RN, Stiles R, Cerny JC (1978) Surgical treatment of deformity and coital difficulty in healed traumatic rupture of the corpora cavernosa. J Urol 120:118–120

Finney RP (1977) New hinged silicone penile implant. J Urol 118:585–587

Fleck F, Fleck M (1974) Organische und funktionelle Sexualerkrankungen. Verlag Volk und Gesundheit, Berlin, S 72–73

Flocks RH, Culp DA, Bauer KM (1969) Urologische Operationslehre. Schattauer, Stuttgart New York

Floderew R, Fishman IJ, Churchill BM (1977) Management of penile zipper injury. J Urol 117:671

Furlow WL (1978) The current status of the inflatable penile prosthesis in the management of impotence: Mayo clinic experinece updated. J Urol 119:363–364

Gaisford EP, Hanna DC (1965) Reconstruction of the penis. Plast Reconstr Surg 35:277–284

Galleher EP, Kiser WS (1961) Injuries of the corpus cavernosum. J Urol 85:949–952

Ganina KP (1964) Effect of trauma under conditions of hormonal disturbance on the formation of tumors of the testicle. Univ Int Cong Cancer 20:1504–1507

Gekhman BS (1959) Vestn Dermatol Venerol 33:650 (zit. nach Rodeck und Nikolai, 1966)

Gibson GR (1970) Impotence following fractured pelvis and ruptured urethra. Br J Urol 42:86–88

Gibson T (1973) Avulsion of penile and scrotal skin – II. In: Horton CE (ed): Plastic and reconstructive surgery of the genital area. Little, Brown and Company, Boston

Gillies H, Harrison RJ (1948) Congenital absence of the penis. Br J Plast Surg 1:8–15

Gillies H, Millard DR (1957) Principles and art of plastic surgery. Little, Brown and Company, Boston (zit. nach Evans, 1973)

Gödde S (1971) Diagnose und Differentialdiagnose der Hodentorsion. Paediat Prax 10:573–577

Goodwin WE, Scott WW (1952) Phalloplasty. J Urol 68:903–906

Gordon JA, Schwartz BB (1979) Delayed extrusion of testicular prosthesis. Urology 14:59–60

Grace DA, Winter CC (1968) Priapism: An appraisal of management of twenty-three patients. J Urol 99:301–310

Grayhack JT, McCullough W, O'Conor VR, Trippel O (1964) Venous bypass to control priapism. Invest Urol 1:509–513

Greilsheimer H, Groves JE (1979) Male genital self-mutilation. Arch Gen Psychiatry 36:441–446

Gross M (1969) Rupture of the testicle: The importance of early surgical treatment. J Urol 101:196–197

Gross M, Arnold TL, Waterhouse K (1971) Fracture of the penis: Rationale of surgical management. J Urol 106:708–710

Günther E (1969) Immunologische Aspekte der männlichen Infertilität. Hautarzt 20:434–438

Günther E (1972) Die immunologisch bedingte Orchitis. Andrologie 4:157–160

Haack HP (1970) Die Selbstverstümmlung in phylogenetischer und psychiatrischer Sicht. Psychiatr Neurol Med Psychol (Leipz) 22:247–249

Haensch R (1973) Spermatozoen-Autoimmunphänomene bei Genitaltraumen und Verschlußazoospermie. Andrologie 5:147–152

Hamm WG, Kanthak FF (1949) Gangrene of the penis following circumcision with high frequency current. South Med J 42:657–659

Hastings DW (1973) Counseling in genital abnormalities. In: Horton CE (ed) Plastik and reconstructive surgery of the genital area. Little, Brown and Company, Boston

Heising J, Engelking R (1978) Maligner Hodentumor. – Ein Beitrag zur Zusammenhangsbegutachtung. Urologe [A] 17:73–75

Herwig KR, Blumberg N, Hubbard H (1970) Injuries of the penile and bulbous urethra. Milit Med 135:289–291

Heyman AD, Bell-Thomson J, Rathod DM, Heller LE (1977) Successful reimplantation of the penis using microvascular techniques. J Urol 118:879–880

Hild F (1980) Idiopathischer Priapismus. Operative Therapie durch cavernosoglandulären Punktionsshunt. Urologe [B] 20:9–11

Hinman F (1960) Priapism: Reasons for failure of therapy. J Urol 83:420–428

Horton CE, McCraw JB, Devine CJ, Devine PC (1977) Secondary reconstruction of the genital area. Urol Clin North Am 4:133–141

Howard PJ, James LP (1973) Immunological implications of vasectomy. J Urol 109:76–78

Hudson MJK (1975) Rupture of the corpus cavernosum of the penis. Br J Clin Pract 29:191–192

Humphrey JH, White RG (1972) Kurzes Lehrbuch der Immunologie. Thieme, Stuttgart

Jacobs SC, McCullough DL (1974) Recurrent flail penis: Unusual complication of penile prosthesis. J Urol 112:768–769

Jantschew W, Nedkow N, Jordanow E, Natschew T (1963) Trauma und Seminom. Z Inn Med 18:709–712

Johnson MH (1970) An immunological barrier in the guinea-pig testis. J Path 101:129–139

Johnson MH, Hekman A, Rümke P (1975) The male and female genital tracts in allergic disease. In: Gell PHG, Coombs RRA, Lachmann PJ (eds) Clinical aspects of immunology, 3rd ed. Blackwell Scientific Publications, Oxford

Jonas U (1978) Silikon-Silber-Penisprothese. Akt Urol 9:179–183

Kamat MH, Gaizo A del, Seebode JJ (1969) Urethral prolapse in female children. Am J Dis Child 118:691–693

Kaplan J, Wesser D (1971) A rapid method for constructing a functional sensitive penis. Br J Plast Surg 24:342–344

Kaplan MH, King LR (1970) Acute scortal swelling in children. J Urol 104:219–223

Kenyon HR, Hyman RM (1953) Total autoemasculation – Report of three cases. JAMA 151:207–210

Kerry RL, Chapman DD (1973) Strangulation of the appendages by hair and thread. J Pediatr Surg 8:23–27

Kipikasa A, Guzanin S, Kandracova E, GregorovaI (1972) Late sequelae to traumatic scalpation of penis and scrotum. Acta Chir Plast 14:255–262

Klippel KF, Rudigier J, Walde HJ, Riedmiller H (1980) Die mikrochirurgische Versorgung einer traumatischen Penisamputation. Akt Urologie 11:257–262

Klosterhalfen H (1971) Urologiefibel für die Praxis. Thieme, Stuttgart

Kotowicz A, Leemans J (1974) Un cas rare de rupture du corps caverneux au cour du coit. Acta Urol Belg 42:52–54

Kraus EM, Tessler AN (1973) Gangrene of the penis following bilateral corpus-saphenous shunts for idiopathic priapism. J Urol 109:1021–1022

Kushner AW (1967) Two cases of auto-castration due to religious delusions. Br J Med Psychol 40:293–298

Lang HJ (1935) Entfernung von Stahlringen am Penis. Z Urol 29:848–851

Lange E (1960) Selbstentmannung als Selbstbestrafung. Psychiatr Neurol Med Psychol (Leipz) 12:106–109

Lassus A, Niemi KM, Valle SL, Kiistale U (1972) Sclerosing lymphangitis of the penis. Br J Vener Dis 48:545–548

Lejour M, Flament J (1968) Reconstruction de la verge après amputation subtotale par automutilation. Acta Chir Belg 2:143–156

Lennon S (1963) Genital self-mutilation in acute mania. Med J Aust 19:79–81

Liebner K, Wilkens KD (1970) Über einen besonderen Fall von Selbstverstümmlung der Genitalien. Psychiatr Neurol Med Psychol 22:22–24

Loeffler RA (1973) Surgical treatment of impotence in the male. In: Horton CE (ed) Plastic and reconstructive surgery of the genital area. Little, Brown and Company, Boston

Loeffler RA, Sayegh ES (1960) Perforated acrylic implants in the management of organic impotence. J Urol 84:559–565

Ludvik W (1976) Andrologie. Thieme, Stuttgart

Ludwig G, Nuri M (1972) Differentialdiagnose der Hodenschwellung. Med Welt 23:1593–1597

Lüders G (1976) Zur Frage der Induktion autoaggressiver Prozesse im menschlichen Hoden und Nebenhoden. Med Welt 27:1086–1088

Madersbacher H (1974) Notfallsdiagnostik und Therapie bei Verletzungen der extrapelvinen Harnröhre und des äußeren Genitales. Z Allgemeinmed 28:1207–1209

Mancini RE (1974) Immunologic and testicular response to a damage induced in the contralateral gland. In: Mancini RE, Martini L (eds): Male fertility and sterility. London, Academic Press, pp 271–300

Mandres G, Kayser P (1973) Avulsion traumatique complète de la peau du pénis et du scrotum. Bull Soc Sci Méd Luxemb 110:69–73

Markland C, Merrill D (1972) Accidental penile gangrene. J Urol 108:494–495

Masson JC, Doremieux J, Bollack C (1971) Rupture du testicule. J Chir (Paris) 102:323–330

Masters FW (1973) Avulsion of penile and scrotal skin – I. In: Horton CE (ed) Plastic and reconstructive surgery of the genital area. Little, Brown and Company, Boston

Mayat BC (1960) A new variant of phalloplasty. Urologija (Moskau) 25:51–56

McCormack JL, Kretz AW, Tocantins R (1966) Traumatic rupture of the testicle. J Urol 96:80–82

Meares EM (1971) Traumatic rupture of the corpus cavernosum. J Urol 105:407–409

Mendez R, Kiely WF, Morrow JW (1972) Self-emasculation. J Urol 107:981–985

Menninger KA (1938) Man against himself. Harcourt, Brace and World, Inc, New York (zit. nach Engelman et al. 1974)

Mitchell WM (1968) Self-insertion of urethral foreign bodies. Psychiatr Quart 42:479–486

Möbius W (1975) Verletzungen im Bereich des weiblichen Genitale. Z Aerztl Fortbild (Jena) 69:417–420

Money J (1961) Components of eroticism in man: II. The orgasm and genital somesthesia. J Nerv Ment Dis 132:289–297

Money J (1975) Ablatio penis: Normal male infant sex-reassigned as a girl. Arch Sex Behav 4:65–71

Morales PA, O'Connor JJ, Hotchkiss RS (1956) Plastic reconstructive surgery after total loss of the penis. Am J Surg 92:403–408

Morgan A (1965) Traumatic luxation of the testis. Br J Surg 52:669–672

Muir IFK, Morgan BDG (1973) Burns of the genitalia and perineum. In: Horton CE (ed) Plastic and reconstructive surgery of the genital area. Little, Brown and Company, Boston

Myers RP, Kelalis PP (1973) Penile gangrene successfully treated by débridgement and scrotal skin bridge: Case report. J Urol 109:733–734

Neidhardt JH, Morin A, Tairraz JP, Moulin R, Gimenez A (1971) Les traumatismes fermés du testicule et de ses annexes. A propos de 10 cas opérés. Lyon Chir 67:350–356

Neveu J, Jenning B, Vincens L, Bert G (1971) Deux cas exceptionnels d'amputation de la verge. J Urol Nephrol 78:105–106

Ney C, Miller HL, Friedenberg RM (1976) Various applications of corpus cavernosography. Radiology 119:69–73

Nitidandhaprabhas P (1975) Artificial penile nodules; Case reports from Thailand. Br J Urol 47:463

Ochsner TG, Busch FM, Clarke BG (1969) Urogenital wounds in Vietnam. J Urol 101:224–225

Oeconomopoulos CT, Chamberlain JW (1960) Torsion of the appendix testis with observations as to its etiology. Pediatrics 26:611–615

Orticochea M (1972) A new method of total reconstruction of the penis. Br J Plast Surg 25:347–366

Owens SB, Morse WH (1968) Prolapse of the female urethra in children. J Urol 100:171–174

Pauels M (1981) Traumen des äußeren männlichen und weiblichen Genitale. Med Dissertat Aachen

Pearman RO (1972) Insertion of a penile prosthesis for the treatment of organic sexual impotence. J Urol 107:802–806

Persky L, Hoch WH (1972) Genitourinary tract trauma. Current problems in surgery. Year Book Medical Publishers, Chicago, pp 55–61

Persky L, Kursh E (1977) Post-traumatic priapism. J Urol 118:397–398

Petres J, Poll M. Abrogast R (1973) Zur Klinik und Pathogenese der Verschluß-Azoospermie. Z Hautkr 48:801–807

Pohl DR, Johnson DE, Robinson JR (1968) Bilateral testicular rupture: Report of a case. J Urol 99:772–773

Porter JM, McGregor FH (1969) Fibrinolytic activity of mesothelial surfaces. Surg Forum 20:80–82

Poutasse EP (1973) Peyronie's disease. In: Horton CE (ed) Plastic and reconstructive surgery of the genital area. Little, Brown and Company, Boston

Prentiss RJ, Sorensen MB (1973) Testicular prosthesis. In: Horton CE (ed) Plastic and reconstructive surgery of the genital area. Little, Brown and Company, Boston

Preston TR (1970) Traumatic rupture of the testicle. Br J Surg 57:71–72

Price KA (1952) Accidental transsection of all corpora of the penis: Repair with good results. J Urol 68:620–624

Quackels R (1964) Cure of a patient suffering from priapism by cavernospongiosa anastomosis. Acta Urol Belg 32:5–9

Quilichini H (1973) Scalp de la verge. Ann Chir Plast 18:367–369

Raitsina SS, Nilovsky MN (1967) Posttraumatic aspermatogenesis – Resemblence of pathogenesis of autoallergic and posttraumatic orchitis. Folia Biol (Praha) 13:450–456

Rapaport FT, Sampath A, Kano K, McCluskey RT, Milgrom F (1969) Immunologic sequelae of experimental thermal injury to the testis. Surg Forum 20:503–505

Rathert P (1980) Das akute Skrotum. Urologe [A] 19:256–259

Rathert P, Osterloh D (1975) Penisverletzungen durch Masturbation. Vortrag zur 17. Tagung der Vereinigung Norddeutscher Urologen, Malente 1975, Hanseatisches Verlagskontor, Lübeck

Roberts HJ (1968) Delayed thrombophlebitis and systemic complications after vasectomy: Possible role of diabetogenic hyperinsulinism. J Am Geriatr Soc 16:267–280

Rodeck G, Nikolai N (1966) Verletzungen der männlichen Geschlechtsorgane. In: Bürkle de la Camp H, Schwaiger M (Hrsg) Handbuch der gesamten Unfallheilkunde, 3 Aufl, Bd II. F. Enke, Stuttgart, S 623–635

Rosefsky JB (1967) Glans necrosis as a complication of circumcision. Pediatrics 39:774

Sacher EC (1972) Cavernospongiosum shunt in treatment of priapism. J Urol 108:97–100

Salvatierra O, Rigdon WO, Norris DM, Brady TW (1969) Vietnam experience with 252 urological war injuries. J Urol 101:615–620

Sangmit S (1975) Reconstruction of the penoscrotal skin after avulsion. Int Surg 60:563–565

Schellhammer P, Donelly J (1973) A mode of treatment for incarceration of the penis. J Trauma 13:171–173

Schellmann WD (1971) Unfallbedingte Schindungsverletzungen des Penis. Monatsschr Unfallheilkd 74:556–558

Schill WB (1977) Immunologische Aspekte der Vasektomie. Dtsch Med Wochenschr 102:1853–1856

Schirren C, Thiesenhausen HJ von (1972) Untersuchungen des Hodengewebes bei andrologischen Patienten mit Orchitis, Epididymitis und traumatischer Hodenschädigung in der Anamnese. Andrologie 4:327–342

Schmitz KD, Wilkens KD (1970) Ein Fall von teilweiser Selbstkastration. Zentralbl Chir 18:562–564

Schuerer-Waldheim F (1932) Dtsch Z Chir 238:255

Schulman CC (1972) Rupture de testicule. Acta Urol Belg 40:604–605

Schulman ML (1973) Reanastomosis of the amputated penis. J Urol 109:432–433

Schwalm H (1966) Weibliche Genitalorgane. In: Bürkle de la Camp H, Schwaiger M (Hrsg) Handbuch der gesamten Unfallheilkunde, 3 Aufl, Bd II. F. Enke, Stuttgart, S 653–657

Scott FB, Bradley WE, Timm GW (1973) Management of erektile impotence – Use of implantable inflatable prosthesis. Urology 2:80–82

Selikowitz SM (1977) Penetrating high-velocity genitourinary injuries, part II: Ureteral, lower tract, and genital wounds. Urology 9:493–498

Sethi RS, Singh W (1967) Traumatic dislocation of testis. J Urol 98:501–502

Sharma LK, Koshal A, Prakash A (1973) Degloving injury of the penis. Int Surg 58:648–649

Shiraki IW, Trichel BE (1969) Traumatic dislocation of the penis. J Urol 101:186–188

Shulman J, Ben-Hur N, Neuman Z (1964) Surgical complications of circumcision. Am J Dis Child 107:149–154

Sigel A, Chlepas S, Schrott KM (1978) Urologische Eilfälle. Der informierte Arzt 6 (11): 8–29

Skoglund RW, McRoberts JW, Ragde H (1970) Torsion of testicular appendages: Presentation of 43 cases and a collective review. J Urol 104:598–600

Slosberg EJ, Ludwig S, Duckett J, Mauro AE (1978) Penile trauma as a sign of child abuse. Am J Dis Child 132:719–723

Small MP (1978) Small-carrion penile prosthesis, a report on 160 cases and a review of the literature. J Urol 119:365–368

Small MP, Carrion HM, Gordon JA (1975) Small-carrion penile prosthesis: New implant for management of impotence. Urology 5:479–483

Smith BH (1966) Peyronie's disease. Am J Clin Pathol 45:670

Smith BH (1969) Subclinical Peyronie's disease. Am J Clin Pathol 52:385

Smith PJ, Foley B, McGregor IA, Jackson ItT (1972) The anatomical basis of the groin flap. Plast Reconstr Surg 49:41–47

Stoll G, Dreyer KH (1975) Schindungsverletzungen von Penis und Scrotum. Urologe [A] 14:272–276

Summer JL, Guira AC (1973) Hair strangulation of the external genitalia – Report of two cases. Ohio State Med J 69:672–673

Thiele F, Spangenberg G (1965) Hodenkarzinom und Trauma. Zentralbl Chir 11:414–416

Tiwari VS, Razdan JL, Yadow VNS (1977) Strangulation of the penis by a metallic nut. Int Surg 62:558–560

Tscholl R (1975) Priapismus – Pathogenese und Therapie. Schweiz Med Wochenschr 105:517–521

Tudoriu T (1972) Orthopenie: Kunststoffprothese kompensiert Erektionsstörung. Med Tribune (Wiesbaden) 42:16

Tuerk M, Weir WH (1971) Successful replantation of a traumatically amputated glans penis. Plast Reconstructr Surg 48:499–500

Tung KSK (1975) Human sperm antigens and antisperm antibodies – I. Studies on vasectomy patients. Clin Exp Immunol 20:93

Turner-Warwick R (1973) Observations on the treatment of traumatic urethral injuries and the value of the fenestrated urethral catheter. Br J Surg 60:775–781

Vahlensieck W (1959) „Akuter Hoden" unter besonderer Berücksichtigung der Hodentorsion. Landarzt 35:124–127

Vahlensieck W (1968) Urologische Fragen der Selbstbeschädigung. Hefte Unfallheilkd 94:194–198

Vahlensieck W (1972) Verletzungen des Urogenitaltraktes bei Kindern. Langenbecks Arch Chir 332:645–650

Villar RG del, Ireland GW, Cass AS (1973) Early exploration following trauma to the testicle. J Trauma 13:600–601

Wagenknecht LV (1974) Zur Ätiologie und Behandlung des Priapismus. Urologe [A] 13:133–137

Wainstain ML, Persky L (1971) Fibrinolytic activity of normal human tunica vaginalis and of tunica vaginalis of hydroceles. Surg Forum 22:498–499

Warden St, Schellhammer PF (1978) Bilateral testicular rupture: Report of a case with an unusual presentation. J Urol 120:257–258

Waterhouse K, Gross M (1968) Trauma to the genitourinary tract: A 5-year experience with 251 cases. Transs Am Assoc Genitourin Surg 80:162–167

Wear JB, Crummy AB, Munson BO (1977) A new approach to the treatment of priapism. J Urol 117:252–254

Wesson MB (1946) Traumatism of the testicle: Report of a case of traumatic rupture of a solitary testicle. Urol Cutan Rev 50:16–17

Westman JC, Zarwell DH (1975) Traumatic phallic amputation during infancy. Arch Sex Behav 4:53–63

Williams JL, Thomas GG (1970) The natural history of peyronie's disease. J Urol 103:75–76

Willis RA (1934) An experimental study of the possible influence of injury in the genesis of tumours of the gonads. Br J Exp Path 15:234–236

Winter CC (1978) Priapism cured by creation of fistulas between glans penis and corpora cavernosa. J Urol 119:227–228

Wurster K (1976) Klassifizierung testikulärer Keimzellgeschwülste. Heft 31 der Reihe: Normale und Pathologische Anatomie (Hrsg: Bargmann u. Doerr) G Thieme, Stuttgart

Young HH, Cockett ATK, Stoller R, Ashley FL, Goodwin WE (1971) The management of agenesis of the phallus. Pediatrics 47:81–87

Zappi E, Nemirovsky M, Shulman S (1973) Contralateral epididymo-orchitis after cryo-injury to the male rabbit gonad. Immunology 25:891–903

Zbylski JR (1973) War wounds. In: Horton CE (Hrsg) Plastic and reconstructive surgery of the genital area. Little, Brown and Company, Boston

Zenteno S (1973) Fracture of the penis. Plast Reconstructr Surg 52:669–671

6.1. Ureteral Injuries Secondary to Operative Procedures

P.C. Peters, T.C. Bright III, and R.G. Kibbey III

The ureter, because of its small size and excessive mobility, is too frequently injured during the course of abdominal or pelvic surgery. An incidence between 0.4% and 30% (Table 1) has been published for gynecologic procedures. Uncomplicated hysterectomy has the lowest incidence of injury and the radical hysterectomy (Wertheim) has the highest. In addition to gynecologic operations, there are numerous general surgical procedures which have been reported to involve ureteral injuries (Table 2). Women are more often affected than men because

Table 1. Incidence of ureteral injury during gynecologic procedures

Author	Procedures	Incidence
Wertheim (1901)	Radical hysterectomy	10%
Sampson (1902)	All major gynecologic operations	1.5%
Newell (1939)	Hysterectomy	0.4%
Conger et al. (1954)	All major pelvic operations	0.56%
St. Martin et al. (1953)	All major gynecologic operations	2.42% (prospective)
	Wertheim radical hysterectomy	30%

Table 2. Etiology of operative ureteral injuries. Parkland Memorial Hospital 1965–1975 (24 cases)

Abdominal hysterectomy	8
Marshall-Marchetti vesical suspension	2
Colectomy	2
Exploratory laporotomy	3
Stone basket manipulation	2
Ureterolithotomy and stone basket manipulation	1
Vaginal hysterectomy	1
Wertheim hysterectomy	1
Ileofemoral thromboendarterectomy	1
Appendectomy	1
Colostomy closure	1
Transureteroureterostomy	1
Total	24

of the greater number of pelvic operations in females. HIGGINS (1962), reporting 65 cases, stated that the left ureter is injured 55.3% of the time, the right 30.7%. Bilateral injuries occur in 13.8%.

A. Anatomy

The course of the ureter is shown in (see 6.2) Fig. 1. The situations associated with frequent ureteral injury are: (1) difficult dissections in the region of the uterine, ovarian, or inferior mesenteric vessels, (2) while clamping or cutting parametrial structures, (3) during division of the lateral rectal ligaments in the process of colon resections, (4) at time of separation of the ureter from the peritoneum if the ureter is fixed by a disease state (e.g., inflammation, malignancy), and (5) during reperitonealization of the pelvic floor.

The ureter derives its blood supply from the renal hilar arteries, small aortic branches, and vessels from the hypogastric system (see 6.2, Fig. 2). A constant ureteral branch arises from the common iliac artery near the aortic bifurcation and supplies the middle and lower third of the ureter. These arteries course parallel to the ureter in the adventitial covering and form a meshwork along the ureter (see 6.2, Fig. 3). The vessels pierce the ureteral musculature perpendicular to the longitudinal axis of the ureteral wall. Excessive adventitial stripping will devascularize long segments of the organ, resulting in necrosis followed by urinary fistulae or late stricture development.

B. Etiology

Types of ureteral injury described by SPENCE (SPENCE and BOONE, 1961) are: (1) transection – partial (12%) or complete (27%), (2) removal of a ureteral segment (12%), (3) ligation – partial (15%), complete (15%), (4) angulation and obstruction (9%), and (5) necrosis secondary to excessive stripping of the adventitia (9%).

C. Prevention

Prevention is the key point when considering ureteral injuries. A thorough knowledge of ureteral anatomy is mandatory for the surgeon performing abdominal surgery. The course of the ureter should be visualized when dissection is performed in its region. It is easily identified at the pelvic brim as it crosses the iliac vessels and may be traced proximally or distally as needed. Ureteral catheters have been advocated by some (VALK and FORET, 1959), but SPENCE (1961) has stated that the ureteral catheter is no guarantee against ureteral injury. He has seen catheter-containing ureters cut completely across. In addition, SPENCE suggests if catheters are used that # 6 F size be employed because a # 4F catheter is very difficult to feel in the intact ureter. In the event of excessive bleeding obscuring the operative field, one must avoid the temptation to clamp blindly. Packs should be placed into the operative area to control bleeding and systematically removed while suctioning until the bleeding point is identified.

D. Diagnosis

Once the ureteral injury has occurred, prompt diagnosis is necessary. When the ureter is severed, the operator may notice the cut end spurting urine or a large amount of annoying clear fluid in the wound. The diagnosis should immediately be made and repair performed.

If the injury is overlooked at the time of surgery, the presentation is variable, usually a mass or sepsis or cutaneous fistula. The interval between surgery and the recognition varies. In our series, the injury was discovered immediately in 9 of 24 cases and in 15 of 24 cases the diagnosis was delayed from 5 days to 1 year.

Frequent late presenting symptoms are: (1) fever (often dismissed as post-operative atelectasis), (2) flank pain, and (3) adynamic ileus. Oliguria may be present if the injured ureter supplies a dominant kidney. Anuria occurs when bilateral injury is present. Delayed urinary drainage from wound, vagina, or perineum signifies fistula formation (Table 3).

Once a ureteral injury is suspected postoperatively, the next step in diagnosis is the performance of an infusion pyelogram with delayed films. A plain abdominal film is made and examined for evidence of fluid density, obliteration of the psoas shadow, or evidence of fluid surrounding loops of bowel. Following inspection of the plain abdominal film, 1 cc of contrast material per pound body weight is infused rapidly and serial films are made. Delayed films after several hours may be required before visualization of an obstructed collecting system appears. With partial or complete ureteral transection, urinary extravasation is noted. Dilation of the ureter may be seen with a ligated or transected ureter or a ureteral fistula.

Often retrograde pyelography will more accurately delineate the exact site of ureteral obstruction, extravasation, or fistula. In addition, the successful

Table 3. Presenting symptoms of patients with ureteral injuries and delay diagnosis – 15 patients

Flank pain	8/15
Fever	7/15
Ileus (adynamic)	3/15
Ureterovaginal fistula	3/15
Urinary leak on IVP	3/15
Urinoma	1/15
Ureterocutaneous fistula	1/15
Referred because of abnormal IVP	1/15

passage of a ureteral catheter may be therapeutic. Escaping fluid may be examined for urea content usually greater than 500 mg/100 ml for confirmation that it is urine.

E. Treatment

I. Immediately Recognized Injuries

When a ureteral injury is recognized intraoperatively, the management depends on (1) the location (see 6.2, Fig. 4) and (2) the mechanism of injury. For complete transections of the upper third of the ureter a ureteropyeloplasty is performed if the ureteropelvic junction is involved. A ureteroureterostomy is performed if the injury is distal to the ureteropelvic junction. For transections of the middle third of the ureter, a ureteroureterostomy is preferred. In the lower one-third of the ureter, either a ureteroureterostomy or more commonly a ureteral reimplantation is employed. If there is extensive destruction (>7 cm) of ureter, a Boari bladder flap with tunnelled ureteral reimplantation is used. In addition, a psoas bladder hitch is usually necessary.

If the ureter is clamped with a crushing instrument, a variable amount of necrosis ensues. MANNES et al. (1972) have shown only minimal periureteric and muscular fibrosis in nondissected dog ureters clamped for up to 60 min. If the ureteral adventitia has been dissected from the wall, the ureter is more prone to damage by clamping. Simple removal of the clamp in the dissected ureter after 30 min is followed by transmural necrosis. Clinically, necrosis is suspected when the dissected ureter has been clamped. The defect is excised and ureteroureterostomy is performed. When the ureter has not been exposed by dissection and the operator fears it has been clamped, even transiently, a drain should be placed near the site of injury and a ureteral stent employed, fixed to an indwelling urethral catheter for a minimum of 10 days.

If ureteral ligation with or without angulation is recognized intraoperatively, simple deligation is adequate. The ligature often contains periureteral tissue and produces little necrosis. With deligation, the placement of a Silastic stent is recommended and left indwelling for 10 days. If there is extensive lower ureteral destruction a transureteroureterostomy is an acceptable method to salvage the injured side. For total destruction of the ureter, replacement with an ileal segment is employed.

II. Injuries Diagnosed Postoperatively

When the ureteral injury is not discovered intraoperatively, a variable interval exists prior to diagnosis. When a ureteral injury is first suspected postoperatively, the initial therapeutic step to be taken is the attempted passage of a ureteral catheter. This procedure should be performed under anesthesia so that complete ureteral and patient relaxation is assured. If the operator is successful in passing a ureteral catheter, no further treatment is required in most cases. The fact that a catheter will pass to the renal pelvis indicates incomplete ligation or transection. By providing a stent for the ureter, as well as urinary diversion, prompt healing is anticipated.

If attempts to pass a ureteral catheter are unsuccessful, operative intervention is the next step. Some authors (HIGGINS, 1962) recommend nephrostomy for urinary diversion to allow for resolution of the hydronephrosis and inflammatory response near the ureter, the definitive repair being postponed for several weeks and performed electively. Others (FEINER, 1938; HARROW, 1969; HERMAN et al., 1972; HOCH et al., 1975) have achieved satisfactory results from prompt exploration with appropriate deligation and/or reconstruction. The authors (BRIGHT and PETERS, 1976) favor immediate operative intervention with definitive repair unless the condition of the patient (sepsis, pulmonary edema, or shock) precludes an extended operative procedure. When treating critically ill patients, initial nephrostomy is recommended with delayed reconstruction.

After the decision has been made to operate, the ureteral repair depends on the area of injury as discussed above (see 6.2, Fig. 4). Intentional permanent ureteral ligation is an unsatisfactory method for treatment as it is followed by a high incidence of complications. GRAHAM and GOLIGHER (1954) reported on seven cases treated in this manner; five of seven developed urinary fistula requiring nephrectomy.

F. Operative Techniques

I. Ureteroureterostomy

After the area of damage is discovered, the ureteral ends are excised to bleeding viable tissue. The ends are then spatulated 10 to 15 mm on opposing sides (see 6.2, Fig. 5). A 5-zero chromic suture is placed at the apex of each spatulation and through the corresponding point of the other ureteral end. Sutures are then placed circumferentially in interrupted fashion (authors' preference) to complete the anastomosis. The sutures should be placed primarily through the muscular coat so that they will be excluded from the ureteral lumen. The anastomosis should be surrounded by retroperitoneal fat to prevent adherence to adjacent structures. Six sutures will suffice in most cases. A Silastic stent is left indwelling for 10 to 14 days anchored to a nephrostomy or cystostomy tube. Penrose drains are left near the area of repair for 7 days if drainage is minimal. Absorbable suture is preferred to decrease the chance of calculus formation at the anastomotic site. T-tube drainage is avoided especially if placed through anastomotic site. Care should be taken to have a tension-free anastomosis. A psoas bladder hitch with renal and bladder mobilization will allow as much as a 7 cm defect to be repaired.

Use of the ureteral stent is subject to controversy. The ureteral stent will (1) divert urine from the wound area and hasten the healing process, (2) allow the ureter to heal with a definitive lumen, and (3) provide adequate caliber for the healing organ. Points against employment of the stent are: (1) the inflammatory reaction invoked and (2) the placement of a foreign body within the urinary tract increases the hazards of infection and calculus formation. When a stent is left indwelling its end should be passed into the bladder to avoid ureteral stricture at the end of the stent (Davis 1958; Hinman, 1957; Weaver, 1958).

II. Ureteral Reimplantation

The authors prefer to reimplant the ureter in a tunnelled antirefluxing manner, e.g., Politano and Leadbetter (1958) (see 6.2, Fig. 7). The damaged distal ureter is excised from the ureterovesical junction and discarded. The proximal ureter is mobilized and the end debrided to healthy tissue. The ureter is then tunnelled asymptotically through the bladder musculature. Next, a 2 cm submucosal tunnel is dissected with a right-angle clamp. The ureter is then placed in this tunnel. A 3-zero chromic anchoring suture is placed through bladder mucosa and muscle and through the ureter at 6 o'clock. The ureteral mucosa and bladder mucosa are then approximated with interrupted 4-zero chromic gut sutures to complete the anastomosis. The mucosal and muscular defects in the bladder floor are then closed with 3-zero chromic suture. The cystotomy is closed in two or three layers and perivesical drainage is provided.

III. Bladder Flap Construction

If the defect of the lower ureter is too long for ureteroureterostomy, an anterior bladder flap is developed and a submucosal ureter implantation is performed as modified from Boari (1895) and Scott and Greenberg (1972). A rectangular full-thickness flap of bladder wall is incised of adequate length to reach the proximal ureteral end (see 6.2, Fig. 8). The bladder is sutured to the psoas muscle (psoas hitch) to decrease tension on the anastomosis. A 2 to 3 cm. submucosal tunnel is developed in the bladder flap and the ureter is placed within it. The ureteral and bladder mucosa are approximated with 4-zero chromic gut. The flap is then tubularized with a two layer chromic gut closure to complete the repair. The bladder flap submucosal tunnel prevents vesicoureteral reflux which is present in all cases of simple Boari flap in which an end-to-end anastomosis of the ureter to the bladder was performed.

IV. Transureteroureterostomy

Transureteroureterostomy (see 6.2, Fig. 6) is an alternative if the lower ureter has been destroyed (Hodges et al., 1963). The ureter above the injury is transected and mobilized, taking care to preserve the ureteral adventitia so the ureteral blood supply remains intact. The contralateral ureter is exposed by an incision in the posterior parietal peritoneum above the brim of the pelvis at a level where the cut donor ureter will lie without tension. A tunnel is then made through the retroperitoneum, anterior to the aorta and vena cava extending obliquely and upward, caudad to the inferior mesenteric artery, to approach the proximal bed of the mobilized ureter in a relatively straight fashion. This will ensure that the donor ureter will lie without kinking. The end of the donor ureter is spatulated on its antimesenteric side and anastomosed end-to-side to a vertical 1.5 cm incision in the anterior medial wall of the recipient ureter. Five-zero chromic catgut sutures are used in a running, interlocking fashion for the anastomosis. A second layer of interrupted 5-zero chromic simple sutures may be used to reinforce the anastomosis.

G. Complications

The complications of ureteral damage are conveniently divided into early and late. An early problem is that of complete urinary obstruction which usually becomes clinically manifest within a week to 10 days postoperatively. If the urinary tract becomes infected in the face of obstruction, the threat of systemic sepsis is ever present. Relief of the obstruction is mandatory either by nephrostomy or definitive repair, depending on the condition of the patient.

Another early complication is urinary extravasation from transection or necrosis with slough. This extravasation may (1) remain relatively asymptomatic and present as an expanding abdominal mass, (2) become infected resulting in abscess formation with or without sepsis, or (3) result in a urinoma which ruptures spontaneously through the wound, perineum, or adjacent viscus, e.g., vagina or colon. The management of these injuries is first to provide adequate drainage for the extravasated urine or abscess and, second, to prevent further extravasation. If the urinoma is uninfected, drainage followed by appropriate definitive repair, e.g., ureteroureterostomy or ureteral reimplantation, is suggested. In the face of abscess formation, incision, and drainage with urinary diversion, i.e., nephrostomy or transureteroureterostomy is preferred. The management of the patient with urinary fistula is more difficult. Three plans of management are (1) operative fistula excision and ureteral repair at the time of discovery, (2) urinary diversion with delayed ureteral reconstruction, and (3) nonoperative management with or without stenting. STAUBITZ et al. (1959) and VALK and FORET (1959) advocate early surgical intervention for ureteral fistula. They state that early repair gives better long-term ureteral and renal function. STAUBITZ further states a fistula that spontaneously ceases to drain often indicates the kidney has ceased to function while the ureteral fistula has been managed conservatively. HIGGINS (1962) performs immediate nephrostomy and then performs reconstruction at a later date. HULSE et al. (1968) and PETERSON et al. (1974) advocate conservative management if (1) the fistula is unilateral, (2) no ureteral obstruction or renal deteriorization exists, (3) infection is absent, (4) ureteral continuity can be demonstrated, and (5) only mild periureteral extravasation exists.

The authors currently favor an initial attempt to insert endoscopically an indwelling ureteral stent. If this fails, exploration is carried out. Preference is given to transureteroureterostomy; occasionally ureteral reimplantation into the bladder or a tunnelled bladder flap can be easily accomplished.

Late complications of ureteral ligation are ureteral stricture formation or silent hydronephrosis or atrophy. Ureteral stricture formation results from pooling of urine in the area of anastomosis or operative damage, i.e., clamping or adventitial stripping with loss of blood supply resulting in necrosis, inflammation, and stricture formation. These strictures are usually discovered months to years after the operative procedure so that followup of suspicious cases is mandatory. The cancer operations which employ extensive lymph node dissection, e.g., Wertheim hysterectomy, are particularly susceptible to stricture formation formation because of the adventitial stripping of the ureter. Repair of ureteral stricture is related to length and location. The choice of operative procedures employed, e.g., ureteroureterostomy or ureteral reimplantation, is made along the guidelines mentioned previously. Another technique employed is the Davis intubated ureterostomy. Nephrectomy is used if the stricture has caused hydronephrosis with extensive renal atrophy.

If the ligature or obstructing mechanism is not recognized until several years postoperative, select hydronephrosis and renal atrophy may occur. Here, the question arises how long can the kidney be completely obstructed and still recover function. PRIDGEN et al. (1961) produced complete unilateral ureteral obstruction in dogs and found that tubular function is more profoundly affected than glomerular function. They also found that 4 weeks was the maximum period that a ureter could be ligated and still recover function. There are numerous case reports of ureteral deligation up to 90 days with recovery of function. It is suggested that deligation and/or ureteral reconstruction be performed if discovered within 1 year of obstruction.

References

Boari A (1895) Chirurgia dell' uretere, con prefuzience de Dott: I. Albarran, 1,900 contributi sperimentali alla plastica dell' uretere. Atti Accad Med Ferrara 14:444

Bright TC, Peters PC (1976) Ureteral injuries secondary to operative procedures. Urology 9:22

Conger K, Beechan CT, Horrax TM (1954) Ureteral injury in pelvic surgery: current thought on incidence, pathogenesis, prophylaxis and treatment. Obstet. Gynecol 3:343

Davis DM (1958) The process of ureteral repair: a recapitulation of the splinting question. J Urol 79:215

Feiner D (1938) Operative injuries to the ureter. Surg Gynecol Obstet 66:790

Graham JW, Goligher JC (1954) The management of accidental injuries and deliberate resections of the ureter during excision of the rectum. Br J Surg 42:151

Harrow BR (1969) Management of ureteral injuries causing anuria. J Urol 101:694

Herman G, Guerrier K, Persky L (1972) Delayed ureteral deligation. J Urol 107:723

Higgins CC (1962) Ureteral injuries. JAMA 182:225

Hinman F (1957) Ureteral repair and the splint. J Urol 78:376

Hoch WH, Kursh L, Persky L (1975) Early aggressive management of intraoperative ureteral injuries. J Urol 114:530

Hodges CV, Morre RJ, Lehman TH, Benham AM (1963) Clinical experience with transureteroureterostomy. J Urol 90:552

Hulse CA, Sawtelle WW, Nadig PW, Wolff HL (1968) Conservative management of ureterovaginal fistula. J Urol 99:42

Mannes H, Zimskind P, Subbarao Y, Lewis PL (1972) Crush injury to the lower ureter: an experimental study. J Urol 108:548

Newell QU (1939) Injuries to ureters during pelvic operations. Ann Surg 109:981
Peterson DC, Lucey DT, Fired FA (1974) Nonsurgical management of uretervaginal fistula. Urol 4:677
Politano VA, Leadbetter WF (1958) An operative technique for the correction of vesicoureteral reflux. J Urol 79:932
Pridgen WR, Woodhead DM, Younger RK (1961) Alterations in renal function produced by ureteral obstruction. JAMA 178:563
Sampson JA (1902) Report of 16 cases occurring in service of H.A. Kelly at Johns Hopkins Hospital. Am Med 4:693
Scott FB, Greenberg M (1972) Submucosal bladder flap ureteroplasty. South Med J 65:1308
Spence HM, Boone T (1961) Surgical injuries to the ureter. JAMA 176:1070
Staubitz WJ, Magoss IV, Melbourne HL, Sigman EM, Oberkircher, OV (1959) Management of ureteral injuries. JAMA 171:1296
St Martin E, Tricher BE, Campbell JH, Locke CM (1953) Ureteral injuries in gynecologic surgery. J Urol 70:51
Valk WL, Foret JD (1959) The problem of vesico-vaginal and ureterovaginal fistulas. Med Clin North Am 43:1769
Weaver RG (1958) Ureteral regeneration: experimental and clinical, Part III. J Urol 79:31
Weinberg SR, Hamm FC, Berman B (1960) The management and repair of lesions of the ureter with fistula. Surg Gynecol Obstet 110:575
Wertheim E (1901) Ein neuer Beitrag zur Frage der Radikaloperation beim Uteruskrebs. Arch Gynaekol 65:1

6.2. Ureteral Trauma Due to Penetrating Missiles

P.C. Peters, T.C. Bright III, and R.G. Kibbey III

With 9 Figures

A. Incidence

Ureteral injury secondary to penetrating weapons has been described as rare. Fisher et al. (1972), in reviewing the literature in 1971, found 123 ureteral injuries secondary to gunshot wounds, including only 33 reported during World War II. Culp (1947) reported an incidence of ureteral injury as 3.75% out of 160 urogenital injuries during World War II. Holden et al. (1976) reported 63 cases in 1976. Our series is composed of 59 cases of ureteral injury secondary to external violence over a 10-year period (Bright and Peters, 1977). The reasons for infrequent injury are: (1) the ureter is a small tubular organ surrounded by loose retroperitoneal fat and connective tissue which allows great

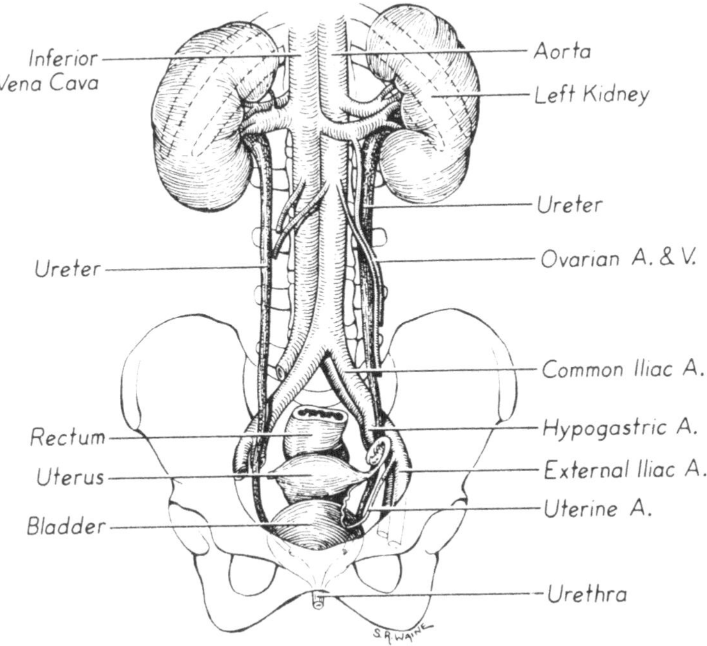

Fig. 1. General course of the ureter. Note ureter passing posterior to gonadal vessels and posterior to uterine artery. (Reprinted from Orkin, 1964)

mobility; (2) its depth in the retroperitoneal fossa makes it quite inaccessible to any except major injury; (3) it is protected by thick surrounding structures, e.g., the vertebral column medially, the psoas and paraspinal muscles posteriorly and laterally, and the peritoneum with its contents anteriorly. The course of the ureter is depicted in Fig. 1.

B. Etiology

Of the reported cases, the major causes of ureteral injury are: (1) gunshot wound, (2) stab wound, (3) other penetrating missiles (Table 1). Because of the aforementioned anatomic protection, the higher velocity missiles are more apt to cause ureteral injury because of their depth of tissue penetration. Wound damage produced by a penetrating missile is proportional to its mass and velocity or impact. Of these variables, velocity is the most critical as demonstrated by the equation $KE = MV^2/2$. Further kinetic energy is imparted by rotational energy derived from the weapon. High-velocity missiles are those $> 1,000$ ft/s; low velocity missiles are those $< 1,000$ ft/s velocity. The human body cannot stop a high-velocity missile except at great distance. Muzzle velocity is the velocity of the bullet when leaving the gun barrel. Impact velocity is the velocity of the missile when an object is struck. Residual velocity is the velocity retained after the target is traversed. As a high-velocity missile strikes an object, a temporary cavity results from the release of kinetic energy released on impact and during passage of the bullet (DEMUTH, 1969). This temporary cavity results from an explosive phenomenon with stretching of surrounding tissue during missile passage. Damage may thus be done to structures several centimeters away from the true cavity left by the missile, i.e., blast effect. The damaging effect of the bullet is proportional to the specific gravity of the tissue. Lung, therefore, receives only minimal damage. Liver, skin, and muscle receive marked damage and bone receives extreme damage. Blood vessels are an exception, however, because even though they have a low specific gravity, they are damaged by stretching, resulting in intimal disruption and thrombosis.

The shape of the missile determines the decrease in velocity due to traversing the atmosphere and, therefore, the reduction of the muzzle velocity to impact velocity over a given distance. Most bullets are lead alloys (DEMUTH, 1966) with a low melting point. At extremely high velocities ($> 2,000$ ft/s), such as with combat weapons, bullets are fully jacketed so they will not melt in the barrel and become distorted. These bullets tend to make a cleaner path through an object and, therefore, retain more residual velocity. Conventional bullets used for hunting, etc., are not fully jacketed, i.e., soft tips, and expand their caliber on impact. They lose more velocity and impart more kinetic energy. They leave a larger cone of damage than the fully jacketed missiles which leave an area of damage which is cylindrical.

The ureteral blood supply is of great importance (Fig. 2) when considering injuries caused by high-velocity missiles. The ureter is supplied by three sets of vessels. The proximal ureter is fed by the hilar and perihilar branches of

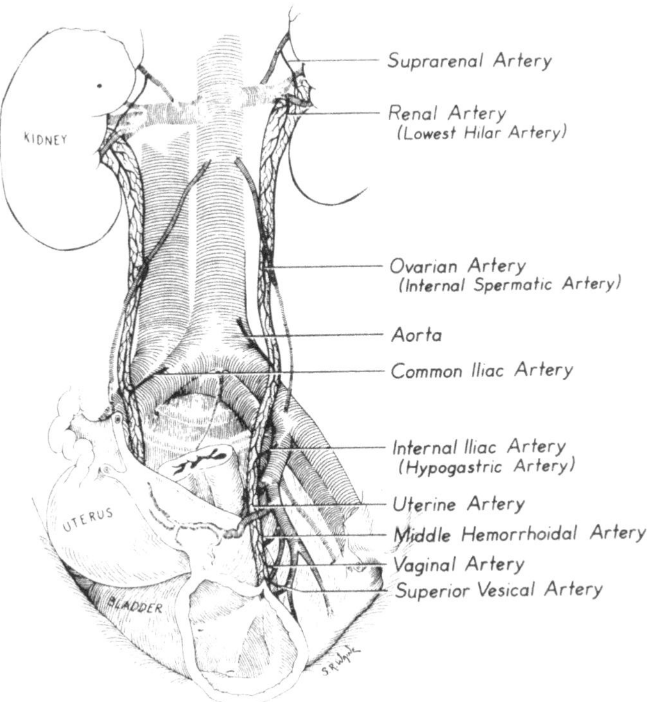

Fig. 2. Ureteral blood supply. Note branches from renal artery, common iliac artery, internal iliac artery and uterine artery. (Reprinted from ORKIN, 1964)

Table 1. Etiology of ureteral injuries. Parkland Memorial Hospital, 1965–1975

Gunshot wounds	52
Stab wounds	5
Motor vehicle accidents	2
Total	59

the renal artery. The middle one-third of the ueter is supplied by small branches of the gonadal artery and aorta. The small artery arising near the aortic bifurcation from the common iliac artery is constant and supplies the middle and lower ureter. The lower one-third is supplied by ascending branches from hypogastric, uterine, middle hemorrhoidal, and vesical arteries. These vessels branch and anastomose to form a longitudinal meshwork within the adventitia of the ureter (Fig. 3). The adventitial vessels then penetrate the ureteral wall perpendicular to its axis. If the blood supply is thrombosed by blast effect from temporary cavitation by a high-velocity missile, then ureteral necrosis will follow whether or not the ureteral wall has been directly damaged. The assessment of any

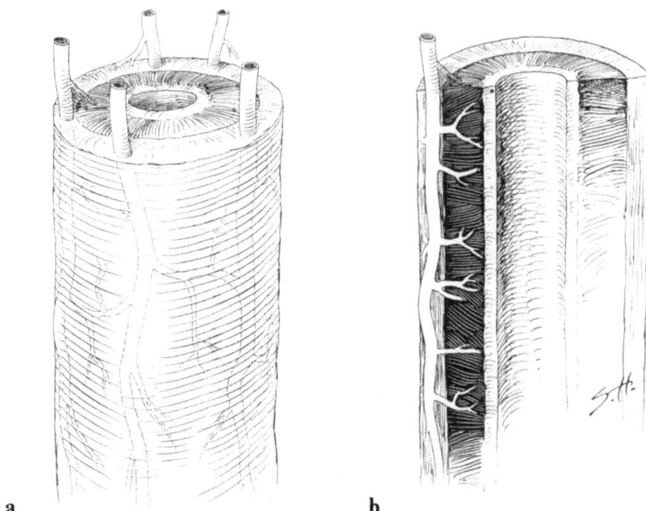

Fig. 3a, b. Ureteral blood supply. **a** Ureteral vessels coursing within adventitia. **b** Cross-sectional view; note perpendicular entrance of vessels. Adventitial stripping will interrupt these muscular branches and devitalize ureter. (Reprinted from Bright and Peters, 1977)

potential blast effect is important in both the diagnosis and treatment of ureteral injuries. Failure to recognize the area of blast effect results in delayed necrosis with the early hazards of fistula formation and urinoma with subsequent abscess formation, and the late hazards of poor healing with excessive scar formation and stricture formation. Excessive stripping of the ureteral adventitia will also produce ischemic necrosis with the above complications.

C. Diagnosis

The diagnosis of ureteral injury may be obscure. There are no early signs or symptoms that direct the examiner to ureteral damage. In order to discover a ureteral injury, one must maintain a high index of suspicion and proceed rapidly with the diagnostic workup. The history of the acutely injured patient is usually unrewarding. A sign which may be helpful is a wound whose path is located along the course of the ureter. If the missile is still present within the victim's body, then the path of the missile may be reconstructed by taping a metallic object, e.g., coin, paper clip, or safety pin over the entrance wound. An anterior posterior and lateral radiographic view of the area is made, allowing definition of the missile. If the missile has coursed through the patient's body, the metallic object is placed over both entrance and exit wounds before roentgenograms are made. Hematuria is the most important early sign (Spence and Boone, 1958). In our series, 12 of 48 patients (25%) had microscopic hematuria, 19 of 48 (40%) had gross hematuria, and 17 (35%) had a normal urinalysis (Table 2).

Table 2. Urinalysis of patients
with ureteral injury

Hematuria		32
Gross	20	
Microscopic	12	
Normal		19
No urinalysis		8

Table 3. Infusion pyelographic findings

Normal – 11
Extravasation of contrast material – 10
Ureteral dilation – 1
Nonvisualizing system – 1
Ureteral deviation – 1
Bladder displacement – 1

If a ureteral injury is suspected, an infusion intravenous pyelogram should be performed immediately. First, a plain anteroposterior radiogram is made and is examined for bony integrity, calcifications, masses, or soft tissue abnormalities. With an injury to the kidney or ureter, the psoas shadow is frequently obliterated due to retroperitoneal hematoma formation with or without urine extravasation. Next, a rapid infusion (over 1 min) of 1 cc per pound of patient weight of 29% iodine-containing contrast media is performed and exposures are made at 1, 5, 15, and 30 min. The 1-min film will give the best nephrogram effect. The 1-min film is important because the large amount of isotonic solution used in the resuscitation of the trauma victim tends to speed the loss of nephrogram effect. The renal collecting systems will begin to fill on the 5-min films. The best visualization of the ureters will come from 5 to 30 min. The 30-min film may reveal previously unrecognized extravasation of contrast material. The course of each ureter must be meticulously studied and multiple films may be necessary to delineate the entire structure. Radiographic signs of ureteral injury are: (1) contrast extravasation, (2) ureteral dilation, and (3) an abrupt cutoff in the column of contrast media. In our series, 14 of 25 infusion pyelograms were abnormal (Table 3).

Retrograde pyelography will demonstrate ureteral defects. It is a more cumbersome time-consuming procedure and will give the same information as the infusion pyelogram. The patients who have sustained ureteral damage have a high incidence of associated injuries (57 of 59, 96%, in our series) and many present with unstable vital signs. The undue delay of retrograde pyelography is hazardous to such patients.

Every penetrating injury to the abdomen should be explored, not only because of potential genitourinary damage but also because of the high incidence of associated organ injuries. During the course of abdominal exploration, if a missile path is noted in the area of the ureter, the organ is explored. During the exploration, the adventitia, which contains the blood supply, should be preserved. Indigo carmine, 5 to 10 cc intravenously, may be given and the ureter observed for extravasation of the contrast material. The ipsilateral kidney must be functioning for this test to be reliable. The lack of indigo carmine extravasation does not unequivocally exclude ureteral damage. If a missile has passed in proximity to but not through the ureteral wall, careful inspection of the ureter and the blood supply is necessary. It may be necessary to check the ureter several times during the exploration for a comparison of its appearance. If the ureter has been partially transected by a missile, the transection should be completed and the ureter debrided to viable bleeding tissue. Fluorescein dye may be applied to the area in question. The dye will be taken up by the viable portion of the ureter.

If the ureteral injury is not found, the patient may present days or weeks later. The ureteral injury may have been simply overlooked, or delayed necrosis may have intervened. Urinary extravasation is the result. This extravasation may be of small quantity and the defect may seal and allow the patient to recover without incident. More commonly, the extravasation progresses, resulting in (1) fistula formation if the extravasation spontaneously drains, (2) abscess formation if the collection remains undrained and becomes infected, and (3) prolonged resolution with a large amount of noninfected inflammatory reaction with scar formation and subsequent ureteral stricture. The clinical presentations of an undiagnosed ureteral injury are, therefore, (1) spontaneous urinary drainage, in the case of fistula, (2) fever, chills, mass, or sepsis in the case of abscess, and (3) hydronephrosis with flank pain in the case of stricture.

D. Treatment

After the diagnosis of ureteral damage has been confirmed, the methods of management are numerous. It is convenient to group the injuries into upper, middle, and lower thirds of the organ because the treatment of each is different (Fig. 4). The treatment also differs if the defect is discovered early or late in the patient's course.

For injuries to the upper one-third of the ureter, the establishment of a funnelled dependently draining ureteropelvic junction is essential. This is accomplished by a variety of pyeloplasty techniques, the dismembered flap technique being the most commonly used. If the ureteropelvic junction is uninvolved in the injury, a ureteroureterostomy is performed.

After the abdomen has been explored and any life-threatening injuries controlled, attention is turned to the ureteral defect. The ureter is mobilized, leaving the adventitia intact so as to maintain the blood supply. If the defect involves only partial circumference of the wall, the transection should be completed. A variable amount of blast effect will be present on the damaged edges. If this partially necrotic tissue is not removed, an effective repair cannot be obtained and the chance of early fistula formation and late stricture formation is increased. The ureteral ends are then debrided to viable bleeding tissue (Fig. 5). The ends are spatulated on opposing sides, with care being taken not to injure

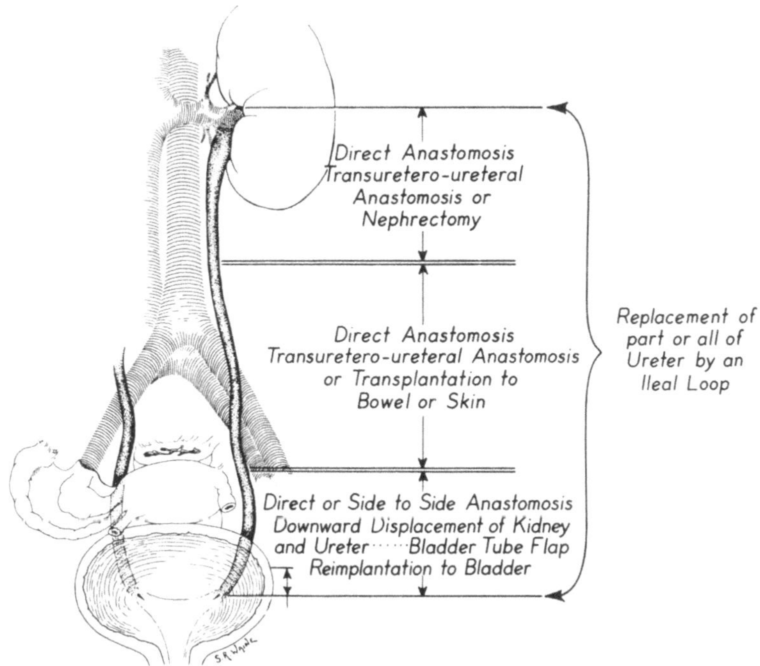

Fig. 4. Management of ureteral injury depending on location. (Reprinted from ORKIN, 1964)

the adventitial arteries. Next, a 5-zero chromic suture is placed through the apex of each spatulation and sewn to the corresponding point of the other ureteral stump. This allows for a spatulated anastomosis without introducing axial torsion. After these stay sutures are placed, three to four more interrupted 5-zero chromic sutures complete the anastomosis. These sutures should be placed through the ureteral wall but excluded from the ureteral lumen. After the anastomosis is complete, it is surrounded by a piece of retroperitoneal fat to aid in healing and prevent adhesions to surrounding viscera, e.g., kidney. A 5/8-inch Penrose drain is placed in the vicinity of the repair. A Silastic stent (8 or 10 F) is left in the lumen and brought out alongside a nephrostomy or suprapubic vesicostomy. The Penrose is removed in 5 to 7 days if drainage is minimal. The stent is left in place for 10 to 14 days. Before removal, we perform an antegrade nephrostogram to assess the integrity of the repair. CARLTON et al. (1971) and HOLDEN et al. (1976) have reported good results with a watertight continuous suture line and no ureteral stenting or venting.

If the injury occurs in the middle third of the ureter, ureteroureterostomy is adequate treatment. The ureter is this area is quite mobile and easy to handle. For extensive damage to the middle third of the ureter, a transureteroureterostomy (HODGES et al., 1963) (Fig. 6) may be necessary. This is performed by complete mobilization of the proximal undamaged ureter. With blunt dissection, a tunnel is created between the peritoneum and the aorta. The ipsilateral ureter is brought through this tunnel in a gentle oblique fashion so as not to kink

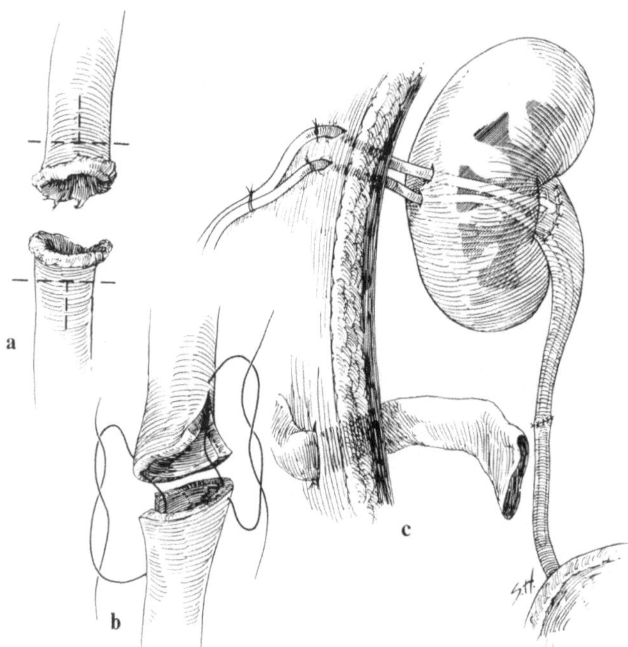

Fig. 5a–c. Ureteroureterostomy. **a** The ureteral edges are debrided to viable bleeding tissue and the ureter is longitudinally spatulated on opposite sides to prevent twisting. **b** The apex of one spatulated side is sutured to the nonspatulated edge of the other ureteral end, with care taken to exclude the suture from the ureteral lumen. **c** The anastomosis is completed with interrupted sutures. Urinary diversion is accomplished by nephrostomy drainage in connection with a Silastic ureteral stent placed through the anastomosis. (Reprinted from Peters and Bright, 1976)

or obstruct its lumen. After placement in the definitive position, the contralateral ureter is mobilized slightly. A 15-mm incision is then made in its wall. The injured ureter is spatulated and 5-zero chromic stay sutures are placed at each end of the defect. The suture lines are then completed in a continuous fashion. This repair is performed unstented. A Penrose drain is left near the anastomosis and removed in 5 to 7 days if drainage is minimal. When injury to the ureter is extensive (>6 CM) and end to end anastomosis cannot be performed, the ureter may be ligated and a nephrostomy performed. At a later date (3 mos later) a segment of ileum tapered over a 12F catheter may be *interposed* to make up the ureteral defect without fear of compromizing renal function.

If the damage is done to the lower third of the ureter, management becomes more difficult. For an injury near the pelvic brim, if 2 to 3 cm of ureter proximal to the ureterovesical junction remains, a ureteroureterostomy may be accomplished. If a larger segment of ureter has been destroyed, the bladder is mobilized and sutured to the psoas muscle. This maneuver will remove tension from the ureteral anastomosis. For more distal ureteral damage, a tunnelled ureteral reimplantation (e.g., Politano-Leadbetter type, Politano and Leadbetter, 1958) is recommended (Fig. 7). The proximal and all the distal ureter is excised

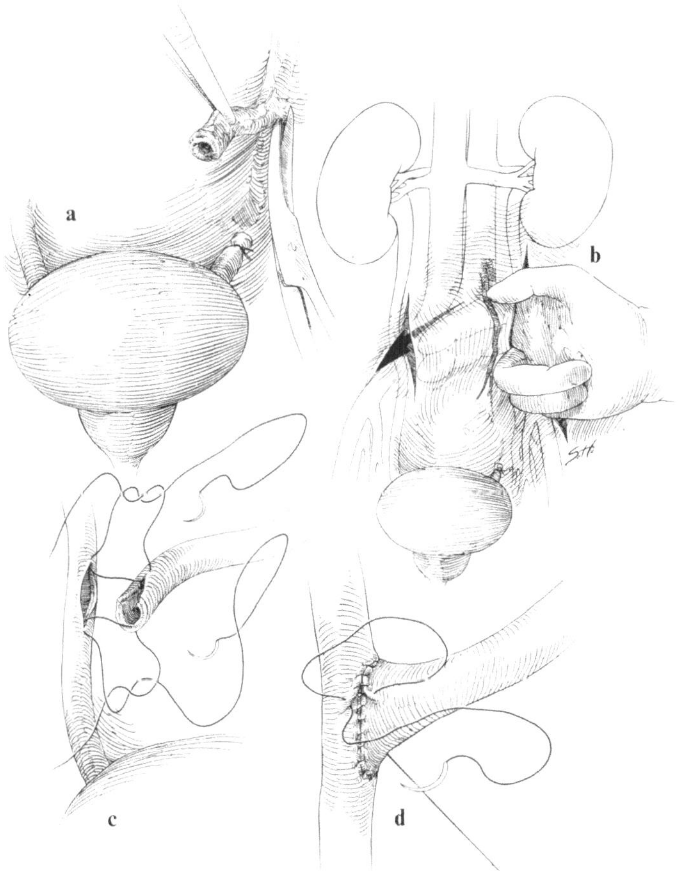

Fig. 6a–d. Transureteroureterostomy. **a** The ureter is mobilized, with care taken to preserve the adventitia blood supply. **b** By finger dissection, a tunnel is constructed ventral to the aorta and vena cava and caudad to the inferior mesenteric artery. **c, d** The donor ureter is spatulated and sutured with running sutures to the incision in the recipient ureter. (Reprinted from PETERS and BRIGHT, 1976)

and discarded. The remaining ureter is mobilized as far proximal as possible and brought asymptotically through the bladder musculature. A 2- to 3-cm submucosal tunnel is then constructed with a right angle clamp. The ureter is then positioned in the tunnel. A 3-zero chromic suture is placed at 6 o'clock through the ureteral wall and deep into the bladder musculature to stabilize the anastomosis. The ureteral and bladder mucosa are then approximated with 4-zero chromic interrupted sutures. The original mucosal and muscular defects are then closed with 3-zero chromic sutures. The cystotomy is closed in two layers. A stent is left indwelling for 10 days and withdrawal films are made prior to its removal. A Penrose drain is left in the perivesical space and the wound is closed. Either a suprapubic cystostomy or urethral catheter is left for urinary decompression. The drains are removed in 5 to 7 days if urinary

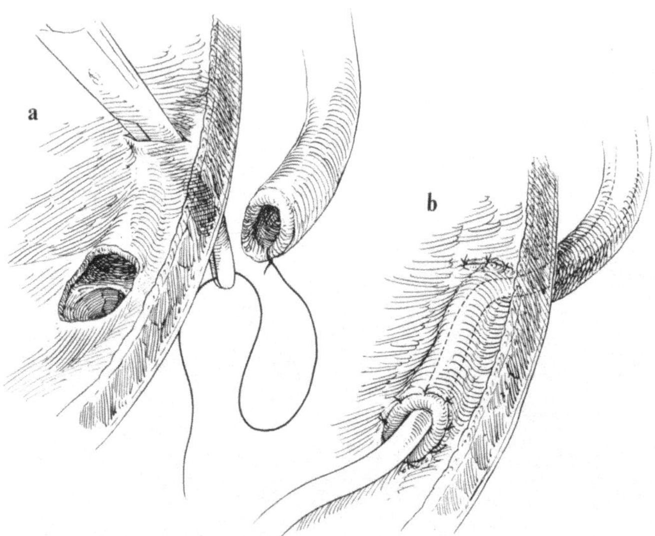

Fig. 7a, b. Ureteral reimplantation. **a** The ureter distal to the injury is excised and discarded. The proximal ureter is debrided to viable bleeding tissue. A submucosal tunnel is dissected with a right angle clamp. The freshened ureteral end is brought obliquely through the bladder musculature. **b** The ureter is then placed in the submucosal tunnel. A 000 chromic stay suture is placed through the ureteral wall and through the bladder mucosa and musculature to anchor the implant. The ureteral edges are sutured to the bladder mucosa for the rest of the circumference. The mucosal defect above the new orifice is closed with fine interrupted sutures. (Reprinted from PETERS and BRIGHT, 1976)

drainage is minimal. The ureteral or suprapubic catheter is removed in 10 to 14 days after a cystogram has evaluated the bladder repair.

With greater damage of the distal ureter, a simple ureteroureterostomy or reimplantation may not be satisfactory. In this case a bladder flap may be constructed by a technique modified from BOARI (1895) and SCOTT and GREENBERG (1972) (Fig. 8). A rectangular flap of full-thickness bladder wall is incised of appropriate length to reach the ureteral end without tension. After this flap has been reflected, the bladder is sutured to the psoas muscle. The ureter is implanted into a 2- to 3-cm submucosal tunnel at the apex of the flap. The flap is then tubularized with 3-zero chromic sutures in two layers and the bladder defect is closed. Perivesical drainage is provided and the wound is closed.

If extensive ureteral damage has occurred, a segment of ileum is used as a substitute. The ileum should be tapered and implanted in a submucosal tunnel in the bladder wall.

When the patient is critically injured, i.e., no blood pressure is obtainable and his condition will not permit ureteral reconstruction, emergency urinary diversion is necessary. Figure 9 illustrates an acceptable method for managing such a patient. A #8 or 10 F Silastic catheter is threaded to the renal pelvis through the opened ureter. The Silastic catheter is sutured in place at the ureteral end. The catherer is then brought through a cutaneous stab wound

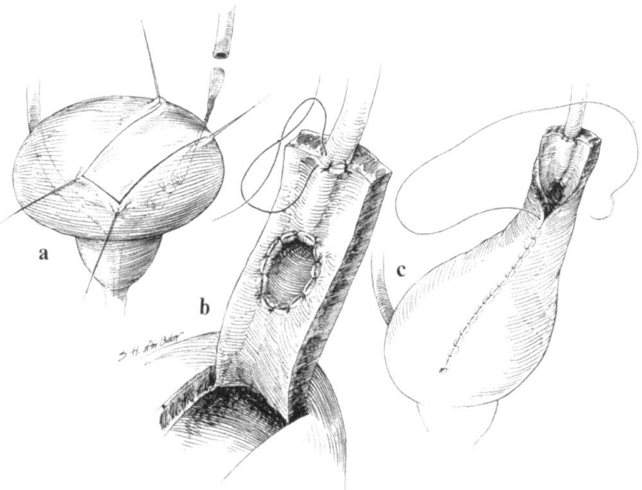

Fig. 8. a A rectangular flap of bladder wall of appropriate length is incised and reflected back to the debrided ureteral end. **b** The bladder is sutured to the psoas muscle to decrease the tension on the anastomosis. The ureter is implanted in a submucosal tunnel at the end of the bladder flap. **c** The flap is then tubularized with running sutures to complete the repair. (Reprinted from PETERS and BRIGHT, 1976)

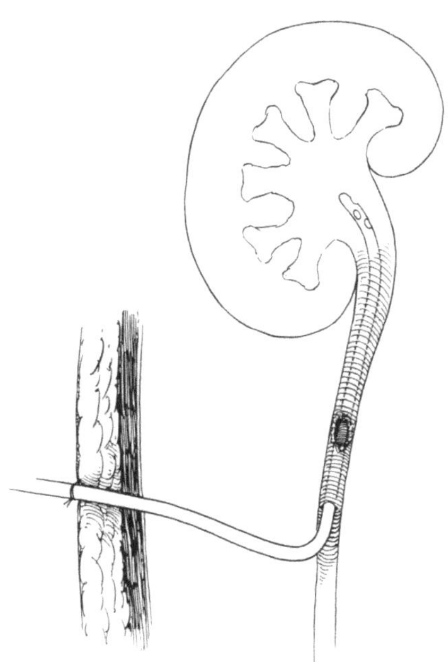

Fig. 9. Prompt urinary diversion in ureteral injury is performed by inserting a Silastic ureteral catheter past the point of injury. The catheter is sutured in place at the ureteral exit and the skin. (Reprinted from PETERS and BRIGHT, 1976)

and sutured in place. In cases involving only a portion of the ureteral circumference, ureterotomy is made distal to the defect and the ureteral stent passed to the renal pelvis.

Simple suturing of a partial ureteral transection results in a higher incidence of fistula and stricture than ureteroureterostomy (BRIGHT and PETERS, 1977). Periureteral drainage alone is also an unsatisfactory method of management. Nonoperative management has no place in the treatment of ureteral damage.

E. Complications

The urinary complication rate of ureteral injuries is high, 18% in our series (BRIGHT and PETERS, 1977). This high morbidity is related to the ureteral injury and to the high incidence of associated visceral and vascular injuries (Tables 4 and 5). The complications seen with ureteral injury are: (1) urinary fistula formation, (2) undrained urinary collections with subsequent abscess, and (3) ureteral stricture formation. Further operative treatment is necessary in these cases and 7% result in nephrectomy.

The mortality of patients with ureteral injuries is high, 11% in our series. This alarming rate demonstrates the severity of the trauma necessary to damage the well-protected ureter.

Table 4. Visceral injuries associated with ureteral injury

Small intestine – 41
Large intestine – 26
Liver – 8
Urinary bladder – 6
Duodenum – 6
Stomach – 4
Gallbladder – 2
Pancreas – 3
Kidney – 2
Spleen – 1
Cauda equina – 1

Table 5. Vascular injuries associated with ureteral injury

Iliac vein – 10
Iliac artery – 9
Inferior vena cava – 9
Hypogastric vein – 4
Hypogastric artery – 3
Aorta – 2
Femoral vein – 1
Lumbar vein – 1
Mesenteric artery and vein – 1
Segmental renal artery – 1

References

Boari A (1895) Chirurgia dell' uretere, con prefazience de Dott: I. Albarran, 1,900 Contributi sperimentali alla plastica dell' uretere, Atti Accad Med Ferrara 14:444

Bright TC, Peters PC (1977) Ureteral injuries due to external violence. J Trauma 17

Carlton CE, Scott R, Guthrie AG (1971) The initial management of ureteral injuries: a report of 78 cases. J Urol 105:335

Culp OS (1947) War wounds of the genitourinary tract. J Urol 57:1117

Demuth WE Jr (1966) Bullet velocity and design as determinates of wounding capability: an experimental study. J Trauma 6:222

Demuth WE Jr (1969) Bullet velocity as applied to military rifle wounding capacity. J Trauma 9:27

Fisher S, Young DA, Malin JM, Pierce JM (1972) Ureteral gunshot wounds. J Urol 108:238

Harrow BR (1969) Management of ureteral injuries causing anuria. J Urol 101:694

Herman G, Guerrier K, Persky L (1972) Delayed ureteral deligation. J Urol 107:723

Higgins CC (1962) Ureteral injuries. JAMA 182:225

Hinman F (1957) Ureteral repair and the splint. J Urol 78:376

Hoch WH, Kursh L, Persky L (1975) Early aggressive management of intraoperative ureteral injuries. J Urol 114:530

Hodges CV, Moore RJ, Lehman TH, Benham AM (1963) Clinical experience with transureteroureterostomy. J Urol 90:552

Holden S, Hicks CC, O'Brien DP III, Stone HH, Walker JA, Walton KN (1976) Gunshot wounds of the ureter: a 15-year review of 63 consecutive cases. J Urol 116:562

Hulse CA, Sawtelle WW, Nadig PW, Wolff HL (1968) Conservative managment of ureterovaginal fistula. J Urol 99:42

Mannes H, Zimskind P, Subbarao Y, Lewis PL (1972) Crush injury to the lower ureter: an experimental study. J Urol 108:548

Newell QU (1939) Injuries to ureters during pelvic operations. Ann Surg 109:981

Orkin LA (1964) Trauma to the ureter: pathogenesis and management. FA Davis, Philadelphia

Peters PC, Bright TC (1976) Management of trauma to the urinary tract. In: Advances in surgery, vol 10. Year Book Medical Publishers, Chicago, London

Peterson DC, Lucey DT, Fired FA (1974) Nonsurgical management of uretervaginal fistula. Urol 4:677

Politano VA, Leadbetter WF (1958) An operative technique for the correction of vesicoureteral reflux. J Urol 79:932

Pridgen WR, Woodhead DM, Younger RK (1961) Alterations in renal function produced by ureteral obstruction. JAMA 178:563

Sampson JA (1902) Report of 16 cases occurring in service of H.A. Kelly at Johns Hopkins Hospital. Am Med 4:693

Scott FB, Greenberg M (1972) Submucosal bladder flap ureteroplasty: clinical experience. South Med J 65:1308

Spence HM, Boone TB (1958) Injuries of the ureter due to external violence. Am Surg 24:423

Spence HM, Boone T (1961) Surgical injuries to the ureter. JAMA 176:1070

Staubitz WJ, Magoss IV, Melbourne HL, Sigman EM, Oberkircher OV (1959) Management of ureteral injuries. JAMA 171:1296

St Martin E, Tricher BE, Campbell JH, Locke CM (1953) Ureteral injuries in gynecologic surgery. J Urol 70:51

Valk WL, Foret JD (1959) The problem of vesico-vaginal and uretero-vaginal fistulas. Med Clin North Am 43:1769

Weaver RG (1958) Ureteral regeneration: experimental and clinical, Part III. J Urol 79:31

Weinberg SR, Hamm FC, Berman B (1960) The management and repair of lesions of the ureter with fistula. Surg Gynecol Obstet 110:575

Wertheim E (1901) Ein neuer Beitrag zur Frage der Radikaloperation beim Uteruskrebs. Arch Gynaek 65:1

7. Polytrauma unter besonderer Berücksichtigung des Urogenitaltraktes

O. Trentz

Mit 2 Abbildungen

I. Einleitung

Bei der Versorgung Polytraumatisierter mit urologischen Kombinationsverletzungen drohen prinzipiell zwei Fehlermöglichkeiten:
1. Das zu späte Erkennen der urologischen Begleitverletzung und damit die Vergabe entscheidender therapeutischer Möglichkeiten.
2. Das Vorgehen wie bei isolierten urologischen Traumen unter Mißachtung der Vitalgefährdung durch die Mehrfachverletzung.

Um zwischen diesen beiden Extremen einer optimalen Versorgung der urologischen Kombinationsverletzungen unter vorrangiger Würdigung des Polytraumas möglichst nahe zu kommen, muß ein Stufenplan, der alle diagnostischen und therapeutischen Prioritäten klarstellt, eingehalten und an die jeweils vorhandenen personellen und organisatorischen Möglichkeiten adaptiert werden. Nachdem der Mehrfachverletzte praktisch immer erst in die Hände des Chirurgen gelangt, hängt es viel von dessen traumatologischer Erfahrung ab, ob er auch diskreten Hinweisen auf urologische Mitverletzungen nachgeht, die notwendigen diagnostischen Manöver rechtzeitig veranlaßt und den Urologen frühzeitig konsultiert.

Verletzungen des Urogenitaltraktes sind in der unmittelbar posttraumatischen Phase selten lebensbedrohlich, sofern sie nicht mit massiven Blutungen einhergehen, wie etwa beim Nierenstielabriß; sie sind beim Polytraumatisierten fast immer mit einem insgesamt lebensbedrohlichen Verletzungsmuster vergesellschaftet, was durch die relativ geschützte anatomische Lage von Niere, Ureter und Blase bedingt ist.

Obwohl mit Ausnahme des Nierenstielabrisses oder der massiven Nierenzerreißung selten eine unmittelbare Lebensbedrohung besteht, kann die Langzeitprognose des Patienten doch erheblich verschlechtert werden, wenn es bei der primären Versorgung der urologischen Verletzungen an sicherer Beurteilung und erfahrener Technik mangelt. In diesem Zusammenhang muß auf die voreilige Nephrektomie und die erhöhte Gefahr der Strikturenbildung an Ureter und Urethra bei der operativen Versorgung durch einen urologisch weniger versierten Operateur hingewiesen werden.

II. Diagnostik urologischer Begleitverletzungen beim Polytrauma

Das Denken an die Möglichkeit einer begleitenden Harnwegsverletzung ist beim Polytraumatisierten fast wichtiger als die Fixation auf mehr oder weniger spezifische Symptome. Bei bestimmten *Verletzungsmustern* (Tabelle 1, Abb. 1) muß so lange mit einer urologischen Begleitverletzung gerechnet werden, bis eine solche mit Sicherheit ausgeschlossen ist. Auch die Kenntnis des *Unfallmechanismus* erlaubt gewisse Rückschlüsse auf die Wahrscheinlichkeit der Mitverletzung des Harntraktes. Subjektive Angaben des Polytraumatisierten, wie Flanken- und Bauchschmerz und das Unvermögen, spontan Wasser zu lassen, sind oft nicht mehr zu erfragen und meistens auch, wie die Schocksymptomatik, bei Mehrfachverletzung unspezifisch.

Die urologische Diagnostik muß beim Polytraumatisierten von Indikation, Reihenfolge und Durchführung her gegenüber den Gepflogenheiten bei isolierten Harnwegsverletzungen so modifiziert werden, daß andere zur Beseitigung der Vitalgefährdung erforderliche diagnostische und therapeutische Maßnahmen nicht behindert oder verzögert werden. So sind vom Zeitfaktor und von der limitierten Transport- und Lagerfähigkeit des Mehrfachverletzten her bestimmte bewährte und an sich wünschenswerte Untersuchungsmethoden oft nicht realisierbar.

Im Rahmen der beim Polytraumatisierten immer vorrangigen Schockbekämpfung wird frühzeitig das Einlegen eines Blasendauerkatheters zur Erfassung der Urin-Stundenmenge erforderlich. Neben der peinlichsten Beachtung aller aseptischen Kautelen ist der Katheter mit allergrößter Vorsicht einzuführen und das Manöver sofort abzubrechen, wenn der Katheter nicht auf Anhieb in die Blase plaziert werden kann. Die Gefahr, eine relativ kleine Harnröhrenruptur in eine vollständige umzuwandeln und den Katheter durch eine Via falsa irgendwo in ein Hämatom zu dirigieren, ist sehr groß. Wir sehen daher beim miktionsunabhängigen Austritt von Blut aus der Harnröhrenmündung, beim Hämatom in der Dammregion und nach einmaligem frustranem Katheterplazierungsversuch die Indikation zur sofortigen Urethrographie bzw. zur *Urethrozystographie* mit vorausgehender Übersichtsaufnahme. Diese Maßnahmen können ohne großen technischen Aufwand und simultan mit der weiterlaufenden Schockbekämpfung durchgeführt werden. Zuvor sollte man sich durch eine *rektale Tastuntersuchung* beim männlichen Patienten überzeugen, ob die Prostata tastbar

Tabelle 1. Hinweise auf eine urologische Begleitverletzung

1. Prellmarken und Hämatome der Nierenregion
2. Flankenschwellung
3. Frakturen der 10.–12. Rippe
4. Querfortsatzbrüche der Lendenwirbelsäule
5. Beckenfrakturen, insbesondere Frakturen des vorderen Beckenringes und Symphysenrupturen
6. Crush- und Überrolltrauma des Beckens
7. Schwellung und Hämatombildung der Perinealregion
8. Hämaturie und Anurie
9. Blutung aus der Harnröhre

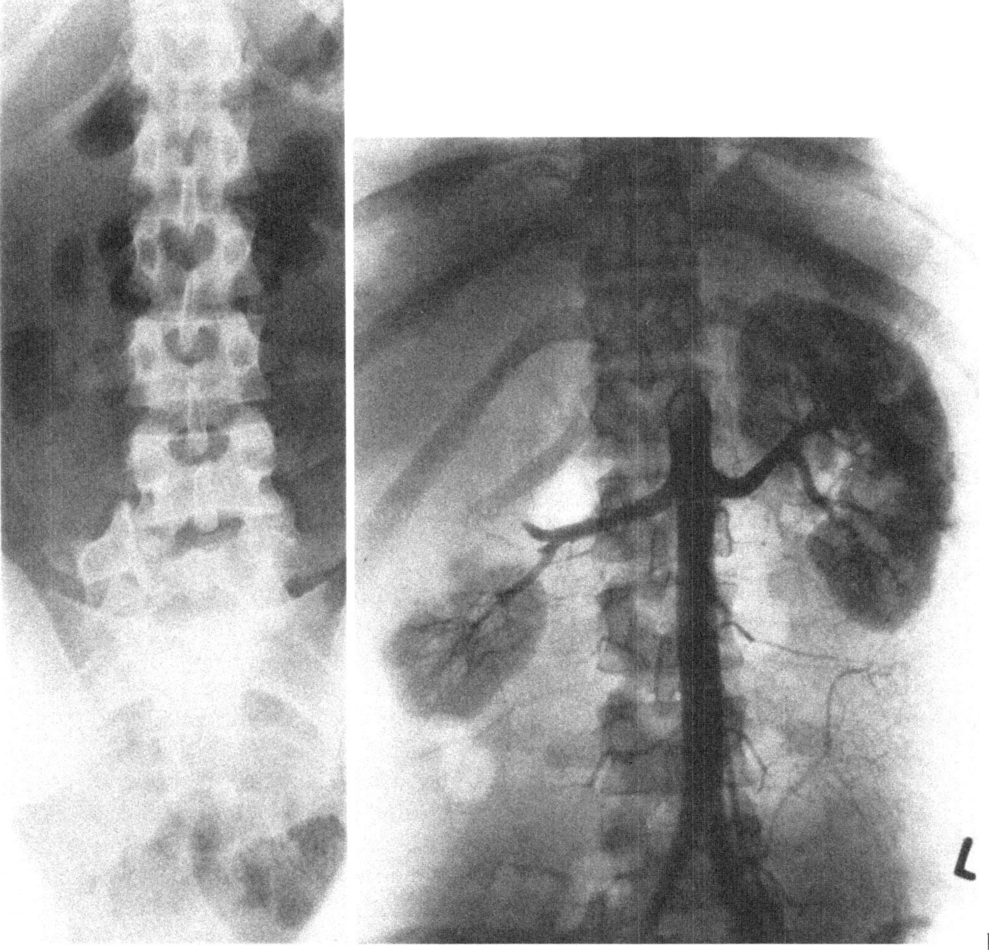

Abb. 1 a, b. 26jähr. PKW-Beifahrerin. Bei Frontalkollision Polytrauma: u.a. Frakturen der unteren Rippen. Querfortsatzbrüche der Lendenwirbel und Luxationsfraktur LWK 4/5. Keine Hämaturie. Wegen Frakturkonstellation Infusionsurogramm, welches keine Ausscheidung zeigte. **a** LWS a.p. **b** Angiogramm

bzw. inmitten einer teigigen Konsistenz in Richtung Bauchhöhle hin verlagert ist.

Eine weitere diagnostische Maßnahme, die meistens simultan neben der laufenden Schockbehandlung und anderen diagnostischen und therapeutischen Aktivitäten laufen kann, ist das *Infusionsurogramm*. Soweit die Schocksituation eine ausreichende Nierenperfusion erlaubt, gibt das Infusionsurogramm wichtige Informationen über den aktuellen Zustand der Nieren (Tabelle 2) und Auskunft, ob eine *Angiographie* erforderlich ist.

Zur Sicherung bzw. zum Ausschluß einer Blasenruptur kann ebenfalls simultan mit anderen Maßnahmen eine *Zystographie* durchgeführt werden, wobei

Tabelle 2. Kriterien für Nierenverletzungen im Infusionsurogramm

1. Einseitig verzögerte oder verminderte KM-Ausscheidung
2. Extravasation von KM unter die Nierenkapsel
3. Extravasation von KM in den perirenalen Raum
4. Vergrößerung oder Verlust des Nierenumrisses
5. Füllungsdefekte am Kelchsystem
6. Verdrängung des Kelchsystems
7. Nichtdarstellung eines Segmentes oder einer Kelchgruppe
8. Nichtdarstellung einer Niere

mindestens 400 ml Kontrastmittel zur Prallfüllung instilliert werden sollten. Neben der meist nur möglichen a.p.-Röntgenaufnahme bei Prallfüllung sollte eine zweite nach Ablauf des Kontrastmittels angefertigt werden, um intra- oder extraperitoneale Extravasate darzustellen.

Jede weitergehende *spezielle urologische Diagnostik,* wie Nierenaortographie, selektive Nierenangiographie, retrograde Pyelographie, Sonographie und axiale Computertomographie sind beim Polytraumatisierten frühestens in der *Stabilisierungsphase* (Tabelle 3) durchführbar. Bei der Indikationsstellung zu diesen diagnostischen Maßnahmen ist sorgfältig abzuwägen, welchen Informationswert sie in der aktuellen Situation bringen können, ob sie eine therapeutische Konsequenz nach sich ziehen und ob eine zusätzliche Belastung des Verletzten (Zeitverlust, Transport, Umlagern, Beeinträchtigung der Überwachung und Schockbehandlung) mit ihrer Durchführung verbunden ist.

Andererseits muß bedacht werden, daß bei den so häufigen Nierengefäßverletzungen (Intimaeinrisse) nur die frühzeitige Angiographie die Chance für einen organerhaltenden Eingriff wahrt. Muß wegen anderer Verletzungen arteriographiert werden, so kann aus Zeitersparnis auf die Infusionsurographie verzichtet werden, da die Nierenangiographie alle Informationen liefert (einschließlich Urogramm). Im Rahmen einer Nierenangiographie läßt sich bei entsprechendem Verdacht die Zöliakographie (Leber-Milz-Ruptur) mit durchführen.

III. Stufenplan bei der Versorgung Polytraumatisierter mit urologischen Begleitverletzungen (Tabelle 3)

Blutverlust, Gewebszertrümmerung und direkte Organläsionen führen beim Mehrfachverletzten zum Schocksyndrom mit ungenügender Kapillarperfusion, respiratorischer Insuffizienz und metabolischen Störungen. Als das führende patho-physiologische Substrat wird heute eine akute generalisierte Kapillarwand-Insuffizienz mit Permeabilitätsstörungen und ödematösen Verbreiterungen der Transitstrecke zwischen Kapillaren und Zellen angesehen. Entsprechend sind Organe mit hoher Membran- und Filterleistung – wie Lunge und Niere – besonders rasch Funktionsstörungen ausgesetzt. Aber auch an anderen Organen treten sehr früh Schäden durch die energetische Mangelsituation der Zellen auf – besonders an der Leber.

Tabelle 3.
Stufenplan bei der Versorgung Polytraumatisierter mit urologischen Begleitverletzungen

	Tätigkeit des Urologen	Intensivbehandlung
1. Reanimationsphase	–	Schocktherapie
2. Sofortoperationen	Laparotomie bei massiver Blutung	Beatmung
3. Stabilisierungsphase	Urologische Diagnostik	Volumensubstitution
4. Verzögerte Primäreingriffe	Definitive Versorgung	Monitoring
5. Erholungsphase	Verlaufskontrolle	Hyperalimentation „Weaning"
6. Sekundäreingriffe	Rekonstruktive Eingriffe	–

Oberstes Behandlungsziel muß demnach die frühestmögliche Wiederherstellung einer *ausreichenden Perfusion aller Organe* und die *Beseitigung* einer *Gewebshypoxie* sein bevor irreversible Schockfolgen eingetreten sind.

Alle diagnostischen und therapeutischen Erstmaßnahmen erfolgen in einem leicht erreichbaren zentralgelegenen *Schock- und Reanimationsraum,* der rund um die Uhr organisatorisch, personell und apparativ so ausgestattet sein muß, daß zumindest eine vorläufige Sicherstellung von Respiration und Kreislauf garantiert werden kann. Bei der Anmeldung eines Schwerverletzten wird dieser Raum sofort betriebsbereit gemacht: Bereitstellen einer fahrbaren, verstellbaren *röntgenfähigen Trage* mit Armhalterung und Infusionsständer, Vorbereiten des *Respirators* und des Anästhesie-Notfallwagens, Richten von Infusionslösungen und Vorbereiten der diagnostischen Blutentnahmen, Bereitstellen *fertiger Sets* für *zentrale Zugänge, Blasendauerkatheter, Abdominozentese, Thoraxdrainage* und Venae sectio. Alarmierung des Notfall-Op für etwaige Sofortoperationen.

1. Reanimationsphase

Wichtigste Sofortmaßnahmen sind alle Eingriffe zur Erhaltung der vitalen Funktionen und die Einleitung einer suffizienten Schockbekämpfung.

Nach Lagerung auf der bereitgestellten Trage Prüfen von Bewußtsein, Atmung und Kreislauf. Bei verlegten Atemwegen oder insuffizienter Atmung sofortiges Freimachen der Atemwege und *Intubation.* Entfernen aller Kleidungsstücke, wobei bereits angelegte Verbände und Schienen belassen werden. Wiederholte Kontrolle von Bewußtseinslage, Atmung und Kreislaufverhältnissen, Messen von Blutdruck und Puls, Palpation von Thorax, Bauch, Becken, Perkussion und Auskultation beider Thoraxseiten. Anlegen von mindestens zwei sicher plazierten großlumigen *venösen Zugängen* und eines *zentralvenösen Katheters* über die Subklavia- oder Jugularis-interna-Route.

Es folgen die *Blutentnahmen* für Blutbild, Gerinnungsstatus, Blutgruppenbestimmung, zum Auskreuzen von Blutkonserven und zur Analyse von Serumelektrolyten, Harnstoff, Glukose und Kreatinin.

Möglichst frühzeitig erfolgt eine *arterielle* Blutentnahme zur *Blutgasanalyse,* möglichst noch bei Spontanatmung unter Raumluft.

Verletzte, die klinisch im manifesten Schock sind oder ein Verletzungsmuster zeigen, welches erfahrungsgemäß zu einem traumatischen Schock führt, sowie alle Verletzten, deren Blutgasanalyse eine respiratorische Insuffizienz erkennen läßt, werden nach orientierender neurologischer Untersuchung umgehend intubiert und *volumenkontrolliert mit positiv endexspiratorischem Druck beatmet.*

Die Überwachung der Beatmung, der Kreislaufverhältnisse und der Infusionstherapie wird vom Anästhesieteam übernommen. Das chirurgische Team versorgt stark blutende Wunden mit sterilen Druckverbänden, deckt offene Frakturen steril ab, reponiert stark dislozierte Brüche zur Entlastung von Weichteilen, Gefäßen und Nerven und lagert Extremitätenfrakturen stabil in pneumatischen Schienen.

Es folgt das Einlegen eines *Blasendauerkatheters* unter Wahrung aller aseptischen Kautelen. Danach wird bei entsprechender Indikation eine *Abdominozentese* mit nachfolgender *Peritoneal-Lavage* durchgeführt. Bei Verdacht auf pathologische Druckverhältnisse im Thorax durch Pneumothorax oder Hämatothorax werden unverzüglich großlumige *Thoraxdrainagen* zur Entlastung eingelegt.

Die Koordination, die Bestimmung der Prioritäten und des diagnostischen und therapeutischen Procedere obliegt dem erfahrendsten anwesenden Chirurgen. Erst nach Sicherung aller vitalen Funktionen und Abschluß der diagnostischen und therapeutischen Sofortmaßnahmen darf mit der Röntgendiagnostik begonnen werden. Während aller Röntgenmaßnahmen muß der Verletzte genauso gut überwacht, beatmet und infundiert werden, wie im Reanimationsraum, im Op oder auf der Intensiv-Station, d.h. Respirator, Monitoren und aller Zubehör zur Durchführung und Überwachung der weiteren Volumensubstitution müssen dort vorhanden sein.

2. Sofortoperation

Liegen Verletzungen vor, die eine definitive Sicherung der vitalen Funktionen und eine effektive Schockbekämpfung nicht erlauben, so müssen *zur unmittelbaren Lebenserhaltung* ohne jeden Aufschub die *lebensrettenden Sofortoperationen* begonnen werden. Diese Situation ist gegeben bei der Gefahr des akuten Verblutungstodes durch Massenblutungen in die Körperhöhlen (Aortenruptur, Leberzerreißung) oder bei unstillbaren äußeren Blutungen (offene Beckenzertrümmerung). Seltener sind Sofortoperationen wegen drohender Erstickung indiziert, wenn Traumen der oberen Luftwege eine Intubation unmöglich machen. Von den Schädelhirnverletzungen erfordert die offene Sinusblutung und der akute Hirndruck durch intrakranielle Blutung ein sofortiges chirurgisches Eingreifen.

Muß wegen einer massiven intraabdominellen Blutung sofort *laparatomiert* werden, sollte bei dem geringsten Verdacht auf das Vorliegen einer Nieren-, Harnleiter- oder Blasenverletzung ein *Urologe hinzugezogen* werden. Vor der Freilegung eines massiv hämatomimbibierten Nierenlagers muß immer erst der Nierenstiel dargestellt und gesichert werden.

3. Stabilisierungsphase

Nach erfolgreicher Sicherung der vitalen Funktionen erfolgt in dieser Phase die weitere Stabilisierung von Respiration, Hämodynamik, Gerinnungssystem,

Wasser- und Elektrolythaushalt und der metabolischen Situation. In die Stabilisierungsphase gehört auch die zügige, aber umfassende *Diagnostik*: Es gilt möglichst schnell und vollständig die relevanten Verletzungen zu erkennen. Die Kenntnis des Unfallmechanismus und ein systematischer Untersuchungsgang helfen, außer dominanten Verletzungen auch weniger dramatische, aber doch gravierende Traumen zu erkennen. Vorrangig muß nach bedrohlichen Verletzungen von Hirn, Thorax, Abdomen und Retroperitonealraum gefahndet werden. Es folgt die systematische Suche nach Gefäßverletzungen, Frakturen und Luxationen. Erst nach umfassender klinischer Erstuntersuchung beginnt die Röntgendiagnostik, bei der neben den klinisch suspekten Skelettabschnitten in jedem Falle und vorrangig Thorax, Schädel und Becken geröntgt werden müssen. In dieser Phase können dann auch die erforderlichen urologischen Spezialuntersuchungen durchgeführt werden – mit den bereits z.T. erwähnten Einschränkungen: Die diagnostischen Manöver dürfen nicht zur Verzögerung dringlicher therapeutischer Maßnahmen führen, d.h. die Diagnose darf nicht erzwungen werden; und die Intensivbehandlung und Intensivüberwachung des Patienten darf während der Diagnostik nicht beeinträchtigt oder gar unterbrochen werden.

Eine während der Diagnostik einsetzende hämodynamische oder respiratorische Verschlechterung ist meistens dadurch bedingt, daß eine lebensbedrohliche Verletzung primär nicht erkannt oder aber eine erkannte nicht adäquat behandelt worden ist. Das bedeutet, daß jede weiterführende spezielle Diagnostik abgebrochen werden muß und zunächst die Ursache der Verschlechterung erkannt und behandelt werden muß.

Bei Polytraumatisierten mit besonders schwerem Verletzungsmuster oder mit früh einsetzenden gravierenden Komplikationen (schweres Thoraxtrauma, Massivtransfusionen, respiratorische Insuffizienz, Nierenversagen) ist eine *erweiterte hämodynamische Überwachung* erforderlich: Ein arterieller Zugang zur laufenden Blutdruckmessung und zu mehrfachen Blutgasanalysen und das Einschwemmen eines Swan-Ganz-Katheters zum Messen des Herz-Zeit-Volumens und des pulmonalen Kapillardruckes. Nach heutigem Wissensstand können nur durch diese zusätzlichen Informationen eine ausreichende Sicherheit und Steuerung für die optimale Beatmung, massive Volumensubstitutionen und für eine differenzierte Therapie mit inotropen und vasoaktiven Substanzen garantiert werden.

4. Verzögerte Primäreingriffe

Nach Abschluß der Diagnostik, nach Beseitigung des manifesten Schockzustandes und Stabilisierung aller physiologischen Systeme beginnt die Operationsphase der verzögerten Primäreingriffe. Zu dieser Dringlichkeitsstufe gehört die Versorgung verletzter Organe im Thorax-, Bauch-, Retroperitoneal- und Beckenraum. Hierher gehört auch die Versorgung der zunehmenden Rückenmarkskompression, der offenen Hirnverletzung und Schädelimpressionsfrakturen, der peripheren Gefäßverletzungen, der perforierenden Augenverletzungen und stark blutenden Gesichtsverletzungen, der offenen Frakturen und offenen Luxationen, ausgedehnter Weichteiltraumen, der Femurschaftfrakturen und der geschlossenen Extremitätenverletzungen, insbesondere wenn dies zum Funktionserhalt der Extremität notwendig ist.

Auch bei dieser Operationsphase der verzögerten Primäreingriffe muß eine intensive Überwachung und sorgfältige Respirator- und Volumentherapie weitergeführt werden. Eine während der operativen Versorgung einsetzende Verschlechterung zeigt wiederum an, daß eine gravierende Verletzung primär nicht erkannt oder nicht adäquat behandelt oder die Schocksituation nicht richtig eingeschätzt wurde. Das zwingt zur sofortigen Unterbrechung der definitiven chirurgischen Versorgung und erfordert eine komplette diagnostische und therapeutische Neuabklärung. Es muß von einem besonders fatalen Indikationsfehler gesprochen werden, wenn die chirurgische Globalversorgung eines Schwerverletzten erzwungen und dadurch seine Vitalgefährdung in Kauf genommen wird.

Während dieser Operationsphase wird die definitive *Versorgung der urologischen Verletzungen* durchgeführt, wobei häufig durch die übrigen Verletzungen eine für den Urologen atypische Lagerung und ungewohnte Zugangswege hingenommen werden müssen.

Die Versorgung erfolgt im einzelnen nach den in der urologischen Chirurgie üblichen Richtlinien. Lediglich länger dauernde schwierige Rekonstruktionen können beim Polytraumatisierten nicht immer durchgeführt werden: Lebenserhalt geht vor Organerhalt – etwa bei der Frage einer langwierigen Gefäßrekonstruktion am Nierenstiel. Schwierige Harnröhrenrekonstruktionen erfolgen besser sekundär. Bei der Versorgung von Harnröhren- und extraperitonealen Blasenrupturen können instabile vordere Beckenringfrakturen und klaffende Symphysenrupturen leicht stabilisiert werden. Die spätere Intensivpflege wird so wesentlich erleichtert. Als Osteosyntheseverfahren bieten sich die Stabilisierung mit Platten, Drahtzuggurtung und mit dem Fixateur externe an. Aufwendige Beckenrekonstruktionen werden beim Polytrauma in jedem Fall auf die sekundäre Operationsphase verschoben.

5. Erholungsphase

Während dieser Versorgungsstufe befindet sich der Mehrfachverletzte in Überwachung der Intensivstation. Hier werden alle Vitalfunktionen sorgfältig überwacht. Es erfolgt das Entwöhnen vom Respirator und eine Absicherung der metabolischen Bedürfnisse des Verletzten durch gezielte Hyperalimentation und Infusionsbehandlung. Die Verlaufskontrolle der versorgten urologischen Verletzungen obliegt dem Urologen. Noch von der Intensivstation aus oder aber nach der Verlegung auf eine Normalstation beginnen die Rehabilitationsmaßnahmen und werden die noch notwendigen Sekundäreingriffe eingeleitet.

6. Sekundäreingriffe

Sie können als unterste Dringlichkeitsstufe für alle Verletzungen vorgesehen werden, die ohne Gefahr für das Leben des Patienten oder Schaden für die betroffenen Körperregionen oder Organsysteme auch noch nach Tagen durchgeführt werden können. Auch bei primär nicht operativ versorgten Verletzungen muß sofort eine zweckmäßige konservative Behandlung und Überwachung eingeleitet werden, um für anstehende Sekundäreingriffe nicht vorher entscheidende Möglichkeiten zu vergeben.

IV. Besonderheiten bei schweren Becken-Kompressionstraumen

Beckenkompressionstraumen durch Überrollen oder schwere Crushverletzungen bieten einige Besonderheiten, die bei der Versorgung solcher Verletzten beachtet werden müssen. Offene Beckenfrakturen, schwerste Weichteiltraumen, Urogenitalverletzungen, Darmverletzungen und Läsionen der großen Beckengefäße sind dabei in sehr hohem Prozentsatz kombiniert und die Überlebenschance der Patienten durch Verbluten, Sepsis und Schockfolgen stark eingeschränkt. Aufgrund unserer eigenen Erfahrungen und den Mitteilungen in der neueren Literatur (FLEMING u. BOWEN 1973; HAWKINS et al. 1970; MOTSAY et al. 1969; RISKA et al. 1978) empfehlen wir folgendes *Standardvorgehen:* Vorrangig wiederum ist die intensive Schockbekämpfung, die während aller notwendig werdenden diagnostischen Manöver weitergeführt werden muß. Für ganz wesentlich halten wir die *Angiographie:* Wegen der Weichteilläsionen im Beckenbereich empfiehlt sich das Eingehen über die Arteria axillaris. Der arterielle Katheter sollte während der chirurgischen Versorgung u.a. zum besseren Monitoring liegengelassen werden. Von Abdominozentesen raten wir in diesen Fällen ab: die frühe explorative Laparatomie muß *obligatorisch* sein.

Vorgehen bei massiver Blutung

Das Standardvorgehen muß abgebrochen werden, wenn keine stabile Hämodynamik durch konservative Schockbehandlung erzielt werden kann. Bei massiver Blutung aus offenen Beckenfrakturen oder aus verletzten großen Beckengefäßen mit einem Blutbedarf von mehr als 3–4 l/h empfiehlt sich die sofortige Laparatomie mit Klemmen der Aorta unter dem Abgang der Nierenarterien. Es kann dann am offenen Bauch unter Bildwandlerkontrolle angiographiert und eine gezielte Gefäßversorgung versucht werden.

Die Problematik der Blutstillung bei Beckenverletzungen ist nach wie vor sehr umstritten: Auf die Selbsttamponade großer Retroperitoneal-Hämatome nach größeren Gefäßläsionen und die Wirksamkeit der blinden Ligatur der Arteria iliaca interna, wie sie MILLER 1963 angegeben hat, sollte man sich nicht verlassen. Pulsierende Retroperitoneal-Hämatome müssen in jedem Falle revidiert werden. Das Konzept, nach Angiographie eine selektive Gefäßversorgung oder gezielte Ligatur durchzuführen evtl. mit temporärem Klemmen der Aorta, scheint erfolgversprechender. FLEMING u. BOWEN haben 1973 eine überzeugende Vergleichsserie aus dem Vietnamkrieg vorgestellt und RISKA et al. berichteten 1978 über eine Serie von 42 Patienten, die in dieser Weise erfolgreich versorgt worden sind.

In Einzelfällen kann auch die angiographische Okklusion durch Embolisation mit Fogarty-Katheter oder geklottetem Eigenblut versucht werden, wie sie die Gruppe um RING in Boston seit 1973 propagiert hat. Auf die Bedeutung der Versorgung großer Beckenvenen bei operativer Blutstillung haben besonders MOTSAY et al. (1969) hingewiesen.

Neben den chirurgischen Problemen bieten diese Verletzten auch erhebliche pflegerische Schwierigkeiten: Sekundäre Drucknekrosen und Dekubitalulzera können an der hämatomimbibierten Beckenregion tödliche Sepsisverläufe einlei-

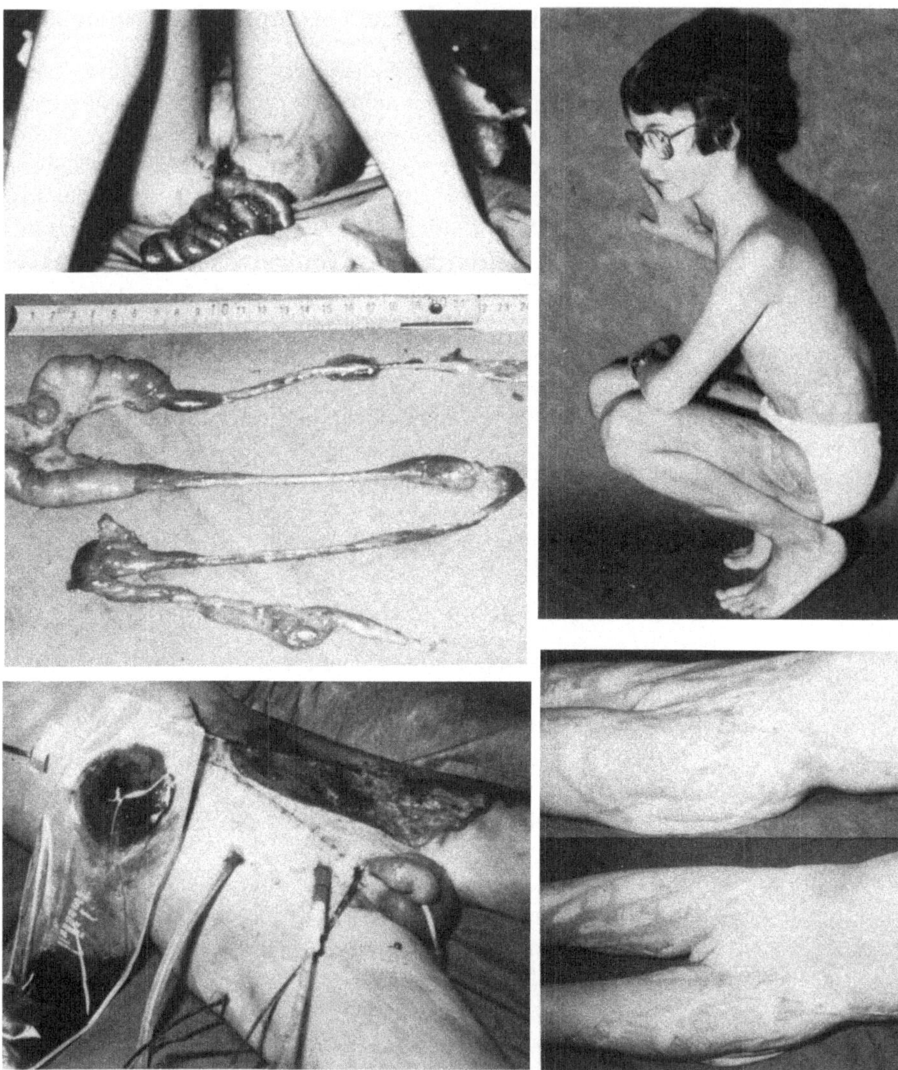

Abb. 2. 10jähr. Knabe, vom Bus überrollt. Transanaler Darmprolaps, Blasenruptur, ausgedehntes Décollement. Temporärer Anus praeter, sekundäre Weichteil-Deckung

ten. Alle größeren Weichteilverletzungen der Dammregion und der dorsalen Beckenregion erfordern eine freihängende offene Behandlung über aufwendige Extensionskonstruktionen. Bereits bei der Primärversorgung müssen alle Wunden – insbesondere im Dammbereich – sorgfältig debridiert und drainiert werden, und für eine geeignete Harn- und Stuhlableitung – etwa durch suprapubischen Blasenkatheter und temporären Anus praeter – gesorgt werden (Abb. 2).

Zusammenfassend muß bei schweren Beckenquetschungen auf folgende Punkte besonders geachtet werden:

Großzügige Indikation zur Angiographie,
obligatorische Laparatomie,
aktiveres Vorgehen bei der gezielten Blutstillung,
größte Sorgfalt bei der Weichteilversorgung.

Der Mehrfachverletzte stellt immer eine interdisziplinäre Herausforderung dar. Kompetenzstreitigkeiten verschiedener chirurgischer Spezialdisziplinen und chaotische Organisation gefährden diese kritisch-verletzten Patienten in besonderem Maße. Das „Management" muß bei der Versorgung des Polytraumatisierten in einer Hand bleiben: Ein traumatologisch erfahrener Chirurg koordiniert, bestimmt die Prioritäten, stimmt das Vorgehen mit den konsultierten Spezialisten ab.

Die abschließend noch einmal zusammengefaßten häufigsten Fehler bei der Versorgung von Traumen des Harntraktes bei Mehrfachverletzten sollten sich bei sinnvoller Zusammenarbeit von Chirurgen und Urologen vermeiden lassen:

1. Vernachlässigen des Allgemeinzustandes und dringlicher Verletzungen während der urologischen Diagnostik.
2. Unterlassen des frühzeitigen Infusionsurogrammes bei Verdacht auf Nierentrauma.
3. Unterlassen der sofortigen Nierenarteriographie bei einseitigen Kontrastausfällen der Niere.
4. Zu „aggressives" chirurgisches Vorgehen bei Nierenverletzungen.
5. Zu „konservatives" Angehen von Traumen des unteren Harntraktes.
6. Annahme, normale Größe und Konsistenz beim intraoperativen Tastbefund schließe ein Nierentrauma aus.
7. Eröffnen eines perirenalen Hämatoms ohne vorherige Sicherung des Nierenstiels.
8. Exzessive Mobilisation des Ureters bei seiner Exploration oder Rekonstruktion.
9. Wiederholte und brüske Versuche, bei Verdacht auf Blasen- oder Harnröhrenruptur einen Blasenkatheter zu plazieren.
10. Unterlassen der obligatorischen, explorativen Laparatomie bei Crush-, Schuß-, Stich- und Pfählungsverletzungen der Becken- und Retroperitonealregion.

Literatur

Border JR, Duca J la, Seibel R (1975) Priorities in the management of the patient with polytrauma. Prog Surg 14:84
Brosman SA, Fay R (1973) Diagnosis and management of bladder trauma. J Trauma 13:687
Cass AS, Ireland GW (1973a) Comparison of the conservative and surgical management of the more severe degrees of renal trauma in multiple injured patients. J Urol 109:8
Cass AS, Ireland GW (1973b) Bladder trauma associated with pelvic fractures in severely injured patients. J Trauma 13:205

Engel RME (1973) Trauma of the genitourinary system. In: Ballinger II WF, Rutherford RB, Zuidema GD (eds) The management of trauma. Saunders, Philadelphia London Toronto

Fleming WH, Bowen III JC (1973) Control of hemorrhage in pelvic crush injuries. J Trauma 13:567

Hawkins L, Pomerantz M, Eiseman B (1970) Laparotomy at the time of pelvic fracture. J Trauma 10:619

Jakse G, Madersbacher H, Flora G (1977) Nierenverletzung und Polytrauma. Helv Chir Acta 44:317

Leitz KH, Trentz O, Borst HG (1978) Retroperitoneale Gefäßverletzungen. Langenbecks Arch Chir 347:165

Lucey DT, Smith MJV, Koontz WW Jr (1972) Modern trends in the management of urologic trauma. J Urol 107:641

Miller WE (1963) Massive hemorrhage in fractures of the pelvis. South Med J 56:933

Motsay GJ, Manlove C, Perry JF (1969) Major venous injury with pelvic fracture. J Trauma 9:343

Orkin LA (1953) The diagnosis of urological trauma in the presence of other injuries. Surg Clin North Am 33:1473

Ring EJ, Athanasoulis C, Waltman AC, Margolies MN, Baum S (1973) Arteriographic management of hemorrhage following pelvic fracture. Radiology 109:65

Riska EB, Bonsdorff H von, Hakkinen S, Jaroma H, Kiviluoto O, Paavilainen T (1978) Operative control of massive hemorrhage in comminuted pelvic fractures. Abstracts XIV World Congress of Sicot 241

Ross RR, Ackermann E, Pierce JM (1970) Traumatic subintimal hemorrhage of the renal artery. J Urol 104:11

Schmiedt E (1979) Frakturen und Luxationen im Beckenbereich. Urogenitale Verletzungen. Hefte Unfallheilkd 82:331

Trentz O (1980) Diagnostik und Soforttherapie beim traumatischen Schock. Langenbecks Arch Chir 352:221

Trentz O, Oestern HJ, Hempelmann G, Kolbow H, Sturm J, Trentz OA, Tscherne H (1978) Kriterien für die Operabilität von Polytraumatisierten. Unfallheilkd 81:451

Tscherne H, Trentz O (1979) Beckenkompressionen. Hefte Unfallheilkd 140:63

Tynberg PLH, Hoch WH, Persky L, Zollinger RM Jr (1973) Management of renal injuries coincident with penetrating wounds of the abdomen. J Trauma 13:502

Vahlensieck W (1971) Urologische Aspekte bei Mehrfachverletzungen. Urologe [A] 10:269

Villar RG del, Ireland GW, Cass AS (1972) Management of renal injury in conjunction with the immediate surgical treatment of the acute severe trauma patient. J Urol 107:208

Wilson RF, Pierce JM Jr (1975) Trauma to the urinary tract. In: Walt AJ, Wilson RF (eds) Management of trauma: Pitfalls and practice. Lea & Febiger, Philadelphia

Wolff G (1977) Die Urogenitalverletzung beim Polytraumatisierten. Helv Chir Acta 44:307

Wolff G, Dittmann M, Frede KE (1978) Klinische Versorgung von Polytraumatisierten. Chirurg 49:737

Sachverzeichnis

Die *kursiven* Seitenzahlen verweisen auf die Seiten, auf denen das betreffende Stichwort
ausführlich behandelt wird